Huch | Ochsenbein | Largo

ICH BIN
SCHWANGER

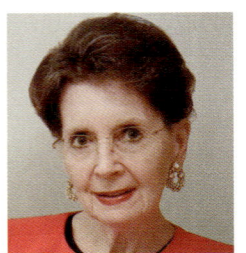

PROF. DR. MED. DR. MED. H.C. RENATE HUCH war bis 2004 leitende Ärztin an der Klinik für Geburtshilfe des Universitätsspitals Zürich und Leiterin der perinatalen Forschungsabteilung. Im Mittelpunkt ihres beruflichen Lebens standen das ungeborene Kind und die mütterlichen Veränderungen und Anpassungen an Schwangerschaft und Geburt. „Gerade beim ersten Kind fühlen junge Eltern neben Stolz häufig auch Selbstzweifel, in die Vorfreude mischt sich Unsicherheit. Dazu kommen wichtige medizinische Aspekte und Entscheidungen. Hier ist es wichtig, dass die Eltern sich in guten Händen wissen und gut informiert werden. – Dabei will ich ihnen mit diesem Buch helfen."

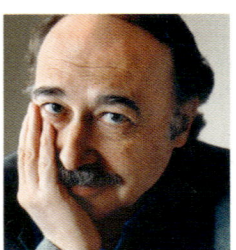

PROF. DR. MED. REMO LARGO studierte Medizin an der Universität Zürich und Entwicklungspädiatrie an der University of California in Los Angeles. Von 1978 – 2005 leitete er die Abteilung „Wachstum und Entwicklung" am Kinderspital in Zürich, wo er die bedeutendste Langzeitstudie über kindliche Entwicklung im deutschsprachigen Raum durchführte. Seine Bücher „Babyjahre" und „Kinderjahre" haben schon vielen Eltern in Erziehungsfragen weitergeholfen. Das Wichtigste in der Kindererziehung? „Zeit ist das kostbarste Gut geworden, das Eltern ihren Kindern geben können. Eltern sollten sich fragen: Wie viel Zeit verbringe ich bei der Arbeit, Hausarbeit, Sport und Freizeit, Unterhaltung und – mit den Kindern?" Largo ist Vater von drei Töchtern und Großvater von vier Enkeln.

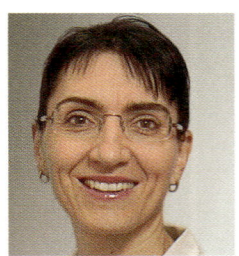

PROF. DR. MED. NICOLE OCHSENBEIN ist Fachärztin für Gynäkologie und Geburtshilfe mit dem Schwerpunkt „Feto-maternale Medizin" und leitende Ärztin an der Klinik für Geburtshilfe am Universitätsspital Zürich. Sie spezialisiert sich auf die Bereiche der Ultraschalldiagnostik, der invasiven fetalen Therapie sowie auf die Betreuung von Zwillings- und Mehrlingsschwangerschaften und -geburten. „Ich erinnere mich noch gut an meine eigenen Schwangerschaften und möchte werdenden Müttern mit meiner Erfahrung nicht nur in der Klinik, sondern auch mit diesem Buch unterstützend zur Seite stehen. In der Schwangerschaft ist man um jede Hilfe froh – das kenne ich."

Prof. Dr. med. Dr. med. h. c. Renate Huch | Prof. Dr. med. Nicole Ochsenbein | Prof. Dr. med. Remo Largo

ICH BIN SCHWANGER

WOCHE FÜR WOCHE
rundum gut
beraten

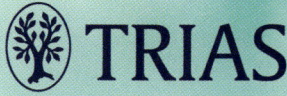

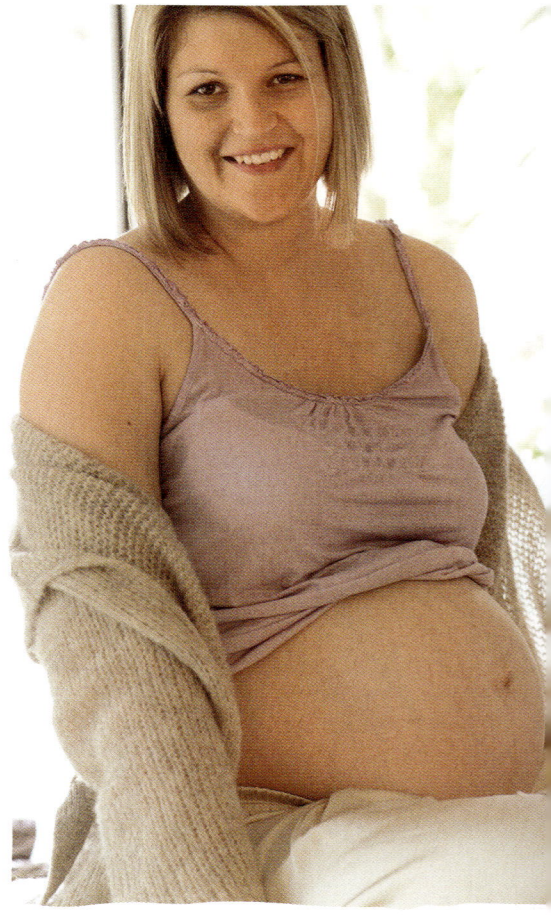

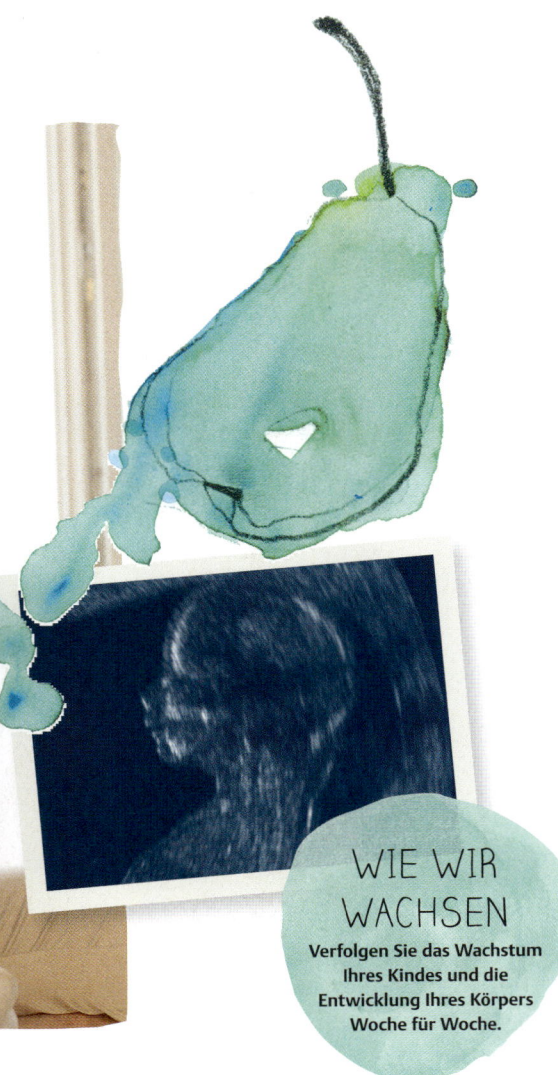

WIE WIR WACHSEN

Verfolgen Sie das Wachstum Ihres Kindes und die Entwicklung Ihres Körpers Woche für Woche.

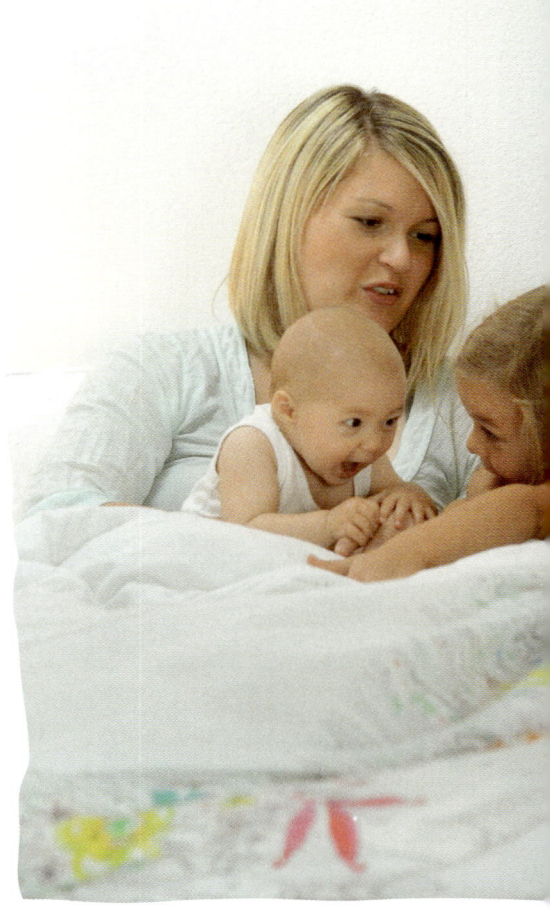

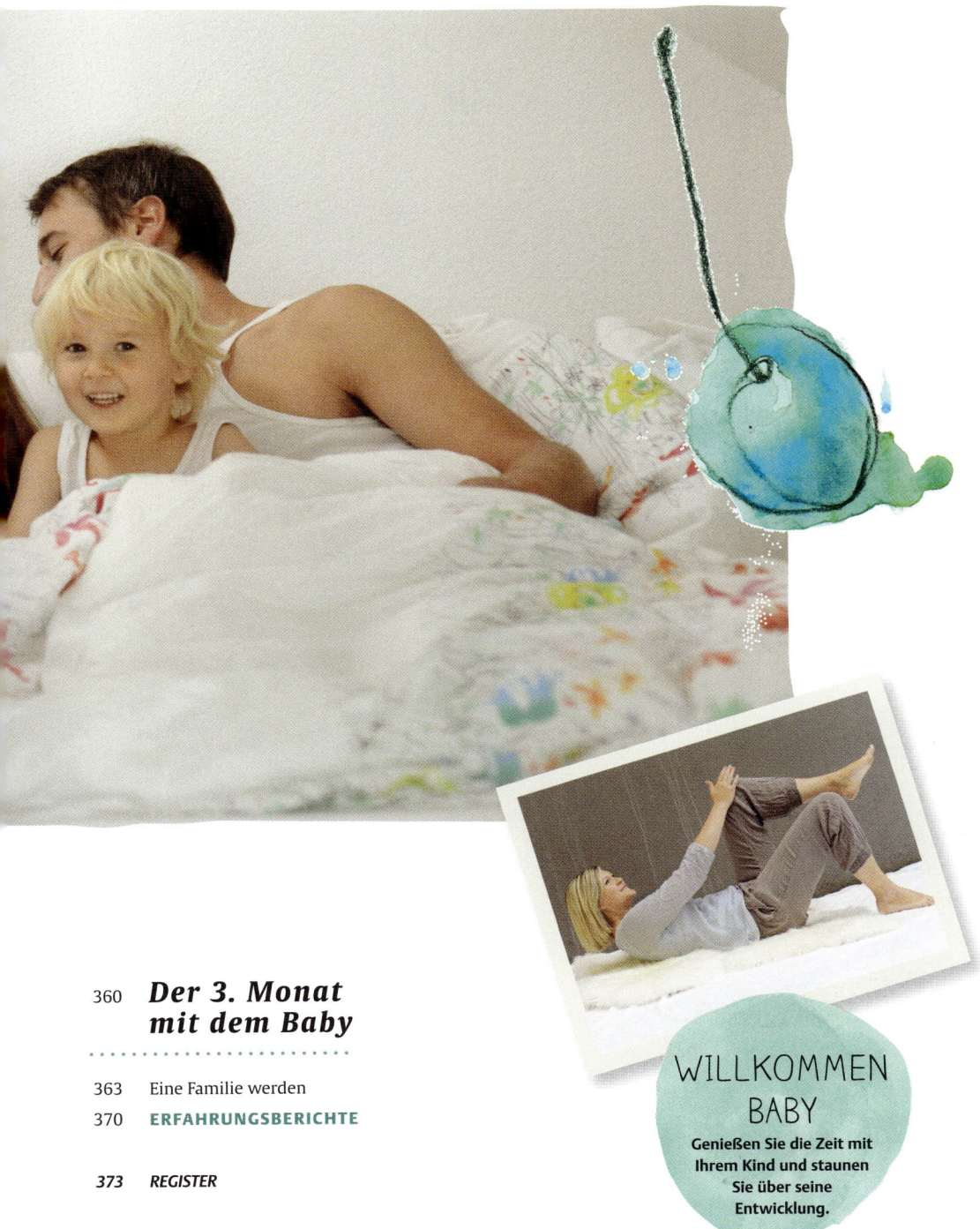

WILLKOMMEN
BABY
**Genießen Sie die Zeit mit
Ihrem Kind und staunen
Sie über seine
Entwicklung.**

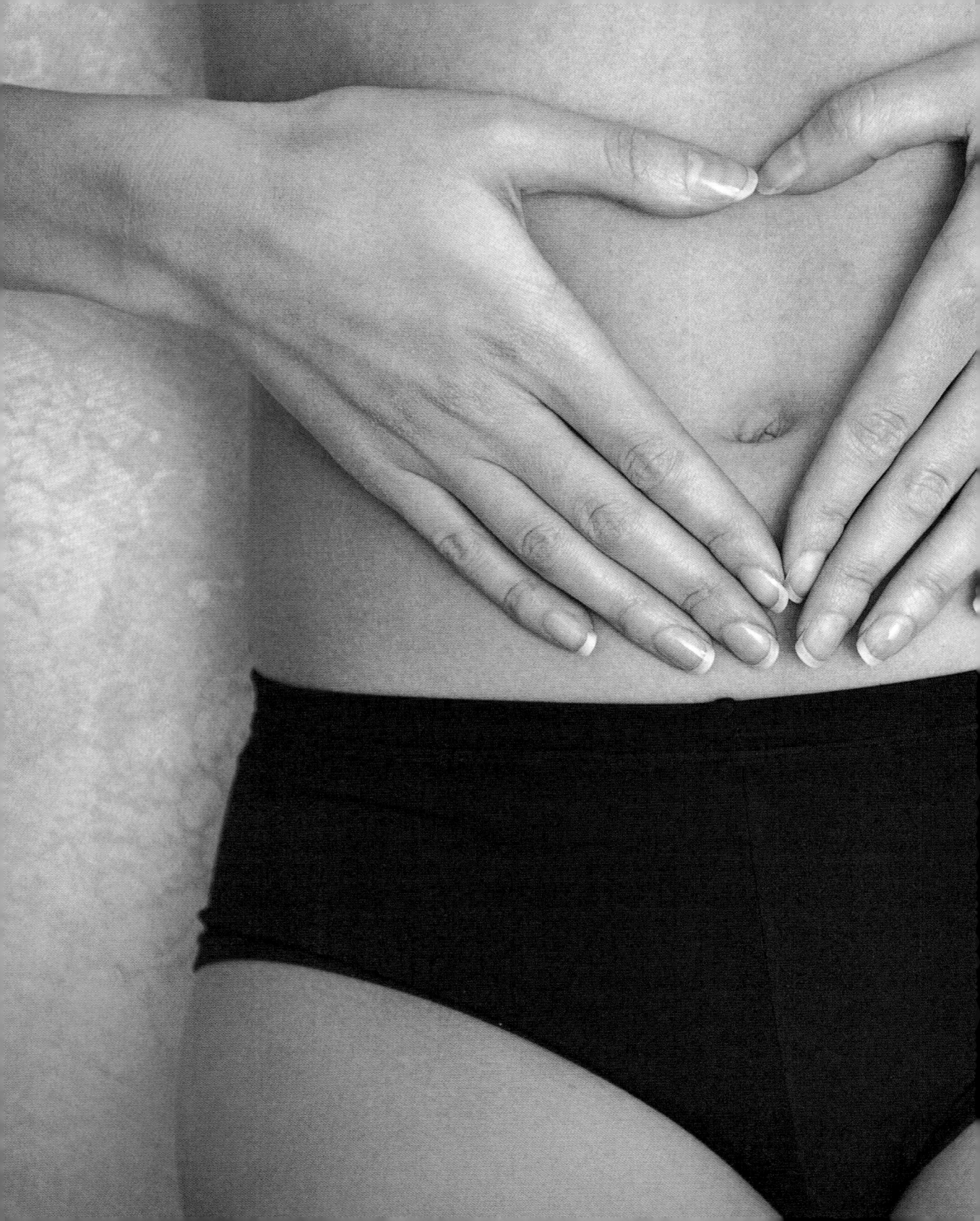

ICH BIN SCHWANGER

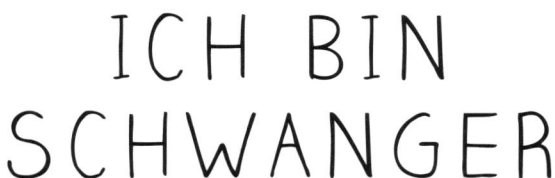

Heimlich hat sich in Ihrem Körper ein kleines Wunder ereignet. In Ihrem Bauch wächst ein kleiner Mensch heran.

IHRE *Schwangerschaft*

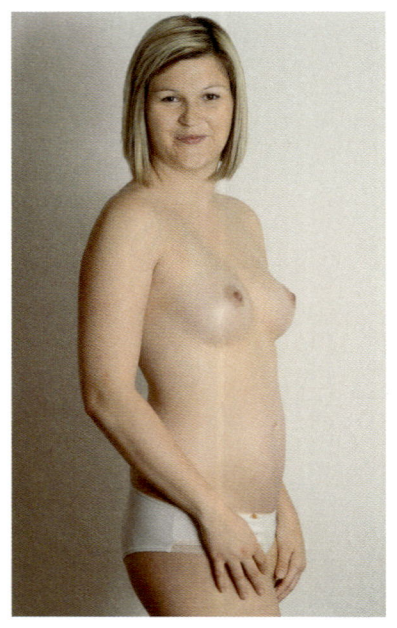

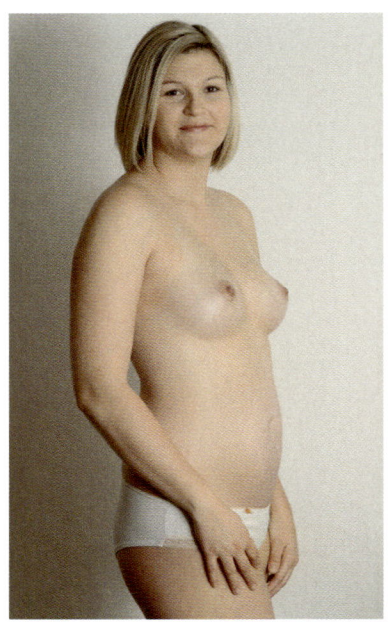

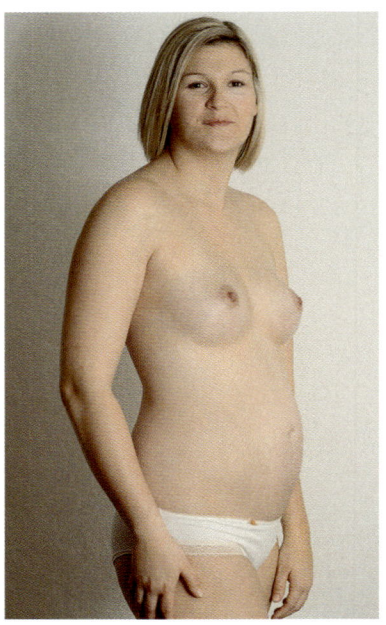

1. Monat

1. – 4. Woche

EIN STILLER BEGINN

Ohne dass Sie es gemerkt haben, sind in Ihrem Körper eine Ei- und eine Samenzelle verschmolzen, und der entstandene Keimling hat sich in der Gebärmutter eingenistet. Bald werden Sie das Ausbleiben der Periodenblutung feststellen. Ein neues Leben wächst in Ihnen heran – das größte Wunder der Natur!

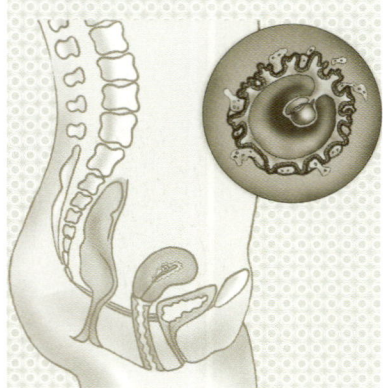

2. Monat

5. – 8. Woche

DIE ANPASSUNG

Ihr Körper passt sich nun an die Schwangerschaft an, die morgendliche Übelkeit gehört leider dazu. Ihr Kind macht schon wichtige Entwicklungsschritte: Das kleine Herz beginnt zu schlagen, am Kopf deuten sich Augen, Ohren und Mund an, und die Arm- und Handanlagen entwickeln sich kurz vor den Beinknospen.

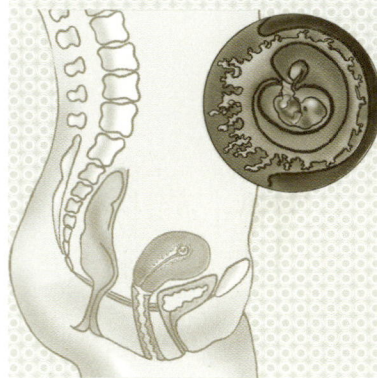

3. Monat

9. – 12. Woche

IM DRITTEN MONAT

Man sieht Ihnen kaum etwas an, noch wächst Ihr Kind im Verborgenen. Im Ultraschall können Sie schon den kleinen Körper Ihres Babys mit Armen und Beinen erkennen. Die inneren Organe nehmen ihre Funktion auf. Am Ende der 10. Woche heißt Ihr Baby nicht mehr Embryo, sondern Fetus.

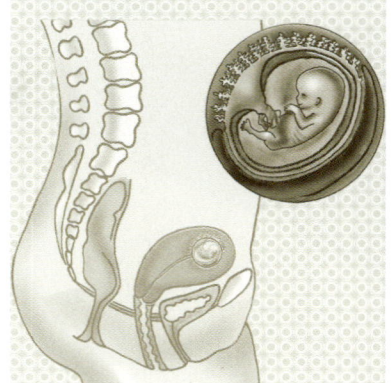

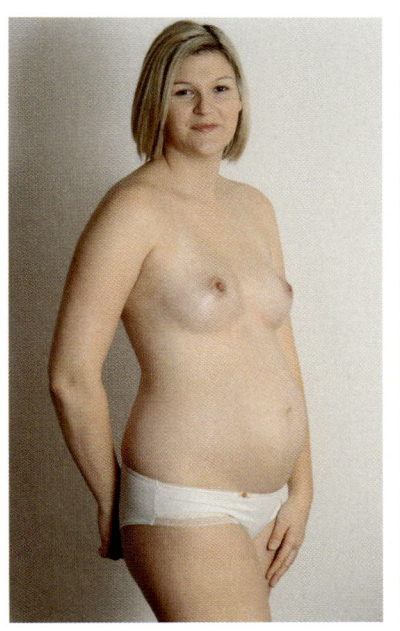

4. Monat

13. – 16. Woche

DIE ERSTEN RUNDUNGEN

Endlich sieht man etwas: Sie bekommen einen kleinen Bauch und nehmen auch an Gewicht zu. Ihr Kind beginnt zu wachsen und ist am Ende der 16. Woche ca. 90g schwer. Vielleicht können Sie im traschall sehen, wie Ihr Kind gähnt oder ein Händchen zum Mund führt und an den Fingerchen lutscht.

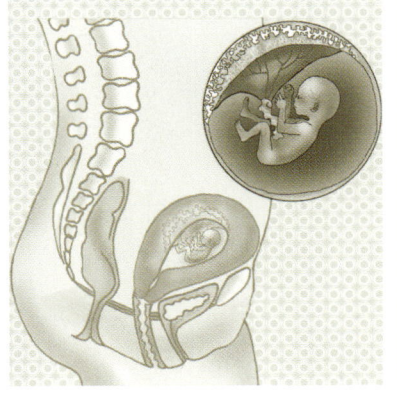

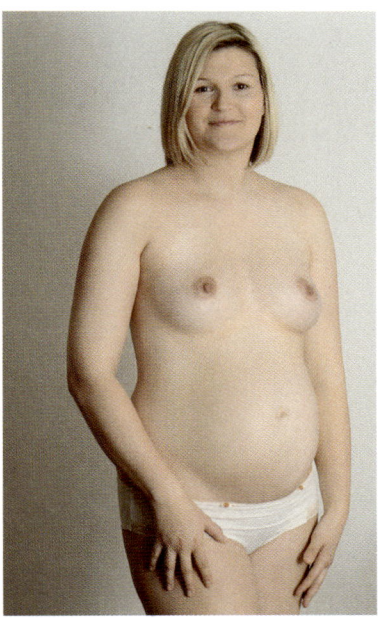

5. Monat

17. – 20. Woche

DAS KIND SPÜREN

Von nun an werden Sie die Bewegungen Ihres Kindes immer öfter spüren, denn es stößt bei seinen Bewegungen von innen an die Gebärmutter. Ihr Kind hört jetzt gut und kennt Ihre Stimme. Bei der zweiten großen Ultraschalluntersuchung können Sie vielleicht sehen, ob Sie einen Jungen oder ein Mädchen bekommen.

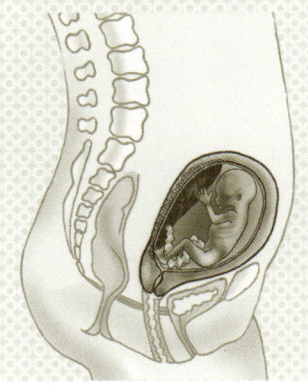

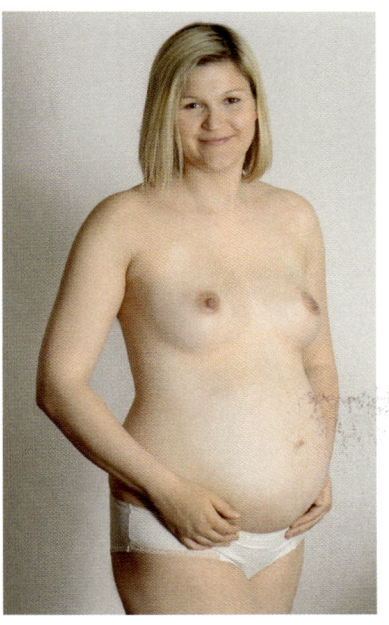

6. Monat

21. – 24. Woche

SIE FÜHLEN SICH WOHL

Bald werden Ihnen Ihre Hosen nicht mehr passen. Bei Ihrem Kind entwickeln sich in diesen Wochen wichtige Gehirnstrukturen. Auch Ihr Partner kann nun endlich mit etwas Glück den härteren Widerstand durch den Rücken des Kindes oder kleine ruckartige Stöße durch Arme oder Beine spüren.

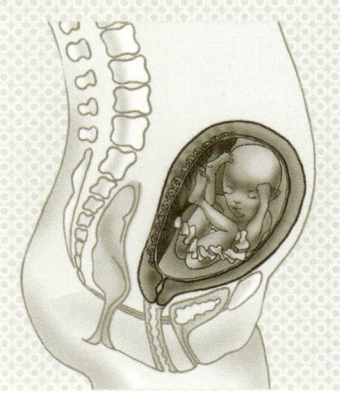

IHRE *Schwangerschaft*

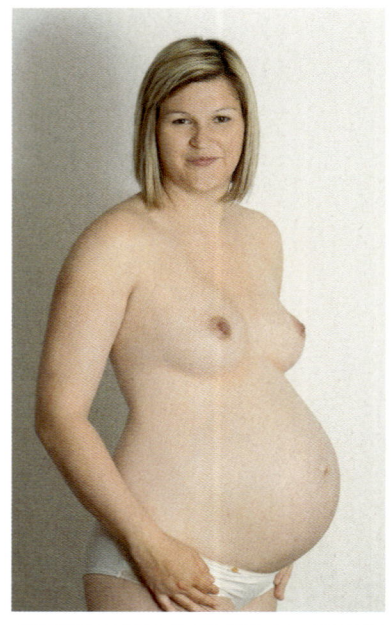

7. Monat

25. – 28. Woche

EIN GUTES BAUCHGEFÜHL

Ihr Kind nimmt nun immer mehr Platz im Bauch ein. Ihre Organe werden von der wachsenden Gebärmutter verdrängt. Sie werden vielleicht kurzatmig oder müssen öfter zur Toilette. Alle Sinnesempfindungen Ihres Kindes sind nun gut entwickelt. Die Augenlider öffnen sich und Ihr Baby reagiert auf Lichtreize.

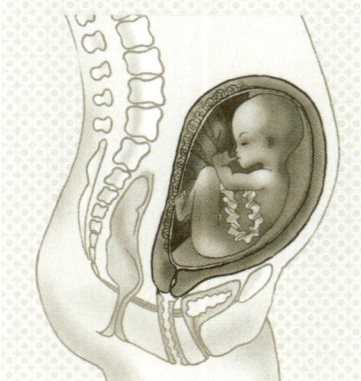

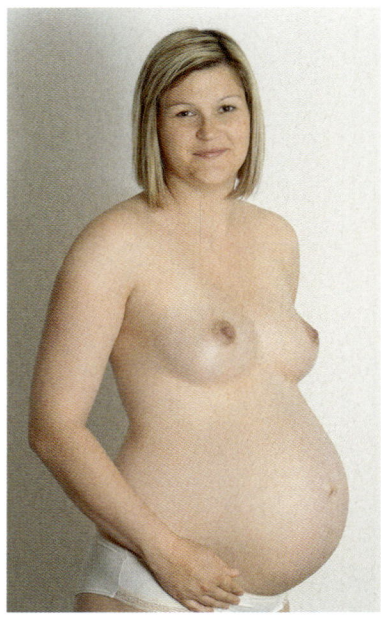

8. Monat

29. – 32. Woche

GEBURT VORBEREITEN

Besuchen Sie mit Ihrem Partner einen Geburtsvorbereitungskurs, in dem Sie sich mit einer Hebamme auf die Entbindung vorbereiten und Antworten auf viele Fragen erhalten. Ihr Baby wächst und gedeiht, und seine Lunge reift so schnell, dass es mit jedem Tag die Fähigkeit, selbstständig zu atmen, verbessert.

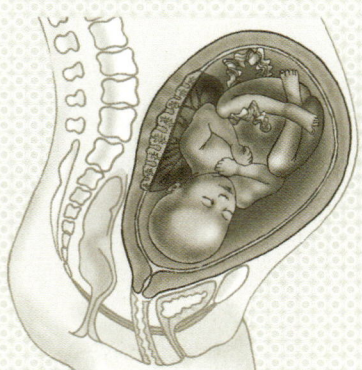

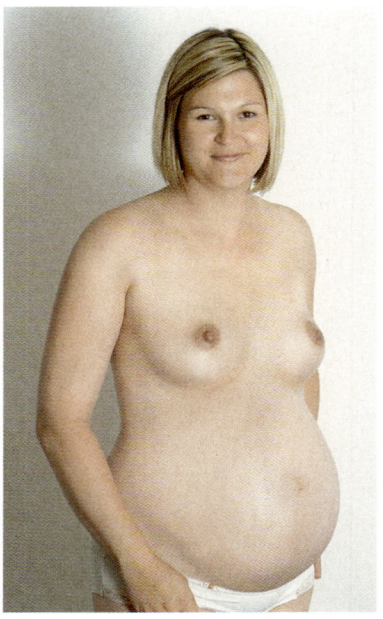

9. Monat

33. – 36. Woche

DER MUTTERSCHUTZ

Der Mutterschutz beginnt, nun haben Sie viel Zeit, in Ruhe zu Hause die letzten Vorbereitungen zu treffen. Packen Sie schon mal den Klinikkoffer, es kann jederzeit mit den Wehen und der Geburt losgehen. Ihr Kind hat nun kaum noch Platz in Ihrem Bauch und nimmt seine endgültige Lage ein.

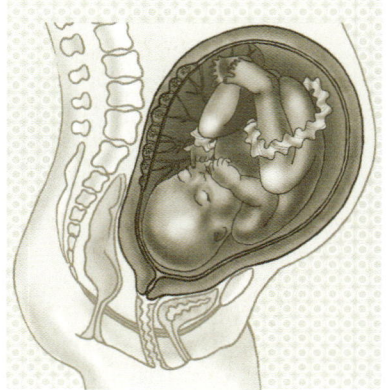

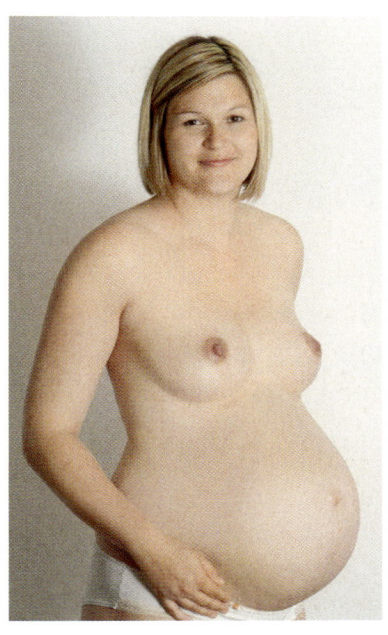

10. Monat

37. – 40. Woche

DAS STARTSIGNAL

Ihr Arzt kontrolliert nun in immer kürzeren Abständen Ihren Gesundheitszustand und den Ihres Kindes. Alles in Ihrem Körper stellt sich auf die bevorstehende Geburt ein. Sobald Ihr Baby bereit ist, gibt es das durch erste leichte Wehen zu verstehen. Gut begleitet von Hebammen kommt Ihr Kind endlich zur Welt.

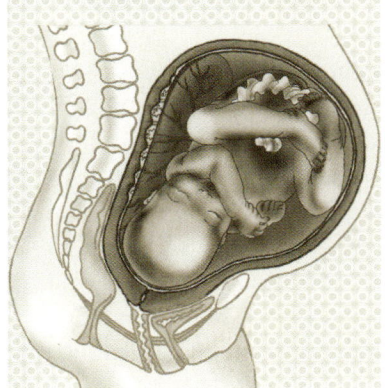

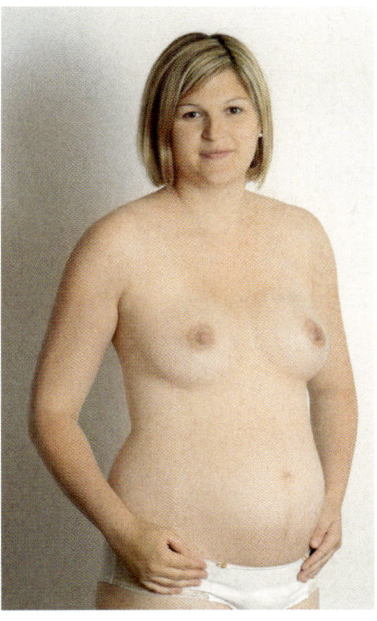

1. Monat

NACH DER GEBURT

Im ersten Monat nach der Geburt brauchen Sie Geduld, bis sich der Bauch zurückbildet. Ihr Baby steht nun im Mittelpunkt, und zunächst werden Sie nur damit beschäftigt sein, seine Bedürfnisse zu stillen. Jeden Tag werden Sie etwas Neues an Ihrem Kind entdecken und es immer mehr in Ihr Herz schließen.

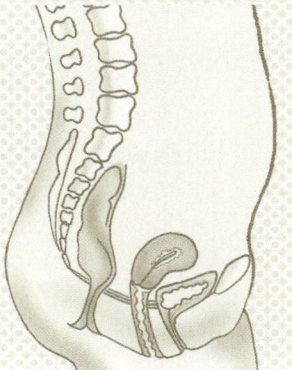

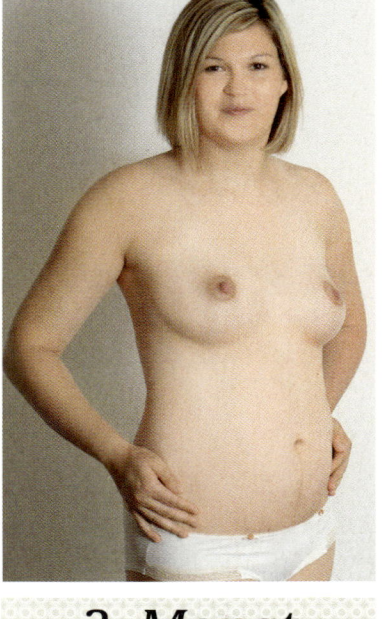

3. Monat

NACH DREI MONATEN

Sie fühlen sich in Ihrem Körper wieder richtig wohl. Der restliche „Babybauch" wird mit Rückbildungsgymnastik bald verschwunden sein. Jetzt werden Sie sich über das Engels-Lächeln Ihres Kindes freuen und jede Minute zum gemeinsamen Kuscheln, Spielen und Kennenlernen nutzen.

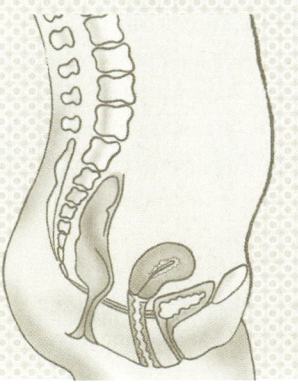

ESSEN *mit Genuss –*
ausgewogen, gesund und lecker

················

*Gesunde Ernährung ist in der Schwangerschaft besonders wichtig,
denn Ihr Baby isst von nun an mit. Tun Sie sich und Ihrem Baby
etwas Gutes und achten Sie auf einen ausgewogenen Speiseplan.*

WÄHREND DER GESAMTEN SCHWAN-GERSCHAFT vollbringt Ihr Körper Höchst-leistungen: Er versorgt nicht nur einen, sondern jetzt zwei Menschen. Indem Sie auf Ihre Ernährung achten, unterstützen Sie Ihren Körper bei dieser anstrengenden Aufgabe. Kombinieren Sie Ihre eigenen Essvorlieben mit den Bedürfnissen Ihres Babys – Sie werden sehen, es ist gar nicht schwer.

Machen Sie sich bewusst: Ihr Baby isst mit – bei allem, was Sie essen. Die richtige Ernährung, in Zusammensetzung und Menge, trägt viel dazu bei, dass sich Ihr Baby in seinem ersten Zuhause – Ihrem Bauch – wohlfühlt und sich gut entwickeln kann. Wenn Sie bereits vor der Schwangerschaft auf gesunde und ausgewogene Mahlzeiten geachtet haben, brauchen Sie Ihre Ernährung nicht umzustellen. Dann sind nur wenige Anpassungen an die besonderen Bedürfnisse während der Schwangerschaft notwendig:

- Trinken Sie viel, gut 1,5 – 2 Liter, am besten kalzium- und magnesiumhaltiges Mineralwasser oder ungesüßte Früchte- oder Kräutertee.

- Sie brauchen nicht für zwei zu essen. Erst ab dem vierten Monat benötigt Ihr Körper etwas mehr, aber nur 200 – 300 Kalorien. Das entspricht zum Beispiel einer Scheibe Vollkornbrot mit einem hart gekochten Ei. Wenn Sie bisher mit etwa 2 000 Kalorien (kcal) täglich Ihr Gewicht gehalten haben, sind 2 200 – 2 300 Kalorien jetzt in der Schwangerschaft genau richtig, um die erwünschte Gewichtszunahme – und nicht mehr – zu erreichen.

- Einen gesteigerten Bedarf haben Sie für Eiweiße (Proteine) – insbesondere im letzten Drittel der Schwangerschaft. Im ersten Drittel der Schwangerschaft ist Ihr Proteinbedarf praktisch unverändert: Sie brauchen lediglich 1 zusätzliches Gramm pro Tag. Sie errechnen Ihren allgemeinen Proteinbedarf anhand der Rechnung: 0,83 g pro kg Körpergewicht pro Tag.

- Ein Beispiel: Wenn Sie vor der Schwangerschaft 65 kg gewogen haben, steigt Ihr Proteinbedarf im ersten Drittel lediglich von 54 g Eiweiß auf 55 g pro Tag.

- Im zweiten Drittel der Schwangerschaft benötigt Ihr Baby zum Wachstum 9 g zusätzlich pro Tag, und erst im letzten Drittel steigt der Bedarf sprunghaft an, und zwar um 28 g pro Tag. Das hört sich viel an, lässt sich aber mit drei Portionen Milchprodukten (z. B. einem Glas Milch, einem Becher Joghurt und einer Scheibe Käse) und einer Portion Fisch oder Fleisch problemlos decken. Gute Pro-

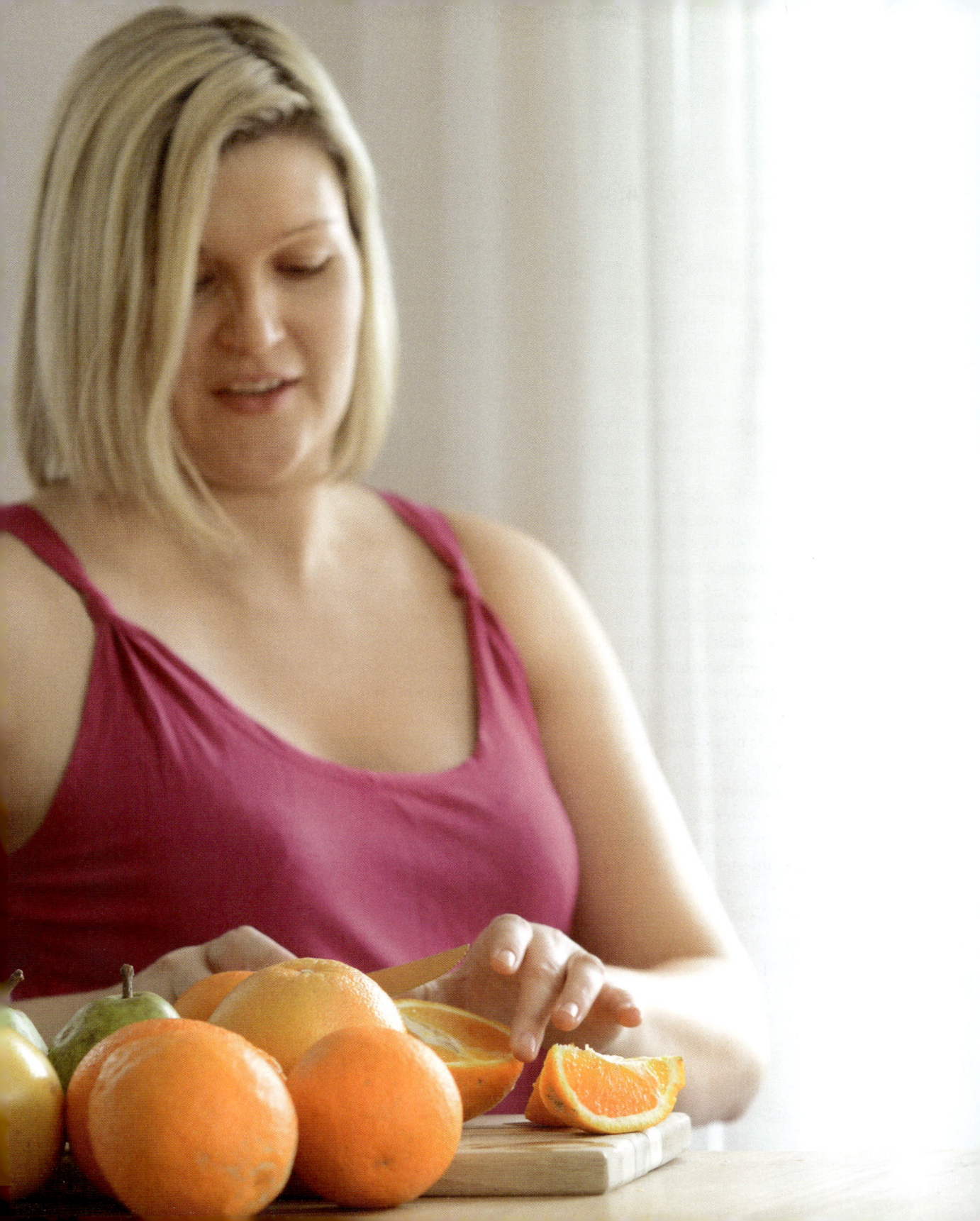

teinquellen sind darüber hinaus Eier, Hülsenfrüchte (Bohnen, Linsen, Erbsen) und Sojaprodukte.

- Auch der Bedarf an Mikronährstoffen (S. 18) steigt.
- Meiden Sie Kohlenhydrate, die den Blutzuckerspiegel rasch ansteigen lassen, also die, die einen hohen glykämischen Index (S. 21) haben. Dies ist zum Beispiel bei Weißbrot, Kuchen und Süßigkeiten der Fall.
- Verzichten Sie möglichst auf Alkohol und trinken Sie auch kein alkoholfreies Bier, wenn Sie ganz bewusst keinen Alkohol zu sich nehmen möchten. Der Begriff „alkoholfrei" ist irreführend, denn auch in alkoholfreiem Bier ist meist noch minimal Restalkohol enthalten.

Kunterbunt und abwechslungsreich

Da Ihr Energiebedarf während der Schwangerschaft nur geringfügig steigt, Ihr Körper aber während der neun Monate mit allen Nährstoffen gut versorgt werden möchte, gilt das Motto: Für zwei denken, aber nicht für zwei essen. Wenn Sie darauf achten, sich täglich aus jeder Lebensmittelgruppe zu bedienen und viel Gemüse, Obst und Vollkornprodukte zu essen, kann nichts schiefgehen.

Essen Sie also reichlich pflanzliche Lebensmittel, aber tierische Lebensmittel in Maßen und bevorzugen Sie dabei fettarme Milch(produkte), fettarmes Fleisch und fettarme Fleischwaren. Bei Fisch dürfen und sollten Sie aber zu den fettreichen Sorten greifen (aus dem Meer), da diese über einen besonders hohen Anteil von Omega-3-Fettsäuren verfügen.

Trinken Sie reichlich kalorienfreie oder kalorienarme Getränke und essen Sie bewusst hochwertige Pflanzenfette (z. B. Sonnenblumenöl) und nur wenig Fette mit hohem Anteil gesättigter Fettsäuren (tierische Fette) und verzichten Sie so weit wie möglich auf Süßigkeiten.

Gemüse und Obst

Stellen Sie Ihr Gemüse und Obst am besten kunterbunt zusammen, denn je nach Farbe sind unterschiedliche Inhaltsstoffe enthalten. Und essen Sie tendenziell mehr Gemüse als Obst.

Grünes Gemüse, zum Beispiel grünes Blattgemüse wie Grünkohl, Brokkoli, Spinat. Sie enthalten reichlich Folsäure, die für die Zellteilung und das Wachstum von Anfang an sehr wichtig ist.

Rotes Obst und Gemüse, zum Beispiel Trauben, Tomaten, Beeren, Rotkohl, Radicchio. Sie enthalten Bioaktivstoffe, die das Bindegewebe festigen, die Blutgefäße schützen und Ihren Körper vital und fit halten.

Gelbe und orangefarbene Lebensmittel, zum Beispiel Karotten, Paprika oder Pfirsiche. Sie enthalten Carotinoide, die besonders wichtig für die Schutzfunktion Ihrer Schleimhäute und zur Stärkung Ihrer Abwehrkräfte sind.

Kohlenhydratreiche Lebensmittel

Kohlenhydrate stecken zum Beispiel in Kartoffeln und Getreideprodukten, wie Nudeln, Reis, Brot und Gebäck. Ein gutes Viertel Ihres Tellers sollten Sie mit kohlenhydratreichen Lebensmitteln belegen. Am besten ist es, wenn Sie sich

ALLE FARBEN AM START?

ÜBERPRÜFEN SIE TÄGLICH AM SPÄTNACHMITTAG, OB SIE SCHON LEBENSMITTEL IN ALLEN FARBEN GEGESSEN HABEN. WENN NICHT, KÖNNEN SIE DIE FEHLENDEN BEIM ABENDESSEN BEVORZUGEN.

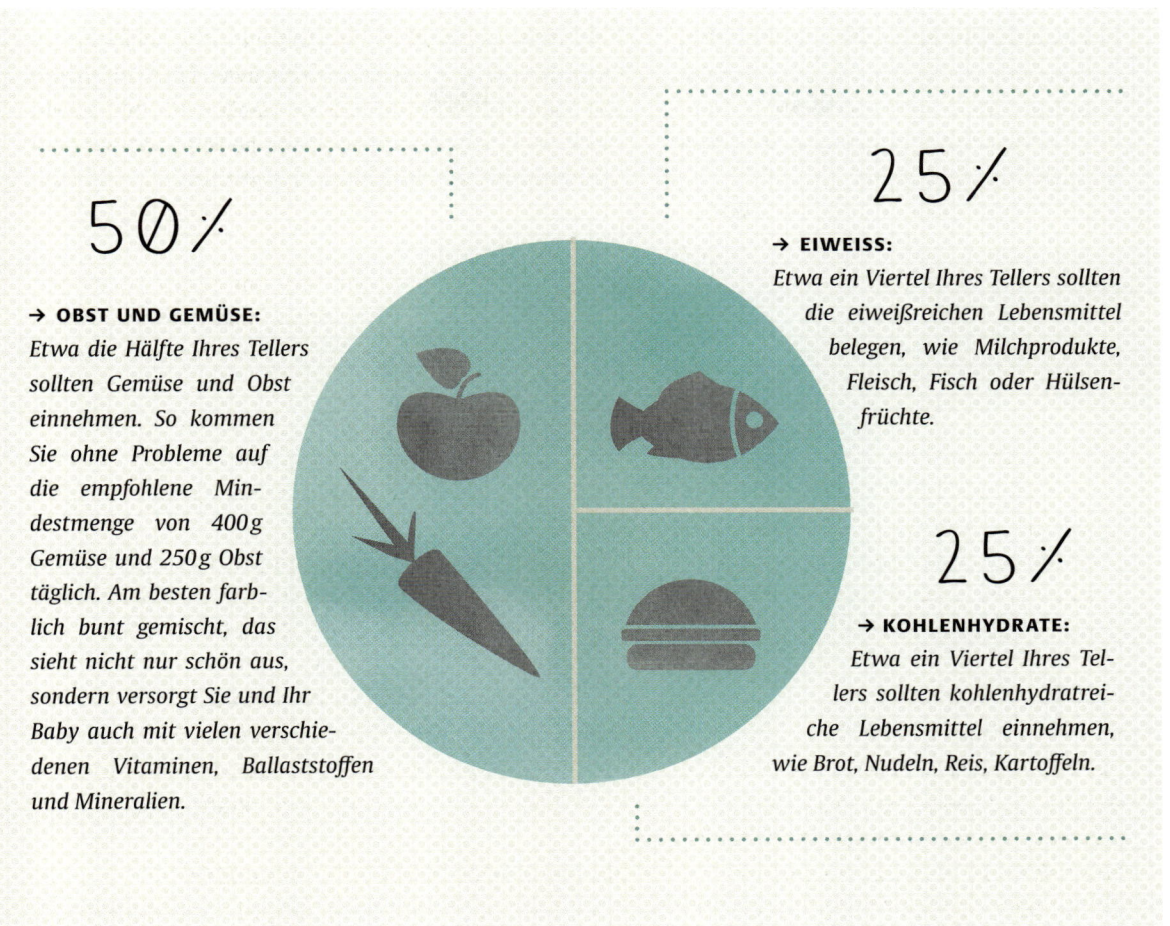

50%

→ **OBST UND GEMÜSE:**
Etwa die Hälfte Ihres Tellers sollten Gemüse und Obst einnehmen. So kommen Sie ohne Probleme auf die empfohlene Mindestmenge von 400g Gemüse und 250g Obst täglich. Am besten farblich bunt gemischt, das sieht nicht nur schön aus, sondern versorgt Sie und Ihr Baby auch mit vielen verschiedenen Vitaminen, Ballaststoffen und Mineralien.

25%

→ **EIWEISS:**
Etwa ein Viertel Ihres Tellers sollten die eiweißreichen Lebensmittel belegen, wie Milchprodukte, Fleisch, Fisch oder Hülsenfrüchte.

25%

→ **KOHLENHYDRATE:**
Etwa ein Viertel Ihres Tellers sollten kohlenhydratreiche Lebensmittel einnehmen, wie Brot, Nudeln, Reis, Kartoffeln.

für die Vollkornvarianten entscheiden, weil diese besonders satt machen und den Blutzuckerspiegel nur langsam ansteigen lassen.

Eiweißreiche Lebensmittel

Eiweißreiche Lebensmittel sind zum Beispiel Milchprodukte, Fleisch, Fisch, Eier, aber auch Tofu und Hülsenfrüchte. Diese sollten im letzten Schwangerschaftsdrittel etwa ein Viertel Ihres Tellers einnehmen.

Milchprodukte enthalten viel Kalzium. Das braucht Ihr Baby zum Knochenaufbau. Kalzium steckt z.B. in Milch, Joghurt und Käse (besonders in Parmesan).

Fleisch enthält viel Eisen. Das braucht Ihr Baby zur Blut- und Muskelbildung. Am meisten Eisen steckt in rotem Fleisch (Lamm, Wild, Rind). Aber auch Hülsenfrüchte und Hirse (prima zum Frühstück) liefern reichlich Eisen.

Fisch, vor allem fetter Fisch aus dem Meer wie Lachs, Hering und Sardinen, schützt Ihr Baby vor Allergien und versorgt Sie mit Jod. Wenn Sie keinen Fisch mögen oder während der Schwangerschaft Probleme mit der Verträglichkeit haben, kann die Verwendung von Jodsalz dabei helfen, Ihren Jodbedarf zu decken. Jodsalz sollten Sie während der Schwangerschaft grundsätzlich verwenden – zusätzlich zum Jodpräparat, das Ihnen Ihr Frauenarzt verschreibt.

Die wichtigsten Mikronährstoffe

Wenn Sie sich ausgewogen ernähren, brauchen Sie sich um die Mikronährstoffe, die sehr wichtig für Sie und Ihr Baby sind, kaum Sorgen zu machen. Sie sollten aber bei Ihrer Nahrungsauswahl trotzdem auf Lebensmittel mit bestimm-

VON DIESEN MIKRONÄHRSTOFFEN BRAUCHEN SIE BESONDERS VIEL

Mikro-nährstoff	Wofür ist der gut?	Worin ist der enthalten?	Wie viel brauche ich davon?
Kalzium	Starke Knochen benötigen Kalzium zum Wachsen. Im Laufe der zehn Monate steigt der Bedarf kontinuierlich an.	Milch und Milchprodukte, wie Joghurt, Käse Sesam (als Paste „Tahin" genannt) kalziumhaltiges Mineralwasser	1 000 mg pro Tag, das sind etwa 3 Portionen fettarme Milchprodukte pro Tag. Bergkäse ist eine sehr gute Kalziumquelle – in 30 g sind bereits 330 mg Kalzium enthalten
Jod	Jod brauchen Sie, damit sich Babys Schilddrüse gut entwickelt, schlimmstenfalls entsteht ein Kropf.	Jodsalz Fisch (aus dem Meer)	Gegebenenfalls können Sie sich Jod-Tabletten verschreiben lassen, wenn Sie nicht jodiertes und fluoridiertes Salz zu sich nehmen.
Eisen	Eisen ist an der Blutbildung beteiligt und wichtig, damit sich Babys Gehirn optimal entwickelt.	dunkles Fleisch (Lamm, Wild, Rind) Hirse, Quinoa, Amaranth Vollkornbrot	Doppelt so viel wie vor der Schwangerschaft, der Bedarf steigt auf 30 mg pro Tag. Zur besseren Eisenaufnahme können Sie Vitamin-C-haltigen Saft zu Getreide oder Fleisch trinken. Essen Sie überwiegend Vollkornbrot.
Zink	Sie und das Baby brauchen Zink für fast alle Zellstoffwechselvorgänge.	Fleisch Haferflocken Erbsen	Etwa anderthalbmal so viel wie vor der Schwangerschaft. Eine vollwertige Ernährung liefert Zink in ausreichender Menge.
Vitamin B_{12}	Dieses wichtige Vitamin ist an der Blutbildung beteiligt, durch Vitamin B_{12} werden Fettsäuren abgebaut und der Folsäurestoffwechsel aufrechterhalten.	Fleisch, Fisch Eier Käse, Milch	Steigt von 3 µg auf 3,5 µg. Vitamin B_{12} kommt nur in tierischen Lebensmitteln vor, daher ist eine rein vegane Ernährung während der Schwangerschaft ohne eine qualifizierte medizinische Beratung nicht zu empfehlen – eine gezielte Einnahme von Vitamin- und Mineralstoffpräparaten ist dann notwendig.
Folsäure	Folsäure ist an der Zellteilung und -neubildung beteiligt.	grünes Blattgemüse (Spinat, Blattsalat, Mangold) folsäurehaltiges Salz zum Kochen	Der Bedarf steigt um etwa 50 %. Nehmen Sie vor der Empfängnis und in den ersten 12 Schwangerschaftswochen zusätzlich zu einer folatreichen Ernährung täglich mindestens 400 µg Folsäure/Folat (in Tablettenform) ein.
Omega-3-Fettsäuren	Omega-3-Fettsäuren sind wichtig für Gehirn, Nervensystem und Sehkraft.	Nüsse fette Fische (Lachs, Makrele, Hering) Rapsöl (eignet sich prima zum Kochen)	Der Bedarf liegt weiterhin bei 200 mg Docosahexaensäure (DHA) pro Tag. Die empfohlene Menge lässt sich mit 1 – 2 Seefischmahlzeiten pro Woche problemlos aufnehmen. Bei Verzicht auf den Verzehr von Meeresfischen sollten Sie einen Ersatz durch langkettige Omega-3-Fettsäuren erwägen.

ten Nährstoffen achten und so Ihrem Kind und sich selbst etwas Gutes tun. Von folgenden Substanzen brauchen Sie besonders viel:

Warum ist Eisen so wichtig?

Eisen ist ein Element, das zum Bau des roten Blutfarbstoffs (Hämoglobin, Sauerstoffträger in den roten Blutkörperchen) und des roten Muskelfarbstoffs (Myoglobin, Sauerstoffträger in den Muskeln) notwendig ist. Da während der Schwangerschaft viel mütterliches und kindliches Blut und Muskelgewebe neu gebildet werden, steigt der Eisenbedarf stark an. Auch bei bestmöglichster Nahrungsauswahl ist der tägliche Bedarf nicht durch die Nahrung zu decken. Die körpereigenen Eisenspeicher (im Knochenmark) werden zusätzlich gebraucht. Sind Ihre Eisenspeicher bei Schwangerschaftsbeginn nicht ausreichend gefüllt, entsteht Eisenmangel. Sorgen Sie deshalb schon vor der Schwangerschaft für gut gefüllte Eisenspeicher.

Eisenmangel hat auf Ihr Kind und auch auf Sie negative Auswirkungen:

- Sie sind öfter müde und abgeschlagen.
- Sie werden leichter krank.
- In Ihrem Kreislauf wird die Blutbildung reduziert, wodurch weniger Sauerstoff transportiert wird.
- Ihr Baby reagiert seinerseits auf den Sauerstoffmangel des mütterlichen Bluts und bildet mehr rote Blutkörperchen als normal. Das wiederum ist für seinen kindlichen Blutkreislauf und die Versorgung seiner kindlichen Organe nachteilig, weil das Blut zu dickflüssig wird.
- Schwerer Eisenmangel führt bei Ihnen zu Blutarmut, bei Ihrem Baby zu Wachstumsverzögerungen und kann sogar eine Frühgeburt auslösen.

Und jetzt die gute Nachricht: Eisenmangel kann Ihr Arzt sehr einfach feststellen. Bei der ersten Untersuchung nach der Feststellung der Schwangerschaft bestimmt Ihr Arzt auch Ihren Hämoglobinwert. Noch besser werden niedrige Eisenspeicher durch eine einfache Ferritin-Messung erkannt. Wenn diese Werte in Ordnung sind, bestimmt der Arzt sie im Regelfall ab dem 6. Monat ein weiteres Mal und dann je nach Ergebnis regelmäßig.

→ SO BEUGEN SIE EISENMANGEL VOR

Im Laufe der Schwangerschaft ist Ihr Eisenbedarf ungefähr auf das Doppelte erhöht. Sie können bei Planung der Schwangerschaft vor Beginn der Schwangerschaft dafür sorgen, dass Ihre Eisenspeicher (im Knochenmark) durch Verzehr eisenhaltiger Nahrungsmittel maximal gefüllt sind, damit Sie später in der Schwangerschaft nicht auf Ergänzungsmittel zurückgreifen müssen. Sie können in der Schwangerschaft den hohen Bedarf nicht aus der Nahrung decken, aber verhindern, dass sich die Eisenspeicher nicht rasch oder gänzlich entleeren. Wählen Sie bewusst eisenreiche Lebensmittel aus: Fleisch, aber auch Vollkornprodukte, Hülsenfrüchte und Spinat liefern reichlich Eisen. Allerdings wird pflanzliches Eisen grundsätzlich nicht so gut vom Körper aufgenommen – daher haben Vegetarierinnen auch häufiger einen Eisenmangel. Verbessern können Sie die Eisenaufnahme, wenn Sie Vitamin-C-Reiches wie Orangensaft oder frische Paprika zu Eisenreichem essen. Essen Sie Ihr Müsli anstatt mit Milch oder Joghurt auch mal mit Orangensaft. Oder bereiten Sie zum Rinderbraten oder zur Kalbsroulade Paprikasalat zu.

Zu den eisenhaltigen Nahrungsmitteln gehören:

- rotes Fleisch wie z.B. Rind- und Lammfleisch (die besten Eisenquellen)
- Kalbsleber (wegen zu hohen Vitamin-A-Gehalts aber nicht in den ersten 12 Wochen; grundsätzlich sollten Sie Innereien jeglicher Art nur gelegentlich, das heißt höchstens alle 2–3 Wochen, essen)
- Hülsenfrüchte, Spinat, Feldsalat
- Kürbiskerne, Haselnüsse

- Haferflocken, Vollkornbrot
- Sesam (Tahin = Sesampaste)

→ ES GIBT ABER AUCH EISENRÄUBER

- Kaffee, Coca-Cola, schwarzer Tee, Rotwein
- Sojaprodukte, Milch, Milchprodukte und Kalzium

Diese Lebensmittel vermindern die Eisenaufnahme im Darm, wenn sie gleichzeitig mit den Mahlzeiten verzehrt werden. Ein Beispiel: Ein Glas Milch zu einem Kotelett getrunken kann die Eisenaufnahme aus dem Fleisch um die Hälfte reduzieren.

Wenn Sie während der Schwangerschaft darauf achten, regelmäßig Fleisch zu essen, Weißbrot gegen Vollkornbrot tauschen sowie Haferflocken oder andere Vollkornflocken essen, können Sie höchstwahrscheinlich Ihren Eisenbedarf gut decken – vorausgesetzt, Sie haben Ihre Schwangerschaft nicht mit entleerten Eisenspeichern begonnen (z. B. durch vorherige vegane Ernährung, starke Menstruationsblutungen, kurze Pause nach einer vorangegangenen Schwangerschaft).

Ihr Arzt wird die Eisenwerte Ihres Blutes regelmäßig kontrollieren. Wenn der beste Parameter für die Eisenspeicher im mütterlichen Organismus, das Ferritin, sich dem unteren Grenzwert in der Schwangerschaft nähert (15 µg/l), wird Ihnen der Arzt Eisenpräparate, meist in Form von Tabletten, verordnen. Eisentabletten werden allerdings nicht von allen Frauen vertragen. Als Alternative kann Eisen auch (intravenös) gespritzt werden.

Wozu brauche ich Folsäure?

Folsäure ist ein Vitamin aus der Gruppe der B-Vitamine und spielt eine große Rolle bei

der Zellneubildung. Wissenschaftliche Studien haben gezeigt, dass Folsäuremangel einen ursächlichen Anteil an einer Fehlbildung des Kindes, dem sogenannten offenen Rücken (Spina bifida und Neuralrohrdefekt), hat. Besonders günstig ist es, die tägliche Tablette Folsäure bereits einzunehmen, wenn eine Schwangerschaft geplant ist. Ansonsten wird Ihr Arzt Ihnen die Einnahme bei Ihrem ersten Besuch in der Praxis empfehlen, da die Entwicklung des Neuralrohres in der frühen Phase der Schwangerschaft stattfindet. Die Einnahme wird bis zum Ende der 12. Woche fortgesetzt. Die zusätzliche Folsäurezufuhr in Form der Tablette hat keinerlei Nebenwirkungen auf Ihre Gesundheit. Folsäure kann alleine genommen werden oder als Teil eines Multivitaminpräparates.

Vier Tipps für eine gesunde Ernährung

Was esse ich? Welche Nahrungsmittel tun mir und meinem Baby gut? Welche sind nicht so gut? Diese Fragen werden für viele Frauen in den Monaten der Schwangerschaft ein ganz wichtiges Thema. Hören Sie auf Ihre innere Stimme, die weiß meist ganz genau, was Ihnen guttut. Allerdings haben viele Schwangere, wenn die ersten Wochen der häufigen Übelkeit vorbei sind, mit zu großem Appetit oder gar ständigem Heißhunger zu kämpfen. Drei Strategien können Ihnen helfen, die Essgelüste zu befriedigen, ohne die Regulation Ihres Zuckerhaushaltes zu überfordern und ohne eine übergroße Gewichtszunahme zu riskieren.

1. Tipp: Gönnen Sie sich 5 – 6 Mahlzeiten

Es hat viele Vorteile, in der Schwangerschaft häufiger und dafür kleinere Portionen zu essen. Sie vermeiden damit große Blutzuckerspitzen, deren Abfall anschließend Heißhunger verursacht. Viele kleine Portionen sind auch eine Hilfe bei Sodbrennen, Völlegefühl und Übelkeit. Ausgewogene Hauptmahlzeiten sollten Gemüse oder eine Frucht, einen stärkehaltigen Nahrungsanteil (= Kohlenhydrate wie Kartoffeln, Getreide, Hülsenfrüchte) und ein eiweißreiches Lebensmittel beinhalten.

2. Tipp: Achten Sie auf den glykämischen Index

Kohlenhydrate sind in vielen Nahrungsmitteln erhalten, zum Beispiel in Brot, Kartoffeln, Reis, Nudeln, Hülsenfrüchten. Sie werden vom Körper in Zucker umgewandelt und erhöhen den Blutzucker, und zwar unterschiedlich schnell. Der glykämische Index (abgekürzt GI oder Glyx) zeigt an, welche Wirkung ein Kohlenhydrat auf den Blutzuckerspiegel hat. Traubenzucker ist die Vergleichsbasis (= Referenz). Der glykämische Index von Traubenzucker beträgt 100. Ein niedrigerer Wert als 100 bedeutet, dass Ihr Körper Zeit für die Zerlegung des Nahrungsbestandteils in Zucker braucht. Der Blutzucker steigt langsamer und nicht so hoch wie bei Traubenzucker an und fällt langsamer ab. Die Insulinproduktion in Ihrer Bauchspeicheldrüse muss nicht maximal angekurbelt werden. Wenn Sie überwiegend Nahrungsmittel mit einem niedrigeren glykämischen Index auswählen, haben Sie seltener Heißhunger – durchaus ein Problem für manche Frauen in der Schwangerschaft – und Sie bleiben länger satt. Wie stark der Blutzucker ansteigt, hängt jedoch nicht allein vom glykämischen Index ab. Beispielsweise spielt es eine Rolle, wie viel Fett oder Ballaststoffe eine Mahlzeit enthält. Grundsätzlich ist es immer schwierig, einzelne Lebensmittel isoliert zu betrachten, daher gilt die nebenstehende Tabelle auch nur als grober Richtwert, denn beispielsweise Backkartoffeln (hoher GI) in Kombination mit einem frischen Krautsalat und Kräuterquark haben einen viel niedrigeren GI als die Backkartoffeln ohne Beilage. Und natürlich ist Vollkornbrot, auch wegen seines Eisengehalts und der Mineralstoffe

aus den Randschichten des vollen Korns, immer besser als Weißbrot – nicht nur wegen seines niedrigeren glykämischen Index.

Besonders wenn bei Ihnen Schwangerschaftsdiabetes (S. 176) festgestellt wurde, sollten Sie Lebensmittel mit hohem Ballaststoffanteil und niedrigem glykämischem Index essen. Aber auch sonst gibt die Tabelle wertvolle Hinweise.

KOHLENHYDRATHALTIGE LEBENSMITTEL

hoher GI	niedriger GI
Kartoffelprodukte	
Fertigkartoffelbrei	Kartoffelpüree aus gestampften Kartoffeln
Schupfnudeln	Klöße aus rohen Kartoffeln
Salzkartoffeln	Pellkartoffeln
mehligkochende Sorten	festkochende Sorten
Müsli und Flocken	
Cornflakes	Ballaststoff-Flakes
Instant-Haferflocken	Vollkorn-Haferflocken
Früchte-Müsli	Nuss-Müsli
Brot	
Baguette	Fladenbrot
weiße Brötchen	Vollkornbrötchen
Weizenvollkornbrot	Roggenvollkornbrot/ Pumpernickel
Obst	
Konservenobst	frisches Obst
getrocknete Datteln	getrocknete Aprikosen
Rosinen	getrocknete Pflaumen
Bananen	Orangen

3. Tipp: Der Wasseranteil ist entscheidend

Wählen Sie Nahrungsmittel aus, die einen hohen Wasseranteil und damit eine geringe sogenannte Energiedichte haben. So können Sie sich richtig satt essen, ohne zu viel zuzunehmen. Das Geheimnis eines sättigenden, hohen Wasseranteils können Sie ganz einfach am Weintrauben-Rosinen-Vergleich sehen.

15 Weintrauben wiegen rund 100 g und haben 70 Kalorien. 15 Rosinen wiegen etwa 20 g und haben auch 70 Kalorien. Klar, dass die frischen Weintrauben den Magen besser füllen und mehr sättigen als die „vertrockneten" Weintrauben. Weintrauben und Rosinen unterscheiden sich durch die Kaloriendichte. Weintrauben haben 0,7 kcal pro Gramm, Rosinen durch den Wasserentzug 3,5 kcal pro Gramm.

Auch an unterschiedlichen Zubereitungen von Kartoffeln können Sie die Energiedichte erkennen: Pommes frites oder Kartoffelchips haben 5 kcal pro Gramm, Kartoffelbrei 1,5 kcal pro Gramm und Kartoffelsuppe nur etwa 0,5 kcal pro Gramm. Von 200 g Pommes frites (ca. 500 kcal) werden Sie wahrscheinlich nicht lange satt bleiben, und 1 kg (etwa 1 l) Kartoffelsuppe (500 kcal) werden Sie vermutlich nicht aufessen können.

Suppen sollten also einen festen Platz auf Ihrem Speiseplan bekommen. Kochen Sie eine größere Menge Suppe aus Gemüse und magerem Rindfleisch und frieren Sie sie in Portionen ein. Eine prima Zwischenmahlzeit oder, mit Reis oder Nudeln ergänzt, eine vollwertige sättigende Hauptmahlzeit mit viel Flüssigkeit und entsprechend niedriger Kaloriendichte.

4. Tipp: Ballaststoffe haben keine Kalorien

Ein weiteres Geheimnis von sättigenden Lebensmitteln ist ein hoher Ballaststoffanteil. Ballaststoffe sind unverdauliche Fasern, die aufquellen und dadurch satt machen. Sie haben wie Wasser null Kalorien.

Außerdem helfen die Ballaststoffe auch bei der natürlichen Stuhlgangregulierung. Falls Sie, wie viele Schwangere, unter Verstopfungen leiden, sollten Sie besonders auf eine ballaststoffreiche Ernährung achten. Trinken Sie aber unbedingt viel, wenn Sie ballaststoffreich essen, denn sonst verschlimmert sich die Verstopfung womöglich noch. Nahrungsmittel mit hohem Ballaststoffgehalt sind:

- Haferflocken und generell alle Vollkorn-Getreideflocken
- Leinsamen, Weizenkleie, Weizenkeime
- Vollkornnudeln, Wildreis
- Pumpernickel, Roggenvollkornbrot, Weizen- und Dinkelvollkornbrot
- Beeren, Avocados, Quitten, Trockenfrüchte
- Nüsse, Sesamsamen, Mohnsamen, Kokosraspeln
- Artischocken, frische oder tiefgekühlte Erbsen, Mais, Topinambur, Pilze
- Hülsenfrüchte: Bohnen, Linsen, Erbsen, Kichererbsen, Sojaschnetzel (Hackfleischersatz)
- Aus ballaststoffreicher Nahrung werden die Kohlenhydrate vom Darm langsamer aufgenommen und zu Zuckermolekülen umgebaut. Dadurch steigt der Blutzucker nach dem Essen weniger steil an, auch ein Vorteil in der Schwangerschaft.

BALLASTSTOFF-KICK

LEINSAMEN, EINE DER BESTEN BALLAST-STOFFQUELLEN, BESTEHEN ZU MEHR ALS EINEM DRITTEL AUS UNVERDAULICHEN PFLANZENFASERN UND SCHMECKEN – GENAUSO WIE WEIZENKLEIE – EINGERÜHRT IN JOGHURT RICHTIG GUT.

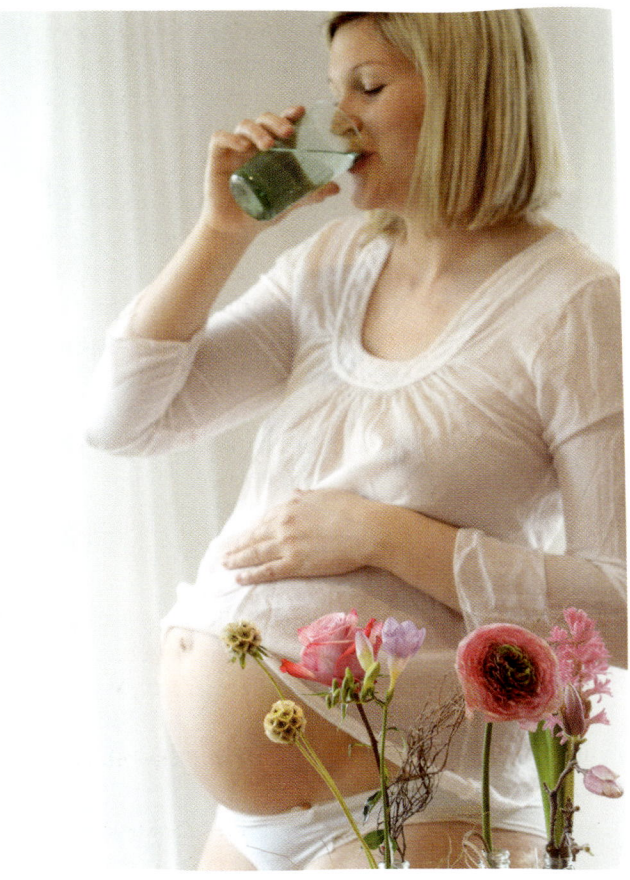

Darauf sollten Sie besser verzichten

Auf einige wenige Dinge sollten Sie während der Schwangerschaft ganz verzichten, weil sie nicht gut für die Entwicklung Ihres Babys sind.

- Bitte unterlassen Sie Abmagerungskuren. Die Wahrscheinlichkeit ist hoch, dass Ihr Baby dann zu wenig Mikronährstoffe bekommt.
- Verzichten Sie auf nichtpasteurisierte Milch, Weichkäse aus Rohmilch, rohes Tartar oder halbgares Fleisch und ungewaschenes Obst, Gemüse und Blattsalate. Hier können Sie sich Infektionen (S. 50) mit Listerien, Toxoplasmen oder Salmonellen zuziehen, die Ihr Kind gefährden können. Auch eine Infektion mit dem Fuchsbandwurm ist gefährlich.

- Beim Verzehr von weich gekochten oder rohen Eiern (Achtung: sind oft in Süßspeisen wie Tiramisu enthalten) können Sie sich mit Salmonellen anstecken. Das Gleiche gilt für Speiseeis und Eiswürfel unklarer Herkunft und Verarbeitung.
- Koffein aus Kaffee und Tee kann die Plazenta frei passieren. Auch die Wirkungen im kindlichen Organismus sind vergleichbar, z. B. erhöht sich der Herzschlag. Und der Koffeinspiegel bleibt beim Baby sogar länger erhöht, da sein Organismus die Substanz langsamer abbaut. Bis zu drei Tassen Kaffee pro Tag oder bis zu sechs Tassen Tee täglich werden als unbedenklich angesehen. Cola und Energy-Drinks enthalten bis zu 80 mg Koffein pro Glas und damit nur etwas weniger als Kaffee.
- Auch Alkohol gelangt durch die Plazenta direkt zu Ihrem Baby und kann Schäden hervorrufen. Es ist noch nicht geklärt, ob es einen Grenzwert gibt, unter dem der Genuss von Alkohol unproblematisch ist. Vermutlich schadet es nicht, wenn man gelegentlich geringe Mengen Alkohol konsumiert, z. B. ein Gläschen Sekt zum Geburtstag der Oma. Wer auf Nummer sicher gehen will, verzichtet lieber ganz auf Alkohol.
- Bitter Lemon oder Tonic Water enthalten geringe Mengen Chinin. Die Substanz wird aus der Rinde des Chinabaums gewonnen und verleiht Getränken ihren charakteristischen bitteren Geschmack. Chinin gilt als wehenfördernd, jedoch nur in sehr hohen Dosen. Wenn Sie gelegentlich ein oder zwei Gläser Bitter Lemon oder Tonic Water trinken möchten, gefährden Sie damit weder Ihr Kind noch die Schwangerschaft.

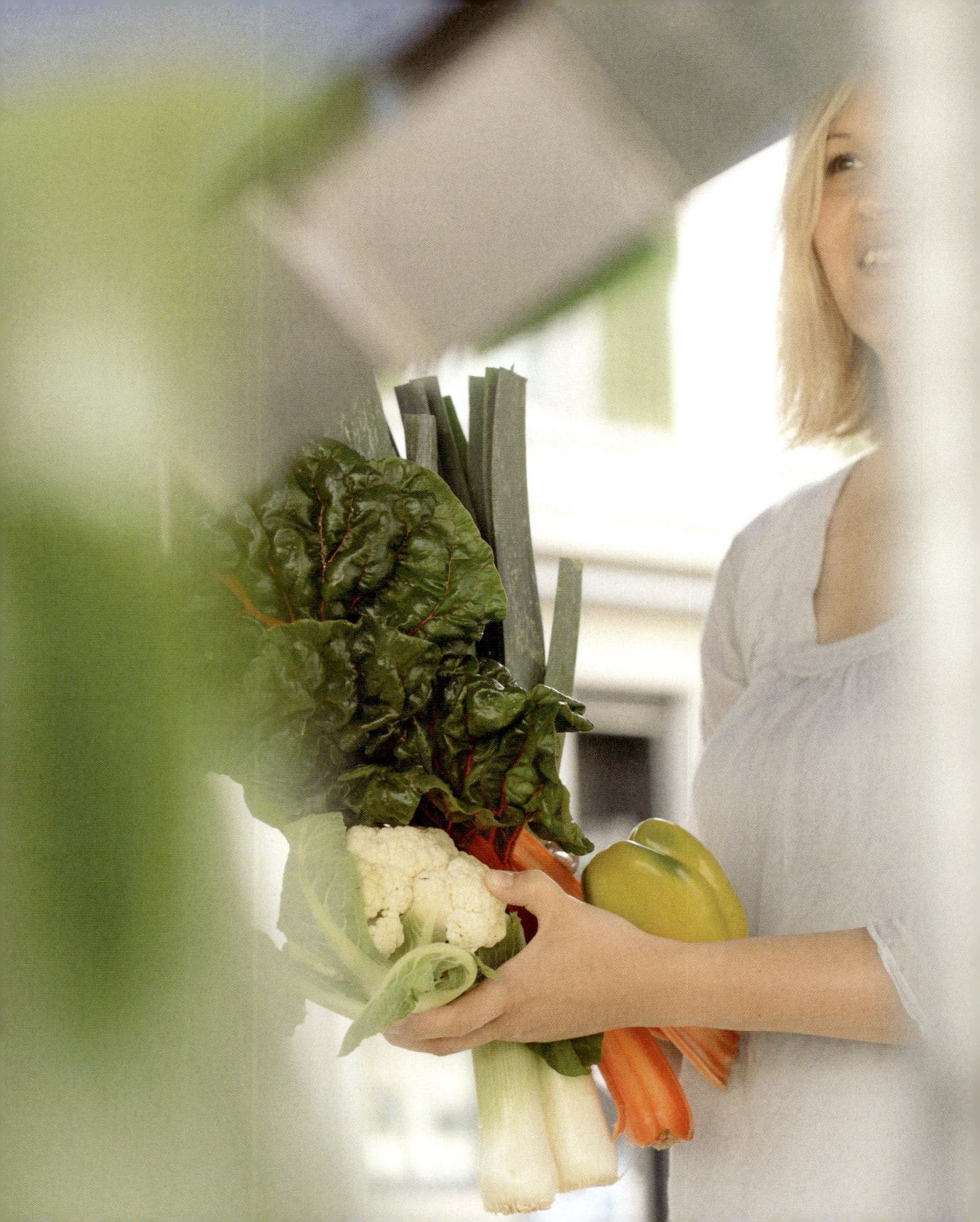

Vegetarische und vegane Ernährung in der Schwangerschaft

Eine vegetarische Ernährung während der Schwangerschaft kann gut funktionieren, wenn Sie bewusst auf eine abwechslungsreiche Lebensmittelauswahl achten. Auf jeden Fall sollten auch Lebensmittel tierischen Ursprungs wie Milchprodukte und Eier auf Ihrem Speiseplan stehen. Anders sieht es bei einer rein veganen Ernährung aus. Die DGE (Deutsche Gesellschaft für Ernährung) hält eine Ernährungsweise ohne jegliche tierische Lebensmittel in der Schwangerschaft für nicht geeignet.

> „ERNÄHREN SIE SICH GESUND, ABER VERBIEGEN SIE SICH NICHT. WAS IHNEN SCHMECKT, FINDET BESTIMMT AUCH IHR BABY YUMMY."

anderen Schwangeren auch in Tablettenform zu. Weisen Sie Ihren Frauenarzt vorsorglich darauf hin, dass Sie Vegetarierin sind, damit er Ihren Eisenwert frühzeitig bestimmt. So wird rechtzeitig bemerkt, wenn sich Ihre Eisenspeicher allzu schnell leeren. Bei Bedarf wird Ihr Arzt Ihnen ein Eisenpräparat verschreiben. Schwangere sollten pro Tag 30 mg Eisen aufnehmen. Das ist doppelt so viel wie außerhalb der Schwangerschaft. Essen Sie gezielt zu eisenreichen pflanzlichen Lebensmitteln Vitamin-C-Reiches – beispielsweise morgens ein Hirse- oder Haferflockenmüsli oder einen warmen Hirsebrei mit Orangensaft oder frischen Orangen. Weitere Hinweise zum Thema Eisen finden Sie im Kapitel „Warum ist Eisen so wichtig?" (S. 19).

Grünes Licht für Ovo-Lakto-Vegetarierinnen

Sie können sich auch in der Schwangerschaft durchaus vegetarisch ernähren. Achten Sie darauf, dass Sie neben den obligatorischen drei Portionen Milchprodukten (z. B. ein Glas Milch, ein Becher Joghurt, eine Scheibe Käse) noch eine weitere Portion einer Proteinquelle aufnehmen. Das kann ein Ei sein oder auch eine Portion Hülsenfrüchte, etwas Tofu oder ein anderes Sojaprodukt. Achten Sie generell auf eine abwechslungsreiche Ernährung mit vielen unterschiedlichen Lebensmitteln. Dann können Sie sicher sein, dass Ihr Körper bzw. der Ihres Babys alles bekommt, was er braucht. Jod und Folsäure führen Sie wie alle

Vegane Ernährung nicht ohne medizinische Beratung

Schwangere, die sich weiterhin vegan ernähren wollen, sollten auf jeden Fall eine qualifizierte medizinische Beratung in Anspruch nehmen. Nach Meinung der DGE kann eine rein vegane Ernährung eine ausreichende Nährstoffversorgung in der Schwangerschaft auch bei sorgfältiger Lebensmittelauswahl nicht gewährleisten. Diese Ernährung bedeutet ernsthafte gesundheitliche Risiken für Ihr Kind, auch wenn Sie sich als Schwangere mit Ihrer gewohnten Ernährung wohl fühlen. Kritisch ist u. a. die Versorgung mit Proteinen, Eisen, Kalzium, Jod, Zink, Vitamin B$_{12}$ und Vitamin D. Eine vegane Ernährungsweise erfordert daher auch immer die Einnahme von Mikronährstoffsupplementen, da sonst die Gefahr von gravierenden Mangelerscheinungen beim Kind besteht.

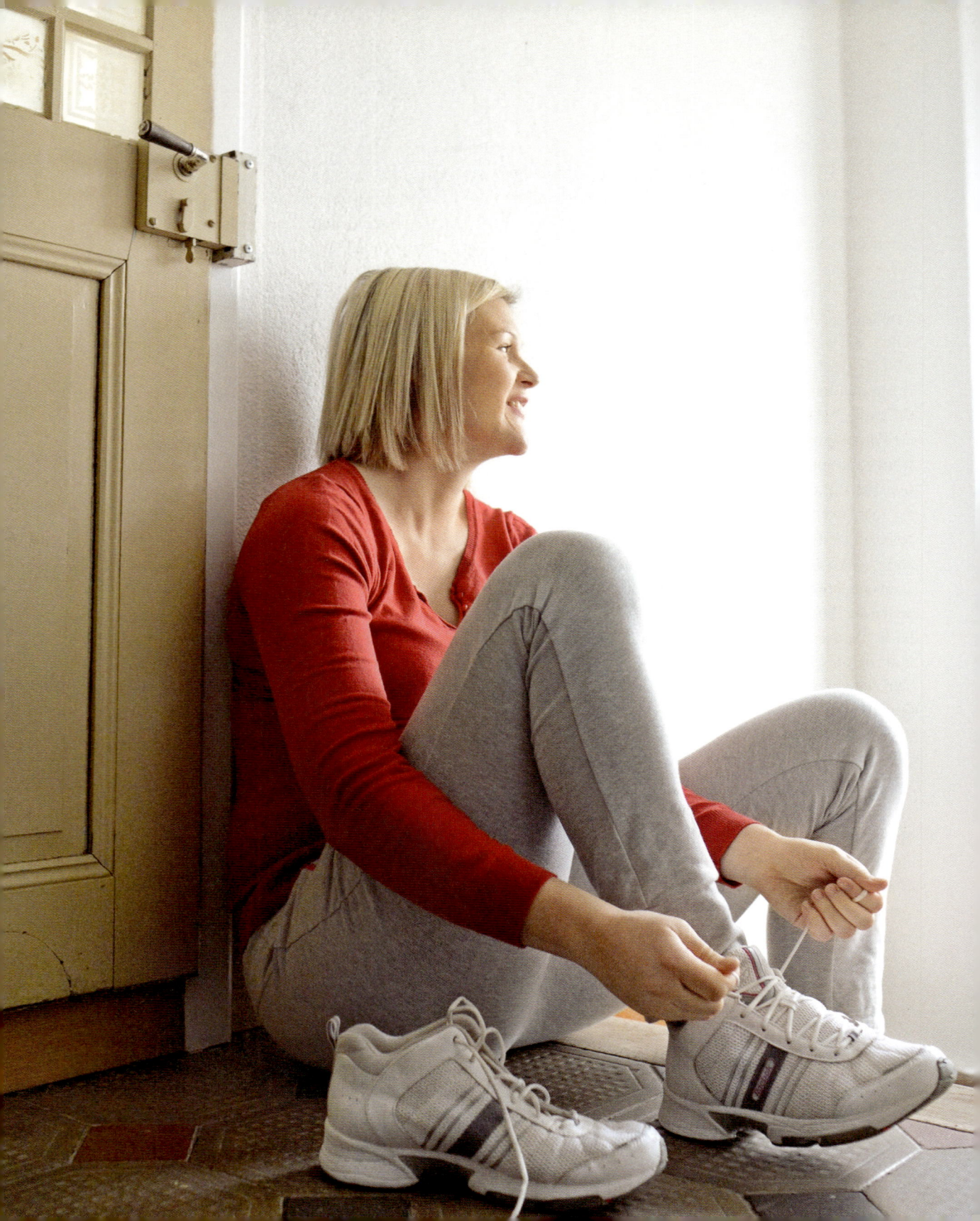

BEWEGUNG *tut gut*

. . . .

Bewegung tut Ihnen und Ihrem Kind gut und beugt so manchen Beschwerden in der Schwangerschaft vor. Nehmen Sie sich regelmäßig Zeit für ein bisschen Sport und bleiben Sie fit.

GERADE WÄHREND DER SCHWANGERSCHAFT, wenn Ihr Körper große Veränderungen zu meistern hat, tut Ihnen Bewegung gut. Als Sportskanone können Sie viele Sportarten auch weiterhin betreiben, und für Sportmuffel ist es nie zu spät, mit leichtem Sport zu beginnen – Ihrem Baby zuliebe. Vielleicht haben Sie auch Lust, gemeinsam mit anderen werdenden Müttern zu trainieren?

Wenn Ihre Schwangerschaft normal verläuft, müssen Sie zu keiner Zeit auf Bewegung verzichten. Richtig dosiert wirkt sie sich sogar sehr positiv auf Ihr Wohlbefinden aus und tut auch Ihrem Baby gut. Durch Sport steigern Sie Ihr Selbstbewusstsein, bauen Stress ab, und das Vertrauen in Ihre körperlichen Fähigkeiten wächst.
Regelmäßige Bewegung hat noch viele weitere Vorteile, denn Sport

- fördert eine gute Körperhaltung und beugt der Schwerfälligkeit mit den zunehmenden Pfunden vor,
- verbessert die Muskelspannung und hilft, Rückenschmerzen zu verhindern,
- trainiert die Lunge, Sie kommen bei normalen Alltagstätigkeiten, wie z.B. Treppensteigen, weniger leicht „aus der Puste",
- verhindert eine zu große Gewichtszunahme,
- vermindert das Risiko eines Schwangerschaftsdiabetes,
- beugt Krampfadern und Thrombose vor,
- reduziert Ödeme,
- stärkt Ihr Immunsystem und schützt Sie so vor Infektionskrankheiten,
- erleichtert die körperliche Arbeit während der Geburt.

Neuere Studien zeigen sogar, dass das Baby die Trainingseinheiten der Mutter mitmacht. Während einer sportlichen Belastung der Mutter steigt auch der Puls des Babys an, in der Erholungsphase sinkt er rasch ab. Ob die Babys sportlicher Mütter auch nach der Geburt fitter sind, müssen weitere Untersuchungen zeigen. Nachweislich durchstehen sie die Stunden der Geburt besser, dies konnte anhand der besseren Apgar- und Säure-Basen-Werte gezeigt werden. Es könnte jedoch sein, dass dies ein indirekter Effekt ist, der durch die bessere Fitness der Mutter entsteht.

Darauf sollten Sie grundsätzlich achten

Wählen Sie eine Sportart, die Ihnen Freude macht, und zwingen Sie sich zu nichts. Wenn Sie sich überwinden müssen, zum Training zu gehen, suchen Sie sich lieber eine andere Sportart aus. Sonst wird Sport zur Belastung, statt Spaß zu machen und Ihr Wohlbefinden zu steigern.

Nehmen Sie sich regelmäßig Zeit für Bewegung. Es ist besser, wenn Sie mäßig, aber regelmäßig trainieren, als wenn Sie gelegentlich Sport treiben und sich dabei verausgaben.

Sport in Gemeinschaft macht Spaß. Es gibt an vielen Orten Angebote für werdende Mütter. Ihr Frauenarzt oder Ihre Hebamme helfen Ihnen da gerne weiter. Wenn Sie nicht in einer Gruppe mit nur schwangeren Frauen trainieren, fragen Sie nach, ob die Übungen für Sie geeignet sind. Denn während der Schwangerschaft lockert sich durch die Wirkung der Schwangerschaftshormone, die den Körper auf die Geburt vorbereiten, und durch die schwangerschaftstypischen Wassereinlagerungen das Bindegewebe, aber auch der Gelenk- und Bänderapparat. Dadurch erhöht sich die Verletzungsgefahr.

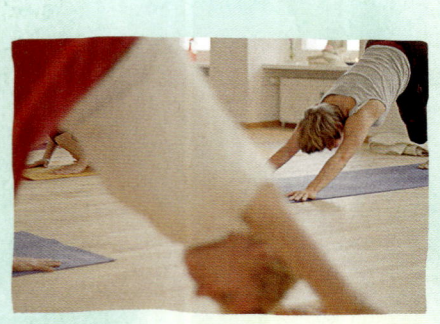

SPORT MIT ANDEREN MACHT SPASS

Wer schon vor dem Geburtsvorbereitungskurs andere Mamas kennenlernen will, mit denen man auch später die Krabbeldecke unsicher machen kann, der kann sich – zumindest in größeren Städten – für zahlreiche Fitnesskurse speziell für Schwangere anmelden. Ob Yoga, Walking, Schwimmen oder Workout, es ist für jeden etwas dabei, und wen der innere Schweinehund plagt, der geht wegen des netten Mamaplauschs im Anschluss trotzdem gerne hin.

Lassen Sie sich beraten

Vielleicht treiben Sie schon Sport und möchten diese Sportart in der Schwangerschaft ungern aufgeben? Sprechen Sie mit Ihrem Frauenarzt oder Ihrer Hebamme, denn für viele Sportarten gibt es keine einheitlichen Richtlinien.

Bei einigen Sportarten haben sich aufgrund neuer Erkenntnisse die Empfehlungen geändert. Lehnten Ärzte früher Reiten kategorisch als ungeeignet ab, ist man heute bei einer erfahrenen Reiterin offener geworden. Wenn Sie also als Reiterin mit dem Pferd sehr vertraut sind, ein ruhiges Tier haben, nicht springen oder nicht extrem sportlich reiten, können Sie durchaus auch weiterhin Reiten. Umgekehrt ist es beim Tauchen. Hier sah man bei einer erfahrenen Taucherin früher keine Probleme. Heute kann man mit Ultraschalluntersuchungen feinste Gasblasen im Blutkreislauf erkennen, auch wenn es keine Tauchzwischenfälle gab. Deshalb rät man vorsichtshalber vom Tauchen in der Schwangerschaft ab, besonders in den ersten 12 Wochen.

Sport – ja? Nein?

Alle Ratschläge zur aktiven Sport- und Freizeitbetätigung in der Schwangerschaft setzen voraus, dass die jetzige Schwangerschaft ganz normal verläuft und eine zurückliegende ebenfalls keine Probleme hatte. Wenn das Risiko für eine Frühgeburt oder für einen vorzeitigen Blasensprung besteht, wenn die Plazenta nahe oder vor dem inneren Muttermund liegt oder wenn Sie Beschwerden, Schwindel und Atemnot haben, kann nur Ihr Arzt entscheiden, ob Sie Sport treiben dürfen.

Welche Sportarten sind besonders geeignet?

Während der Schwangerschaft sind viele Sportarten möglich. Allerdings sollten Sie auf Ihre Herzfrequenz achten, die nach Alter, aber auch nach persönlicher Fitness variiert. Sie können ganz leicht abschätzen, ob Ihre Herzfrequenz zu hoch ist: Wenn Sie sich so belasten, dass gleichzeitiges Sprechen noch möglich ist, ist alles in Ordnung, wenn nicht, sollten Sie einen Gang zurückschalten.

SCHWIMMEN IN DER NATUR

WENN SIE IN FLÜSSEN ODER SEEN BADEN, ERKUNDIGEN SIE SICH AM BESTEN VORHER NACH DER WASSERQUALITÄT. IN SEEN MIT ZU SCHMUTZIGEM WASSER SOLLTEN SIE NICHT BADEN!

Sobald Ihnen eine Übung schwerfällt oder Ihnen etwas wehtut, sollten Sie das Training umgehend beenden. Vertrauen Sie auf Ihre inneren Warnsignale, dann machen Sie sicher nichts falsch.

Wenn Sie vor der Schwangerschaft bereits Sport getrieben haben, ist es oft günstig, bei dieser Disziplin zu bleiben, denn hier kennen Sie sich aus und wissen, wie Ihr Körper reagiert und wo Ihre Grenzen liegen. Aber Achtung: Die Grenzen werden sich im Laufe der Schwangerschaft verändern. Wenn Sie allerdings Extremsportarten betrieben haben oder Sportarten mit hohem Verletzungsrisiko, sollten Sie damit während der ganzen Schwangerschaft und in den ersten Wochen danach pausieren.

Als besonders geeignet für werdende Mütter haben sich Ausdauer-Sportarten erwiesen, die gelenkschonend sind und zahlreiche Muskelgruppen bewegen, zum Beispiel:

- Schwimmen, Aquaaerobic, Aquajogging o. Ä.
- Wandern, Walking, Nordic Walking
- Radfahren
- gemäßigter Ski-Langlauf, Bergtouren in Höhen von unter 2 500 m
- Gymnastik, Pilates, Yoga

Auf diese Sportarten sollten Sie besser verzichten:

- Sport unter Wettkampf- und Höchstleistungsbedingungen, z. B. Marathon
- Mannschafts- und Kontaktsportarten, weil hier das Verletzungsrisiko hoch ist
- Sport in Höhen von über 2 500 m
- sturzträchtige Sportarten wie Ski alpin, Wasserski, Eisschnelllauf o. Ä.
- unfallträchtige Sportarten, z. B. Hochsprung, Bungee-Jumping, Gleitschirmfliegen
- intensives Gewichtstraining (Vorsicht vor Druckerhöhung im Bauchraum)

Schwimmen

Im Wasser fühlt sich Ihr Körper leicht an, auch wenn der Babybauch schon ziemlich groß ist, denn das Wasser trägt Sie. Außerdem werden Ihre Gelenke geschont und das Risiko, dass Sie sich an Sehnen und Bändern verletzen, ist minimal. Das kühle Wasser schützt Ihr Baby vor Überhitzung und somit vor einer möglichen Blutunterversorgung, und Ihre Atemmuskulatur wird stärker beansprucht, was Ihnen bei der Geburt zugutekommt.

Wenn Sie Anfängerin sind, schwimmen Sie am besten Brust oder Rücken, denn hier ist die Atmung unabhängig vom Schwimmrhythmus. Sind Sie schon geübter, können Sie auch kraulen. Auf den Schmetterlingsstil sollten Sie verzichten, denn hier besteht die Gefahr, dass Sie sich verausgaben. In vielen Schwimmbädern werden extra Kurse für Schwangere angeboten, auch Aquaaerobic und Aquajogging. Da können Sie sicher sein, dass Sie nur Übungen machen, die Ihnen und Ihrem Baby guttun.

Um Pilzinfektionen im Schwimmbad zu vermeiden, sollten Sie sich immer auf ein Handtuch und nie auf die Fliesen setzen.

Dass man Kalorien am besten im Wasser verbrennt, gilt auch für die Schwangerschaft. Weil das Schwitzen entfällt, kann man sich intensiver bei gleicher Kreislaufbelastung anstrengen (und eine vielleicht

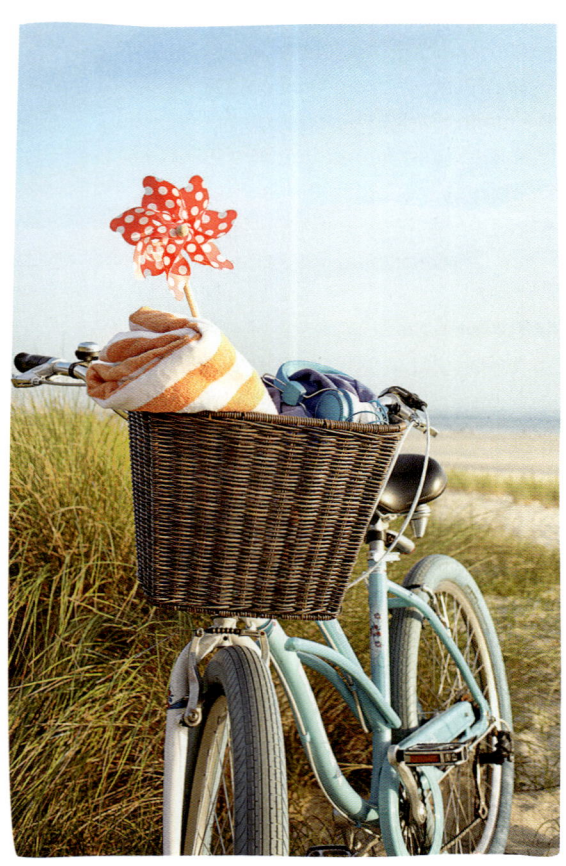

schlanker. Dank des Auftriebs lastet weniger Körpergewicht auf Ihren Gelenken, und obwohl Sie viel leisten, haben Sie das schöne Gefühl des federleichten Schwebens. Eine Untersuchung in der Spätschwangerschaft hat ergeben, dass Aquajogging allen anderen ebenso gut geeigneten Sportarten wie Schwimmen, Wandern oder Radfahren vorgezogen wird. Es macht einfach Spaß! Und vielleicht noch ein Vorteil: Durch die aufrechte Position müssen die Haare nicht unbedingt nass werden.

Wandern, Walken, Radfahren

Bewegung an frischer Luft tut gut und macht den Kopf frei. Das gilt übrigens auch bei schlechtem Wetter. Sie müssen sich nur überwinden rauszugehen. Beim Wandern, Walken und Radfahren werden Ihr eigener Organismus und der Ihres Babys optimal mit Sauerstoff versorgt. So verbessern Sie Ihre Kondition, was sich wiederum positiv auf Ihr Allgemeinbefinden auswirkt. Außerdem sorgt die gleichmäßige Kreislaufbelastung für eine gute Durchblutung und wirkt einer zu starken Gewichtszunahme entgegen.

Achten Sie beim Wandern, Walken und auch beim Spazierengehen auf gut sitzende Schuhe. Während der Schwangerschaft ist das Bindegewebe hormonell gelockert. Dadurch können Sie sich leichter an Sehnen und Bändern verletzen. Verzichten Sie besser auf Bergtouren in über 2 500 m Höhe. Ab dieser Höhe könnte sich die Sauerstoff-

unerwünschte Gewichtszunahme leichter im Zaum halten). Kräftige und schnelle Arm- und Beinbewegungen kosten bei dem großen Wasserwiderstand viel Energie.

Aquaaerobic, Aquajogging

Wenn Sie sich mit einer Poolnudel oder Schwimmweste aufrecht im Wasser bewegen, ist der Wasserdruck an Ihren Füßen am größten, eine Wohltat für müde und dicke Füße in der Schwangerschaft. Der Druck „pumpt" das Gewebewasser schon nach einigen Minuten in die Venen zurück. Bereits nach einem 45-Minuten-Programm „kräftig laufen" sind die Füße messbar

AUFGEPASST!

MEIDEN SIE GRUNDSÄTZLICH SPORTARTEN MIT ERHÖHTER STURZGEFAHR. SOLLTEN SIE DOCH EINMAL GESTÜRZT SEIN, LASSEN SIE EINE ULTRASCHALLUNTERSUCHUNG MACHEN, AUCH WENN SIE SICH DANACH WIEDER WOHLFÜHLEN. BLUTUNGEN ZUM BEISPIEL, DIE IHR BABY UND DIE SCHWANGERSCHAFT GEFÄHRDEN, KÖNNEN SO ERKANNT WERDEN.

versorgung Ihres Babys bereits ohne große körperliche Anstrengung verringern.

Der Schwerpunkt Ihres Körpers verlagert sich mit Fortschreiten der Schwangerschaft und Wachsen des Babybauchs. Dadurch erhöht sich die Sturzgefahr. Auch auf Geländefahrten und auf Radtouren, bei denen Sie sich körperlich sehr anstrengen, sollten Sie dann lieber verzichten.

Joggen ist während der Schwangerschaft nur bedingt zu empfehlen. Wenn Sie bereits eine geübte Joggerin sind, können Sie das Lauftraining fortsetzen, solange Sie sich dabei wohlfühlen. Achten Sie aber unbedingt auf Ihre Pulsfrequenz, laufen Sie niemals ohne Getränk und überanstrengen Sie sich nicht. Wenn Sie bis zum Beginn Ihrer Schwangerschaft nicht gejoggt sind, sollten Sie jetzt nicht damit anfangen. Weichen Sie dann lieber auf Wandern oder Walken aus.

> HÖREN SIE AUF IHREN KÖRPER UND ÜBERTREIBEN SIE ES NICHT. GÖNNEN SIE SICH AUCH IHRE WOHLVERDIENTEN PAUSEN UND SEIEN SIE AUCH MAL FAUL.

Gymnastik, Pilates

Mit Gymnastik trainieren Sie Ihre Muskeln und Bänder, halten Ihren Kreislauf in Schwung und regen Ihre Verdauung und Ihren Appetit an. Es gibt spezielle Kurse für Schwangere, aber Sie können natürlich auch in einer regulären Gruppe trainieren. Dann sollten Sie sich erkundigen, bei welchen Übungen Sie besser pausieren. Lassen Sie Übungen aus, bei denen Sie sich nicht wohlfühlen. Auf Übungen in Rückenlage sollten Sie verzichten, denn Ihre Gebärmutter kann den Blutrückfluss zum Herzen behindern. Dadurch könnten Sie Kreislaufprobleme bekommen.

Pilates ist eine Art Ganzkörpertraining zur Kräftigung der Muskulatur. Atmung und Bewegung, Kraft und Beweglichkeit stehen dabei im Mittelpunkt. Auch während der Schwangerschaft ist Pilates zu empfehlen, denn Sie trainieren exakt die Bauch- und Beckenbodenmuskulatur, die jetzt stark belastet ist. Viele Übungen bei Pilates werden im Vierfüßlerstand ausgeführt. Gerade jetzt ist das eine optimale Position, bei der Ihr Babybauch nicht gedrückt wird und die Ihnen hilft, Stress aus dem Rücken- und Beckenbereich abzuleiten.

Welche Sportarten sind nicht zu empfehlen?

Grundsätzlich sollten Sie nur solche Bewegungen machen, bei denen Sie sich wohlfühlen. Hören Sie auf Ihre innere Stimme, die meist ganz genau weiß, was gut für Sie ist.

Auf Sportarten mit Wucht, Stoß, Schlag, Gewalt oder anderen heftigen Auswirkungen sollten Sie während der gesamten Schwangerschaft verzichten. Achten Sie generell darauf, Sprungelemente beim Sport möglichst gering zu halten. Außerdem sind Tieftauchen und Sporttreiben in über 2500 m Höhe tabu, weil hier die optimale Sauerstoffversorgung Ihre Babys nicht mehr gewährleistet ist.

Wenn Sie Leistungssport treiben oder sich körperlich verausgaben, werden die arbeitende (oder beanspruchte) Muskulatur sowie Ihre Haut vermehrt durchblutet. Das geschieht auf Kosten der Durchblutung anderer Gefäßbereiche, u.a. sinkt auch die Gebärmutterdurchblutung. Verzichten Sie daher auf sehr anstrengende Sportarten, um Ihr Baby nicht zu gefährden.

Yoga in der Schwangerschaft

Viele Frauen haben in der Schwangerschaft gute Erfahrungen mit Yoga-Übungen gemacht, die helfen, mit den körperlichen Veränderungen besser zurechtzukommen, Verspannungen abzubauen und das körperliche Wohlbefinden zu stärken. Yoga hilft Ihnen, sich des Wunders in Ihrem Bauch bewusst zu werden und der neuen Rolle als Mutter ausgeglichen und freudig entgegenzublicken. Das Erlernen und Beherrschen der verschiedenen Körperhaltungen und Atemübungen unterstützen Sie darin, auch schwierige Phasen unter der Geburt besser zu bewältigen.

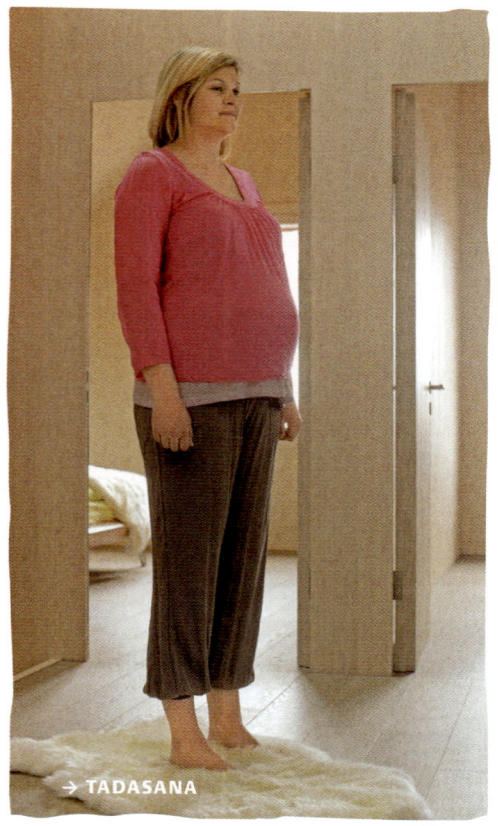

→ TADASANA

DIE DREI ELEMENTE DES YOGA SIND:

1. *Pranayama (Reinigung durch bewusste Atmung; hilft, Angst und Schmerzen zu vermeiden)*
2. *Asana (Körperhaltungen, die Geist und Körper unterstützen)*
3. *Entspannung (zur Regeneration; hilft, neue Kraft zu schöpfen)*

Gönnen Sie sich mehrmals in der Woche die Zeit, alle drei Phasen zu üben. Atmen Sie dabei immer durch die Nase und überanstrengen Sie sich nicht (Asanas sollten Sie höchstens 2 Minuten halten).

Sind Sie bereits mit Yoga vertraut, so können Sie es mit Beginn der Schwangerschaft wie gewohnt fortsetzen. Ansonsten ist es sinnvoll, mit den Übungen ab der 14. Schwangerschaftswoche zu beginnen, wenn die Beschwerden der Anfangszeit nachgelassen haben. Natürlich sollten Sie Übungen, bei denen der Bauch gequetscht wird, meiden und auch extreme Bewegungen (egal ob zur Seite, nach unten oder nach hinten) unterlassen. Im Falle von Blutungen oder anderen Problemen fragen Sie Ihren Arzt, ob Sie Yoga machen dürfen. Prinzipiell dürfen Sie aber bis zur Geburt Yoga üben.

→ ÜBUNG 1: PRANAYAMA (BAUCHATMUNG IM SITZEN)

Nehmen Sie eine bequeme Sitzhaltung ein, entspannen Sie bewusst Gesicht und Schultern, und legen Sie die Hände auf Ihren Bauch. Atmen Sie in Ihrem Tempo ruhig durch die Nase ein und aus, und spüren Sie mit den Händen der natürlichen Auf- und Abwärtsbewegung des Atems in Bauch und Brustkorb nach.

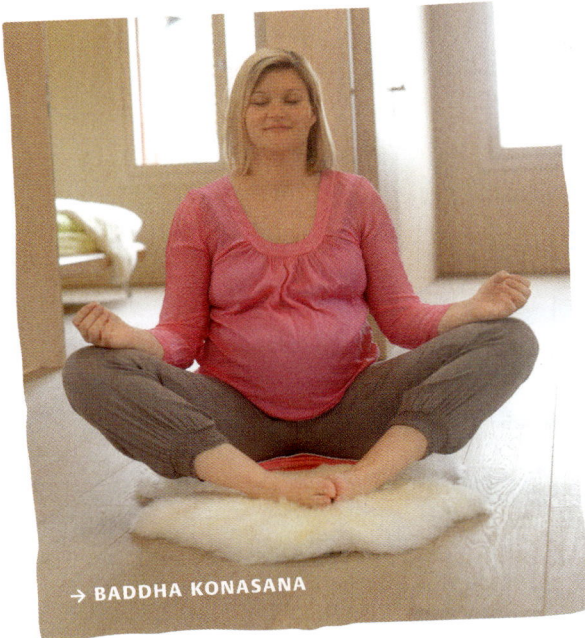

→ BADDHA KONASANA

→ ÜBUNG 2: TADASANA (DER BERG)

Stehen Sie aufrecht mit parallelen Füßen und belasten Sie beide Fußsohlen gleichmäßig. Ihre Knie zeigen nach vorne und sind leicht angewinkelt. Richten Sie Ihr Becken auf, um ein Hohlkreuz zu vermeiden. Wenn Füße, Knie und Becken im Lot sind, richtet sich die Wirbelsäule von den Lenden bis zu den Halswirbeln auf. Da der Bauch mit den Monaten wächst und die Körpermitte sich verlagert, hilft eine bewusste Übung dieser Asana gut, Rückenbeschwerden vorzubeugen.

→ ÜBUNG 3: BADDHA KONASANA
(DER GEBUNDENE WINKEL)

Setzen Sie sich mit aufrechtem Rumpf bequem auf den Boden oder auf ein Kissen. Legen Sie die Fußsohlen aneinander, und bringen Sie die Fersen so nah wie möglich in Richtung Damm. Legen Sie Ihre Handrücken locker auf die Knie. Atmen Sie bewusst durch die Nase ein und aus, und entspannen Sie mit jeder Ausatmung die Leisten mehr,

sodass Oberschenkel und Knie langsam zum Boden sinken. Diese Übung weitet den Beckenbereich und bereitet den Geburtskanal auf die Entbindung vor. Sie fördert die Durchblutung und die Entspannung der Beckenbodenmuskulatur.

→ ÜBUNG 4: SHAVASANA
(ENTSPANNUNGSHALTUNG)

Die Shavasana hilft Ihnen, sich zu entspannen. Liegen Sie bequem auf dem Rücken, die Hände mit geöffneten Handflächen neben dem Körper. Die Beine liegen hüftbreit am Boden, die Füße sind locker auswärts gerichtet. Wenn Sie Rückenschmerzen haben, können Sie auch die Füße vor dem Gesäß aufstellen oder sich in die Seitenlage legen (besonders bequem mit einer Decke oder einem Kissen unter dem oberen Bein). Folgen Sie gedanklich dem Fluss Ihrer Atmung. Beenden Sie die Entspannungsphase langsam, indem Sie sich sanft dehnen und strecken. Richten Sie sich über den Vierfüßlerstand wieder auf.

Viel Erfolg wünscht Andrea Eschenbach (Yogalehrerin).

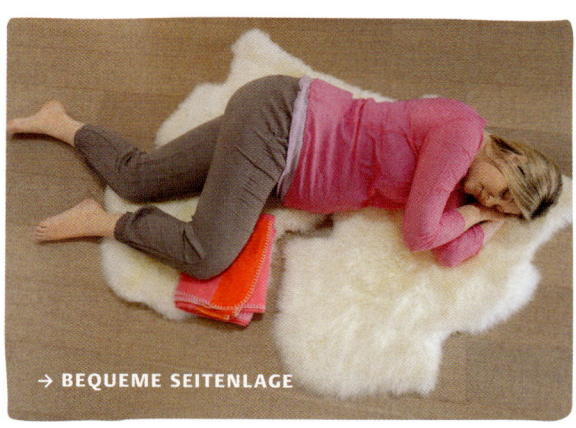

→ BEQUEME SEITENLAGE

SCHÖN *und gepflegt*

. . . .

In der Schwangerschaft ändert sich Ihr Alltag – gönnen Sie sich und Ihrem Körper immer wieder kleine Auszeiten, nehmen Sie sich Zeit für sich und fühlen Sie sich in und mit Ihrem Körper rundum wohl.

SICHERLICH FÄLLT IHNEN SELBST ODER AUCH FREUNDEN AUF, wie frisch und rosig Sie aussehen. Das liegt vor allem daran, dass Ihre Haut nun besser durchblutet wird. Ihre Gesichtsfarbe sieht gesund aus und Sie strahlen von innen heraus. Aber auch wenn Sie sich rundum wohlfühlen, wird Ihr Bauch mit den Wochen immer dicker, und Sie brauchen andere Kleidung. Nehmen Sie sich die Zeit zum Einkaufen. Sie werden sehen, es macht Freude.

Manchmal treten im Verlauf der Schwangerschaft aber auch kleinere Unannehmlichkeiten auf, die ganz normal, aber trotzdem lästig sind, wie zum Beispiel Probleme mit der Haut. Mit ein paar kleinen Tricks lassen sich diese Beschwerden oft minimieren.

Dicker Bauch und trotzdem chic

Irgendwann, meist im 6. Monat, stehen Sie vor dem Kleiderschrank, und nichts passt mehr. Was Sie sich jetzt anschaffen, wird natürlich von Ihren Ansprüchen und Ihrem Stil, von der Jahreszeit und nicht zuletzt vom Geldbeutel abhängen. Sie sollten nicht zu früh mit dem Einkauf beginnen, um die Stücke nicht zu früh nicht mehr zu mögen, da Sie die Kleidung möglicherweise noch 2–3 Monate nach der Geburt brauchen werden.

Ein paar Tipps zum Kleiderkauf

Wichtig ist, dass Sie sich in Ihren Kleidungsstücken wohlfühlen und Ihr Bauch nicht eingeengt wird.

- Zunächst können Sie Vorhandenes meist geschickt mit elastischen Einsätzen im Taillenbereich erweitern und dies mit Jacken oder Blusen kaschieren. Oder Sie tragen ein elastisches Bauchband über der Hose oder dem Rock, die sich nicht mehr schließen lassen. Es gibt sie in vielen verschiedenen Farben – da ist für jeden Geschmack etwas dabei.

- Bereits im 2. oder 3. Monat sollten Sie in einem Fachgeschäft einen um 1–2 Körbchengrößen erweiterten BH kaufen. Zur Entlastung der Muskulatur und des Bindegewebes sollten Sie diesen immer tragen, auch nachts. Verzichten Sie auf Modelle mit Bügeln, die einengen, und Synthetikmaterial, das Schwitzen fördert.

- Sinnvoll und praktisch sind gut sitzende Hosen aus Wolle, Leinen oder Jeansmaterial mit einem breiten elastischen Taillenbund, der viele Monate „mitwächst". Hier lohnen sich Suchen und Probieren, bis das ideale Modell gefunden ist, das nicht einengt und nicht rutscht.

- Tagsüber können Sie diese Hose mit weiten Blusen, T-Shirts oder Pullovern tragen, abends wird sie mit einer Tunika, Schmuck und Schuhen mit höheren Absätzen verschönt.

- Für Wellness-Stunden, zum Wohlfühlen nach einem warmen Bad oder morgens beim Sonntagsfrühstück gemeinsam mit Ihrem Mann brauchen Sie einen besonders hübschen, nicht zu engen flauschigen Haus- oder Bademantel. Leisten Sie sich diese besondere Anschaf-

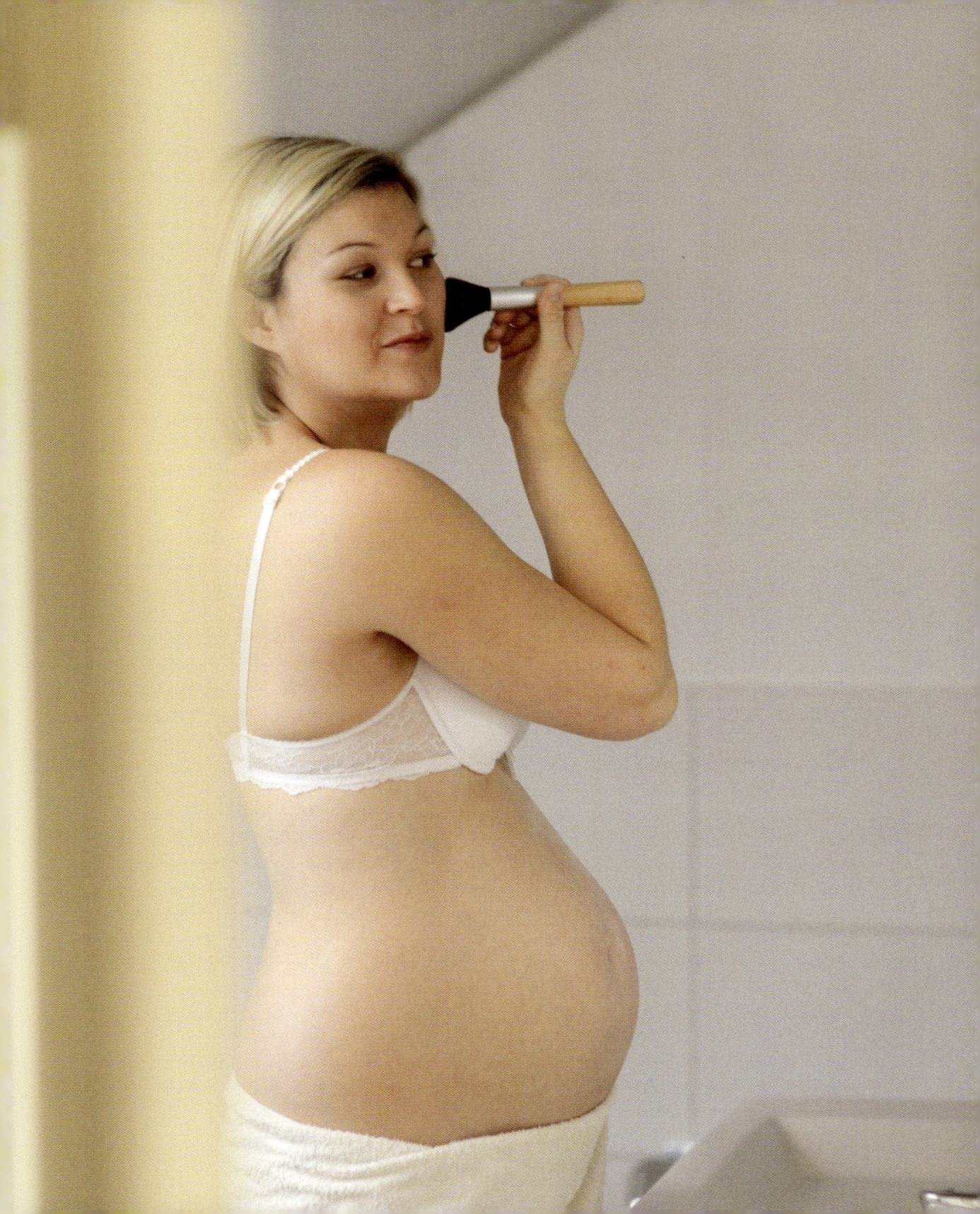

fung, mit der Sie später auch im Krankenhaus während oder nach der Geburt hübsch aussehen und sich wohlfühlen, auch wenn Besucher kommen.

- Ein weiteres Muss sind spezielle Strumpfhosen oder Leggins mit erweitertem Bauchteil, idealerweise Stützstrumpfhosen gegen müde Beine und Füße.
- Gut angepasste Kompressionsstrümpfe der Klasse 2, die eine viel stärkere Wirkung als Stützstrümpfe entfalten, sind eine ideale Ergänzung, die Sie nach einer kurzen Zeit des Gewöhnens nicht mehr missen möchten.
- Achten Sie auch bei Schuhen – oft eine Nummer größer – auf Bequemlichkeit. Meiden Sie Einengendes, Einschnürendes und Material, das die Wärme staut.

Große Ladenketten und Warenhäuser führen heute sehr attraktive Kleidung für die Schwangerschaft. Preiswertes Einkaufen ist auch gut im Internet und in Secondhand-Läden möglich. Leisten Sie sich das Wohlfühlen, es zahlt sich aus!

Und auch die Füße wachsen mit!

Vielleicht haben Sie eine große Sammlung schöner Stilettos? Leider werden Ihnen diese wahrscheinlich im Verlauf der Schwangerschaft nicht mehr passen. Das liegt daran, dass vermehrt Flüssigkeit in das Gewebe (leichte Ödeme) eingebaut wird. Das Hormon Relaxin lockert die Bänder, die die Knochen des Fußskeletts zusammenhalten. So können sich die knöchernen Teile ausbreiten. Bei den meisten Frauen ist der Fuß in der Mitte der Schwangerschaft bereits um eine halbe bis ganze Schuhnummer größer als vorher. Am Ende der Schwangerschaft brauchen einige Frauen sogar zwei Schuhgrößen mehr. Obwohl die Flüssigkeitseinlagerungen bald nach der Geburt zurückgehen, sind die anderen Veränderungen oft von Dauer. So erklärt man sich, dass viele Mütter über eine bleibende Zunahme der Schuhgröße um eine halbe bis ganze Nummer berichten. Wahrscheinlich wollen Sie in der Schwangerschaft aber auch gar keine hohen Schuhe, sondern nur flache bequeme Schuhe tragen.

Verwöhnen Sie sich

Ob Sie sich in der Schwangerschaft in Ihrer Haut wohlfühlen, hängt unter vielem anderen auch davon ab, wie liebevoll Sie mit Ihrem Körper umgehen und wie viel Zeit Sie sich zur Pflege von Haut und Haaren, generell zum Verwöhnen oder besser zum Verwöhnenlassen nehmen.

Duschen oder Baden?

Ob Duschen oder Baden ist sicher persönlichen Vorlieben, Gewohnheiten oder schlicht den Möglichkeiten im heimischen Badezimmer geschuldet. Wenn man gerne heiß badet, sollte man zwei Dinge berücksichtigen. Sehr langes und sehr heißes Baden (> 39 °C) sollte man vermeiden, damit die Körperkerntemperatur nicht ansteigt. Das Baby ist ohnehin immer 0,5 °C wärmer als die Mutter, sodass die Körpertemperatur des Kindes in Bereiche kommen kann (> 39 °C), die in der Frühschwangerschaft verdächtigt werden, Fehlbildungen zu bewirken. Ein zweites wichtiges Argument gegen lange, zu heiße Bäder sind mütterliche Kreislaufveränderungen durch das warme Wasser. Das sieht man an der Hautfarbe, man wird puterrot, weil sich alle Hautkapillaren öffnen und mehr Blut in der Haut zirkuliert. Das kann den Blutdruck abfallen lassen, der ohnehin in der Schwangerschaft oft niedriger ist. Beim Aufstehen und Aussteigen aus dem Bad kann Schwindel auftreten (Schwarzwerden vor Augen) und als Folge Unsicherheit oder Fallen, im schlimmsten Fall sogar eine Abnahme der Gebärmutterdurchblutung. Machen Sie also langsam, wenn Sie die Badewanne verlassen.

Das Baden im Whirlpool und den Besuch von Dampfbädern sollten Sie wegen einer möglichen erhöhten Keimbelastung vermeiden.

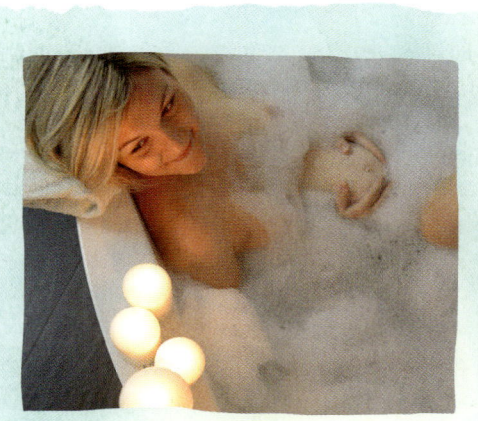

WOHLFÜHL-BAD FÜR UNS ZWEI

In der Badewanne kommen Sie gemeinsam mit Ihrem Baby zur Ruhe und finden Erholung und Entspannung. Genauso wie Sie sich im Wasser leicht und geborgen fühlen, fühlt sich Ihr Baby im warmen Fruchtwasser der Gebärmutter gut aufgehoben. Verwöhnen Sie sich mit einem rückfettenden Badezusatz oder reiben Sie sich nach dem Bad mit einem schönen Körperöl ein.

Probleme mit der Haut

In der Schwangerschaft kann die Haut entweder besonders fettig oder besonders trocken werden. Fettige Haut entsteht auch durch das Hormon Progesteron, das die Produktion der Talgdrüsen anregt. Wenn die Ausführungsgänge verstopfen, können auch Pickel und Mitesser wie in der Pubertät auftreten. Es ist jetzt sehr wichtig, dass Sie besonders auf Sauberkeit achten. Sie sollten Ihr Gesicht immer nur mit gewaschenen Händen anfassen und Ihre Puderquasten und -pinsel regelmäßig auswaschen. Waschen Sie Ihr Gesicht am besten auch nicht mit einem Waschlappen, sondern

benutzen Sie hier Ihre Hände dazu. Bei Seifen und Reinigungsmitteln achten Sie bitte darauf, dass sie pH-neutral sind und somit die Haut nur schonend reinigen.

Der durch trockene Haut verursachte Juckreiz ist am besten mit Lotionen zu lindern. Wenn Ihre Haut sehr trocken und kratzig ist, lassen Sie beim Duschen mal die Seife weg, und kühlen Sie Ihre Haut regelmäßig, beispielsweise mit einem Handtuch, das Sie mit kaltem Wasser und einem Schuss Essig tränken und sich auf die Haut legen.

→ DEHNUNGSSTREIFEN

Dehnungs- oder Schwangerschaftsstreifen entstehen, wenn sich in der elastischen Faserschicht direkt unter der obersten intakt bleibenden Hautschicht Spalten bilden. Sie verlaufen senkrecht an den Oberschenkeln, an Po, Bauch und den Brüsten. Die darunterliegenden Blutkapillaren schimmern bläulich-rötlich hindurch. Neben der reinen mechanischen Dehnung sind auch Hormone der Nebennierenrinde (Kortikoide) und eine Neigung zur Bindegewebsschwäche mitverantwortlich. Nach Geburt bleiben weißlich schimmernde Streifen zurück. Etwa 50 % aller Schwangeren sind von diesen oft unschönen Hautveränderungen betroffen.

Gegen diese Dehnungsstreifen kann man kaum etwas tun. Sind sie erst einmal da, bringt kein Cremen und Massieren sie weg. Sie können aber der Entstehung bis zu einem gewissen Grad vorbeugen. Tägliches Einfetten der Bauchhaut, kreisförmiges Einreiben und ganz vorsichtiges Hochziehen der Bauchhaut zwischen Daumen und Zeigefinger (Zupfen) können vielleicht die Elastizität der Haut verbessern.

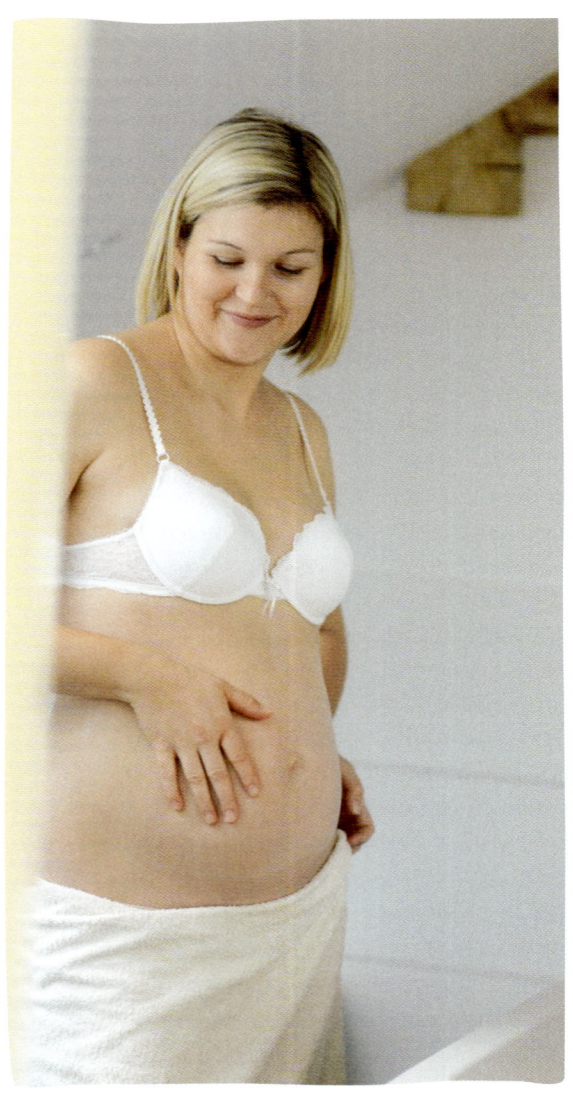

mit dem Hormon Östrogen zusammen. Dessen Konzentration im Blut ist bei einer Schwangeren um ein Hundertfaches höher als vor der Schwangerschaft. Sinkt die Hormonkonzentration nach der Schwangerschaft rapide, verlieren viele Frauen erst mal viele Haare, die Lage normalisiert sich aber nach wenigen Wochen und die Haare wachsen wie gewohnt. Die meisten Frauen haben in der Schwangerschaft auffallend schönes und glänzendes Haar.

Wenn Sie sich während der Schwangerschaft einmal die Haare färben wollen, sollten Sie sich hier keine Sorgen machen. Es gibt zwar keine absolute Sicherheit, dass die chemischen Substanzen in Färbemitteln und Haarsprays nicht ein ganz geringes Risiko für Mutter und Kind mit sich bringen könnten, bisher konnten aber keinerlei Schäden bei Ungeborenen durch Haarpflegemittel festgestellt werden. Selbst bei Friseurinnen nicht, die diesen Stoffen jeden Tag ausgesetzt sind.

Wellness für Mutter und Kind

Entspannen und sich verwöhnen lassen – das tut immer gut, nicht nur während der Schwangerschaft. Heutzutage gibt es viele Wellness-Angebote, manche sind sogar speziell auf werdende Mütter zugeschnitten.

Gönnen Sie sich eine Massage

Eine Massage lockert die belasteten Muskeln und entspannt wunderbar Ihr Nervenkostüm. Wenn Sie nicht regelmäßig zum Physiotherapeuten gehen wollen oder können, dann bitten Sie doch Ihren Partner hin und wieder, Sie zu massieren. Zeigen Sie ihm jetzt schon, was Ihnen guttut; das wird sich später bei der Geburt auszahlen – seine Massage während der Wehen oder in den Wehenpausen wird Ihnen eine angenehme Erleichterung verschaffen.

Sorgen Sie bei den Massagen immer für eine entspannte und wohlige Atmosphäre. Je nach Lust und Befindlichkeit legen Sie sanfte Musik ein und stellen ein paar Kerzen auf. Bei der Auswahl des Massageöls dürfen Sie Ihre Nase entscheiden lassen. Gut geeignet sind Körperöle mit Kamille, Zitrus, Orange, Lavendel oder Sandelholz. Eher meiden sollten Sie Öle mit Eisenkraut, Zimt, Nelke oder Ingwer, da sie

Die Haare

Haare sind in der Schwangerschaft ein eher kleines Problem. Bei manchen Schwangeren fetten die Haare sehr schnell, was wie auch bei der fettigen Haut auf das Hormon Progesteron zurückzuführen ist. Erfreulich ist, dass der normale tägliche Haarausfall sich in der Schwangerschaft reduziert. Dies hängt

BABYÖL FÜR DIE MAMA

SPAREN SIE SICH DAS GELD FÜR ANGEBLICH WIRKSAME SPEZIALCREMES, UM DEHNUNGS-STREIFEN ZU BEHANDELN. EIN MILDES BABYÖL ERFÜLLT AUCH SEINEN ZWECK. EINFACH NACH DEM DUSCHEN DEN KÖRPER DAMIT EINÖLEN.

wehenfördernd wirken. Auch von Minze, Thuja und Rainfarn wird abgeraten.

Wenn Ihr Partner Ihnen regelmäßig Rücken und Nacken massiert und Sie sich schon jetzt fragen, wie Sie sich später, mit dickem Bauch, so positionieren können, dass die Massage auch weiterhin ein Genuss für Sie bleibt, hier zwei gute Lösungen: Legen Sie sich in die Seitenlage, das ist am bequemsten. Zur Unterstützung schieben Sie sich ein (Still-)Kissen unter den Bauch. Oder Sie setzen sich rittlings auf einen Stuhl und legen die Unterarme auf die Rückenlehne.

Gerade bei erstgebärenden Frauen ist die Dammmassage besonders wichtig. Beginnen Sie zwischen der 32. und 36. Woche damit. Am besten geeignet ist Mandel- oder Weizenkeimöl. Und so geht's: Als Vorbereitung mit einer Dusche oder einem Heublumen-Sitzbad den Damm weich und entspannt machen. Dehnen Sie nun, indem Sie einen Finger etwa 4 cm tief in die Scheide einführen und das Gewebe mit zunehmendem Druck in Richtung After und zur Seite schieben. Halten Sie nun 2 Minuten und massieren Sie dann langsam das Gewebe, wobei Sie die Dehnung beibehalten. Wichtig ist, dass Sie die Massage täglich 5–10 Minuten durchführen, nach 7–10 Tagen können Sie ein oder zwei Finger dazunehmen.

Bei der Zupfmassage heben Sie mit Daumen und Zeigefinger die Haut am Bauch etwas an und lassen die Hautpartie danach los. Wenn Sie möchten, können Sie Ihre Haut vor der Massage eincremen oder einölen, dies ist allerdings nicht nötig. Vergessen Sie bei der Massage auch Ihren Busen und die Oberschenkel nicht, denn auch dort können sich Schwangerschaftsstreifen bilden. Abschließend massieren Sie die Haut mit kleinen kreisenden Bewegungen.

Fußpflege

Es wird Ihnen zunehmend schwerfallen, Ihre Füße zu pflegen, weil das Beugen über den Bauch immer schwieriger wird. Aber gerade jetzt wünschen Sie sich schön gepflegte Füße. Wenn es Ihr Budget erlaubt, geben Sie in den kommenden Wochen vor und nach der Geburt etwas Geld für eine professionelle medizinische Fußpflege aus. Sie werden es nicht bereuen. Auch ein Nagelstudio, das Pediküre anbietet, kommt infrage.

Sauna und Solarium

Wer regelmäßige Saunabesuche gewohnt ist, braucht darauf in der Schwangerschaft nicht zu verzichten. Bei Temperaturen von 80–100 °C und geringer Luftfeuchte stellt ein Saunabesuch keinerlei Risiken für Mutter und Kind dar. Die mütterliche Körperkerntemperatur steigt maximal um 1 °C an, die kindliche Herzfrequenz erhöht sich geringfügig im normalen Bereich, und Untersuchungen mit Ultraschall-Doppler haben gezeigt, dass die Durchblutung des Kindes nicht abnimmt. Ein Saunagang sollte aber nicht länger als 10 Minuten dauern. Lassen Sie auch das Tauchbecken mit kaltem Wasser besser aus. Der Kontrast zwischen Warm und Kalt könnte Ihrem Kreislauf schlecht bekommen. Legen Sie zwischen den Saunagängen lieber ausgiebige Ruhepausen ein, und kühlen Sie sich nur mit einem Schlauch oder der Dusche ab.

BESCHWERDEN *und Medikamente*

. . . .

Während der Schwangerschaft ist alles anstrengender und kräftezehrender als vorher. Übermüdung und Unwohlsein sind da keine Seltenheit. Aber es gibt Hilfen, die bei diesen Beschwerden wieder Kraft und Ruhe bringen.

IM LAUFE DER SCHWANGERSCHAFT wird Ihr Bauch größer, und damit nehmen leider auch manche Beschwerden zu. Sicherlich werden Sie dann mit guten Ratschlägen überhäuft. Doch nicht alles, was Ihrer besten Freundin geholfen hat, tut auch Ihnen gut. Beobachten Sie sich selbst, und finden Sie heraus, was Ihnen hilft.

Die gute Nachricht ist: Die meisten Beschwerden verschwinden nach der Geburt Ihres Babys wie von selbst. Aber auch Schmerzen und Beschwerden, die sich gut erklären lassen, können für Sie zu einer großen Belastung werden. Verzichten Sie trotzdem möglichst auf Medikamente, denn viele könnten Ihrem Baby schaden. Häufig können Sie mit einfachen Tricks und Hausmitteln Ihre Beschwerden lindern.

Warnsignale, die Sie ernst nehmen sollten!

In der Schwangerschaft, bei der Geburt oder beim Kind können Komplikationen auftreten. Große Probleme sind zum Glück selten geworden, das liegt vor allem an dem guten Standard der Vorsorgeuntersuchungen in der Schwangerschaft. Manche Probleme und Abweichungen von einer normalen Entwicklung können am Beginn erkannt und oft auch behandelt werden. Aber es ist sicherlich hilfreich, wenn Sie selber ein Gefühl dafür entwickeln, was normal und eventuell nicht normal ist. Ihr Körper teilt Ihnen möglicherweise durch frühe Warnsignale ein Problem mit. Suchen Sie dann ohne Hemmungen und sehr schnell Ihre Hebamme oder Ihren Arzt auf. Sind Sie sehr in Sorge und können Sie nachts oder am Wochenende diese nicht erreichen, suchen Sie eine Klinik auf. Das Kreißsaalteam ist 24 Stunden am Tag für Sie da. Und denken Sie daran: es geht um Sie und Ihr Baby – lieber einmal zu viel in die Klinik als zu spät!

Suchen Sie unverzüglich einen Arzt auf, wenn:

- sich in der Frühschwangerschaft eine normale Übelkeit zum ständigen Erbrechen steigert
- Blut aus der Scheide kommt
- mit oder ohne Blutung starkes Ziehen im Unterleib und im Kreuz, in die Oberschenkel ausstrahlend, anhält
- Sie ungewohnte Kopfschmerzen oder Oberbauchbeschwerden haben
- Sie innerhalb weniger Tage stark an Gewicht zunehmen und Gesicht, Hände und Füße stark anschwellen
- in der 2. Schwangerschaftshälfte starke Übelkeit auftritt
- Sie Augenflimmern bekommen
- Ihr Bauch ständig hart wird oder dieses Hartwerden regelmäßig auftritt
- Fruchtwasser abgeht
- Sie das Kind nicht mehr spüren
- Sie das Gefühl haben, dass irgendetwas nicht stimmt!

Am besten, Sie notieren sich an einem leicht zugänglichen Ort die wichtigsten Telefonnummern für den Notfall.

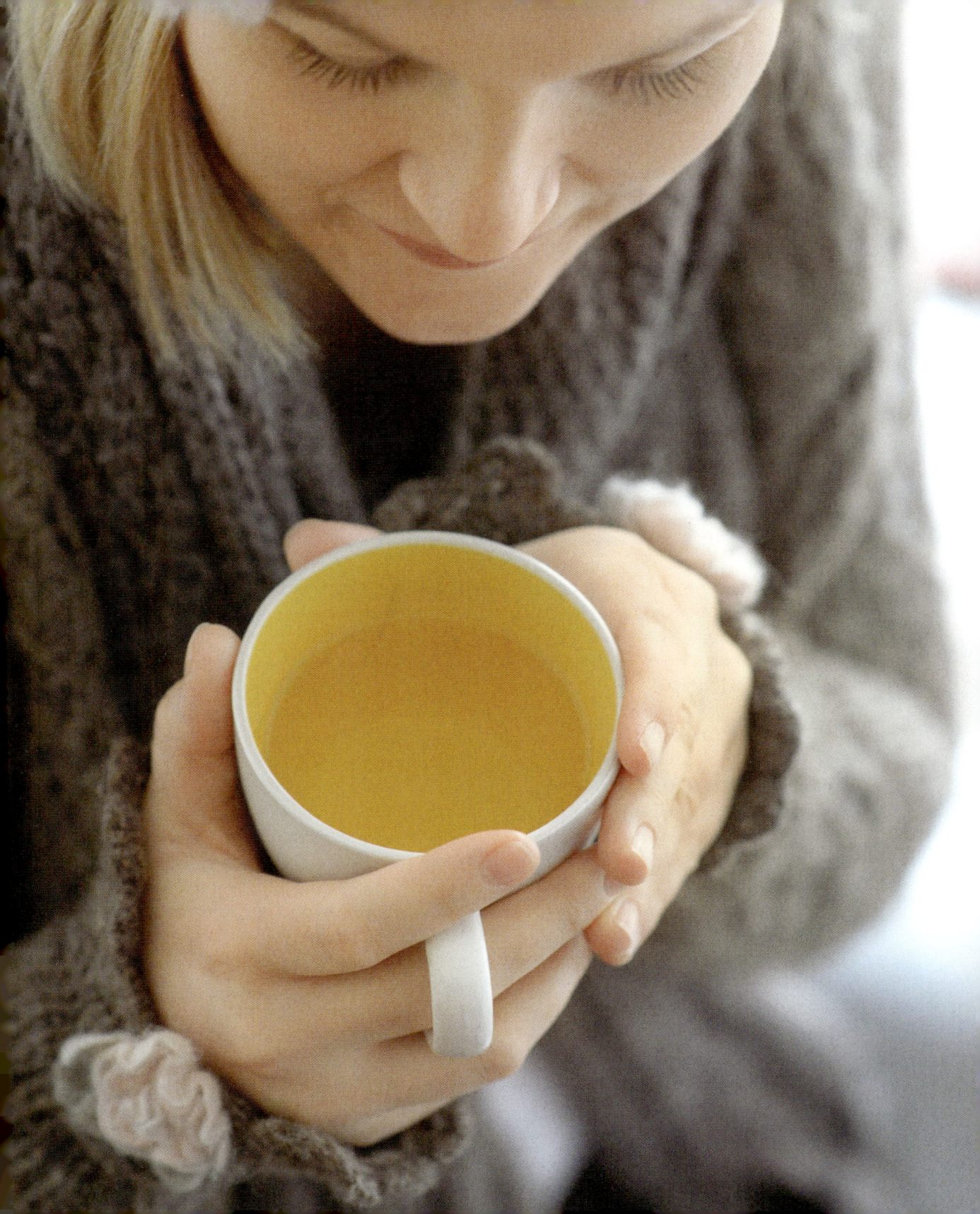

Übelkeit und Erbrechen

Die meisten schwangeren Frauen (70–80%) leiden unter dieser schwangerschaftstypischen Übelkeit. Sie tritt meistens in den ersten drei Monaten auf und verschwindet dann von selbst.

Besonders am Morgen, wenn der Magen leer ist, werden Würgen und Herausbringen nur geringer Mengen dunklen Magensaftes als besonders unangenehm empfunden und sind oft von Angst und Hilflosigkeit begleitet. Zunächst können Sie beruhigt sein: Ihrem Baby schadet diese Übelkeit nicht. Lange Erfahrung spricht dagegen, dass das Ungeborene hierdurch in dieser empfindlichen Entwicklungsphase geschädigt werden kann, auch nicht bei sehr starker Übelkeit. Einige Frauen nehmen in diesen ersten Wochen sogar ab. Erst wenn sich die Übelkeit zum ständigen Erbrechen steigert, muss ärztlich-medikamentöse Hilfe in Anspruch genommen und vor allem für einen Flüssigkeitsersatz gesorgt werden.

Was sind die Ursachen der Übelkeit?

Es gibt mehrere Theorien darüber, wie die Reizung des Brechzentrums im verlängerten Rückenmark in der frühen Schwangerschaft in so typischer Weise entsteht. In der Diskussion sind u.a.

- das Schwangerschaftshormon HCG – „humanes Choriongonadotropin" (S. 82),
- die rasche Dehnung der Gebärmuttermuskeln,
- verändertes Blutzuckerverhalten,
- die Relaxation des Muskelgewebes im Magen-Darm-Trakt,
- überschüssige Magensäure sowie
- Stress und andere psychische Faktoren.

Am wahrscheinlichsten ist das Hormon HCG der Verursacher der Beschwerden. Übelkeit und Erbrechen enden fast immer um die 11./12. Woche herum, wenn die Konzentration des HCGs mit seinem Maximum um die 9. Woche bereits absinkt. Frauen, die Zwillinge oder Mehrlinge erwarten und üblicherweise höhere HCG-Spiegel haben, können diese Symptome auffallend verstärkt haben. Und umgekehrt ist bei Frauen mit niedrigen HCG-Spiegeln die Übelkeit oft weniger ausgeprägt. Der psychische Stress, der in der Vergangenheit als der wichtigste Verursacher angesehen wurde, spielt vielleicht eine kleine Rolle, ist aber sicher nicht die Hauptursache, denn auch rundherum glückliche Frauen in stabiler Partnerschaft und mit großer Vorfreude auf das Baby sind gegen die Übelkeit nicht gefeit. Aber keine Sorge: Auch wenn Sie vorübergehend nur wenig essen und trinken, bekommt Ihr Baby alles, was es zu seiner normalen Entwicklung braucht.

So können Sie sich selbst helfen

Folgende Ratschläge sind gut erprobt. Probieren Sie aus, was Ihnen davon hilft.

- Essen Sie vor dem Aufstehen im Bett eine Kleinigkeit (S. 110).
- Essen und trinken Sie in vielen kleinen Portionen über den Tag verteilt das, was Ihr Magen toleriert. Meiden Sie fettreiche Speisen, Speisen, die stark gewürzt sind, und vitaminleere Kohlenhydrate (wie Zucker und Schokolade). Besser ist kalorienarme, protein- und eisenreiche Nahrung, z.B. Cornflakes mit Magermilch, magere Milchshakes, Joghurt, Fruchtsäfte, Obst, getrocknete Früchte.
- Trinken Sie viel, besonders wenn Sie Flüssigkeit durch Erbrechen verlieren oder wenn Sie Nahrung nur in flüssiger Form zu sich nehmen können. Versuchen Sie dann, durch entsprechende Zubereitung – z.B. im Mixer – einige Nährstoffe den Flüssigkeiten zuzumischen.
- Nehmen Sie ein Multivitaminpräparat, am besten zu einem Zeitpunkt, wenn Sie es nicht gleich ausspucken, um die eventuell einseitige Ernährung in diesen Wochen auszugleichen.

- Probieren Sie Ingwer, frisch, als Limonade, als Tee oder in Kapseln aus der Drogerie. Es ist lange bekannt, dass der angenehme aromatische Geruch und der scharf-würzige Geschmack dieser Pflanze und Wurzel antiemetische (gegen das Erbrechen wirkende) Heilwirkung haben können.
- Bemühen Sie sich um zusätzliche Zeit zum Ausruhen und Schlafen. Emotionale und körperliche Erschöpfung können die Übelkeit verstärken.
- Einige Frauen machen gute Erfahrungen mit Akupunktur, Akupressur, Hypnose oder Meditationen.

Sodbrennen

Sodbrennen entsteht, wenn der Muskel am Mageneingang schlecht schließt und ein wenig Magensäure in die Speiseröhre gelangt.

Ab Ende der 24. Woche, wenn die Gebärmutter so groß ist, dass sie den Nabel erreicht, leiden viele Frauen unter Sodbrennen. Denn jetzt werden die Därme und der Magen nach oben gedrückt.

Sodbrennen kann aber auch schon früher in der Schwangerschaft auftreten. Das Schwangerschaftshormon Progesteron stellt die Gebärmutter ruhig (reduziert die Anspannung der glatten Muskulatur). Auch andere Organe mit glatter Muskulatur sind davon betroffen, wie z.B. der Magenöffner (Sphinkter). Er ist weniger fest verschlossen, sodass der saure Magensaft in die Speiseröhre gelangt.

Was hilft gegen Sodbrennen?

Oft genügen schon einfache Maßnahmen, um das Sodbrennen zu vermeiden:

- Essen Sie kleine Mahlzeiten.
- Meiden Sie scharfe Gerichte.
- Nehmen Sie Milchprodukte, Joghurt oder Käse zu sich, die die Säure neutralisieren.
- Essen Sie einige geschälte Mandeln.
- Schlafen Sie mit etwas erhöhtem Oberkörper.

Wenn das alles nichts nützt, bitten Sie Ihren Arzt um ein Medikament, das die Magensäure bindet oder deren Bildung sogar hemmt. Es schadet Ihrem Kind nicht.

Verstopfung

Die Erschlaffung der Darmmuskulatur während der Schwangerschaft begünstigt leider sehr häufig eine Darmträgheit mit Verstopfung. Trinken Sie viel und ernähren Sie sich ballaststoffreich. Besonders viele Ballaststoffe sind in Obst und Gemüse enthalten. Diese Ballaststoffe vergrößern Ihr Stuhlvolumen und fördern dadurch Ihre Verdauung. Spaziergänge oder Sport können ebenfalls Abhilfe schaffen. Auch Magnesium, das Ihnen Ihr Arzt verschreiben kann, wirkt oft Wunder.

Wenn Sie Stuhldrang verspüren, gehen Sie sofort auf die Toilette, wenn Sie die Gelegenheit dazu haben. Seien Sie zurückhaltend mit Abführmitteln oder Einläufen, da eine zu rasche Darmentleerung Wehen auslösen kann.

Wenn Sie zu den Glücklichen zählen, die eher Lust auf Saures als auf Süßes haben, sind Sie gut dran, wenn Sie Sauerkraut mögen. Sauerkraut ist energiearm (nur 11 – 15 Kalorien pro 100 g!), ballaststoffreich und hat viel Vitamin C. Wird es roh verzehrt, unterstützt die Milchsäure im Sauerkraut die normale Darmflora. Auch Spurenelemente und Mineralstoffe enthält es.

Starkes Schwitzen

Der kleine Backofen in Ihnen, immer ein halbes Grad wärmer als Sie, sorgt dafür, dass Sie besonderes an warmen Tagen Ihre Hitze nicht loswerden. Auch Ihr Kreislauf und Ihr Stoffwechsel laufen auf Hochtouren. Diese zusätzliche Wärme kann nur über die verstärkte Hautdurchblutung abtransportiert werden. Allerdings empfinden viele Frauen dies besonders im Sommer als Nachteil, denn sie schwitzen leichter.

Vermeiden können Sie das Schwitzen nicht, aber Sie können es mildern.

- Duschen ist dann besser als Baden. Duschen Sie weniger heiß, möglichst mit Seifen oder Duschgels, die nicht sehr stark parfümiert sind.
- Cremen Sie sich anschließend mit allergenarmen Salben oder Cremes ein. Oder benutzen Sie Babypflegemittel, die besonders auf ihre Hautverträglichkeit getestet wurden.
- Bewährt haben sich Salbei-Kompressen unter den Achseln oder ein spezielles Salbei-Deodorant.
- Meiden sie stark gewürzte Speisen, Kaffee und Tee.
- Tragen Sie luftdurchlässige Kleidung ohne Synthetik.

Die bessere Hautdurchblutung ist auch die Ursache weiterer Beschwerden:

- Ihre Schleimhäute schwellen an und führen z. B. zu einer verstopften Nase. Abhilfe schafft eine Kochsalzlösung oder ein Spray, mit dem Sie Ihren Naseneingang anfeuchten. Vielleicht schaffen Sie sich sogar einen Luftbefeuchter an?
- Auch häufigere Zahnfleischblutungen können die Folge sein. Benutzen Sie eine weiche Zahnbürste, lassen Sie sich von Ihrem Zahnarzt eine Mundspülung empfehlen.

Rückenschmerzen

Mehr oder minder starke Rückenschmerzen oder Seitenstiche haben viele Frauen während der Schwangerschaft. Verantwortlich für diese Beschwerden ist unter anderem die hormonbedingte Lockerung der Verbindungen des knöchernen Beckenrings, die für die Geburt sinnvoll ist. Diese Schmerzen sind oft im unteren Bereich der Wirbelsäule, im Kreuzbein, lokalisiert. Auch vorne im Schambeinbereich können die Schmerzen so stark werden, dass das Gehen schwerfällt und Bettruhe notwendig wird. Die Dehnung der Rückenmuskeln durch den Zug des Bauches nach vorne und ein Hohlkreuz sind weitere Ursachen von Rückenschmerzen. Einschießende und in die hinteren Oberschenkel ausstrahlende reißende Schmerzen entstehen, wenn der Babykopf auf den Ischiasnerv drückt. Auch Seitenstiche, vom Rippenbogen bis in den Unterbauch ziehende Schmerzen, entstehen vermutlich durch den Zug an den Bändern, die die Gebärmutter im Bauchraum fixieren.

So können Sie die Schmerzen mildern oder vermeiden:

- Tragen Sie möglichst keine schweren Gegenstände. Haben Sie noch ein Kleinkind, so setzen Sie es seitlich mit gespreizten Beinen auf eine Hüfte.
- Vermeiden Sie langes Stehen oder Stehen und Gehen auf sehr hohen Absätzen.
- Sitzen Sie richtig auf einem Stuhl mit Arm- und Rücklehnen, überkreuzen Sie die Beine nicht und nehmen Sie einen kleinen Hocker zur Unterstützung der Füße.
- Machen Sie gelegentlich Übungen gegen das Hohlkreuz, z. B. den altbewährten Katzenbuckel.
- Oder versuchen Sie einige ungewöhnliche Körperpositionen. Gehen Sie z. B. in die Knie-Ellenbogen-Position, und machen Sie dann einen „Katzenbuckel". Ruhige Rückenlage im Schwimmbad entlastet ebenfalls sehr.
- Versuchen Sie lokale Anwendung von Wärme (Wärmflasche) und Kälte (eingepackte Eiswürfel) im Wechsel.
- Suchen Sie Entspannung im Wasser (vielleicht tut Ihnen ein warmes Bad gut?) oder durch Yogaübungen (S. 32). Auch eine erfahrene Hebamme kann Ihnen Hilfen geben.

Muskelkrämpfe

Vielleicht gehören auch Sie zu der großen Zahl Schwangerer, die unter Muskelkrämpfen zu leiden haben. Am meisten ist die Wadenmuskulatur betroffen. Die Krämpfe treten typischerweise nachts auf und können so schmerzhaft sein, dass sie den Schlaf empfindlich stören. Sie werden in der zweiten Schwangerschaftshälfte häufiger. Ein für 2 – 3 Tage anhaltender Muskelkater folgt oft den sehr schmerzhaften Krämpfen.

Für ihr Entstehen werden zahlreiche Gründe diskutiert:

- Druck der Gebärmutter auf Nervenstränge
- falsches Schuhwerk (zu hoch oder zu flach!)
- Durchblutungsstörungen
- Wassereinlagerung in die Beine
- Mangel an Mikronährstoffen, insbesondere Mangel an Magnesium oder Kalzium, die eine wichtige Rolle bei der Signalübertragung zwischen Nerven und Muskeln spielen.

Meist kann man nicht genau sagen, welche der möglichen Ursachen in Ihrem Fall infrage kommt. Mehrere Faktoren spielen eine Rolle. Deshalb müssen Sie selbst herausfinden, was Ihnen hilft.

Wirksame Maßnahmen bei Krämpfen

Eine eigentliche Therapie existiert nicht, aber vorbeugend können Sie:

- tagsüber konsequent Kompressionsstrümpfe der Klasse 2 tragen,
- Ihre Beine und Füße vor dem abendlichen Schlafengehen abwechselnd mit kaltem und mit warmem Wasser duschen oder
- Ihre Beine in der Nacht hochlegen,
- eventuell ein Magnesiumpräparat einnehmen,
- kalziumreiches Mineralwasser trinken.

Sprechen Sie mit Ihrem Arzt über Ihr Problem und finden Sie heraus, was Ihnen am besten hilft.

Beim Aufwachen durch den schmerzhaften Krampf werden Sie intuitiv das Bein strecken und den Fuß möglichst in einen 90-Grad-Winkel zum Schienbein bringen. Stehen Sie auf, und gehen Sie ein paar Schritte. Auch das kann helfen.

Bei Muskelkrämpfen gibt es eine gute Übung, die sofort Linderung verschafft: Stellen Sie sich barfuß oder mit flachen Schuhen etwa einen knappen Meter von einer Wand entfernt und pressen Sie die Hände fest gegen die Wand. Drücken Sie Ihren Unterkörper mit gestreckten Armen. Ihre Füße stehen fest auf dem Boden. Wenn Sie ein Ziehen in den Waden fühlen, machen Sie es genau richtig. Mehrmals wiederholen, 10 Sekunden strecken, einige Sekunden Pause.

KALZIUM GEGEN KRÄMPFE

TRINKEN SIE KALZIUMREICHES MINERALWASSER. DIE KALZIUMWERTE FINDEN SIE AUF DEM FLASCHENETIKETT. AB EINEM KALZIUMWERT VON 300 MG PRO LITER GILT DAS WASSER ALS KALZIUMREICH. EINE EINFACHE HILFE BEI KRÄMPFEN.

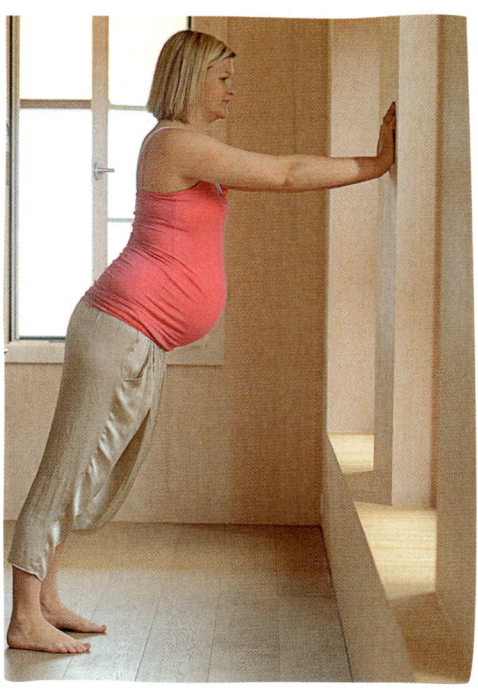

Krampfadern und Hämorrhoiden

Vor allem in der fortgeschrittenen Schwangerschaft ist die Neigung zur Ausbildung von Krampfadern (Varizen) besonders groß.
Dies hat mehrere Ursachen:

- Das gesteigerte Blutvolumen ist größer als die Aufnahmekapazität der Venen, die sich dadurch ausweiten.
- Der durch das Progesteron geringere Spannungszustand (Tonus) der Venenwand begünstigt die Ausweitung.
- Die sich ausdehnende Gebärmutter im kleinen Becken wird ein Hindernis für den Blutfluss zum Herzen, was zum Stau in den Venen führt.
- Eine Veranlagung zur Bindegewebsschwäche verstärkt die Problematik.

Krampfadern finden sich an den Rückseiten der Ober- und Unterschenkel, im Bereich der Schamlippen und am Darmausgang (Hämorrhoiden). Sie sind nicht nur kosmetisch unschön, sondern unangenehm, weil sie jucken und bluten können. Krankheitswert bekommen diese oberflächlichen Krampfadern, wenn sich durch Rückstau in tieferen Venen Entzündungen und Blutgerinnsel (Thrombosen) bilden.

Bei den Krampfadern in den Beinen und im Schambereich ist die Vorbeugung das A und O. Mit folgenden Maßnahmen können sie vermieden werden:

- Duschen Sie Ihre Beine wechselnd warm und kalt ab.
- Tragen Sie konsequent tagsüber Kompressionsstrümpfe (Klasse 2).
- Vermeiden Sie viel ruhiges Stehen und legen Sie die Beine auch am Tag oft hoch.
- Vermeiden Sie eine starke Gewichtszunahme.

- Bewegen Sie Ihre Beine, z. B. beim Radfahren, Schwimmen, Spazierengehen.

Bei Hämorrhoiden handelt es sich um Ausbuchtungen von Verbindungsnetzen zwischen Arterien und Venen, die dadurch hellrot bluten können.

Bei hartem Stuhlgang können sie extrem schmerzhaft sein. Fragen Sie Ihre Hebamme, sie kann Ihnen sicherlich weiterhelfen. Erleichterungen bringen hier:

- Kamillensitzbäder
- viele Ballaststoffe in der Nahrung (dadurch wird der Stuhlgang weicher)
- Magnesium
- reichliches Trinken

Wassereinlagerungen

Eine echte Last, besonders an heißen Sommertagen, können die Beine und Füße werden, die im Sitzen und im Stehen am Abend anschwellen. Schuld ist die für die Schwangerschaft typische vermehrte Wassereinlagerung in die Gewebe. Das Problem verstärkt sich zum Ende der Schwangerschaft, da die Muskelbewegungen der Beine (Muskelpumpe) und die Venenklappen es nicht mehr richtig schaffen, das Blut zum Herzen zurückzupumpen. Im mütterlichen kleinen Becken engt jetzt der Kopf des Kindes in körperlicher Ruhe im Stehen und im Sitzen auch den Durchmesser der Beckenvenen ein. Das Blut in den Venen wird gestaut, und der Venendruck erhöht sich unterhalb der Einengung durch den kindlichen Kopf in den Beinen. So tritt vermehrt Flüssigkeit ins Gewebe aus. Denken Sie nicht, dass Sie das Problem mit einer geringeren Flüssigkeitsaufnahme in den Griff bekommen. Sie müssen weiterhin viel trinken.
Was hilft also?

- Vermeiden Sie langes Stehen und Sitzen in unveränderter Position, treten Sie auf der Stelle, oder lassen Sie im Sitzen die Füße kreisen.
- Legen Sie so oft wie möglich die Beine hoch.
- Ziehen Sie bereits morgens gut angepasste Kompressionsstrümpfe an. Sie pressen quasi das Blut zum Herzen zurück. Sie sind ein Segen, den Sie nicht mehr missen möchten, wenn Sie sich an das etwas komplizierte

Anziehen (mit Gummihandschuhen geht es viel leichter) gewöhnt haben. An heißen Tagen können Sie die Strümpfe auch nass anziehen.

- Bewegen Sie sich viel (wandern, Rad fahren, schwimmen). Benutzen Sie möglichst die Treppe anstelle eines Aufzugs.
- Setzen Sie sich am Abend auf den Wannenrand und spritzen Sie Füße und Beine mit dem Duschschlauch fast kalt ab (kleine Kneipp-Kur).
- Gehen Sie, wenn möglich, 3- bis 4-mal wöchentlich ins Schwimmbad. Laufen Sie aufrecht durch das Wasser, unterstützt durch eine Poolnudel oder eine Schwimmweste. Der Wasserdruck um die Unterschenkel treibt das Gewebewasser zurück in die Venen und zum Herzen.

> „EINE HANDVOLL MEERSALZ IN EINEM FUSSBAD AUFGELÖST WIRKT WUNDER BEI GESCHWOLLENEN BEINEN.“

Das Karpaltunnelsyndrom

Die vermehrte Wassereinlagerung ins Bindegewebe kann zu einem weiteren Problem führen: Durch das Aufquellen des Sehnenhaltebandes am Handgelenk und der Sehnen der Unterarm- und Handmuskeln wird der sog. Karpaltunnel eingeengt. Dadurch wird der hier verlaufende Handnerv (Nervus medianus) komprimiert. Als Folge treten Kribbeln, Taubheitsgefühl oder Schmerzen an einer oder beiden Händen auf. Besonders nachts können die Beschwerden sehr unangenehm sein. Mit einer operativen Erweiterung des Tunnels ist man sehr zurückhaltend, da sich das Problem nach der Schwangerschaft meist spontan zurückbildet. In der Regel wird versucht, mit einer gepolsterten Schiene, die die Hand streckt, die Beschwerden zu mildern. Lymphdrainagen können auch helfen.

Ausfluss

Viele Frauen leiden in der Schwangerschaft unter einem starken Ausfluss (Fluor), der oft schon früh beginnt und in der zweiten Schwangerschaftshälfte sogar schwallartig auftreten kann. Solange er geruchlos, flüssig und klar oder milchig weiß aussieht, ist dieses Phänomen harmlos und normal. Die Scheidenschleimhaut ist unter dem Einfluss der Hormone stark durchblutet und schwitzt vermehrt Flüssigkeit aus. Hinzu kommt eine verstärkte Sekretion der Zervixdrüsen.

Tragen Sie luftdurchlässige Wäsche und wechseln Sie diese häufig. Viele Frauen kommen auch gut mit Slipeinlagen (ohne Plastikfolie) zurecht. Eine sorgfältige Hygiene ist jetzt wichtig, damit kein feuchtes Milieu entsteht, das zu Jucken, Brennen oder sogar zu Infektionen führen könnte. Aus den gleichen Gründen sollten Sie keine Tampons benutzen.

Wenn Sie wiederholt oder dauernd wässrige Abgänge haben oder Ihr Ausfluss auffallend anders aussieht, z.B. bräunlich, blutig, eingedickt, sehr dünnflüssig, oder übel riecht, z.B. nach Fisch, und Ihre Scheide juckt und brennt, sollten Sie Ihren Arzt aufsuchen. Das könnten nämlich Hinweise auf eine Besiedlung mit Keimen sein, die gut behandelt werden kann. Bleiben sie unbehandelt, könnte sich Ihr Baby anstecken. Außerdem können bei unbehandelten Infektionen vorzeitige Wehen oder ein Blasensprung ausgelöst werden. Bei wiederholt wässrigen Abgängen sollte Ihr Arzt einen vorzeitigen Blasensprung ausschließen.

Notwendige Medikamente

Medikamente (S. 93) sollten Sie während der Schwangerschaft nur einnehmen, wenn es sich nicht vermeiden lässt.

Was aber, wenn Sie mit einer bestehenden oder durchgemachten Erkrankung eine Schwangerschaft planen oder beginnen möchten und Medikamente eingenommen werden müssen, um eine Verschlechterung der Erkrankung zu vermeiden oder einen erneuten Ausbruch der Erkrankung zu verhindern? Hier sollten Sie sehr vorsichtig sein und sich gut mit Ihrem Arzt beraten. Nehmen Sie den Beipackzettel der Medikamente mit in die Sprechstunde. Falls es sich um Medikamente handelt, die Entwicklungsstörungen beim Kind auslösen könnten, muss – sofern möglich – auf andere Arzneigruppen gewechselt oder die Dosierung möglichst niedrig gewählt werden. Im Falle einer Chemotherapie sollte eine Schwangerschaft unbedingt vermieden werden.

Medikamente werden bezüglich ihrer Vereinbarkeit mit einer Schwangerschaft und der Entwicklung des Ungeborenen eingeteilt. Dies basiert meistens auf der reinen Beobachtung von Zusammenhängen und Nebenwirkungen, selten auf wenigen kontrollierten Untersuchungen mit einem Scheinmedikament (Placebo):

* Mittel der 1. Wahl sind im Allgemeinen gut verträglich, z.B. Penicilline (Antibiotikum), Heparine, Insulin, Paracetamol (leichtes Schmerzmittel) oder Asthmamittel
* Mittel der 2. Wahl nehmen Sie nur, wenn andere Therapien versagen, z.B. Mittel gegen Herpes, Malaria, Psychopharmaka inklusive Schlafmitteln und starker Schmerzmittel

* nur Einzeldosis oder niedrige Dosierung, max. 1 – 3 Tage, z.B. Diazepam (Valium) in Geburtsnähe oder Acetylsalicylsäure (Aspirin)
* Medikamente, die in der Schwangerschaft gar nicht eingenommen werden und Embryo und Fetus schädigen können, z.B. Retinoide zur Aknetherapie, Antiepileptika, Antirheumatika

So können Sie sich selbst helfen

Bei leichten Infekten, wie Erkältungen und oder Magen-Darm-Problemen, können Sie auf bewährte Hausmittel zurückgreifen. Auf Medikamente sollten Sie möglichst verzichten oder diese nur nach Rücksprache mit Ihrem Arzt oder Ihrer Hebamme einnehmen.

Erkältungen

Erkältungen sind auch in der Schwangerschaft häufig, vielleicht sogar häufiger als vor und nach der Schwangerschaft, weil Ihr Immunsystem quasi für 9 Monate heruntergefahren wird, damit das durch den väterlichen Anteil „fremde" Eiweiß des Ungeborenen in Ihrem Körper akzeptiert und nicht abgestoßen wird. Auch in der Schwangerschaft fängt die typische Erkältung mit Abgeschlagenheit, Kratzen im Hals oder Heiserkeit an, dann kommen eine verstopfte und laufende Nase, Niesen, Husten und leichte Gliederschmerzen hinzu; Fieber kann, aber muss nicht dabei sein. Wenn Fieber auftritt, bleibt es meistens unter 38 °C. Bei dieser typischen Symptomatik einer Erkältung ist Ihr Kind nie gefährdet, vor allen Dingen nicht, wenn Sie auf die Medikamente verzichten, die Ihnen sonst so schnell Linderung verschaffen. Versuchen Sie, sich viel Ruhe zu gönnen und die lästigen Symptome mit bewährten Hausmitteln zu kurieren oder zu mildern. Trinken Sie viel.
Bewährte Hausmittel sind:

* Vitamin C, also ein Glas heiße Zitrone oder Orangensaft mit einem Löffel Honig, zur Stärkung Ihrer Abwehrkräfte
* heißes Wasser mit Honig und Zitrone zum Gurgeln bei Halsschmerzen oder auch heiße Tees (Holunder, Lindenblüten o. Ä.)
* Salzwasser zur Schleimlösung durch Gurgeln

- feuchte Wadenwickel bei Fieber
- Rotlicht auf das Gesicht, gut für Stirn- und Kieferhöhlen
- nicht zu heiße Bäder mit ätherischen Ölen (z.B.: Menthol, Eukalyptus, Fichtennadel). Diese können Sie auch zum Inhalieren bei Husten verwenden
- Wärme für die Gelenke
- Trinken heißer Getränke und heißer Hühnersuppe
- 5- bis 10-mal über heißem Dampf Inhalieren (Schüssel mit sehr heißem Wasser mit Kamillen-, Pfefferminz- oder Eukalyptuskonzentraten), als Hilfe gegen eine verstopfte Nase, schleimlösend, schleimhautabschwellend
- Schlafen bei geöffnetem Fenster mit zusätzlicher Decke bei niedrigen Außentemperaturen

Virusgrippe

Viel schwerer verläuft eine Virusgrippeerkrankung, auch Influenza genannt. Die Symptome ähneln der banalen Erkältung, treten aber viel heftiger und schneller auf und mit hohem Fieber (38/39 °C und höher), starken Muskel-, Knochen- und Kopfschmerzen und ausgeprägtem Krankheitsgefühl. Hier müssen Sie sich möglichst schnell in Ihrem Interesse und dem Ihres Kindes in ärztliche Behandlung begeben, da Komplikationen der Virusgrippe (u. a. Lungenentzündung, Mittelohrentzündung) in der Schwangerschaft häufiger auftreten. Auch können die Grippeviren das Kind erreichen und eine Fehl- oder Frühgeburt auslösen.

Kann man sich in der Schwangerschaft durch eine Grippeimpfung schützen? Ja, sie ist sogar sehr empfohlen und sollte idealerweise in den Monaten Oktober und November ausgeführt werden. Sie erhöhen damit nicht nur Ihren eigenen Schutz. Die schützenden Antikörper können das Neugeborene noch mehrere Wochen nach der Geburt vor einer Grippeerkrankung bewahren. Die Grippeimpfung mit inaktivierten Grippeimpfstoffen gilt als sicher in der Schwangerschaft. Es sind keine negativen Auswirkungen der Impfung in der Schwangerschaft bekannt.

Kopfschmerzen

Sollten Sie während der Schwangerschaft einmal unter starken Kopfschmerzen leiden, scheuen Sie sich nicht, ein Ihnen vom Arzt verschriebenes Schmerzmittel zu nehmen. Die bekannten, lange bereits eingesetzten Schmerzmittel, in der Regel keine Kombinationspräparate, haben keine gravierenden Auswirkungen auf das Baby. Seien Sie aber vorsichtig, wenn Sie sich selbst behandeln. Überlegen Sie es sich besser zweimal, ob Sie das Medikament wirklich benötigen. Wenn Sie etwas einnehmen möchten, sollten Sie das vorher mit Ihrem Arzt besprechen. Und wenn Sie auf das Medikament verzichten können, tun Sie es. Viele Beschwerden wie Kopfschmerzen oder Schlafprobleme lassen sich mit einem entspannenden Bad, einem Kräutertee oder Baldrian beheben.

Fieber

Leichtes Fieber (bis 38 °C) muss nicht besorgniserregend sein. Es kann mit bewährten Hausmitteln gesenkt werden (lauwarm duschen oder lauwarmes Bad, kühle Getränke, Wadenwickel, siehe oben). Messen Sie häufig Ihre Temperatur, damit Ihnen ein weiterer Anstieg nicht entgeht. In der Frühschwangerschaft sind hohe Temperaturen (39/40 °C) eine Gefahr für den Embryo/Fetus. Fehlbildungen sind beobachtet worden, wobei aber auch offen bleiben muss, ob die Ursache für das hohe Fieber (z.B. eine bakterielle Infektion) nicht auch die Ursache der Fehlentwicklung war. Ihr Arzt muss die Ursache finden (z.B. Harnwegsinfekt) und rasch behandeln. Infektionen führen sehr häufig zu vorzeitiger Wehentätigkeit und folglich zur Früh- oder Fehlgeburt.

Magen-Darm-Infekte

Magen-Darm-Infekte mit Durchfall und Erbrechen führen sehr schnell zur Dehydrierung (Austrocknung), und in der Schwangerschaft sind gleich zwei Personen betroffen. Trinken Sie viel Flüssigkeit (Wasser, verdünnte Säfte, fettarme Brühe, Ingwertee), oder lutschen Sie Eiswürfel aus hygienisch einwandfreier Quelle. Beginnen Sie, nachdem sich Ihr Magen-Darm-System etwas beruhigt hat, vorsichtig mit fester, fettfreier Schonnahrung (Reis- und Haferbrei, Toastbrot ohne Belag, Bananen). Normalisiert sich Ihr Magen-Darm-Problem nicht in kurzer Zeit, sollten Sie Ihren Arzt aufsuchen.

Heuschnupfen

Als Heuschnupfen-Geplagte haben Sie vielleicht Glück, dass Ihre Symptome in den Pollenmonaten etwas gemildert auftreten, so wie auch einige Frauen mit Asthma in der Schwangerschaft eine Besserung erfahren. In der Regel aber werden Sie weiterhin Antihistaminika brauchen, um Ruhe von den tränenden Augen und laufender Nase zu haben. Lassen Sie sich von Ihrem Gynäkologen zu einem Facharzt (in der Regel ein Dermatologe) überweisen, damit er Ihnen Antihistaminika verschreibt, mit denen in der Schwangerschaft gute Erfahrungen gemacht wurden. Ideal sind Antihistaminika ohne sedierende Zusatzstoffe.

Was muss ich über Haustiere wissen?

Viele Paare und Familien haben Haustiere und hängen an diesen Tieren. Vorweg: Mit Beginn der Schwangerschaft besteht keine Notwendigkeit, sich von Ihren Mitbewohnern zu trennen. Von geimpften und durch einen Tierarzt betreuten Hunden, Ziervögeln und anderen Kleintieren geht fast kein Risiko aus.

Der richtige Umgang mit Katzen

Problematisch sind Katzen, wenn Sie selbst keine Immunität gegen Toxoplasmose (S. 51) haben. Im gebärfähigen Alter sind es schätzungsweise nur 30–40 % der Frauen, die die Toxoplasmose bereits durchgemacht haben und somit immun sind. Die Krankheit wird durch den Parasiten Toxoplasma gondii verursacht. Infizierte Katzen scheiden Eier dieses Erregers mit dem Kot aus.

Mit einem einfachen Bluttest lässt sich feststellen, ob Antikörper gegen Toxoplasmose durch eine einmal bereits durchgemachte Infektion vorhanden sind und damit Immunität besteht. Wenn keine Immunität besteht, müssen Sie eine Erstinfektion in der Schwangerschaft durch besondere Vorsichtsmaßnahmen vermeiden. Da leider Medikamente eine Übertragung auf das Kind bei einer Erstinfektion in der Schwangerschaft nicht verhindern können, sind diese Vorsichtsmaßnahmen der einzig mögliche Schutz für Ihr Baby. Erfreulicherweise haben Erstinfektionen in der Schwangerschaft stark abgenommen – wohl weil die Beratungen zu Vorsichtsmaßnahmen wirksam sind. Nur noch 2 von 1 000 Schwangeren müssen heute eine gesicherte Erstinfektion durchmachen.

Wie kann ich mich bei fehlender Immunität schützen?

- Waschen Sie sich regelmäßig die Hände.
- Reinigen Sie Salat und Gemüse sorgfältig.
- Essen Sie nur gekochtes oder durchgebratenes Fleisch.
- Geben Sie Ihrer Katze kein rohes Fleisch, sondern nur Büchsennahrung zu fressen.
- Seien Sie vorsichtig im Umgang mit Ihrer Katze (kein Schmusen) und dem Katzenklo (Reinigung anderen überlassen oder Plastikhandschuhe anziehen).
- Vermeiden Sie den Kontakt mit fremden Katzen.

Listerien, Toxoplasmen und Co.

Mütterliche Infektionen in der Schwangerschaft können die Schwangerschaft, die Mutter und/oder das Kind gefährden. Die Plazenta ist keine ausreichende Schutzbarriere für verschiedene Viren, Bakterien und Mikroorganismen. Es ist wichtig, die mütterlichen Infektionen zu vermeiden oder sie sehr früh für eine rechtzeitige Behandlung zu erkennen, um ggf. eine kindliche Mitbeteiligung zu verhindern. Die Auswirkungen der Infektion hängen sehr vom Schwangerschaftsalter ab. Es entstehen überwiegend strukturelle Defekte in der Zeit der Embryonalperiode, danach sind es funktionelle und Wachstumsstörungen.

TORCH

Die Amerikaner haben die für Schwangerschaft wichtigsten Infekterreger unter dem Begriff TORCH zusammengefasst:

- T = Toxoplasma
- O = Other infectious microorganisms (andere Erreger, darunter Chlamydien, Hepatitis-Virus, HIV, Listerien, Ringelröteln-Virus, Streptokokken B, Varizella-Zoster-Virus)
- R = Rubella-Virus (Röteln)
- C = Cytomegalie-Virus
- H = Herpes-simplex-Virus

Listerien

Listerien sind Bakterien, die durch Rohmilch und rohes Fleisch (Tartar oder Mett) übertragen werden. Auch durch leicht Verderbliches (Aufschnitt, Weichkäse, Fertig-Salate) können unter Umständen Listerien übertragen werden. Symptome, wie Sie sie bei einem grippalen Infekt (inklusive Fieber) haben, oder auch Magen-Darm-Beschwerden können auf eine Listeriose hinweisen. Selten kommen Listerien in größeren Mengen auf Gemüse vor, doch gelegentlich finden sie sich auf Kopfsalat oder in abgepackten und geschnittenen Salaten. Aus diesem Grund sollten Sie in der Schwangerschaft darauf verzichten, vorgeschnittene Salate zu verzehren, und Salatblätter immer gründlich waschen. Hartkäse, wie Appenzeller, Parmesan oder Gruyère, reifen so lange, dass von ihnen keine Gefahr ausgeht. Vorsichtshalber sollten Schwangere beim Kauf von abgepackter Wurst (wie Bierschinken, Salami usw.) immer darauf achten, dass das Mindesthaltbarkeitsdatum noch in weiter Ferne liegt. Und ist die Packung einmal geöffnet, verbrauchen Sie die Wurst innerhalb von 2 oder 3 Tagen. Doch meist sind Listerien nicht von Anfang an im Lebensmittel, sondern werden durch den Kontakt mit verunreinigtem Essen oder durch unsauberes Besteck übertragen. Daher: Wurst immer mit einer sauberen Gabel aus der Verpackung nehmen. Und natürlich stets gut verpackt im Kühlschrank aufbewahren.

Toxoplasmen

Toxoplasmoseerreger sind Parasiten, die in erster Linie durch Kot von infizierten Katzen (S. 50) übertragen werden, Über den Katzenkot können die Erreger aber auch auf pflanzliche Lebensmittel (z. B. Blattsalat, Beeren) oder über Tierfutter in das Fleisch von Masttieren gelangen, wo sie lebensfähige Dauerformen bilden können. Toxoplasmose kann nur gefährlich werden, wenn sie in der Schwangerschaft das erste Mal auftritt. Dann besitzt die mütterliche Immunabwehr noch keine Antikörper, und die Erkrankung kann auf das Baby im Mutterleib übergehen. Liegen bereits Antikörper vor, sind die Schwangere und ihr ungeborenes Kind geschützt. Eine Toxoplasmose zeigt sich meistens durch grippeähnliche Beschwerden und Schwellungen der Lymphknoten insbesondere im Halsbereich, kann aber auch weitgehend ohne Symptome verlaufen. Wird zu Beginn der Schwangerschaft ein Test auf Toxoplasmose-Antikörper durchgeführt und festgestellt, dass die Schwangere keinen Immunschutz besitzt, erfolgt eine ausführliche Beratung über den bestmöglichen Schutz vor einer Infektion durch eine besondere Hygiene und Umgang mit Speisen. Das Robert Koch-Institut (RKI) empfiehlt, diesen Test alle 8 – 10 Wochen zu wiederholen.

Chlamydien

Bakterien der Familie Chlamydien können z. B. Zellen von Schleimhäuten im Genitalbereich (= Geschlechtskrankheit), im Atemtrakt und in den Augen befallen. Wenn die Bakterien den Gebärmutterhals besiedeln, kann dies zur Infektion der Fruchtblase führen und eine Frühgeburt auslösen. Ein Scheidenabstrich bei den Schwangerschaftskontrollen kann die Besiedlung feststellen und zu einer wirksamen Behandlung mit einem Antibiotikum führen. Auch der Partner sollte mitbehandelt werden. Das Kind kann sich bei unbehandeltem mütterlichem Infekt anstecken und eine Bindehaut- oder Lungenentzündung bekommen.

Hepatitis B

Eine akute mütterliche Infektion mit Hepatitis-B-Viren oder ein chronischer infektiöser Trägerstatus führen nicht zur einer Gefährdung des Ungeborenen, jedoch in einem hohen Prozentsatz zu einer Infektion des Kindes bei der Geburt durch mütterlichen Blut- und Schleimhautkontakt, die ebenfalls entweder zu chronischem Trägerstatus oder zu einer Hepatitis (Leberzellenentzündung) mit Langzeitfolgen führt. Durch eine Testung der schwangeren Frau auf ihren Immunstatus und davon abhängig eine Impfung des Kindes unmittelbar nach der Geburt kann der Ausbruch der Erkrankung verhindert werden.

HIV

Das Humane Immundefizienz-Virus ist verantwortlich für die Krankheit AIDS (Testung auf HIV nur mit ausdrücklicher Genehmigung der Frau gestattet). HIV-positive Frauen können das Virus auch auf das Kind übertragen, selten in der Schwangerschaft durch die Plazenta, in der Regel durch mütterlichen Blut- und Schleimhautkontakt bei der Geburt auf dem natürlichen Weg durch die Scheide. Ein geplanter Kaiserschnitt kann in einem hohen Prozentsatz die Infektion des Kindes verhindern. Ein HIV-Test wird jeder Frau zu Beginn der Schwangerschaft empfohlen.

Ringelröteln

Diese durch das humane Parvovirus B 19 ausgelöste relativ harmlose Kinderkrankheit kann bei einer mütterlichen Infektion in der Schwangerschaft in einem hohen Prozentsatz (etwa 50 %) das Kind mitinfizieren. Früh in der Schwangerschaft kann es zu Fehl- oder Totgeburt kommen oder bei späterer Infektion durch die Zerstörung der roten Blutkörperchen zur ausgeprägten Blutarmut (Anämie) beim Ungeborenen, die einen fetalen Hydrops (Flüssigkeitsansammlungen überall im Körper) zur Folge hat. Es kann versucht werden, die Blutarmut über die Nabelschnur (Chordozentese) durch Bluttransfusionen zu behandeln. Schwangere Frauen, die mit an Ringelröteln erkrankten Kindern Kontakt hatten, wird geraten, ihren Arzt zu informieren, der weitere Abklärungen vornehmen wird.

Infekte mit Streptokokken der Gruppe B

Streptokokken der Gruppe B sind Bakterien, die meist ohne Beschwerden den Scheidenbereich der Frau besiedeln. Da nur ein kleiner Prozentsatz der Kinder sich bei der Passage durch den Geburtskanal ansteckt, gehen die ärztlichen Ansichten, ob man alle Frauen, bei denen man Streptokokken B feststellen kann, mit Antibiotika behandeln soll, auseinander. Wenn das Kind, insbesondere das zu früh geborene Kind, sich ansteckt, verläuft die Infektion oft schwer mit Sepsis und Meningitis.

Windpocken (Varizella-Zoster-Virus)

Der Erreger gehört zur Gruppe der Herpes-Viren. Windpocken in der Schwangerschaft sind als Erstinfektion ein sehr seltenes Ereignis, da die meisten Schwangeren diese Infektion in ihrer Kindheit durchgemacht haben und einen

Immunschutz besitzen. Bei den verbleibenden ca. 5–6% schwangerer Frauen ist besonders die Ansteckung ganz kurz vor der Geburt (weniger als 4 Tage) gefürchtet, weil diese wenigen Tage nicht mehr ausreichen, dem Kind über die Plazenta mütterliche Antikörper zum Schutz vor einer schweren Verlaufsform zu übermitteln. Eine Schädigung des Embryos oder Fetus ist möglich, aber sehr selten.

Röteln

Eine durchgemachte Infektion mit dem Röteln-Virus hinterlässt Immunität, ebenso wie die Impfung, die nach der Impfung im Kleinkindalter bei Mädchen noch einmal vor der Pubertät wiederholt werden sollte. Bei Kinderwunsch und einer geplanten Schwangerschaft ohne durchgemachte Erkrankung oder durchgeführte Impfung sollte die Impfung idealerweise vor Eintritt der Schwangerschaft nachgeholt werden. Bei der ersten Schwangerschaftskontrolle wird der Immunstatus festgestellt. Ohne Immunschutz und bei einer Erstinfektion in der Frühschwangerschaft kommt es zu Fehlgeburten und etwa in 35% zu einer Rötelnembryopathie mit schweren Fehlbildungen von Hirn, Ohren und Augen. Sie ist durch die Impfprogramme und die ärztlichen Kontrollen sehr selten geworden.

Cytomegalie-Infekt (auch Zytomegalie)

Das Cytomegalie-Virus (CMV) gehört zu den Herpes-Viren und ist am häufigsten verantwortlich für Mitinfektion des Embryos, des Fetus oder des Neugeborenen am Lebensbeginn. Im Gegensatz zu den Röteln gibt es keinen Immunschutz durch eine durchgemachte Erkrankung oder Impfung. Zu jedem Zeitpunkt in der Schwangerschaft kann das Kind geschädigt werden, am stärksten aber bei einer Infektion in der Frühschwangerschaft. Zu den in der Embryonalzeit entstandenen Schäden gehören Leberschäden, Hirnschädigungen mit geistigem Zurückbleiben, Zerstörung der Blutzellen, Seh- und Hörschäden.

Herpes-simplex-Infektion

Infektionen mit dem Herpes-simplex-Virus, meist Typ 2 (seltener 1), sind sehr verbreitet und gehören im Genitalbe-

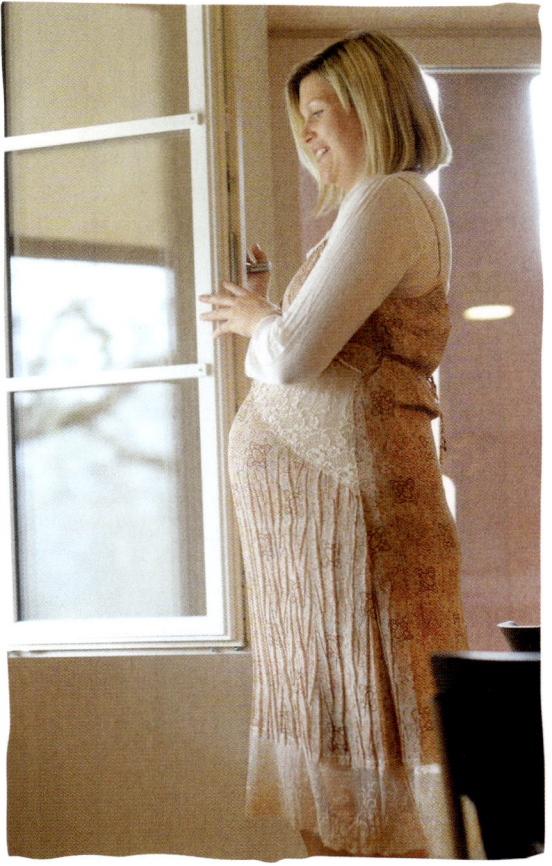

reich zu den Geschlechtskrankheiten. In der Schwangerschaft ist die Frau besonders empfänglich für die Übertragung des Virus durch den Partner. Aber auch ein Aufflackern einer früheren Infektion ist häufig, da diese Viren die Eigenschaft haben, im Körper zu bleiben. Die Übertragung auf das Kind durch die Plazenta ist wahrscheinlich selten. In der Regel steckt sich das Kind bei der Geburt an. Ohne Behandlung verläuft die Infektion eines Neugeborenen meist sehr schwer. Wie bei HIV kann ein Kaiserschnitt das Infektionsrisiko für das Neugeborene senken.

ELTERN *werden* – PAAR *bleiben*

*Denken Sie daran, dass Sie bald nicht nur stolze Mama sind,
sondern vielleicht auch weiterhin Lebenspartnerin,
Arbeitnehmerin und Weltenbummlerin bleiben wollen.*

ZU BEGINN DER SCHWANGERSCHAFT haben viele werdende Väter Mühe, sich das Baby im Bauch vorzustellen. Für sie ist das werdende Leben noch sehr abstrakt, sie können noch nichts sehen und schon gar nichts spüren. Dazu kommt, dass es Ihnen vielleicht nicht so gut geht, weil Sie unter Übelkeit leiden oder sonstige Beschwerden haben. Sobald die Nachricht über Ihre Schwangerschaft in Ihrem Familien- oder Bekanntenkreis die Runde macht, stehen Sie automatisch im Mittelpunkt und Ihr Partner gerät etwas ins Hintertreffen. Sie werden besorgt gefragt, wie es Ihnen geht, aber kaum einer interessiert sich für den werdenden Vater. Dabei macht auch er sich sicher viele Gedanken: Wie wird unser Leben zu dritt? Werde ich ein guter Vater sein? Wie wird sich unsere Partnerschaft entwickeln? Wie kommen wir mit unseren Finanzen klar? Haben Sie Geduld mit Ihrem Partner und versuchen Sie, sich in ihn hineinzuversetzen. Sprechen Sie viel miteinander, über Ihre Gefühle, Ihre Erwartungen und Sorgen. Sie werden sehen, das tut Ihnen beiden gut.

Nehmen Sie Ihren Partner zu den Ultraschalluntersuchungen mit. Genauso wie für Sie wird es auch für ihn ein großes Erlebnis sein, das Baby, das er nur vom Erzählen kennt, selbst zu sehen. Wenn das Baby dann größer wird und er es durch Ihre Bauchdecke hindurch spüren oder hören kann, entwickelt sich meist eine intensivere Beziehung zwischen Vater und Kind. Auch der gemeinsame Besuch eines Geburtsvorbereitungskurses tut vielen Vätern gut.

Zeit zu zweit

Nehmen Sie sich unbedingt Zeit füreinander, und erleben Sie die spannende Zeit der Schwangerschaft gemeinsam. Wenn das Baby erst mal da ist, werden Sie nicht mehr oft allein sein können. Genießen Sie es also jetzt.

Natürlich wird sich Ihre Beziehung durch das Baby verändern, aber Sie werden nicht nur Eltern, sondern bleiben auch ein Paar. Gönnen Sie sich kleine Auszeiten, um die Zeit zu zweit zu genießen. Sprechen Sie über Ihre alltäglichen Erlebnisse, aber auch über Ihre Zukunftsvorstellungen, z. B. bei einem gemeinsamen Spaziergang oder bei Ihrem Lieblingsitaliener. Gehen Sie ins Schwimmbad oder ins Kino, und kaufen Sie gemeinsam für das Baby ein.

Aber Sie müssen nicht immer unterwegs sein. Auch die eigene Wohnung können Sie zur Wohlfühloase werden lassen und dies als eine Art Ritual bis zur Entbindung beibehalten, sei es zur Massage, zum Ruhen und Lesen oder zum wohligen Liegen in der Badewanne. Dazu gehören genügend Zeit, Wärme, Musik, flackernde Kerzen, der Duft von ätherischen Ölen und flauschige Bademäntel. Einfach nur ins warme Wasser eintauchen, die Augen schließen und loslassen, mit Ihrem Partner über die spannende Zeit vor Ihnen sprechen und einander an den eigenen Gedanken darüber teilhaben lassen.

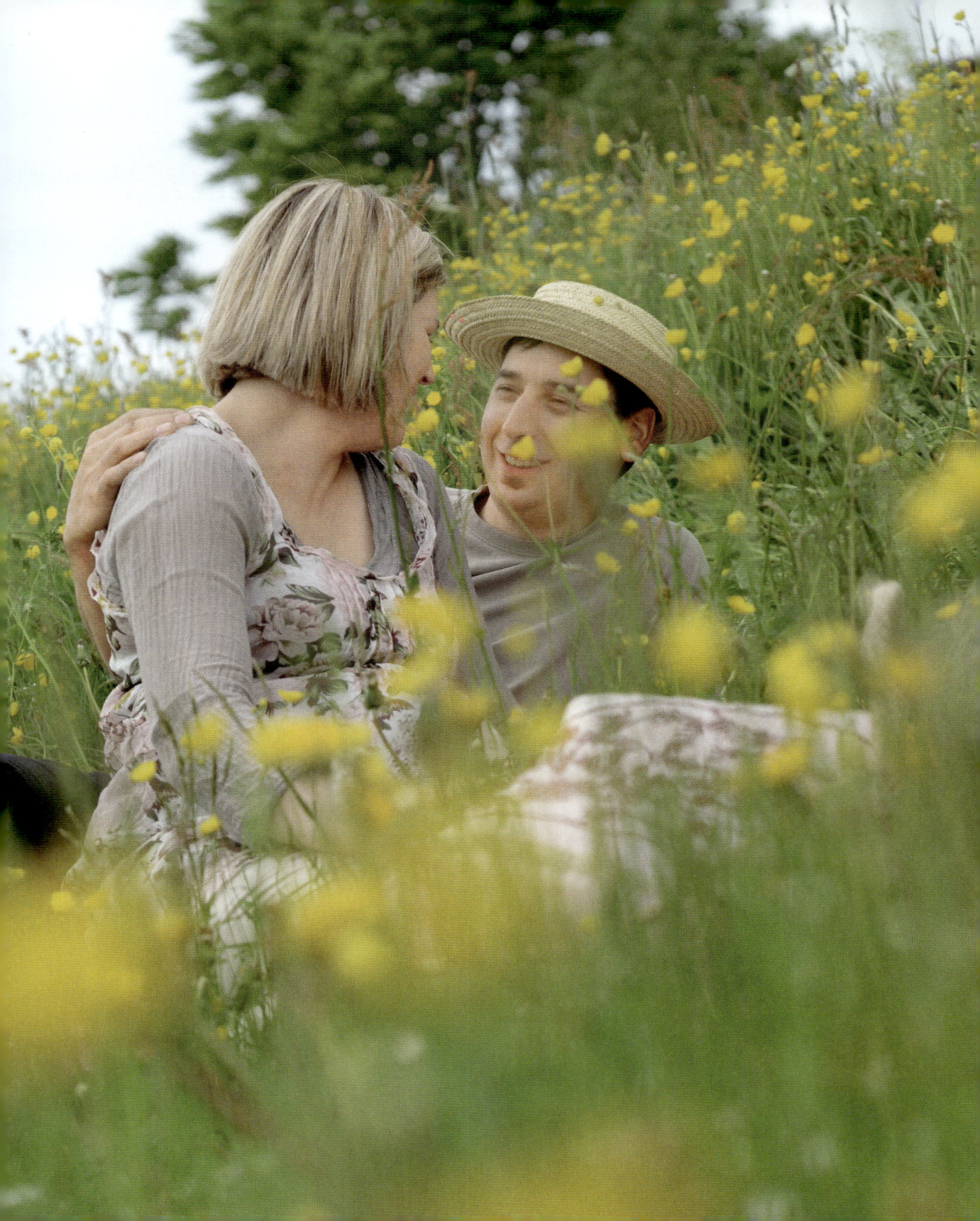

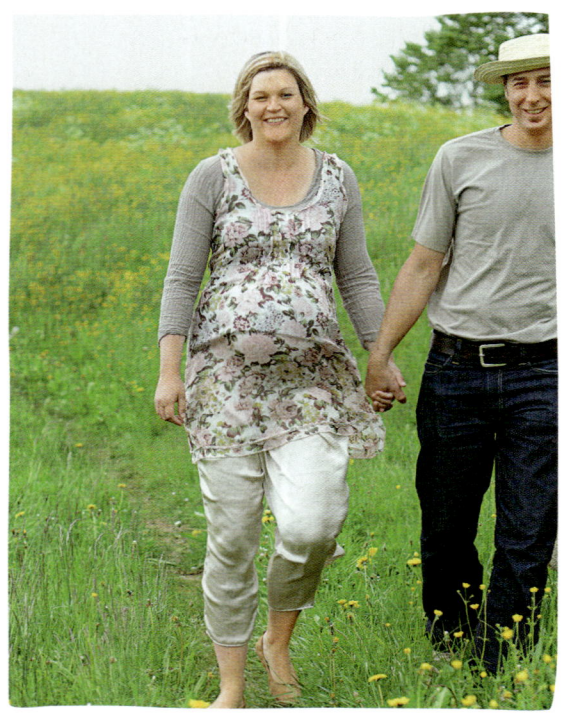

Wenn Sie schlank sind und das Kind mit seinem Rücken nach vorne günstig liegt, kann es gelingen, dass Ihr Partner mit dem bloßen Ohr auf Ihrem Bauch das Herz Ihres Babys schlagen hört. Das Entdecken dieses Geräusches (wie ein leise tickender Wecker mit hoher Frequenz) ist sicher ein besonderer Glücksmoment, der zur Vertiefung seiner Beziehung zum Kind beiträgt.

Vielleicht werden Sie jetzt gemeinsam darüber nachdenken, ob umgekehrt Ihr Kind bereits in der Gebärmutter eine Beziehung zu Ihnen aufbauen kann. Unser Wissen über die Beziehung des ungeborenen Kindes zu den Eltern ist leider sehr spärlich. Körperlich ist das Kind mit seiner Mutter auf das Innigste verbunden. Trifft dies auch gefühlsmäßig zu? Eine gesicherte Beobachtung ist, dass das Kind sich im Verlaufe der Schwangerschaft mit der mütterlichen Stimme vertraut macht. Diese hat nach der Geburt für das Kind eine besondere Bedeutung.

Liebe in der Schwangerschaft

Bei einer normal verlaufenden Schwangerschaft ohne Frühgeburtsrisiken (z. B. vorzeitige Wehen, vorzeitiger Blasensprung) und ohne eine besondere Risikosituation (z. B. Blutungen, Plazenta vor dem Muttermund) ist regelmäßiger Verkehr bis kurz vor der Geburt ohne Probleme möglich, wenn beide Partner es möchten. Die Gewebshormone (Prostaglandine) im Ejakulat (Samenerguss) sind in der geringen Konzentration nicht wehenauslösend, obwohl man Prostaglandine zur Geburtseinleitung einsetzt und nicht selten Hebammen bei Übertragung empfehlen, sich mit dem Liebsten noch ein paar kuschelige Stunden zu machen, in der Hoffnung, dass dies dem Baby zum Start verhilft. So bekommt das Wort „Startschuss" eine ganz neue Bedeutung.

In der Regel wird die Sexualität von vielen Paaren in der Schwangerschaft als besonders schön, teils in ganz neuer Form beglückend erfahren. Er empfindet die weichen Rundungen als sehr erotisch, sie erlebt durch die gute Durchblutung im Becken- und Schambereich meist größere Lust als vorher. Außerdem fühlen sich viele Schwangere in dieser Zeit sehr befreit, da sie nicht mehr verhüten müssen

Vielleicht haben Sie und Ihr Partner bereits im Geburtsvorbereitungskurs einige Massagehandgriffe kennengelernt. So eine Massage ist auch schon während der Schwangerschaft mehr als nur Hilfe bei Nacken- und Rückenschmerzen. Es ist inniger Haut- und Körperkontakt, in den das Baby eingeschlossen werden kann.

Dazu sitzt Ihr Partner auf einer weichen Unterlage oder im Bett gut angelehnt und nimmt Sie und das Baby, während Sie sich ebenfalls sitzend an ihn anlehnen, in seinen Armen auf. Mit flach aufgelegten Händen auf beiden Seiten Ihres Bauches und leichtem, gleichmäßigem Druck kann er mit Glück den härteren Widerstand durch den Rücken oder kleine ruckartige Stöße durch Arme oder Beine spüren.

bzw. dem Druck ausgesetzt sind, endlich schwanger zu werden. Die Sexualität während der Schwangerschaft ist ein Ausdruck der besonderen emotionalen Innigkeit des Paares in dieser Zeit.

Mehr als sonst ist allerdings Rücksichtnahme notwendig, am Anfang auf Ängste oder Lustlosigkeit, in den letzten Wochen auf den großen Bauch, mit dem einige Positionen schwer möglich sind. Viele Frauen sind auch sehr irritiert, beim Orgasmus die hart werdende Gebärmutter zu spüren. Die Wissenschaft misst dem wenig Bedeutung zu, weil es relativ kurz ist und die Gebärmutter sich ohnehin im Lauf der Schwangerschaft zunehmend spontan kontrahiert, vermutlich als „Übung" für die Geburt.

Besonders gegen Ende der Schwangerschaft kann es vorkommen, dass die Lust nachlässt. Bei der Frau wird der dicke Bauch allmählich anstrengend, der Mann hat möglicherweise Angst, das Ungeborene zu gefährden. Reden Sie mit Ihrem Partner über Ihre Gefühle, dann finden Sie gemeinsam eine Lösung.

Du bekommst ein Geschwisterchen

Vielleicht haben Sie schon ein oder mehrere Kinder. Dann machen Sie sich sicher viele Gedanken, wie die „Großen" mit dem neuen Geschwisterchen klarkommen. Werden sie eifersüchtig sein oder liebevoll mit dem Baby umgehen? Wie können Sie als Eltern den unterschiedlich alten Kindern gerecht werden?

Erzählen Sie Ihrem „großen" Kind von dem Baby, das jetzt in Ihrem Bauch heranwächst. Mag es den Bauch mal streicheln? Später kann es vielleicht sogar die Tritte des Babys spüren. Beziehen Sie das Geschwisterkind in die Vorbereitungen für das Baby mit ein. Es kann, wenn es möchte, ein Bild für das Baby malen oder die Babykleidung mit einräumen helfen. Schauen Sie gemeinsam Babyfotos an, und erzählen Sie Ihrem Kind von seiner Babyzeit. Es gibt auch viele gute Kinderbücher zu diesem Thema.

Achten Sie aber auch darauf, dass das Baby nicht zum alles bestimmenden Thema wird, sondern nehmen Sie sich Zeit für Ihr „großes" Kind, in der es allein im Mittelpunkt steht. Gemeinsames Basteln, Backen oder Vorlesen lässt sich relativ einfach in den Alltag einfügen. Oder wie wäre es mit einem Ausflug in den Zoo?

Eltern werden im Wandel der Zeit

Die Einstellung der Gesellschaft zu Kindern hat sich in den letzten Jahren stetig gewandelt. Während es früher ganz normal war, mehrere Kinder zu haben, haben die großen Fortschritte der Medizin, wie z.B. die seit rund 40 Jahren erstmals mögliche sichere Verhütung von Schwangerschaften (Pille), die veränderten Ausbildungs- und Berufsmöglichkeiten der Frau, die Auflösung der Großfamilien sowie die heutigen Vorstellungen von Lebensverwirklichung und Freizeit dazu geführt, dass immer weniger Kinder geboren werden. In Deutschland statistisch gesehen nur noch 1,4 Kinder pro Frau (Österreich 1,4, Schweiz 1,5). 30 – 40 % der 35- bis 44-jährigen Frauen sind heute kinderlos und einige entscheiden sich auch ganz bewusst aus sehr unterschiedlichen Gründen für ein Leben ohne Kinder.

Durchschnittliches Gebäralter der Frau beim 1. Kind

Frauen in Deutschland und Europa werden immer älter, wenn sie ihr erstes Kind bekommen. Vor 50 Jahren betrug in Deutschland das mittlere Alter bei Geburt des ersten Kindes 22,8 Jahre, heute sind es 29,2 Jahre (Österreich 28,5, Schweiz 30,6, Irland z.B. 30,6 Jahre). Diese Tendenz zur Verschiebung von Geburten in einen höheren Altersbereich hält an. Der ideale Zeitraum zum Kinderempfangen und Kinderbekommen wird immer mehr verlassen. Sind im Alter von 25 Jahren rund 10 % der Frauen ungewollt kinderlos, sind es im Alter von 35 Jahren bereits 30 %.

FERNWEH

. . . .

Auch als Schwangere müssen Sie nicht auf Entdeckungseisen in fremde Länder verzichten. Wenn Sie gerne noch einmal verreisen möchten, bevor Sie zu dritt sind, gibt es aber ein paar Kleinigkeiten, die Sie beachten sollten.

DIE MITTE DER SCHWANGERSCHAFT IST EINE IDEALE ZEIT für einen Urlaub. Wenn Sie Ihr erstes Kind erwarten, ist es vermutlich der letzte Urlaub mit Ihrem Partner alleine, eine Zeit der Entspannung und Muße für gemeinsame Gedanken und zum Plänemachen für die Zeit zu dritt. Genießen Sie die Zweisamkeit in der Vorfreude auf das Kommende. Einiges ist für das Reisen „unter allen Umständen" zu bedenken.

Wählen Sie ein Reiseziel, wo Ihnen jederzeit eine gute fachärztliche Betreuung zur Verfügung steht. Von beschwerlichen Reisen ohne Komfort und gute Hygiene, Abenteuerreisen, Reisen in Hochgebirgsgegenden (über 3000 m ü.d.M.) oder in Länder mit heiß-feuchtem Klima ist eher abzuraten. Vermeiden Sie auch Reisen in tropische Länder, Länder mit Impfzwängen und Malariaendemiegebiete, weil Infektionen z.B. vorzeitige Wehen auslösen können. Bei Malaria ist es sogar gesichert, dass Sie als Schwangere besonders gefährdet sind, weil Ihre relativ hohe Hauttemperatur die Mücken geradezu zum Stechen anzieht.

Das Klima

Regionen mit extremen Temperaturen sollten Sie in der Schwangerschaft meiden, weil sie zu große Anforderungen an Ihre Thermoregulation stellen. Mit dem „kleinen Backofen" in Ihrem Körper werden Sie allerdings mit großer Kälte eher fertig als mit großer Hitze. Bei Hitze, starker Sonneneinstrahlung und hoher Luftfeuchtigkeit kommen Ihre körpereigenen Mechanismen zum Wärmeabtransport an ihre Grenzen. Das bekommt auch Ihr Baby zu spüren. Zum einen wird Ihr Blut zum Wärmeabtransport in die Haut umgeleitet und der Plazenta entzogen. Zum anderen schwitzen Sie mehr. Dadurch verliert Ihr Körper wichtige Salze, Ihr Wasser- und Elektrolythaushalt werden gestört. Vermeiden Sie also Reisen in tropische Gebiete auch aus klimatischen Gründen.

Welches Verkehrsmittel ist geeignet?

Bei der Planung Ihres Urlaubs spielt auch das Verkehrsmittel eine große Rolle. Möchten Sie mit dem Auto fahren? Das ist sicher am einfachsten und Sie sind sehr flexibel. Oder zieht es Sie in die Ferne? Dann ist das Flugzeug die richtige Wahl. Ein Mittelding zwischen beidem ist die Bahn.

Mit dem Auto unterwegs

Wenn Sie gerne Auto fahren und eine volle Autobahn für Sie keine besondere Aufregung bedeutet, spricht nichts gegen Autofahren in der Schwangerschaft. Die Unfallhäufigkeit ist in der Schwangerschaft nicht größer als vorher oder nachher. Die Folgen für Sie und Ihr Kind können aber gravierender sein, besonders in der späteren Schwangerschaft, wenn die Gebärmutter nicht mehr geschützt im knöchernen Becken liegt. Daher raten alle Experten zum konsequenten Tragen der Sicherheitsgurte und sind vom Nutzen des Airbags auch in der Schwangerschaft überzeugt. Unfallanaly-

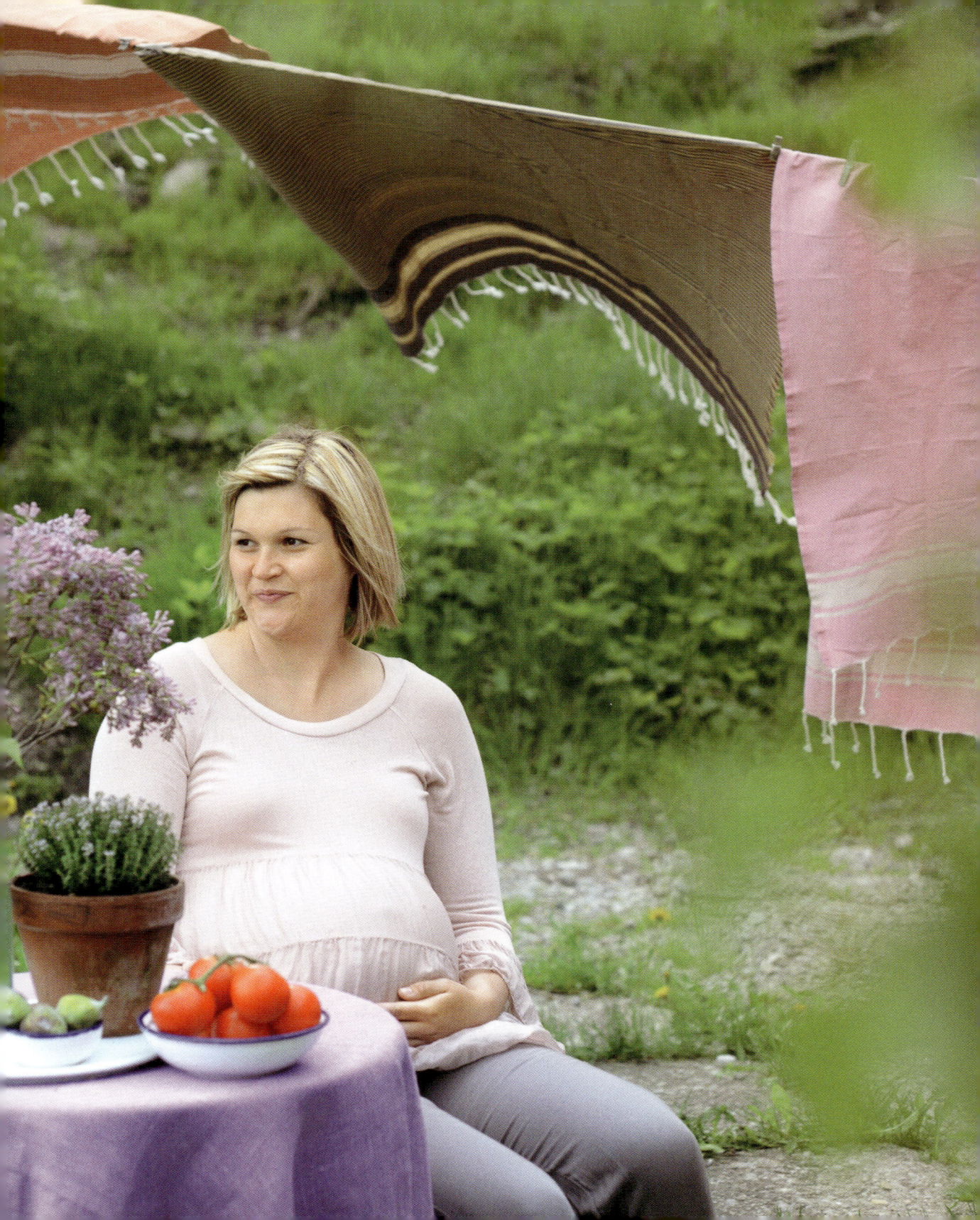

sen haben ergeben, dass auch in der Schwangerschaft der Gurt ein Lebensretter ist.

Wichtig ist, dass Sie den Sicherheitsgurt richtig anlegen. Der obere Gurt sollte über die Schulter und zwischen Ihren Brüsten verlaufen, der untere so tief wie möglich unter Ihrem Babybauch. So quetscht der Gurt Ihr Baby auch bei einer Vollbremsung nicht ein.

Müssen Sie nicht selbst fahren, machen Sie es sich doch auf dem Rücksitz bequem. Wenn Sie selbst fahren und eine längere Autofahrt vor sich haben,

- planen Sie regelmäßige Pausen ein. Steigen Sie aus und laufen Sie einige Schritte.
- tragen Sie Kompressionsstrümpfe der Klasse 2. Wenn Sie lange in der fixierten Position mit angewinkeltem Bein auf dem Gaspedal sitzen, kann es leicht zu einem Stau in der Blutzirkulation kommen. Lassen Sie sich solche Kompressionsstrümpfe verschreiben und gut anpassen. Versuchen Sie es ohne Vorurteile! Sie werden erstaunt sein, wie angenehm es ist, nicht mit müden und geschwollenen Füßen am Urlaubsort anzukommen.

Flugreisen

Für weit entfernte Reiseziele kommt meist nur das Flugzeug infrage. Wichtig auch hierbei ist das Tragen von Kompressionsstrümpfen, damit beim ruhigen Sitzen auf der Stelle das Blut nicht in den Beinen versackt und sich Thromben bilden können. Sollte die Flugreise länger als 4 Stunden dauern, sollten Sie mit Ihrem Arzt eine zusätzliche medikamentöse Thromboseprophylaxe besprechen. Wenn es möglich ist, stehen Sie während des Flugs hin und wieder auf und gehen Sie einige Schritte im Gang umher. Oder bewegen Sie

Ihre Beine und Füße kreisend oder wippend im Sitzen, um die Blutzirkulation aufrechtzuerhalten.

Zudem werden Schwangere in den letzten 4 Wochen vor dem errechneten Geburtstermin in der Regel nur mit einem ärztlichen Attest und/oder in ärztlicher Begleitung mitgenommen, weil man eine Geburt an Bord fürchtet. Fragen Sie unbedingt vor der Reisebuchung bei der Fluggesellschaft oder Ihrem Reiseveranstalter nach.

Manche Schwangere sind verunsichert, wenn sie auf den Flugplätzen mit ihrem Babybauch durch die Sicherheitsschleusen treten muss. Gut zu wissen ist dann, dass diese Schleusen ebenso wie die Handgeräte, mit denen Sie abgetastet werden, einfache Magnetfeldfühler sind, die auf Metall reagieren. Ihrem Baby kann nichts passieren. Gefährlich für Mutter und Kind sind nur Scanner mit Röntgenstrahlen (sogenannte Nacktscanner), die aber mehr und mehr durch Infrarotscanner abgelöst werden und ohnehin nicht ohne Ihre Zustimmung eingesetzt werden dürfen.

Die sauerstoffärmere Luft in der Kabine. Moderne Flugzeuge verfügen über Druckkabinen, die künstlich eine Höhensituation von max. 2500 m herstellen sowie – im Falle eines Druckabfalls – über Sauerstoffmasken verfügen. Für lungen- und herzgesunde Frauen besteht durch diese Höhe kein Risiko im Flugzeug. Untersuchungen unter realen Flugbedingungen haben gezeigt, dass das Ungeborene die „dünne" Luft im Flugzeug gar nicht bemerkt.

VIEL FLIEGEN – VIEL TRINKEN

IN DER FLUGZEUGKABINE IST DIE LUFT SEHR TROCKEN. TRINKEN SIE DESHALB BEI EINEM LANGSTRECKENFLUG VIEL WASSER ODER ANDERE KALORIEN- UND ALKOHOLFREIE GETRÄNKE. AUSREICHEND FLÜSSIGKEIT IST WÄHREND EINES FLUGS BESONDERS WICHTIG.

Die Strahlenbelastung. Weniger einfach ist es, die Sorgen über die Strahlenbelastung zu entkräften. Auch auf Bodenniveau sind Sie, ohne dass Sie darüber sehr viel nachdenken, den kosmischen Strahlen aus dem Sonnen- und Sternensystem ausgesetzt. Hinzu kommen Strahlen aus Radon in Baumaterialien der Wohnungen und aus künstlichen Strahlenquellen. Die durchschnittliche Strahlenbelastung liegt bei etwa 5 mSv (Millisievert) pro Jahr. (Zum Vergleich: ein Ganzkörper-Computertomogramm [CT] verursacht eine Strahlenbelastung etwa 20 mSv.) In der Höhe beim Fliegen nimmt die Strahlenbelastung zu. Bei Piloten oder Flugbegleitern erhöht sich bei ganzjährigem Einsatz die Belastung auf Bodenniveau um weitere ca. 2,5 – 5 mSv. Für einen Passagier beträgt die Strahlendosis für einen Langstreckenflug einen Bruchteil dieser Belastung, etwa 0,03 – 0,065 mSv. Gesundheitliche Risiken durch diese relativ geringen Strahlendosen werden sehr kontrovers diskutiert. Sie sind wahrscheinlich nie zu beweisen, aber auch nicht zu widerlegen. Auch das Risiko für Ungeborene kann nur rein theoretisch diskutiert werden. Einige Fluggesellschaften gestatten daher ihren Pilotinnen und Stewardessen in der Schwangerschaft den Dienst in den Lüften, „solange die Uniform passt". Die endgültige Entscheidung treffen Sie und Ihr Partner mit Inkaufnahme eines – wenn auch extrem kleinen – Restrisikos.

Bahnreisen

Besonders zu empfehlen sind Bahnreisen, da sie weder körperlich noch psychisch eine große Belastung sind. Sie können ganz komfortabel sitzen, aber auch aufstehen und sich bewegen. Mitreisende sind bei sichtbarem Bauch auffallend hilfsbereit beim Ein- und Aussteigen und beim Tragen oder Heben des Gepäcks.

> „NOCH EINMAL RAUS! MACHEN SIE DEN ABFLUG UND GENIESSEN SIE DEN LETZTEN URLAUB ZU ZWEIT."

Schiffsreisen

Bitte fragen Sie bei Ihrem Reiseveranstalter nach, bis zu welcher Schwangerschaftswoche werdende Mütter mitgenommen werden, die Angaben sind hier unterschiedlich.

Was muss ich sonst noch beachten?

Wenn Sie bei Abschluss einer Reiserücktrittsversicherung bereits schwanger waren und dann die Reise aus Gründen, die in der Schwangerschaft liegen, nicht antreten können, kann sich die Versicherung darauf berufen, dass der Versicherungsfall vorhersehbar war. Sie müssen dann also die Kosten selbst tragen.

Wenn Sie eine Auslandsreisekrankenversicherung abschließen, achten Sie darauf, dass auch Kosten abgedeckt werden, die sich im Zusammenhang mit der Schwangerschaft ergeben können, z. B. Kosten für eine Frühgeburt. Viele Versicherungen schließen das in ihren Klauseln ausdrücklich aus.

Wenn Sie längere Zeit und/oder weit weg von Ihrem Heimatort sind, lassen Sie sich von Ihrer betreuenden Ärztin bei der Zusammenstellung einer Notfall-Reiseapotheke beraten. Auch empfiehlt sich, Informationen über den bisherigen Schwangerschaftsverlauf, auf CD oder USB-Stick von Ihrer Ärztin erhältlich, mitzuführen, falls Sie unterwegs Hilfe brauchen.

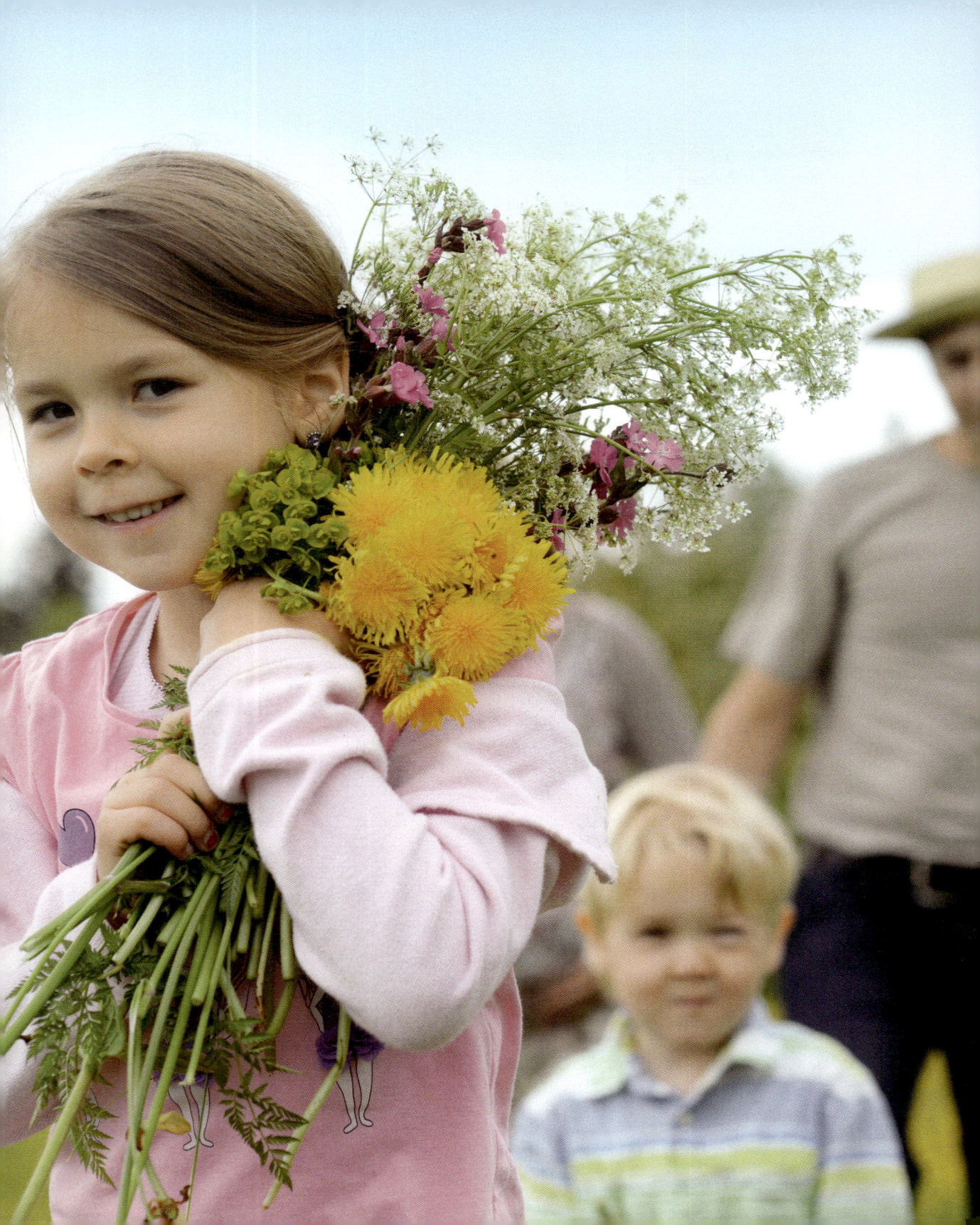

Der SPAGAT zwischen Beruf und Familie

. . . .

Als Schwangere haben Sie besondere Rechte und Sicherheiten. Nach der Geburt wird es nicht immer einfach sein, Familie und Beruf aufeinander abzustimmen. Nehmen Sie die Hilfen, die Ihnen zustehen, in Anspruch.

EINE DER GRÖSSTEN HERAUSFORDERUNGEN FÜR PAARE ist heute, Familie und Beruf „unter einen Hut" zu bringen. Die Zeit der Großfamilien, in der Kinder im größeren Familienverband aufgehoben heranwachsen konnten, ist (fast) vorbei. Vorbei sind aber auch die Jahre des überwiegend traditionellen Familienmodells mit dem Vater als Ernährer und der Mutter als Erzieherin und Betreuerin.

Ist und war bereits „nur" Familie für eine Frau oft eine verständliche Überforderung, weil es 24 Stunden ohne Unterbrechung Verantwortung und Einsatz bedeutet und gelegentlich nicht allein zu schaffen ist, scheitern entsprechend erst recht Frauen und Paare an der hochgesteckten Zielsetzung, Mutterschaft, attraktive Partnerschaft und erfolgreiche Berufstätigkeit gut zu vereinen.

Mittlerweise fand ein gesellschaftliches Umdenken statt. Der Mann, der sich aktiv mit seiner Partnerin die Erziehungsaufgaben teilt und – etwas überspitzt formuliert – vor dem Schlafengehen der Kinder nach Hause kommt, erfährt zunehmend weniger Diskriminierung im Beruf, als das früher der Fall war. Und von politischer Seite – insbesondere in Deutschland – ist unübersehbar, dass die Vereinbarkeit von Familie und Beruf durch das Modell der Elternzeit und durch quantitativen und qualitativen Ausbau der außerfamiliären Kinderbetreuungsmöglichkeiten unterstützt wird.

Nehmen Sie sich Zeit und denken Sie darüber nach, wie Ihr Leben in Zukunft mit dem Baby im täglichen Alltag aussehen könnte, und diskutieren Sie mit Ihrem Partner, ob Ihre und seine Vorstellungen im Einklang sind. Besonders wenn es Ihr erstes Kind ist, werden Sie vielleicht auch unsicher sein, ob Ihre Vorstellungen realistisch sind. Ihnen fehlt die Erfahrung, ob Sie überhaupt emotional in der Lage sein werden, Ihr Kind für Stunden oder einen Arbeitstag lang zu verlassen. Viel ist zu bedenken, und zahlreiche Varianten der Eigen- und Fremdbetreuung Ihres Kindes sind machbar. Die Möglichkeiten werden umso größer, je weniger Ihre berufliche Tätigkeit aus finanziellen Gründen notwendig ist.

Berufstätigkeit in der Schwangerschaft

Nahezu 90% der Frauen, die ihr erstes Kind erwarten, sind in der Schwangerschaft voll oder in Teilzeit berufstätig. Auch mit einem Kind oder mehreren Kindern kehren viele Frauen heute wieder an den Arbeitsplatz zurück.

Arbeitsrechtlich und gesundheitlich sind Schwangere und Wöchnerinnen relativ gut durch das Mutterschutzgesetz und mehrere berufsspezifische Verordnungen geschützt. Sie sollen werdende und stillende Mütter und das Kind vor Gefahren, Überforderung, finanziellen Einbußen und Verlust des Arbeitsplatzes während der Schwangerschaft und einige Zeit nach der Geburt bewahren. Große Firmen haben meist sogar eigene Regelungen definiert, die über die gesetzlichen Vorschriften zugunsten der Frauen hinausgehen. Machen Sie sich über diese Regelungen in Ihrem Betrieb und Ihrem Arbeitsvertrag kundig. Informieren Sie sich gut, und nehmen Sie Ihre Rechte in Anspruch.

Die Sicherheit Ihres Arbeitsverhältnisses

Vom Beginn der Schwangerschaft bis 4 Monate nach der Entbindung ist die Kündigung des Arbeitsverhältnisses unzulässig, wenn Sie einen unbefristeten Arbeitsvertrag haben.

Nehmen Sie anschließend an den Mutterschutz die Elternzeit in Anspruch, verlängert sich der Kündigungsschutz bis zum Ende der Elternzeit. Kündigt Ihnen Ihr Arbeitgeber, ohne von Ihrer Schwangerschaft zu wissen, können Sie binnen 2 Wochen mit einer ärztlichen Bescheinigung der Kündigung widersprechen. Sie haben einen Rechtsanspruch, am Ende des Mutterschutzes bzw. der Elternzeit an einen gleichwertigen Arbeitsplatz zurückzukehren. Sie selbst dürfen jederzeit in der Schwangerschaft und während des Mutterschutzes und der Elternzeit kündigen.

In kleinen Betrieben stürzen diese umfassenden Sicherungen des Arbeitsplatzes viele Frauen in Konflikte aus Loyalität zu ihrem Chef und ihren Kolleginnen. Umgekehrt leiden gelegentlich Schwangere unter Repressalien bis hin zum Mobbing, weil ihre Stelle für eine Neubesetzung blockiert ist. Lassen Sie sich dann nicht verleiten, Ihr Arbeitsverhältnis „im gegenseitigen Einverständnis" aufzulösen, um Arbeitslosengeld zu beziehen, denn Sie haben dann Nachteile bei der Lohnfortzahlung. Für Kleinbetriebe mit bis zu 20 Mitarbeitern gibt es ein Lohnausgleichsverfahren, sodass die Arbeitgeber ohne Mehrkosten eine Ersatzkraft einstellen können. Ideal ist es, gemeinsam mit Ihren Kollegen und dem Arbeitgeber nach der bestmöglichen Lösung für Sie und den Betrieb zu suchen und bei dieser Diskussion bereits eine Vorstellung zu haben, ob Sie nach der Geburt des Babys wieder voll, teilzeitig oder gar nicht mehr an den Arbeitsplatz zurückkehren möchten.

Während des Mutterschaftsurlaubes haben Sie in Deutschland Anspruch auf volle Lohnfortzahlung (Nettogehalt minus Mutterschaftsgeld) bzw. teilweise Lohnfortzahlung während der Elternzeit (67 % des Nettolohnes bis zu 12 Monate nach der Geburt). In der Schweiz hängt die Lohnfortzahlung von der Dauer der vorangegangenen Berufstätigkeit ab und beträgt in der Regel 80 % des Lohnes während der 14-wöchigen Mutterschutzzeit.

Freistellung und Beschäftigungsverbote

Der Mutterschaftsurlaub beginnt 6 Wochen (8 Wochen in Österreich) vor dem errechneten Termin und endet regulär 8 Wochen (12 Wochen bei Frühgeburten und Mehrlingen) nach der Geburt. In der Schweiz beginnt der Mutterschaftsurlaub mit der Geburt und dauert 14 Wochen. In den 8 Wochen nach der Geburt besteht in allen drei Ländern ein absolutes Beschäftigungsverbot, vor der Geburt können Sie in Deutschland und in der Schweiz noch berufstätig sein. Es ist weiterhin geregelt, wann und wie lange pro Tag gearbeitet werden darf.

In der gesamten Schwangerschaft dürfen Sie:

- nicht länger als 8,5 (Schweiz 9) Stunden pro Tag tätig sein
- auch bei Ihrer Bereitschaft nicht zu Überstunden gebeten oder eingeteilt werden
- nicht mehr am Abend, in der Nacht, an Sonn- und Feiertagen tätig sein (gilt in der Schweiz nur für die letzten 8 Wochen) und

- nicht im Schichtdienst arbeiten. Die Arbeitszeit von Schwangeren und Wöchnerinnen zwischen der 9. und 16. Woche nach der Geburt darf nur zwischen 6 Uhr morgens und 20 Uhr abends liegen.

Für einige Berufszweige (Krankenhaus, Hotel und Gaststätten, Theaterbetriebe usw.) wurden Ausnahmen definiert.

Berufstypische Risiken

Es gibt einige Tätigkeiten, die körperlich zu anstrengend sind oder sich mit der ungestörten Entwicklung des Kindes nicht vertragen. Das Mutterschutzgesetz regelt Tätigkeitsverbote beim Heben von Lasten, bei häufigem Bücken, Tätigkeit im Stehen, bei Arbeit im Akkord, mit Schadstoffen, Gasen und Dämpfen, in Hitze und Kälte, mit Infektionserregern, bei Strahlenbelastung und auch, dass der Arbeitgeber für den Arbeitsplatz verantwortlich ist. In den heute häufig von Frauen ausgeübten Berufen sind das die wichtigsten Bereiche:

→ SCHWERE KÖRPERLICHE ARBEIT, ARBEIT ÜBERWIEGEND IM STEHEN UND MIT VIEL STRESS

Schwere körperliche Arbeit und mehr als 4-stündiges Stehen ab dem 5. Schwangerschaftsmonat sind untersagt. Das hat gute Gründe. Wenn das mütterliche Blut zu stark für die Versorgung der mütterlichen Muskulatur gebraucht wird, kann dies zur Wachstumsbeeinträchtigung des Kindes füh-

ren. Ruhiges Stehen lässt das Blut in den Beinen versacken und kann wie anderer körperlicher oder seelischer Stress eine Frühgeburt auslösen. Ein hoher Spiegel des Stresshormons (Corticotropin-Releasing-Hormon, CRH) gilt als ein großes Frühgeburtsrisiko. In den Berufen, in denen viel gestanden werden muss, also als Verkäuferin, Lehrerin, Krankenschwester oder in der Industrie als Betreuerin von Maschinen, muss gemeinsam mit dem Arbeitgeber nach Lösungen gesucht werden, damit die Schwangere und ihr Kind keinen Schaden davontragen.

Abhilfe schaffen können:

- Sitzpausen
- hohe Hocker, die das Stehen unterstützen
- das Tragen von Kompressionsstrumpfhosen und
- das bewusste Vermeiden von ruhigem Stehen durch Auf-der-Stelle-Treten und Herumlaufen

→ ARBEIT IN KRANKENHÄUSERN UND LABORATORIEN

In diesen Arbeitsumfeldern treffen risikoreiche Arbeitsbereiche und Schwangerschaften relativ häufig zusammen. Ärztinnen und Schwestern, die im Operationssaal, bei der Narkoseeinleitung und in Patienten-Aufwachräumen mit Narkosegasen in Kontakt kommen könnten, galten früher als gefährdet. Heute halten Experten ein Arbeitsverbot für Schwangere nicht mehr für berechtigt, da geschlossene Narkosekreisläufe und effiziente Gasabsaugevorrichtungen in den OPs die MAK-Werte (maximale Arbeitsplatzkonzentration) nicht überschreiten lassen. Gleichwohl darf die Schwangere nur mit ihrer ausdrücklichen Einwilligung beschäftigt werden.

DER RICHTIGE ZEITPUNKT FÜR EIN GESPRÄCH MIT DEM CHEF

ÜBERLEGEN SIE, WANN SIE IHREN CHEF UND IHRE KOLLEGEN ÜBER IHRE SCHWANGERSCHAFT INFORMIEREN SOLLEN. SEIEN SIE ZURÜCKHALTEND MIT DER INFORMATION, WENN SIE SICH IN DER PROBEZEIT BEFINDEN, HIER HABEN SIE KEINEN KÜNDIGUNGSSCHUTZ.

Unumstritten sind die Risiken von Strahlen beim Röntgen und bei der Arbeit mit Isotopen. Die gestatteten, ohnehin niedrigen Strahlenbelastungen für Frauen im gebärfähigen Alter sind durch entsprechende Verordnungen reduziert (Schweiz) oder auf null gesetzt (Deutschland, Österreich). Sie müssen Ihren Arbeitgeber so früh wie möglich von der Schwangerschaft informieren. Auch mit infektiösem Material in Laboratorien sollten Sie als Schwangere nicht mehr arbeiten, da Infektionen des Kindes zu Fehl- und Frühgeburt und Fehlentwicklungen führen können.

→ **TÄTIGKEITEN IN BÜROS UND IN DER VERWALTUNG**

Früher waren viele Frauen verunsichert, ob die Arbeit am Bildschirm wegen einer eventuellen Strahlenbelastung dem Kind schadet. Große Untersuchungen konnten keinen negativen Einfluss durch den Computer zeigen. Millionen von Schwangeren haben ohne Nachteile am PC gearbeitet. Man schließt eine Schädigung der Bildschirmarbeit mit Sicherheit aus. Da Angst aber ein schlechter Begleiter in der Schwangerschaft ist, gestatten z. B. viele Behörden eine Arbeitsplatzveränderung, wenn die Schwangere die Bildschirmarbeit wegen einer möglichen Strahlenbelastung fürchtet.

→ **BERUFE IN DER CHEMISCHEN INDUSTRIE UND IM STRASSENVERKEHR**

Für gefährliche Arbeitsstoffe, egal in welcher Form, existieren Grenzwerte für die Sicherheit am Arbeitsplatz, in der sogenannten MAK-Liste (MAK = maximale Arbeitsplatz-Konzentration). Bei Einhaltung der Grenzwerte ist die Gesundheit der Beschäftigten nicht gefährdet. Als Schwangere haben Sie das Recht, sich die Ungefährlichkeit Ihres Arbeitsplatzes nachweisen zu lassen. In der chemischen Industrie sind Arbeiten mit Blei und einigen Kohlenwasserstoffen unbedingt zu meiden. Eine schwangere Polizistin sollte nicht mehr den Verkehr auf einer befahrenen Kreuzung mit hoher Autoabgaskonzentration regeln. Die Arbeit in der Zahnarztpraxis mit Amalgam (Zahnfüllung mit hohem Quecksilberanteil) und Lachgas kann ebenfalls von Nachteil sein.

Erfreulicherweise können einige wissenschaftliche Untersuchungen Schwangere auch von Sorgen befreien. Eine Gefährdung durch Haarsprays und Haarfärbemittel, denen Frauen in Frisörberufen ausgesetzt sind, konnte nicht bewiesen werden. Auch chemische Reinigungen stellen als Arbeitsplatz kein Risiko dar. Das in der Regel verwandte Tetrachlorethylen liegt bei guter Belüftung weit unter dem MAK-Wert.

Wie vereinbaren wir Berufstätigkeit und Versorgung unseres Kindes?

Berufstätigkeit und Kinderversorgung wollen gut geplant sein. Allerdings sind die Möglichkeiten heute größer und besser denn je, auch weil Bund und Länder sich verpflichtet haben, dem Ausbau der Krippen und Kindertagesstätten große Priorität einzuräumen.

Die Elternzeit

Wenn Sie ein unbefristetes Arbeitsverhältnis haben, können Sie in Deutschland direkt nach dem Mutterschutz (S. 63) aus Ihrer Erwerbstätigkeit aussteigen, um Ihr Baby zu versorgen. Bei voller Sicherung Ihrer bisherigen Stelle bis zum dritten Geburtstag Ihres Kindes gestattet dies die sogenannte Elternzeit, die auch Ihr Partner parallel zu Ihrer Freistellung oder abwechselnd mit Ihnen in Anspruch nehmen kann. Sie beide können in diesen drei Jahren bis zu 30 Stunden wöchentlich Teilzeit arbeiten. Sie haben also beide Anspruch auf eine unbezahlte Freistellung vom Beruf für drei Jahre bei vollem Kündigungsschutz. Durch den Rechtsanspruch Ihres Partners auf Teilzeitarbeit wird dokumentiert, dass auch Vätern vermehrt die Möglichkeit zur Mithilfe bei der Betreu-

NÜTZLICHE INFOS

WEITERE INFORMATIONEN ZU ELTERN-
ZEIT UND ELTERNGELD FINDEN SIE IN DER
BROSCHÜRE, DIE DAS BUNDESMINISTERI-
UM FÜR FAMILIE, SENIOREN, FRAUEN UND
JUGEND ZU DIESEM THEMA HERAUSGEGE-
BEN HAT. SIE IST KOSTENLOS VON DORT
ZU BEZIEHEN (GLINKASTRASSE 24, 10117
BERLIN, TEL. +49 30 20655-0 ODER ONLINE
WWW.BMFSFJ.DE).

ung der Kinder eingeräumt wird. Ihren oder Ihre Arbeitgeber müssen Sie spätestens 7 Wochen vor Beginn der Elternzeit von Ihren Absichten informieren. Es ist auch möglich, zwei Jahre dieser Elternzeit für später bis zum 8. Lebensjahr des Kindes „aufzusparen", z.B. für das 1. Schuljahr. Wenn Ihr Partner auch Elternzeit beantragt, stehen Ihnen bei voller Auszahlung bis zu 14 Monate Elterngeld zu, mit dem neuen Elterngeld Plus kann der Zeitraum auf bis zu 28 Monate erweitert werden (bei halber Auszahlung).

Mithilfe aus der Familie

Hier sind es in erster Linie die Großeltern, meist Großmütter, die eingeplant hüten oder „notfallmäßig" einspringen. Unzählige Stunden verbringen die Großmütter mit den Enkeln – Stunden, die in der Regel für die Eltern kostenlos und daher ein großes Geschenk sind.

Ohne Großeltern, schreibt Erich Kästner, der Autor vieler berühmter Kinderbücher, „wäre man im Ozean der Zeit wie ein Schiffbrüchiger auf einer winzigen und unbewohnten Insel, ganz allein. Mutterseelenallein, Großmutterseelenallein, Urgroßmutterseelenallein". Kinder lieben Großeltern, die ohne Alltags- und Erziehungspflichten Enkelkinder oft gelassener und geduldiger als die eigenen Eltern umsorgen können. Die Großmutter kocht für die Kleinen, wenn die Eltern arbeiten, und bietet auch kostenlose Babysitterdienste an, damit die Eltern mal ausspannen können.

Aber auch für die Großeltern ist es eine „Win-win-Situation". Großmütter bekommen praktisch noch ein Kind ohne die Mühen der Schwangerschaft, der Geburt und durchwachter Nächte am Lebensbeginn. Eine Schwangerschaft bringt viele Familien näher zusammen und ist oft auch der Beginn einer ganz besonderen Beziehung zur Schwiegertochter oder zum Schwiegersohn. Lassen Sie Ihre Eltern und Schwiegereltern teilhaben an Ihrem Erleben in dieser Zeit. Aus eigener Erfahrung können wir Ihnen sagen: Es sind Freuden, die sich verdoppeln, wenn man sie teilt!

Tagesmutter oder Tagesfamilie

Bei der familienergänzenden Betreuung nimmt eine Tagesmutter oder -familie ein oder mehrere Kinder ganztags oder stundenweise in ihre Familie auf. Das Angebot für Babys ist leider immer noch sehr gering.

Wer als Tagesmutter arbeiten möchte, muss den gesetzlich vorgeschriebenen „Führerschein" zur Kinderbetreuung nachweisen. Die Teilnahme an einer solchen Qualifizierungsmaßnahme ist verpflichtend und umfasst 160 Unterrichtsstunden mit Themen rund um Betreuung und Pflege. Genaue Informationen über den Inhalt und die Anforderungen dieser Kurse erteilt das Jugendamt oder auch der Verein der Tagesmütter e.V. Eine klassische Tagesmutter-Ausbildung gibt es derzeit noch nicht.

Es ist eine große Aufgabe und auch mit viel Glück verbunden, eine Tagesmutter zu finden, die zu einem passt. Ihre Ansprüche hinsichtlich der Erfahrung mit Kindern, dem Bildungshintergrund und der Motivation an die Tagesmutter sind sicherlich hoch. Schließlich soll sie auch das Zuhause hinsichtlich gesunder Ernährung, Spielförderung, Sauberkeit und – wohl am wichtigsten – Zuneigung zu Ihrem Kind ersetzen. Eine gute Idee ist es, in der Schwangerschaft ein Zeitungsinserat aufzugeben, in dem Sie relativ ausführlich Ihre eigene Vorstellung darstellen.

Bevor Sie sich für eine Tagesmutter entscheiden, sollten Sie immer nach Ausbildung und Qualifikationen fragen. Die Qualifizierungsmaßnahme ist die Mindestanforderung, die Tagesmütter erfüllen müssen, um überhaupt Kinder betreuen zu dürfen. Es hat nichts mit Misstrauen zu tun, wenn Eltern bei einem Gespräch auch nachfragen, ob die Tagesmutter regelmäßig Weiterbildungen besucht und einen aktuellen Kurs in Erster Hilfe nachweisen kann. Tagesmütter, die mit Begeisterung und Verantwortung die Betreuung von Kindern übernehmen, werden ohnehin unaufgefordert auf ihre selbst erarbeiteten Qualifikationen hinweisen.

Ein schriftlicher Vertrag mit festen Vereinbarungen zu Lohn, Arbeitszeit, Kündigungszeiten und Probezeit empfiehlt sich unbedingt.

Kinderbetreuung im eigenen Haushalt

Wenn das Einkommen von Ihnen und Ihrem Partner es gestattet, können Sie Ihr Kind im eigenen Haushalt während Ihrer Abwesenheit betreuen lassen. Mit etwas Glück finden Sie eine erfahrene Kinderfrau oder eine Mutter mit bereits erwachsenen Kindern, die zu Ihnen nach Hause kommt. So bleiben Ihnen morgendliche Hetzereien oder schwer lösbare Situationen, z.B. bei Erkrankung des Kindes, erspart. Die Kosten können Sie reduzieren, wenn Sie sich mit einer befreundeten Familie zusammentun und die Kinder z.B. wöchentlich wechselnd im einen und im anderen Haushalt betreut werden. Machen Sie Ihr berufliches Arbeitspensum vom gefundenen Betreuungsangebot abhängig und nicht umgekehrt.

Krippe, Kindergarten oder Kita

Trotz großer politischer Anstrengungen ist der Bedarf an Kinderbetreuungsplätzen immer noch größer als das Angebot, besonders in den größeren Städten der alten Bundesländer in Deutschland. Schon während der Schwangerschaft sollten Sie sich erkundigen, ob Sie sich für einen Platz anmelden müssen. Relativ günstig ist die Situation bei einer Tätigkeit in größeren Institutionen (Universität, Kliniken, Behörden) mit eigenen Krippen. Für Kinder im Alter von 3–6 Jahren besteht in Deutschland ein Rechtsanspruch auf einen Kindergartenplatz, in der Schweiz ab vier Jahren. Nach dem Kinderförderungsgesetz besteht seit dem 1. August 2013 ein Rechtsanspruch auf einen Krippenplatz ab dem vollendeten ersten Lebensjahr in Deutschland.

Pro und Kontra: Berufstätigkeit

Es gibt kaum ein Lebensmodell, das den Ansprüchen aller, der Mutter, des Vaters und des Kindes, voll gerecht werden kann. Zu viele Faktoren spielen hier mit rein. Ein guter Kompromiss gelingt am wahrscheinlichsten, wenn Sie nicht alleinerziehend sind, sondern Sie und Ihr Partner „an einem Strang ziehen" und sich einig sind. Außerdem wird alles leichter, wenn Ihre Berufe eine gewisse Flexibilität gestatten, Sie belastbar sind, gut organisieren können und das notwendige Glück beim Finden der richtigen Betreuung für das Baby haben.

Traditionell steht heute noch immer meistens die Frau vor der Entscheidung, ob Sie ihren Beruf wiederaufnehmen soll oder nicht. Das Spektrum der Argumente für und wider mütterliche Berufstätigkeit ist breit. Natürlich gibt es viele Familien, in denen aus finanziellen Gründen eine Berufstätigkeit beider Partner notwendig ist. Wenn dies nicht der Fall ist, gilt es individuelle Argumente abzuwägen.

Papa arbeitet: das klassische Rollenmodell

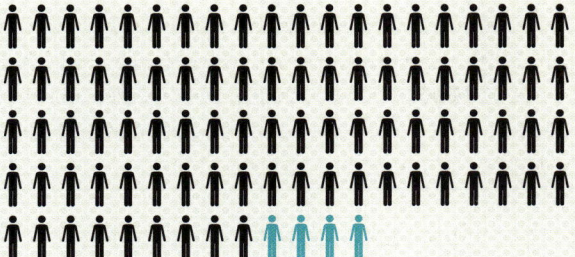

89 % der Väter arbeiten in Vollzeit, nur 4 % in Teilzeit. Und 64 % der Väter favorisieren für sich selbst auch eine Vollzeitstelle, der Rest ist Teilzeitmodellen gegenüber aufgeschlossen.[1]

Baby & Beruf: Je älter das Kind, desto mehr Mamas im Job

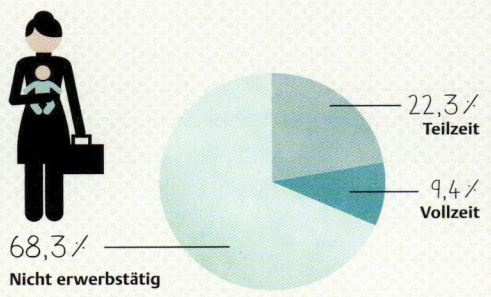

22,3 %
Teilzeit

9,4 %
Vollzeit

68,3 %
Nicht erwerbstätig

31,7 % der Mütter mit einem Kinder unter 3 Jahren sind erwerbstätig, knapp ein Drittel davon arbeitet in Vollzeit (29,6 %).[2]

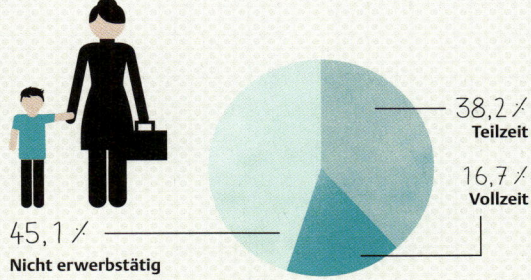

38,2 %
Teilzeit

16,7 %
Vollzeit

45,1 %
Nicht erwerbstätig

Sind die Kinder zwischen 3 und 5 Jahre alt, gehen fast doppelt so viele Mütter (61,8 %) wieder arbeiten. Auch hier sind knapp ein Drittel dieser Mamas (27,0 %) in Vollzeit beschäftigt.[2]

Zu Hause bleiben oder nicht? Vom Krippenplatz ist das nicht abhängig

Für die Entscheidung **„kontra Job"** spielt für **69 %** der nicht berufstätigen Mütter mit Kindern unter 3 Jahren die **Betreuungssituation** *keine Rolle.*[3]

Arbeitsteilung: Wunsch & Wirklichkeit

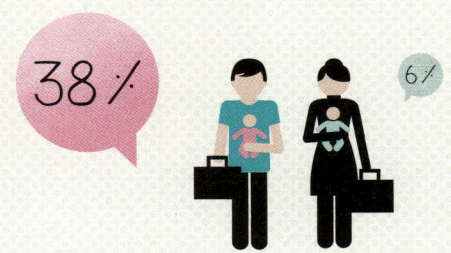

38 %

6 %

38 % aller Familien wünschen sich, dass beide Elternteile nur noch je 30 Std. pro Woche arbeiten und sich gleichermaßen um Hausarbeit & Kinderbetreuung kümmern. Doch nur 6 % setzen dieses Modell auch um.[4]

1 „Meinungen und Einstellungen der Väter in Deutschland", FORSA-Studie im Auftrag der Zeitschrift ELTERN, Okt. 2013
2 „Vereinbarkeit von Familie und Beruf", Ergebnisse des Mikrozensus 2011, Statistisches Bundesamt, Dez. 2012
3 Statistisches Bundesamt, 2013: https://www.destatis.de/DE/Publikationen/STATmagazin/Bevoelkerung/2013_02/2013_02KindUndBeruf.html
4 Forsa-Studie „Wenn Eltern die Wahl haben", FORSA-Studie im Auftrag der Zeitschrift ELTERN, Apr. 2013

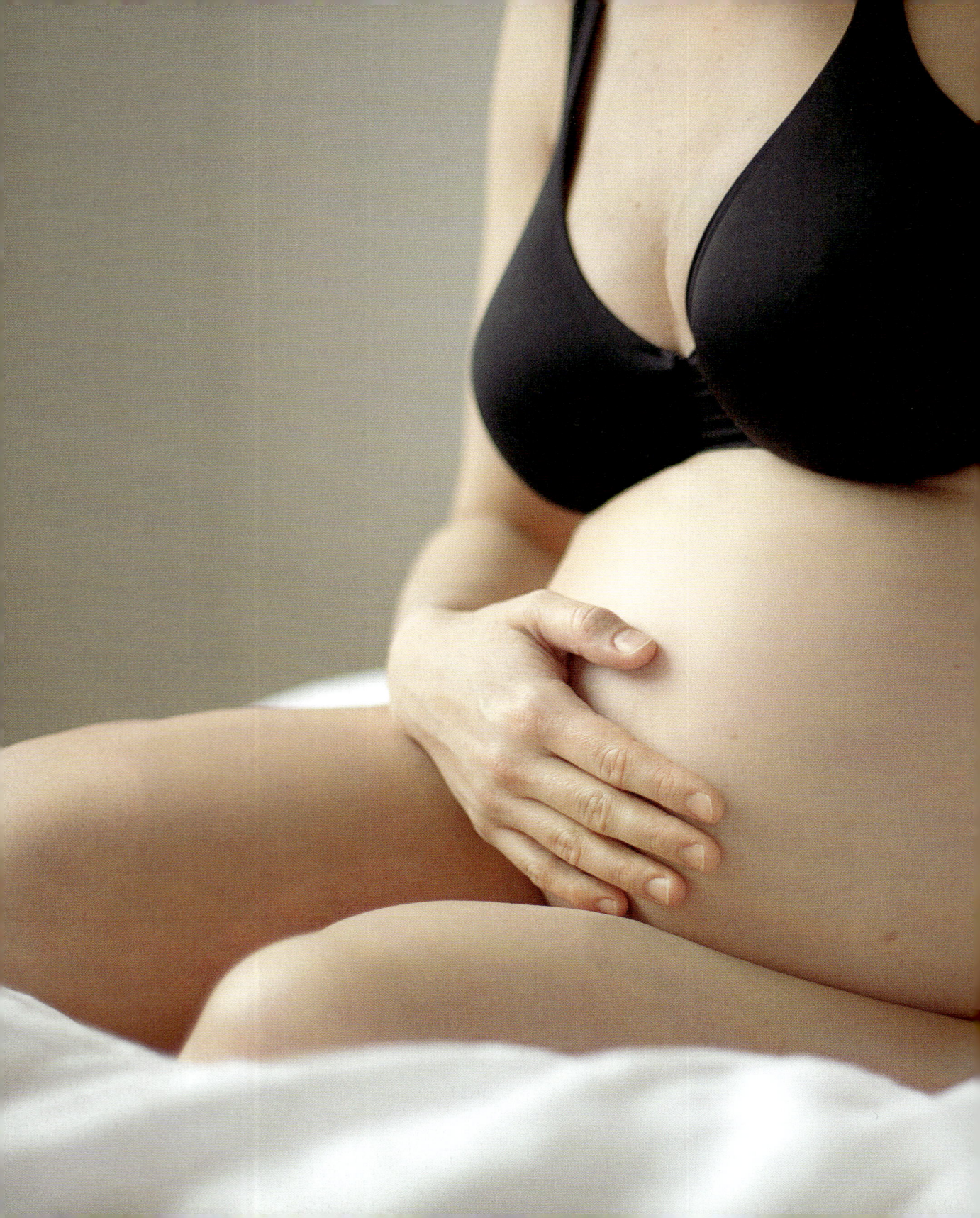

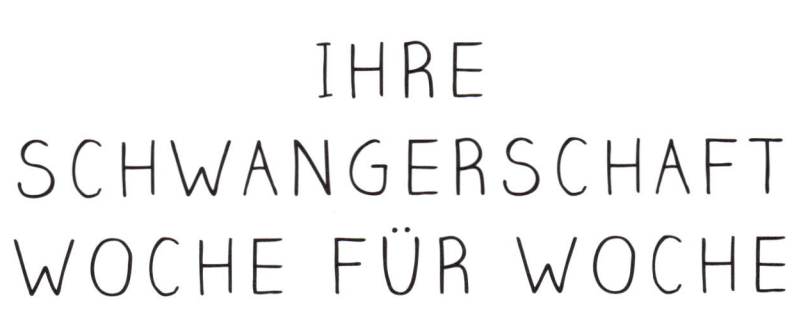

IHRE SCHWANGERSCHAFT WOCHE FÜR WOCHE

Sie können es kaum erwarten, dass Ihr Bauch sich
rundet und Sie die ersten Tritte Ihres Babys spüren?
Lesen Sie Woche für Woche, was Sie nun erwartet.

ENDLICH
POSITIV!

IST DAS WIRKLICH EIN ZWEITER STRICH?

ICH WERDE MAMA!

DU BIST MEIN KLEINES GEHEIMNIS.

MONAT

WANN MERKE ICH ENDLICH ETWAS?

SCHLUSS MIT LUSTIG? WAS DARF ICH JETZT NOCH?

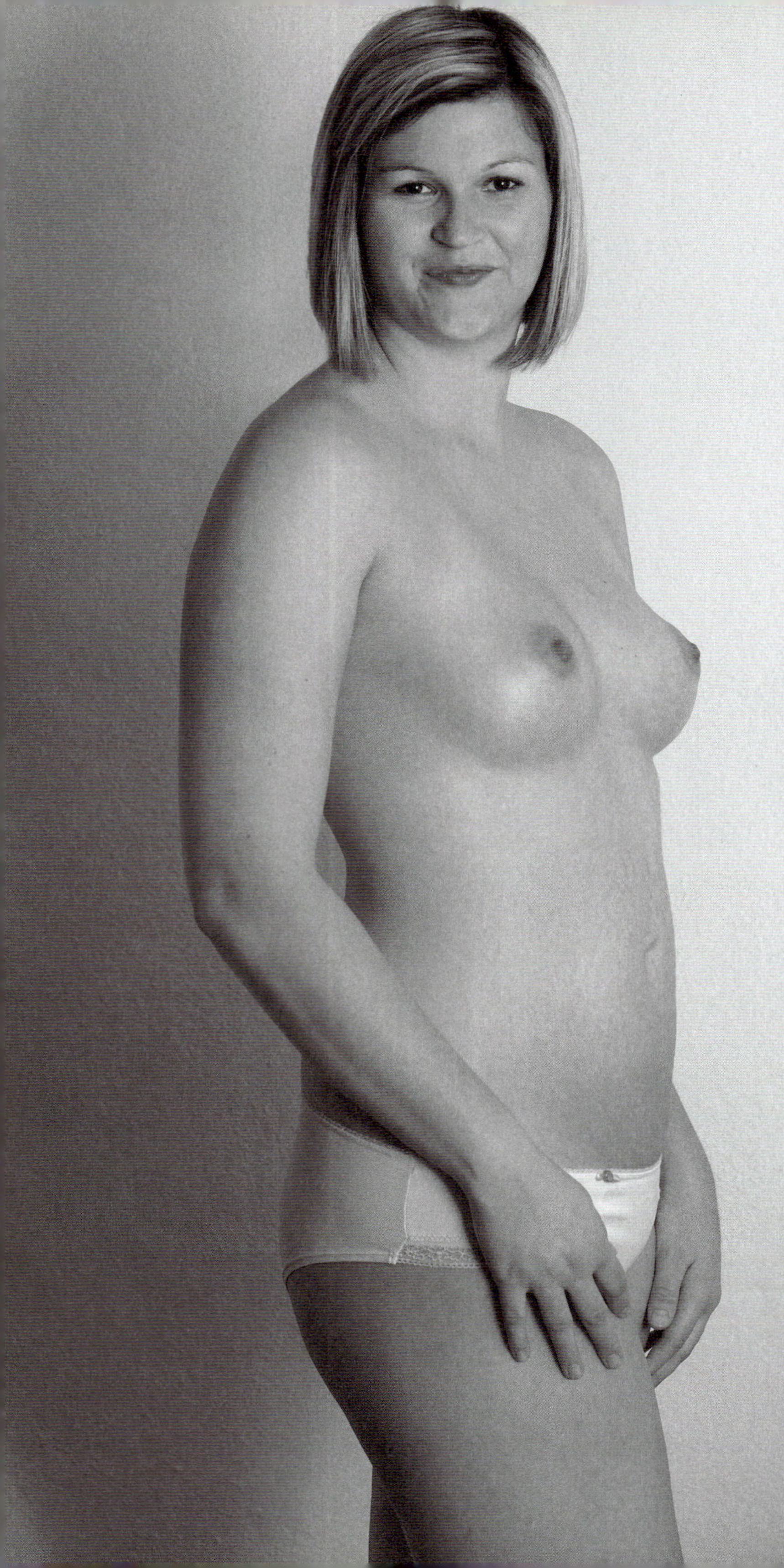

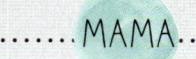

MAMA

Auf die Plätze, fertig, los ...

Einmal im Monat macht sich bei einer Frau eine Eizelle auf den Weg. Vom Eierstock wandert sie zum Eileiter. Trifft sie hier auf Spermien, so kann eine Befruchtung (auch Fertilisation oder Konzeption genannt) stattfinden. In dem Moment, in dem im Körper einer Frau die Kerne der beiden Keimzellen, der weiblichen Eizelle und des männlichen Spermiums, mit den Erbinformationen auf den Chromosomen miteinander verschmelzen, beginnt ein neues Leben heranzuwachsen.

SCHWANGER WERDEN –
ein neues Leben beginnt

1. MONAT · SSW 1 BIS 4 · 0+0 BIS 3+6

 KIND

Erste Begegnung

Das Treffen von Eizelle und Spermium findet in der Regel im Eileiter statt. Die Eizelle reift im Eierstock (Ovar) heran und wird durch den Eisprung freigesetzt. Dabei platzt das bläschenförmige Gebilde (Follikel), das die Eizelle mit Flüssigkeit umgibt, und die Eizelle wird zusammen mit der Flüssigkeit in den trichterförmig ausgeweiteten Eileiter entlassen. Die Bläschenhülle bleibt im Eierstock zurück. Sie entwickelt sich in der zweiten Zyklushälfte zum sogenannten Gelbkörper. Die Hormone, die dort gebildet werden, schaffen die Voraussetzung für die Aufnahme des befruchteten Eis und den Erhalt der Schwangerschaft in den ersten Wochen.

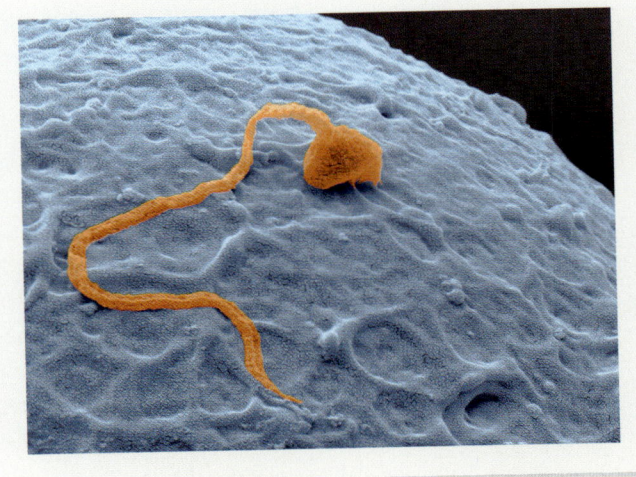

SO SEHE ICH JETZT AUS:

Von den Millionen Spermien, die beim Geschlechtsverkehr in den Körper wandern, wird nur eines in die Eizelle eindringen. Die Eizelle hat einen Durchmesser von etwa 0,1 – 0,15 mm, die Spermien sind viel kleiner, etwa 0,06 mm lang.

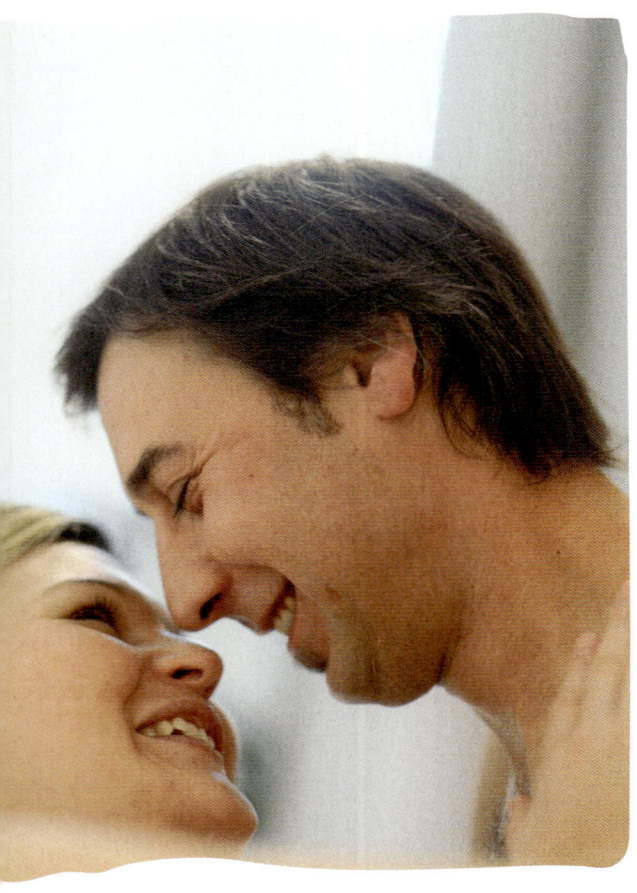

diese Größe sind sie relativ bewegungsunfähig, sodass die gut beweglichen Spermien zur Eizelle kommen müssen. So unglaublich es ist, von den etwa 100–300 Millionen Spermien, die beim Beischlaf in die Scheide gelangen, erreichen nur einige wenige Spermien das Ei. Diese wenigen Spermien sind quasi die schnellsten und widerstandsfähigsten und damit die Sieger auf dem Weg von der Scheide bis zum Eileiter. Sie sind offenbar am empfänglichsten für die „Lockstoffe", die die Eizelle abgibt, damit die Spermien den Weg finden. Nur eine einzige männliche Samenzelle kann in das Innere der Eizelle eindringen. Sofort danach verändert sich die äußere Schicht der Eizelle und wird unpassierbar für weitere Spermien. In der Eizelle wird der Schwanz der männlichen Samenzelle abgestoßen, und die Kerne der beiden Zellen legen sich zur Verschmelzung aneinander. Ist die Fusion abgeschlossen, ist die erste Zelle (Zygote) des Kindes entstanden. Aus ihr werden sich alle weiteren Zellen entwickeln.

Der Weg zur Gebärmutter

Nach der Befruchtung wird der Keimling nun aktiv durch den Eileiter mit wellenförmigen Kontraktionen und Bewegungen durch kleine Flimmerfäden zur Gebärmutterhöhle transportiert. Die umgebende Follikelflüssigkeit erleichtert diesen Transport. Noch am Tag der Verschmelzung der Zellkerne beginnt sich die neue Zelle zu teilen, ohne dass sich jetzt Zahl und Zusammensetzung der mütterlich-väterlichen Chromosomenpaare noch mal ändern könnten. Aus einer Zelle entstehen durch die 1. Teilung zwei Zellen. Diese aus der ersten Zelle entstandenen zwei Zellen teilen sich erneut. Es entstehen vier, nach erneuter Teilung acht Zellen, und dieser Prozess läuft nun immer weiter. Die Zellen werden zunächst nach jeder Teilung immer kleiner, da kein neues Zellmaterial hinzukommt. In ihren Kernen enthalten aber alle Zellen völlig identische Erbanlagen, und jede dieser Zellen hätte die Fähigkeit, einen vollständigen Menschen zu bilden. Das ist die oft besprochene Omni- oder Totipotenz (Alleskönnerschaft) dieser Zellen in den ersten Entwicklungstagen und hat auch zur Bezeichnung „Stammzellen" geführt.

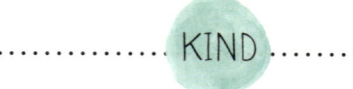

KIND

Eins werden

Im Gegensatz zu den Spermien, die eine Lebensdauer von 4–5 Tagen haben, ist die Eizelle nur 6–8 (evtl. auch 12) Stunden befruchtungsfähig. Eizellen sind die größten Zellen des menschlichen Körpers, denn sie tragen viele Stoffe in sich, die im Falle einer Befruchtung das neu entstandene Leben in den ersten Tagen versorgen können. Durch

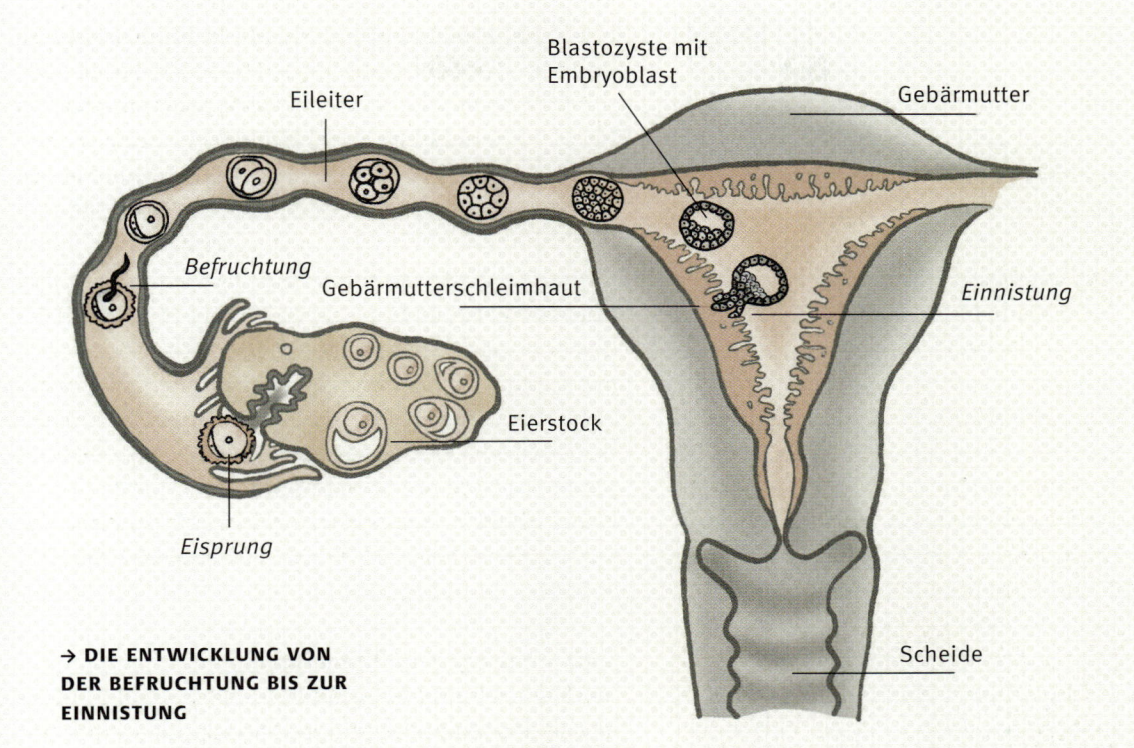

Befruchtung

Eisprung

Eileiter

Blastozyste mit
Embryoblast

Gebärmutter

Gebärmutterschleimhaut

Einnistung

Eierstock

Scheide

→ DIE ENTWICKLUNG VON
DER BEFRUCHTUNG BIS ZUR
EINNISTUNG

Die Einnistung – ein fast unmerklicher Zuzug

Ungefähr am vierten Tag nach der Befruchtung hat der Keimling 32–64 Zellen und wird Blastozyste genannt. Die Zellen beginnen, sich zu spezialisieren. In der Blastozyste wird eine Verdickung sichtbar, der Embryoblast, der Beginn der Embryonalanlage. Die umgebende Flüssigkeit und die äußeren Zellen der Keimblase ernähren den Keimling und werden zum Trophoblasten (trophe = Ernährung), einem Teil der späteren Plazenta.

Nun gelangt die Blastozyste in die Gebärmutterhöhle und heftet sich einen Tag später an der hoch aufgebauten Gebärmutterschleimhaut an. Sie dringt in die Schleimhaut ein und ist bereits einige Tage später ganz in der Schleimhaut eingebettet. Sie hat sich nun in mehrere Hundert Zellen geteilt. Jetzt lassen sich erste hormonelle Signale aus dieser Keimanlage mit empfindlichen Methoden im mütterlichen Blut oder Urin messen. Die eigentliche Schwangerschaft hat jetzt begonnen.

Von allem, was bis jetzt passiert ist, haben Sie als werdende Mutter meist nichts oder nur wenig bemerkt, denn Sie sind jetzt erst ungefähr am 22.–23. Tag Ihres Zyklus, und es dauert noch 5–6 Tage, bis Sie das Ausbleiben der Periodenblutung feststellen.

Eileiterschwangerschaft

Eine Einnistung der befruchteten Eizelle außerhalb der Gebärmutterhöhle (extrauterin, daher Extrauterinschwangerschaft, abgekürzt EUG) ist mit 1–2 % relativ häufig. In 90 % der Fälle findet die Einnistung dabei im Eileiter statt. Eileiterentzündungen, Spiralen zur Schwangerschaftsverhütung und der Einsatz der medizinischen Hilfen bei Kinderwunsch (Hormonbehandlungen) sind die Hauptursachen. Einnistungen können seltener auch im Eierstock, in der Gebärmuttermuskulatur oder in der Bauchhöhle stattfinden. Am häufigsten fällt die EUG durch Schmerzen im Unterleib und durch Schmierblutungen bei positivem Schwangerschaftstest auf. Die Ultraschalluntersuchung ergibt dann eine leere Gebärmutterhöhle. Eine EUG kann sich aber auch relativ lange unbemerkt entwickeln, wenn keine Ultraschalluntersuchung erfolgt. In ganz seltenen Fällen kann sich ein Kind (fast) normal außerhalb der Gebärmutter entwickeln, wenn es nämlich der Plazenta gelingt, eine Anhaftung mit guter mütterlicher Durchblutung zu erreichen. Das Platzen (Ruptur) einer unentdeckten Fruchtanlage kann zu einer starken Blutung oder gar zum Blutungsschock führen.

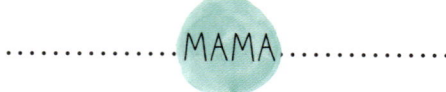

Noch unbemerkt finden große Veränderungen statt

Nur ganz wenige Frauen können den Eisprung direkt spüren oder sogar ahnen, an welchem Tag die körperliche Liebe zur Befruchtung geführt hat. Der Beginn eines neuen Lebens erfolgt meist still und unbemerkt. Aber schon 24–48 Stunden nach der Befruchtung können frühe Botenstoffe und wenige weitere Tage später Hormone den mütterlichen Körper so beeinflussen, dass viele Frauen intuitiv wissen, dass sie schwanger sind. Andere merken überhaupt nichts davon, denn noch ist die Regelblutung nicht ausgeblieben.

Typische erste Anzeichen der Schwangerschaft

Bereits in den ersten Wochen, zum Teil noch vor Ausbleiben der Regelblutung, können viele Frauen einige frühe Anzeichen einer Schwangerschaft an sich feststellen. Einzeln betrachtet sind diese Symptome kein eindeutiger Hinweis für die eingetretene Schwangerschaft.

Treten jedoch mehrere dieser Anzeichen in Kombination auf, können Sie fast sicher sein, dass Sie schwanger sind:

- starkes Spannungsgefühl in den Brüsten und Berührungsempfindlichkeit der Brustwarzen, oft noch vor dem Ausbleiben der Regelblutung
- Verfärbung des Warzenvorhofs
- Ausbleiben der sonst pünktlichen Regelblutung oder nur sehr gering ausgeprägte Blutung
- ausbleibender Abfall der morgendlichen Basaltemperatur am Ende des Monatszyklus
- auffallende Mattigkeit und Erschöpfung
- Müdigkeit
- Heißhunger
- besondere Gelüste
- Abneigung gegen bestimmte Speisen
- Verstopfung
- Durchfall
- Sodbrennen
- Morgenübelkeit, die sich bis zum Erbrechen steigern kann
- häufiger Drang zum Wasserlassen, obwohl die Blase nicht gefüllt ist
- hohe Geruchsempfindlichkeit
- veränderte Geruchswahrnehmung
- starke Stimmungsschwankungen

Bin ich schwanger?

Fast alle Frauen möchten es möglichst schnell genau wissen: Bin ich wirklich schwanger, ja oder nein? Inzwischen gibt es mehrere Möglichkeiten, zur Gewissheit zu kommen:

- Noch vor Ausbleiben der Periode kann Ihr Frauenarzt durch eine Blutuntersuchung mit Bestimmung des Hormons humanes Choriongonadotropin (HCG) eine eingetretene Schwangerschaft mit Sicherheit feststellen. 2 – 3 Tage vor Ausbleiben der Periode, also am Ende der 4. Woche, können Sie selbst einen Schwangerschaftstest durchführen. Diese Urintests sind empfindlicher geworden, allerdings ist die Sicherheit Anfang der 5. Woche größer.
- Ab Ende der 5. Woche kann man den Fruchtsack mit der Embryonalanlage in der Gebärmutter im Ultraschall sehen.
- Zwischen der 6. und 7. Woche gelingt der Nachweis des kindlichen Herzschlags.

→ SCHWANGERSCHAFTSTESTS

Wenn Sie vermuten (oder hoffen), dass Sie schwanger sind, können Sie sich selbst mit einem Schwangerschaftstest sehr rasch Klarheit verschaffen, bevor Sie Ihre Ärztin oder Ihren Arzt bzw. eine Hebamme aufsuchen.

Das Hormon HCG wird nur in der Schwangerschaft gebildet und lässt sich mit einem Teststreifen ganz einfach im Urin nachweisen. Diese Teststreifen erhalten Sie in der Apotheke oder im Drogeriemarkt. Befeuchten Sie den Teststreifen mit einigen Tropfen Urin und warten Sie die in der Gebrauchsanleitung angegebene Zeit (meist eine bis wenige Minuten) ab, bis ein Farbumschlag, eine Ringbildung oder eine ähnliche Anzeige erfolgt bzw. ausbleibt. Da die höchste Konzentration des Hormons im Morgenurin zu finden ist, ist der Test am zuverlässigsten, wenn Sie ihn direkt nach dem Aufstehen und bevor Sie etwas trinken (führt zur Verdünnung des Urins), anwenden.

Wird er zu früh angewandt, kann das Risiko bestehen, dass die noch zu geringe Hormonkonzentration im Urin zum falschen Ergebnis „nicht schwanger" führt. Bleibt die Periode weiterhin aus, sollten Sie den Test nach einigen

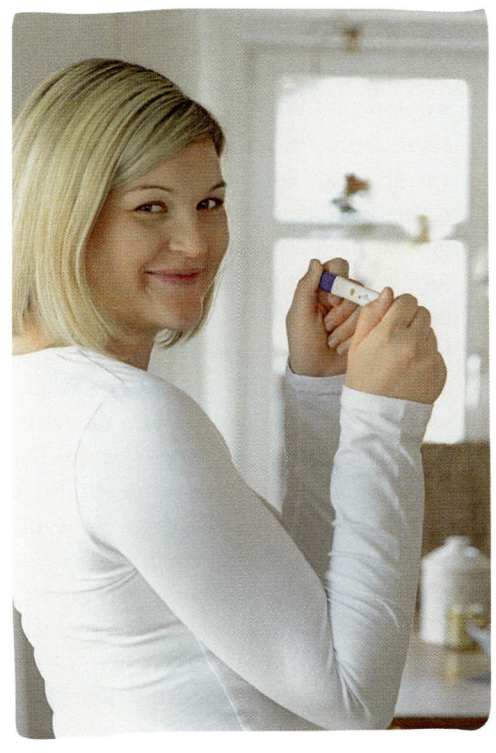

Tagen wiederholen oder dies ärztlich abklären lassen. Der Test kann auch einmal falsch positiv (d.h. fälschliche Angabe „schwanger") sein. Es kommt nämlich gar nicht selten vor, dass sich eine befruchtete Eizelle einnistet und HCG produziert wird, dass sie dann aber abgestoßen wird. Das ist dann eine ähnliche Situation, wie sie viel häufiger in der Kinderwunschpraxis vorkommt, eine sog. chemische Schwangerschaft, in der die Embryonalanlage sich nach In-vitro-Befruchtung für einige wenige Tage einnistet, HCG bildet, aber sich nicht weiterentwickelt. Normalerweise merken Sie davon nichts. Deshalb der Rat: Wenden Sie den Test nicht zu früh an, sondern warten Sie auf jeden Fall ab, bis Ihre Periode ausbleibt. Das schützt vor unnötigen Enttäuschungen.

„Alles oder nichts"

Viele Frauen befürchten, dass sie in den ersten ein bis zwei Wochen der Schwangerschaft unwissentlich bleibende Schäden für die Entwicklung Ihres Kindes verursacht haben, beispielsweise durch die Einnahme von Medikamenten oder den Genuss von Alkohol. Diese Angst ist unbegründet, denn in dieser Zeit gilt das „Alles-oder-nichts"-Prinzip: Ist der schädigende Einfluss so groß, dass die Entwicklung des Embryos gestört wird, so wird er abgestoßen. Es kommt zu einer Blutung, die die meisten Frauen für eine verspätete Menstruation halten. Keine Folgen müssen Sie fürchten, wenn die Schwangerschaft weitergeht. Dann waren die Zellen in der Lage, den möglicherweise entstandenen Schaden folgenlos zu reparieren.

Die Dauer der Schwangerschaft

Die Dauer der Schwangerschaft beträgt vom Tag der Befruchtung (nach der Befruchtung = post conceptionem, p.c.) bis zum Tag der Geburt durchschnittlich 266 Tage oder 38 Wochen (bzw. Schwangerschaftswochen, abgekürzt SSW) oder 9,5 Monate à 28 Tage.

Da der Tag der Empfängnis in der Regel nicht genau bekannt ist, jedoch fast immer der 1. Tag der letzten Monatsblutung, wird die Schwangerschaftsdauer klinisch vom 1. Tag der letzten Menstruationsblutung bis zur Geburt definiert. Sie beträgt durchschnittlich 280 Tage oder 40 SSW oder 10 Monate (entsprechen etwa 9 Kalendermonaten). Bei den Schwangerschaftskontrollen, bei den Ultraschalluntersuchungen oder bei der Berechnung Ihres Mutterschutzes liegt immer diese klinische Zählweise zugrunde.

Bei einem regelmäßigen Menstruationszyklus von 28 Tagen kann man den Geburtstermin nach der sogenannten Naegele-Regel einfach berechnen:

Erster Tag der letzten Regel + 7 Tage − 3 Monate + 1 Jahr
  Beispiel:

11.1.2015 PLUS 7 TAGE =
18.1.2015 MINUS 3 MONATE =
18.10.2014 PLUS 1 JAHR
= 18.10.2015

Diese Art der Berechnung liegt auch der Schwangerschaftsscheibe zugrunde. Die individuelle biologische Variabilität ist allerdings groß. Nur etwa 4 % der Kinder werden exakt am errechneten Termin geboren, knapp 30 % innerhalb einer Woche um diesen Termin herum.

Die zeitliche Einteilung der Schwangerschaft

Seit es dank Ultraschall und genauer Kenntnis des Befruchtungstermins möglich ist, das Alter des Ungeborenen auf eine Woche genau festzulegen, hat sich die Zählung in Wochen oder einem Vielfachen von Wochen als praktisch und unmissverständlich erwiesen.

Doch nach wie vor gibt es eine sinnvolle Teilung der Schwangerschaft in drei nicht gleich lange Phasen:

Wochen 1–12: Der alles entscheidende Anfang der Schwangerschaft: Einnistung in die Gebärmutter, Entwicklung der kindlichen Organe, manchmal erschwerte Anpassung der Mutter an die Schwangerschaft und die kritische Zeit für einen Verlust der Schwangerschaft (Fehlgeburt, Abort).

Wochen 13–24: Die angenehme Zeit in der Mitte: Entwicklung der angelegten Organe und Organsysteme bis zur gerade beginnenden Lebensfähigkeit des Ungeborenen, gutes Arrangement des mütterlichen Organismus mit den Aufgaben zur Versorgung des Kindes.

Wochen 25–40: Die Zeit zunehmender Belastungen: Reifung, Wachstum und Fettanlagerung beim Kind, Höchstleistungen und Belastungen der künftigen Mutter.

Die Rolle der Hormone

Alle frühen Anzeichen für die eingetretene Schwangerschaft sind hormonell bedingt. Die Hormone, die von speziellen Zellen der Keimanlage, den Trophoblast-Zellen, und von den mütterlichen Hormondrüsen gebildet werden, verhindern die Regelblutung und schaffen das geeignete Milieu in der mütterlichen Gebärmutterschleimhaut für die Einnistung des Keimlings. Die Hormone stellen die Gebärmutter ruhig und verändern den mütterlichen Körper, alles mit dem Ziel, das Kind optimal zu versorgen und den Körper der Mutter auf die Geburt und das Stillen vorzubereiten.

Der mütterliche Stoffwechsel, die Atmung und der Kreislauf werden sehr früh gesteigert, um den Anforderungen der Schwangerschaft gerecht zu werden. Die sehr früh spürbaren körperlichen und psychischen Veränderungen sind quasi „Nebenwirkungen" der vielen Hormone, die an diesen Vorgängen beteiligt sind. Sie werden an verschiedensten Orten im Körper gebildet und haben wichtige Funktionen.

Aus einer Zelle wird ein Embryo

In diesen ersten vier oder fünf Wochen, in denen Sie vielleicht noch nicht einmal wissen, dass Sie schwanger sind, entwickelt sich in Ihrer Gebärmutter ein differenziertes Gebilde, der Embryo. Nach der Einnistung in Ihre Gebärmutter wird eine Verbindung zum mütterlichen Kreislauf hergestellt und der Stoffaustausch mit dem mütterlichen Blut beginnt. Ihr Kind ist jetzt fest mit Ihnen verbunden, atmet, trinkt und isst sozusagen mit Ihnen mit.

→ DER EMBRYO FINDET SEINEN PLATZ

Am Ende der vierten Woche ist die Einnistung des Keimlings in die Gebärmutterschleimhaut abgeschlossen. Bis aus diesem Zellhäufchen ein Baby wird, ist es noch ein weiter Weg, doch schon jetzt sind entscheidende Weichen gestellt. Die Zellen des künftigen Embryos haben sich bereits in drei Schichten spezialisiert, aus denen sich bestimmte Körperteile entwickeln. Die äußere Schicht, das Ektoderm, bildet später u.a. Haut, Haare, Nägel und die Augenlinsen, aus der mittleren Schicht, dem Mesoderm, entstehen u.a. Nervensystem, Gehirn, Skelett und das Herz. Die innere Schicht, das Entoderm, wird später zu den inneren Organen, z.B. Lunge, Verdauungssystem und Drüsen.

Ist die Einnistung abgeschlossen, so entwickelt sich die Plazenta, die in Zukunft den Embryo versorgen wird. Zwischen den Schichten des umgebenden Trophoblasten und der Keimscheibe bilden sich zwei Hohlräume, die künftige Fruchtwasserhöhle (Amnionhöhle) und ein größerer Dottersack. Zunächst erfolgt die Ernährung des Embryos nur aus diesem Dottersack. Die relativ kleine Embryonalanlage, bestehend aus Keimscheibe, Amnionhöhle und Dottersack, ist mit einem Haftstiel in der großen Chorionhöhle befestigt. Der Trophoblast wuchert ins umgebende Gebärmuttergewebe hinein und sorgt so für die Verankerung des Embryos. Das Chorion wird die spätere Plazenta.

Wie groß ist mein Baby?

Wenn sich der Embryo in die Gebärmutterschleimhaut eingenistet hat, ist er knapp 1 mm groß.

Bei jeder Vorsorgeuntersuchung wird Ihr Kind gemessen. Die Gewichte sind Schätzungen aufgrund von Ultraschallmessungen, die mit fortgeschrittener Schwangerschaft immer ungenauer werden. Man behilft sich mit der sogenannten Scheitel-Steiß-Länge (SSL), die man ab etwa der 7. Schwangerschaftswoche (SSW) messen und mit dem Ultraschall erfassen kann. Auf diese Weise ist das Wachstum des Kindes bis zur 14. Woche gut zu verfolgen. Später benutzt man zur Gewichts- und Längenschätzung den Kopfdurchmesser, den Bauchumfang und die Oberschenkellänge. Daraus lassen sich die anderen Werte errechnen.

Vielleicht sind Sie erstaunt, wie unterschiedlich die Größen- und Gewichtsanga-

DIE WICHTIGSTEN HORMONE DER SCHWANGERSCHAFT UND GEBURT

Hormon	Wann und wo wird das Hormon gebildet?	Welche Wirkung hat das Hormon?
HCG (humanes Chorion-gonadotropin); besteht aus den zwei Untereinheiten α-HCG und β-HCG)	Trophoblast; bereits am 8./9. Tag nach der Befruchtung im mütterlichen Blut und Urin nachweisbar; mengenmäßig rasche Steigerung mit einem Gipfel etwa in der 9. Woche; wird nur in der Schwangerschaft gebildet	• unterstützt die Hormonproduktion im mütterlichen Eierstock • verhindert die Regelblutung, die zur Zerstörung der Gebärmutterschleimhaut führen würde • dient als Grundlage für den sicheren Schwangerschaftsnachweis
HPL (humanes Plazenta-laktogen)	Trophoblast bzw. Plazenta	• verantwortlich für die Entwicklung der Brust und die Milchbildung • sorgt dafür, dass die Hauptenergiequelle für das wachsende Kind, Zucker (Glukose), bevorzugt zum Kind gebracht wird. Die mütterlichen Zellen werden unempfindlicher für Insulin, sodass der mütterliche Blutzuckerspiegel steigt • regt die Bildung der mütterlichen roten Blutkörperchen an, die für den verstärkten Sauerstofftransport zum Kind gebraucht werden
Östrogene	Eierstöcke, mütterliche Nebennierenrinde, Trophoblast bzw. Plazenta (in steigenden Mengen im Verlauf der Schwangerschaft)	• sorgen für Neubildung von Gewebe (Gebärmutter, Brüste) • verändern den Zuckerstoffwechsel der Mutter und stellen damit den Zucker für das Kind bereit • steigern die Zellleistungen (Wachstum, Atmung, Kreislauf) • lockern das Bindegewebe • sorgen für vermehrte Wasseraufnahme und -einlagerung • sind verantwortlich für Gefäßerweiterung und bessere Durchblutung, um mehr Blutvolumen ohne Anstieg des Blutdrucks zirkulieren zu lassen; Ziel ist die bessere Versorgung des Kindes
Progesteron	Eierstöcke, Trophoblast bzw. Plazenta (in ständig steigender Menge)	• entspannt die glatte Muskulatur in Gebärmutter, Gefäßen, Bronchien (Ruhigstellung der Gebärmutter, Gefäßerweiterung) • sorgt für eine Regelverstellung im Gehirn, was z. B. den mütterlichen Appetit und die Atmung steigern lässt • ist verantwortlich für erhöhte Morgentemperatur
Prolaktin	mütterliche Hypophyse im Gehirn, in steigenden Mengen im Verlauf der Schwangerschaft	• bereitet die Brüste auf die Milchproduktion vor
Relaxin	Eierstöcke, Gebärmutter und Plazenta, in steigenden Mengen im Verlauf der Schwangerschaft	• lockert das Bindegewebe des Beckens in der Schwangerschaft und des Gebärmutterhalses bei der Geburt • weitet den Geburtsweg und erleichtert die Geburt
Kortisol (auch Kortison)	mütterliche Nebenniere und Plazenta, in steigenden Mengen im Verlauf der Schwangerschaft	• steigert den Zuckerstoffwechsel, regelt die Energieverfügbarkeit für das Kind • ist wichtig für kindliche Lungenreife • ist mitverantwortlich für typische Dehnungsstreifen • ist mitbeteiligt an der Auslösung des Geburtsbeginns
Prostaglandine	Gewebehormone, die fast überall im Körper gebildet werden, in steigenden Mengen im Verlauf der Schwangerschaft	• ist mitbeteiligt an der Auslösung des Geburtsbeginns
Oxytozin	mütterlicher Hypothalamus (im Gehirn), wird vermutlich erst in den Stunden der Geburt gebildet	• unterhält die regelmäßige Wehentätigkeit • steuert die Gebärmutterrückbildung • sorgt für die Beförderung der Milch durch die Milchgänge, sogenannter „Let-down-Reflex" • gilt als Anti-Stress- oder Glückshormon, das Vertrauen schafft; ist auch in der Schwangerschaft und beim Stillen bedeutungsvoll

ben für die einzelnen Schwangerschaftswochen sein können. Das hat mehrere Gründe:

- Zunächst einmal liegt es daran, dass alle Angaben Durchschnittswerte sind. Jedes Kind wächst ganz individuell, und der Bereich, in dem etwas als normal gilt, ist relativ groß.
- Jungen wiegen bei Geburt in der Regel etwa 100–150 g mehr als Mädchen.
- Im Durchschnitt sind die zweiten oder folgenden Kinder bei Geburt 100 g schwerer als das erste.
- Bei Messungen in den ersten Schwangerschaftswochen ist es ganz entscheidend – und wichtig, es genau im Mutterpass anzugeben –, ob die Messung am Anfang oder Ende der jeweiligen Woche stattgefunden hat. (z. B. Anfang 13. Schwangerschaftswoche = 12 + 0 SSW, Ende = 12 + 6 SSW).

Das Geheimnis der Gene

In den Zellkernen ist die Erbsubstanz des Menschen in Form der DNA (deoxyribonucleic acid; aus dem Englischen abgeleitete Abkürzung für Desoxyribonukleinsäure, Abk. DNS) vorhanden. Diese DNA liegt in den Zellen in komprimierter Form, den Chromosomen vor. Einzelne Abschnitte der Chromosomen, die Gene, liefern in verschlüsselter Form die Informationen, die für den Bau der körpereigenen Proteine notwendig sind. Diese Proteine können z. B. für die Blutgruppe oder die Haarfarbe eines Menschen verantwortlich sein. Ein Gen bestimmt also, im Zusammenspiel mit Umwelteinflüssen, die Ausbildung eines bestimmten Merkmals. Jeder Mensch hat eine individuelle genetische Ausstattung, weswegen wir uns alle unterscheiden.

→ DIE GENE MACHEN UNS EINZIGARTIG

Der Mensch hat in seinen normalen Körperzellen 46 Chromosomen; 2 liegen jeweils paarig vor. Eine Ausnahme machen die Geschlechtschromosomen beim Mann. Männer haben ein X- und ein sehr viel kleineres Y-Chromosom. Das Geschlechtschromosomenpaar bei der Frau besteht aus zwei gleichen X-Chromosomen. Es gibt also in jeder Kör-

perzelle 23 Chromosomenpaare, d. h., jedes Chromosom liegt (mit der geschilderten Ausnahme der Geschlechtschromosomen beim Mann) in doppelter, identischer Ausfertigung vor. Abgekürzt bezeichnet man Zahl und Art der Chromosomen in einer weiblichen Körperzelle mit 46,XX und in einer männlichen Körperzelle mit 46,XY (46 Chromosomen, *davon* ein Paar identisch XX, weiblich, bzw. 46 Chromosomen, *davon* ein Paar ungleich, XY, männlich).

Die Keimzellen, Eizelle und Spermium, sind hoch spezialisierte Zellen, die in den Eierstöcken der Frau bzw. in den Hoden des Mannes gebildet werden. Im Laufe ihrer Entwicklung wird bei diesen Keimzellen bei besonderen Teilungen (Reifeteilungen) der Chromosomensatz halbiert, d. h., sie haben jedes Chromosom nur noch einmal. Der Chromosomensatz der weiblichen Keimzelle wird dann mit 23,X, der der männlichen Keimzelle mit 23,X oder mit 23,Y abgekürzt. Gleichzeitig kommt es bei diesen Reifeteilungen zu einer komplizierten Durchmischung der Erbanlagen. Beim Eindringen des Spermiums in die Eizelle und der Verschmelzung der beiden Zellkerne entsteht dann wieder ein normaler, kompletter Chromosomensatz von 46 Chromosomen. Das neue Lebewesen hat also Erbanlagen von beiden, Mutter und Vater, weil jeder Elternteil einen halben Chromosomensatz beigesteuert hat. Und da diese Chromosomenzusammensetzung bei den Reifeteilungen auch noch verändert wurde, hat schlussendlich jeder Mensch eine neue Kombination von Erbanlagen. Auch Geschwister haben deshalb nie identische Erbanlagen (das ist nur bei eineiigen Mehrlingen der Fall).

→ DER KOMPLETTE BAUPLAN IN NUR ZWEI ZELLEN

Bereits der Beginn ist ein einziges Wunder. Welcher Zufall verhilft einem einzigen unter den etwa 100–300 Millionen Spermien zum Eindringen in die Eizelle und damit zur Festlegung vieler der körperlichen Eigenschaften Ihres Babys? Warum gestattet Ihr Körper, der sonst kein fremdes Eiweiß toleriert, diesem Fremdling mit 50 % Anteilen von Ihrem Partner den Verbleib in der Gebärmutter und stößt ihn nicht ab? Obwohl er noch nicht einmal ein Millimeter groß ist und sich gerade erst in Ihrer Gebärmutter eingenistet hat, lassen sich die von dort ausgesandten Botenstoffe bereits vor Ausbleiben der nächsten Regelblutung in Ihrem Blut messen.

In der ersten Zelle, die mit bloßem Auge nicht sichtbar ist, ist – so unglaublich das scheint – nahezu alles für das künftige Leben dieses Individuums festgelegt: sein Geschlecht, sein Aussehen, seine Größe und das Potenzial für seine geistige und mentale Entwicklung. Weitere Faktoren wie Erziehung, Ausbildung und Umwelt, auch die erste Umwelt in Ihrem Körper in der Gebärmutter, können einen Menschen allerdings zusätzlich entscheidend prägen.

So werden auch nicht alle Krankheiten, deren Anlagen man vielleicht von den Eltern geerbt hat, wirklich auftreten.

→ WIE ZWILLINGE ENTSTEHEN

Hin und wieder können im gleichen Monatszyklus eine oder mehrere weitere Eizellen durch weitere Spermien befruchtet werden. So entstehen zweieiige (dizygote) Zwillinge bzw. mehreiige Mehrlinge (Drillinge, Vierlinge usw.). Eineiige (monozygote) Zwillinge dagegen entstehen durch die Teilung der bereits befruchteten Eizelle, was bei den ersten Zellteilungen bis etwa zum Zeitpunkt der abgeschlossenen Einnistung in die Gebärmutterschleimhaut geschehen kann. Eineiige Zwillinge sind erbgleich (genetisch identisch), mit gleichem Geschlecht und in der Regel gleichen körperlichen und psychischen Merkmalen.

Ohne Hormonbehandlungen oder künstliche Befruchtungen kommen Schwangerschaften mit Zwillingen im Verhältnis von etwa 1 : 85, mit Drillingen im Verhältnis von etwa 1 : 1 700 bei allen Geburten vor. Davon sind etwa zwei Drittel zweieiige Zwillinge, ein Drittel eineiige Zwillinge. Die Wahrscheinlichkeit für eineiige Zwillinge ist stabil in allen Bevölkerungen und unabhängig vom Alter der Mutter oder davon, ob sie den Eisprung auslösende Medikamente nimmt. Die Wahrscheinlichkeit für zweieiige Zwillinge steigt mit dem Alter der Mutter und hat sich in den letzten Jahren durch die Methoden der künstlichen Befruchtung erhöht.

→ ERBKRANKHEITEN

Vererbung einer Erkrankung oder der Trägerschaft für eine Erkrankung (bei eigener Gesundheit) durch Gendefekte auf die Nachkommen. Hier gibt es mehrere Möglichkeiten:

- Autosomal-rezessive Erbkrankheiten: Einer oder bei de Eltern sind Träger eines defekten Gens an gleicher Stelle auf einem der 22 Chromosomen, also den Nicht-Geschlechtschromosomen. Die Erkrankung tritt nur in Erscheinung, wenn das Kind von beiden Eltern das krank machende Gen erhält (Risiko 25 %). In 50 % der Fälle ist das Kind Gendefektträger, jedoch selbst gesund. Typische Beispiele sind die Mukoviszidose (auch zystische Fibrose) oder die Phenylketonurie. Die Mukoviszidose gehört zu den häufigsten angeborenen Stoffwechselstörungen (in Europa 1 : 2 000 Neugeborene, 4 % der Bevölkerung sind Genträger). Die Drüsensekrete in unterschiedlichen Organen und Geweben sind zäh und dickflüssig verändert. Atemnot, Lungenentzündungen, Darmverschluss und Verdauungsstörungen sind einige der schweren Symptome der Erkrankung. Da man den

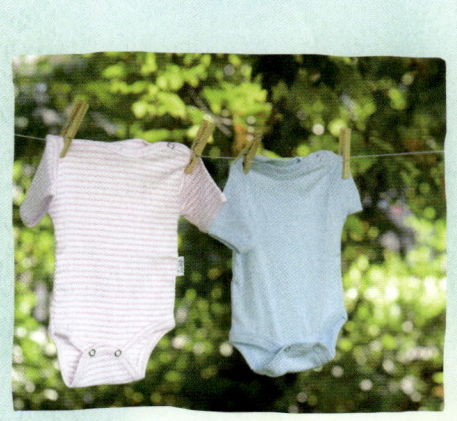

PRINZ ODER PRINZESSIN?

Wie und wann wird festgelegt, ob Sie ein Mädchen oder einen Jungen bekommen? – Eine spannende Frage! Schon im Moment der Befruchtung legt das Spermium und damit der Vater fest, welches Geschlecht Ihr Kind haben wird. Bei den Spermien können nach der Reifeteilung zwei Formen auftreten: 23 Chromosomen, davon ein X- oder ein Y-Chromosom (23,X oder 23,Y). Verschmelzen nun eine Eizelle und ein Spermium, so kann die Eizelle mit dem X-Chromosom der Mutter entweder auf ein Spermium mit einem X-Chromosom des Vaters (Mädchen) oder ein Spermium mit einem Y-Chromosom des Vaters treffen (Junge).

Neugeborenen. Mit einer eiweißarmen Diät unmittelbar nach Geburt beginnend kann das verhindert werden. Blut aus der Ferse dient zum Screening bei allen Neugeborenen, ob die Stoffwechselerkrankung vorliegt.

• Autosomal-dominante Erbkrankheiten: Hier müssen nicht beide der „gegenüberliegenden" Gene auf einem Paar der Chromosomen 1–22 betroffen sein. Bereits ein Gendefekt der einen Hälfte führt zur Krankheitsausprägung. Die Nachkommen erkranken in 50 % der Fälle. Die gesunden Kinder (ebenfalls 50 %) vererben die Krankheit nicht weiter. Typische Beispiele sind Skeletterkrankungen (z. B. Knochenbrüchigkeit, Zwergwuchs), Erkrankungen des Nervensystems (z. B. Chorea Huntington, auch Veitstanz).

• Geschlechtsgebunden-rezessive Erbkrankheiten: Das Y-Chromosom besitzt keine für Erbleiden wichtigen Merkmale. Die erblichen Defekte sind nur auf dem X-Chromosom lokalisiert. Die überwiegende Mehrzahl hat einen rezessiven Erbgang. Da Knaben nur ein X-Chromosom besitzen, führt ein Gendefekt auf dem einzigen X-Chromosom zur Ausprägung der Erkrankung. Mädchen mit 2 X-Chromosomen sind durch das 2. nicht betroffene X gesund, jedoch Überträgerinnen. Typische Beispiele sind die Bluterkrankheit (Hämophilie A) oder die Muskeldystrophie vom Typ Duchenne.

Bei all diesen Erkrankungen in der eigenen Familie oder beim ersten Auftreten einer solchen Erkrankung bei der Geburt ist eine genetische Beratung unverzichtbar, wenn es darum geht, das Risiko für eigene Kinder zu beurteilen.

Ort der Genmutation kennt (Chromosom 7), kann eine gezielte pränatale Diagnostik feststellen, ob das Kind betroffen ist. Bei der Phenylketonurie (PKU), einer ebenfalls häufigen Stoffwechselstörung, auf dem Chromosom 12 lokalisiert, fehlt ein Enzym, das den regelrechten Abbau der Aminosäure Phenylalanin unmöglich macht. Sie reichert sich an und schädigt das Gehirn des

SSW
1
2
3
4
5
6
7
8
9
10
11
12
13
14
15
16
17
18
19
20
21
22
23
24
25
26
27
28
29
30
31
32
33
34
35
36
37
38
39
40

War deine Schwangerschaft geplant oder ungeplant?

1. MONAT · ERFAHRUNGSBERICHTE

....

„Die Schwangerschaft war eigentlich mehr ungeplant als geplant. Ich nahm seit zwei Jahren aus gesundheitlichen Gründen keine Pille mehr und in den letzten Monaten vor der Schwangerschaft legten wir nicht mehr so viel Wert auf Verhütung.
Wir hatten zwar schon über Kinder gesprochen, wollten aber noch ein bisschen warten. Wir haben aber auch gesagt, dass, wenn es passiert, es dann so ist und wir uns trotzdem freuen würden. Und am Ende war es dann genau so."

→ **MAGDALENA, 25 JAHRE**
→ STUDENTIN
→ ZUM ERSTEN MAL SCHWANGER

„Meine beiden Schwangerschaften waren geplant. Bei Paul, meinem ersten Kind, hat es etwa ein Jahr nach Absetzen der Pille gedauert, bis ich schwanger wurde. Bei der zweiten Schwangerschaft hat es viel schneller geklappt. Schon drei Monate nachdem wir nicht mehr verhüteten, wurde ich schwanger. So schnell hatte ich eigentlich gar nicht damit gerechnet. Man kann eben nicht immer alles ganz genau planen."

→ **ALINA, 29 JAHRE**
→ POLIZISTIN
→ HAT BEREITS EIN KIND

„DIE SCHWANGERSCHAFT WAR UNGEPLANT, ALSO QUASI EIN ‚UNFALL', WIE MAN SO SCHÖN SAGT. ALS MEINE REGEL AUSBLIEB UND DER SCHWANGERSCHAFTSTEST EIN POSITIVES ERGEBNIS ZEIGTE, HABE ICH ANGEFANGEN ZU WEINEN. STEFAN UND ICH HABEN VIEL MITEINANDER GESPROCHEN. UND OBWOHL DIE SCHWANGERSCHAFT ZU EINEM RELATIV UNGÜNSTIGEN ZEITPUNKT PASSIERTE, SIND WIR JETZT WAHNSINNIG FROH, DASS WIR UNS FÜR DAS KIND ENTSCHIEDEN HABEN."

→ **MARIA, 29 JAHRE**
→ SOZIALPÄDAGOGIN
→ ZUM ERSTEN MAL SCHWANGER

„Als mein Frauenarzt mir vor einigen Monaten mitteilte, ich könne wahrscheinlich auf natürlichem Wege niemals schwanger werden, war ich am Boden zerstört. Um meinen Körper nicht mehr unnötigerweise mit Hormonen zu belasten, setzte ich also die Pille ab. Drei Monate später war ich schwanger. Wie konnte das sein? Ich war total entsetzt. Alles in allem bin ich jedoch umso glücklicher, dass ich, obwohl ich angeblich nie ein Baby bekommen konnte, plötzlich eins erwarte."

→ **NELE, 27 JAHRE**
→ PERSONALREFERENTIN
→ ZUM ERSTEN MAL SCHWANGER

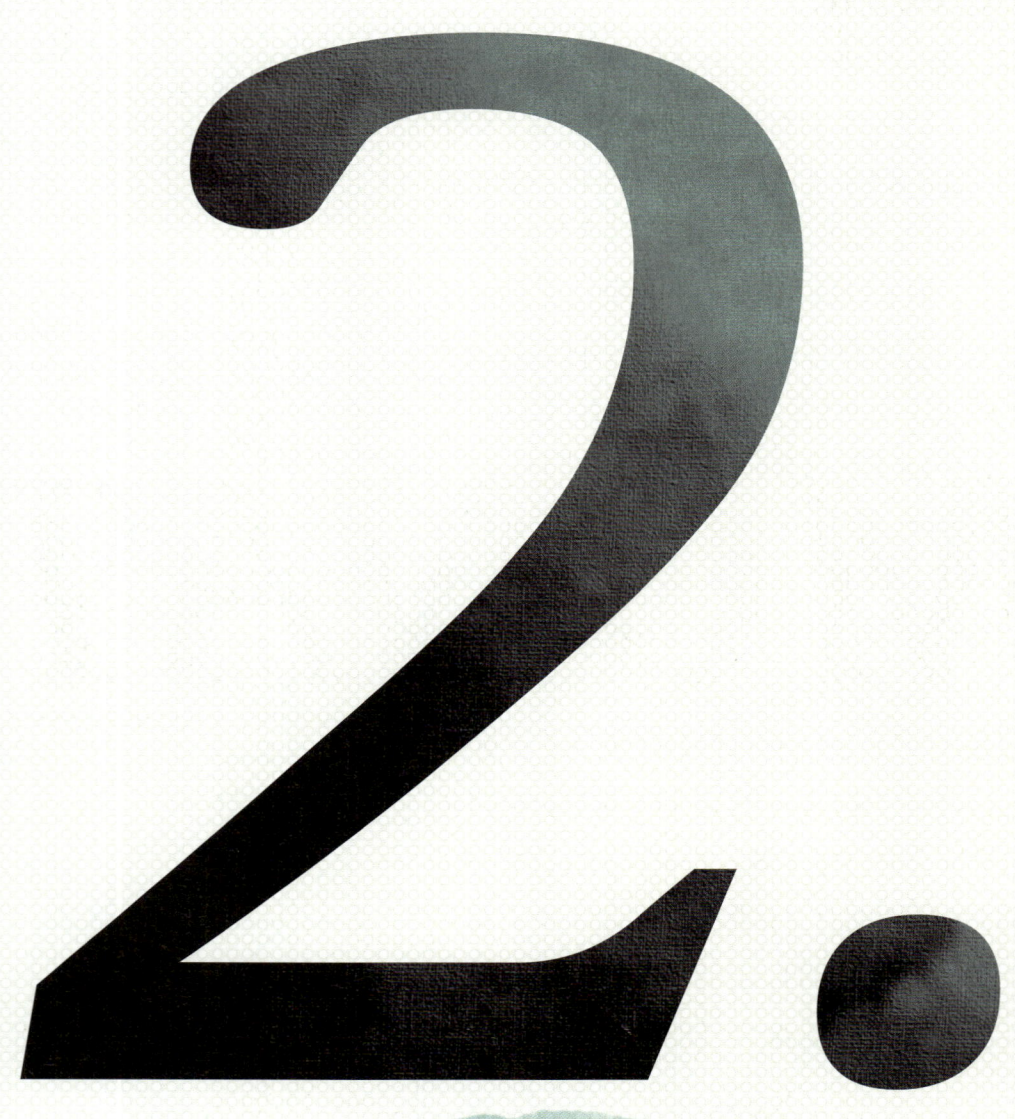

MIR IST
JETZT SCHON
SCHLECHT.

ICH WILL EINFACH NUR SCHLAFEN.

ENDLICH – DAS HERZCHEN VON MEINEM KRÜMEL SCHLÄGT.

KRISE! JETZT SCHON 1 KILO MEHR!

MONAT

ICH KÖNNTE STÄNDIG HEULEN. WARUM NUR?

YIPPIEH! STOLZE MUTTERPASS-BESITZERIN.

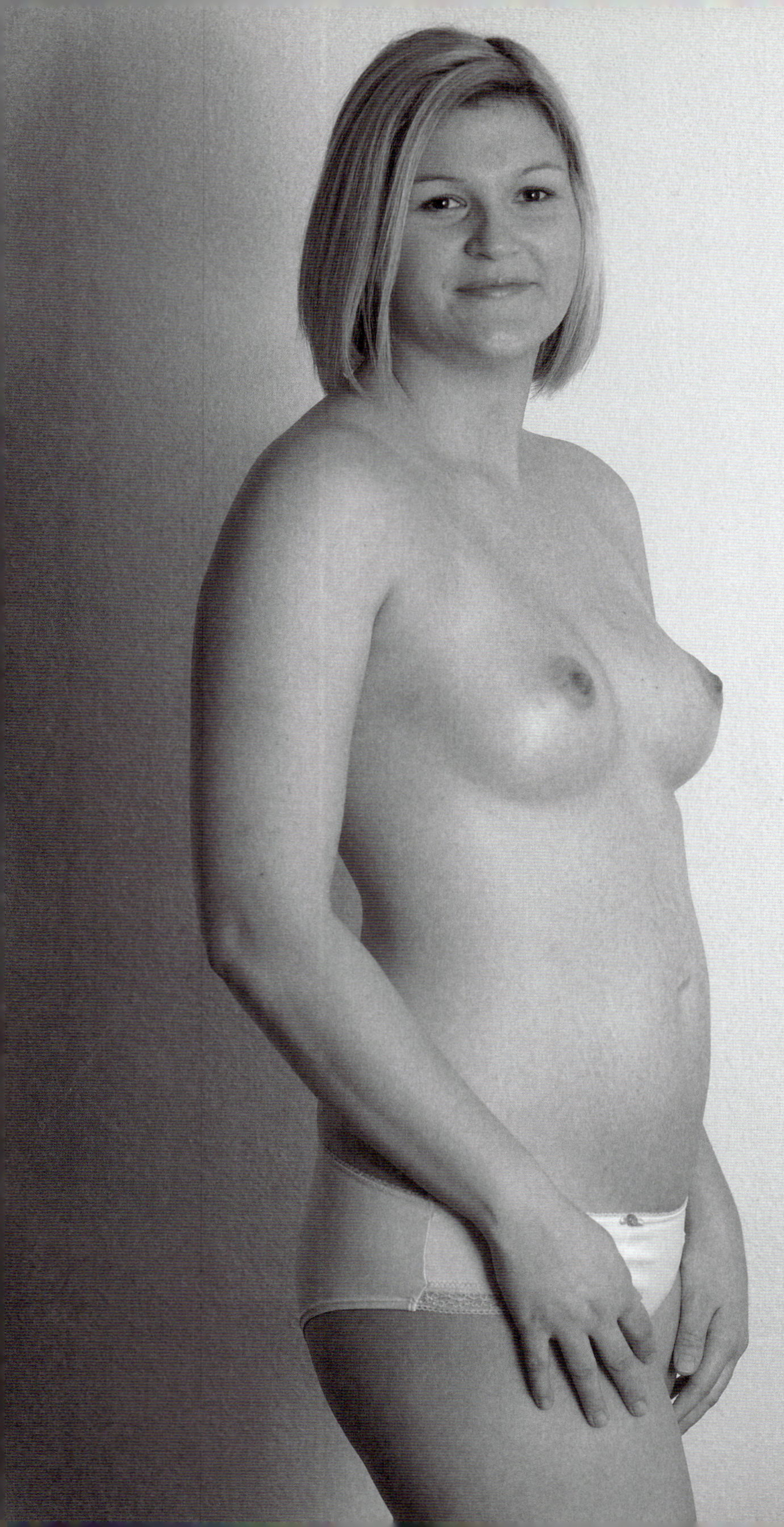

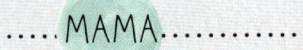

Spüren Sie Veränderungen?

Einige körperliche Veränderungen zeigen Ihnen nun deutlich, dass Sie schwanger sind. Ihre Organe und Ihr Gewebe werden stärker durchblutet, das führt z. B. zu

- Spannungen in den Brüsten,
- Verfärbung des Warzenhofs,
- häufigem Wasserlassen und
- steigender Hauttemperatur an Armen und Händen.

Ihr Baby ist ANGEKOMMEN

2. MONAT · SSW 5 · 4+0 BIS 4+6

KIND

Es geht rasend schnell

Am Ende der 5. Woche ist der Embryo stecknadelkopfgroß angedeutet in der Chorionhöhle im Ultraschall erkennbar. Aus der Keimscheibe wird ein wurmförmiges Gebilde, das sich später bauchwärts krümmt. Rückenmark, Kopf- und Herzanlage bilden sich, und Augen, Ohren und der Mund deuten sich an. Bei den Gliedmaßen entstehen als erstes Arm- und paddelförmige Handanlagen. Die Fruchtwasserhöhle befindet sich auf dem Rücken des Embryos.

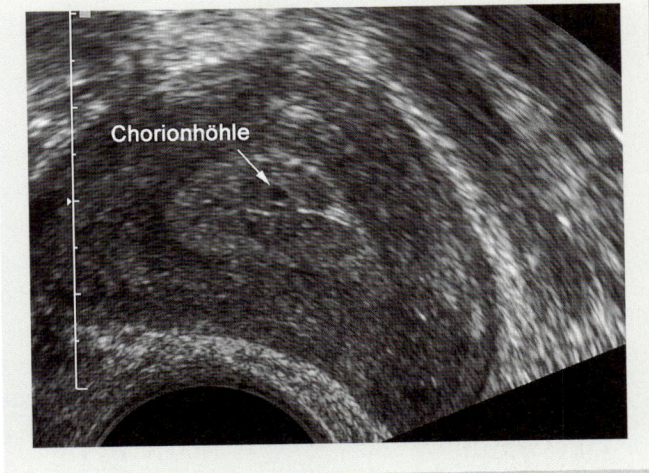

Chorionhöhle

ICH BIN JETZT 2MM GROSS

Noch bin ich ganz klein, sodass nur die mich umgebende Chorionhöhle deutlich zu sehen ist. Ich sehe aus wie ein kleines Samenkorn.

SO SEHE ICH JETZT AUS:

Am Ende der 5. Schwangerschaftswoche ist der Embryo noch ganz klein und hat in etwa die Größe eines Brotkrümels.

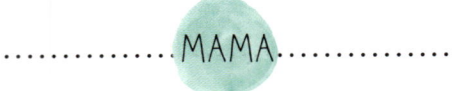

.... MAMA ....

Ihre Gefühle fahren Achterbahn

„Ich bin schwanger" – diese Gewissheit löst bei vielen Frauen sehr unterschiedliche Gefühle aus. Große Freude und gespannte Erwartung wechseln sich ab mit Unsicherheit und Zweifeln. Das alles ist ganz normal und kein Grund zur Sorge. Schuld an dieser für Sie vielleicht völlig untypischen Gefühlslage oder psychischen Unausgeglichenheit sind die jetzt in der Schwangerschaft neu gebildeten Hormone. Aber sicherlich nicht alleine, denn Sie werden merken, dass auch das Gefühlsleben Ihres Partners aus den Fugen gerät. Eine Schwangerschaft, vor allen Dingen die erste, zählt für viele Paare zu den einschneidendsten Erlebnissen in ihrer Partnerschaft. Die kommende Geburt und die Vergrößerung der Familie beeinflussen nahezu alles, die Partnerschaft, den Berufsweg, die räumlichen Verhältnisse der Wohnung, die Freizeitgestaltung, die finanziellen Mittel, die Figur und vieles, vieles mehr. Die Gedanken darüber drehen sich im Kreis, Freude und Ängste wechseln ständig. Dies hat zur Folge, dass in diesen ersten Wochen manche Frauen ihr emotionales Verhalten kaum wiedererkennen können. Sie brauchen Zeit, sich emotional und körperlich an ihre Schwangerschaft zu gewöhnen. In der Regel stellt sich nach einer Zeit der Unsicherheit ein starkes Glücksgefühl ein, auch wenn Lachen und Weinen weiterhin ganz nahe beieinanderliegen.

Diese auffallend veränderte und größere psychische Empfänglichkeit mit Beginn der Schwangerschaft ist aber mit Blick auf Ihr Baby sehr sinnvoll. Sie werden dadurch nämlich aufmerksamer und vorsichtiger und achten auf Ihre Körpersignale. So fällt es Ihnen leichter, Ihr Baby vor schädlichen Einflüssen zu schützen, damit es gesund und ungestört heranwachsen kann.

Was schadet Ihrem Baby?
→ VERZICHTEN SIE AUF ALKOHOL

Der Genuss von Alkohol kann die körperliche und geistige Entwicklung Ihres Kindes gefährden, da er durch die Plazenta zu Ihrem Baby gelangt. Dessen unreife Leber baut den Alkohol nur sehr schwer ab, weshalb schwerwiegende Fehlbildungen entstehen können. Als typisch alkoholbedingte Fehlbildungen gelten Gesichtsfehlbildungen, Herzfehler, Kleinwuchs, Intelligenzdefekte und Verhaltensstörungen. Solche schweren Fehlbildungen treten vor allem bei schwer abhängigen Alkoholikerinnen auf. Es ist allerdings bis heute nicht endgültig geklärt, ob geringer Alkoholkonsum, wie etwa 1 Glas Wein oder Sekt am Abend, auf die Entwicklung des Kindes Einfluss hat.

→ WENN SIE RAUCHEN, RAUCHT IHR BABY MIT

Nikotin ist ebenfalls Gift für Ihr Kind. Auf das Rauchen sollten Sie verzichten oder es so weit wie möglich reduzieren. Fast alle schädlichen Bestandteile der Zigarette erreichen Ihr Baby und sammeln sich in seinem Körper in höherer Konzentration, weil seine Organe noch unreif sind und die toxischen Substanzen verzögert abbauen. Das Nikotin aus der Zigarette verengt die Gefäße in der Plazenta und die zarten Blutgefäße im kindlichen Kreislauf, sodass die Blutversorgung abnimmt. Das Kohlenmonoxid besetzt bei Mutter und Kind die roten Blutkörperchen und macht sie für den wichtigen Sauerstofftransport unbrauchbar. Wachstum und Hirnentwicklung bleiben zurück. Etwas mehr als 60 % der Frauen, die vor der Schwangerschaft rauchten (zwischen 30 und 40 % sind es bis zum Alter von 44 Jahren in Deutschland), schaffen es, mit dem Rauchen aufzuhören.

Bitten Sie Ihren Arzt, Ihnen professionelle Hilfe zu vermitteln. Es gibt Möglichkeiten, das aktive Rauchen zu reduzieren. Bereits einige nicht gerauchte Zigaretten pro Tag sind bereits ein Erfolg. Ihr Baby kann sein Wachstum sogar in der Spätschwangerschaft aufholen, wenn Sie in der Schwangerschaft nicht mehr rauchen.

→ MÖGLICHST KEINE TABLETTEN

Medikamente, Drogen und Psychopharmaka passieren die Plazenta sehr schnell und können die körperliche und die Gehirnentwicklung Ihres Babys negativ beeinflussen. Die Plazenta ist in der Vergangenheit als Schutzbarriere gegen schädigende Substanzen sehr überschätzt worden. Fast alle Medikamente passieren direkt oder nach Verstoffwechslung die Plazenta. Ihr Arzt oder Ihre Hebamme kennen die sicheren, unsicheren oder gar eindeutig Schaden verursachenden Medikamente. Daher ein ganz wichtiger Rat bei Schnupfen, Kopfschmerzen, Übelkeit oder Schlaflosigkeit: Seien Sie übervorsichtig, und nehmen Sie keine Medikamente, auch nicht die frei käuflichen oder homöopathischen, ohne Rückversicherung bei Ihrer Hebamme oder Ihrem Arzt. Das gilt für die gesamte Schwangerschaft.

Schützen Sie sich vor Infektionen

Infektionen (S. 50) in der Schwangerschaft sind gefürchtet. Verschiedene Bakterien, Viren oder Protozoen können das Baby über das mütterliche Blut und die Plazenta oder aufsteigend von der Scheide durch die Eihäute und das Fruchtwasser mit infizieren (siehe hierzu auch Kapitel „Wie kann ich mich bei fehlender Immunität schützen?" (S. 50)). Dies kann zu Fehlbildungen oder Entwicklungsstörungen führen (z. B. bei Infektionen mit Röteln oder Toxoplasmose) oder eine Fehl- oder Frühgeburt auslösen (z. B. bei einer Streptokokkeninfektion). Das Kind kann sich auch während der Passage durch den Geburtskanal anstecken (z. B. bei HIV).

So können Sie sich schützen:

- Beginnen Sie, wenn möglich, eine Schwangerschaft mit einem ausreichenden Impfschutz (vor allem gegen Röteln und Windpocken).
- Melden Sie (vor allem bei fehlendem Impfschutz) einen Kontakt mit einem erkrankten Kind Ihrem Arzt (z. B. bei Ringelröteln).

- Essen Sie kein rohes Fleisch oder keinen Rohmilchkäse (Übertragung der Erreger der Toxoplasmose und Listeriose).
- Schützen Sie sich vor Infektionen mit Salmonellen in weich gekochten oder nicht durchgebratenen Eiern, in Eierspeisen mit rohen Eiern (z. B. Tiramisu, Speiseeis aus unsicherer Herstellung oder Straßenverkauf) oder in halb garem Geflügelfleisch.
- Meiden Sie Eiswürfel bei Unkenntnis der hygienischen Verhältnisse.

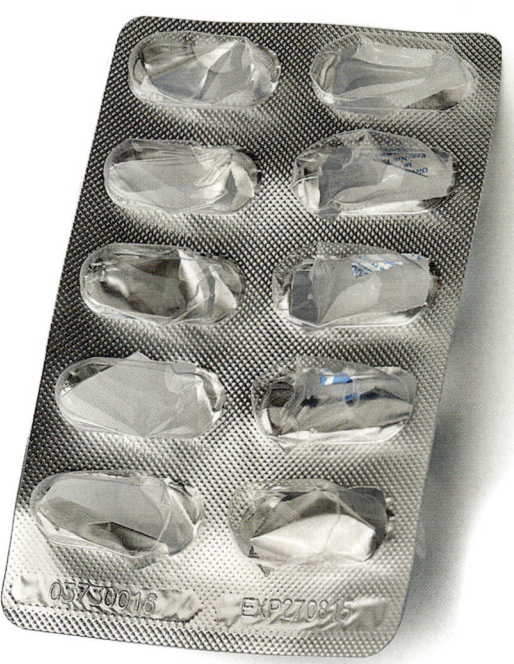

Das HERZCHEN *schlägt*

2. MONAT · SSW 6 · 5+0 BIS 5+6

Das Herz Ihres Babys beginnt zu schlagen

Bereits in der 6. Woche beginnt das Herz Ihres Babys mit sehr hoher Frequenz zu schlagen. Noch hat es die Form von paarig angelegten Schläuchen, die Gefäßverbindungen mit dem Dottersack und den sich weiter aussprießenden Zotten haben. Diese Zotten sind wurzelähnliche Gewebefortsätze, die sich in der Gebärmutterschleimhaut ausbreiten. In diese Zotten wachsen Gefäße hinein. Sie tauchen in mütterliche Blutlakunen, die ihrerseits Anschluss an mütterliche Gefäße erhalten. So bekommt der Embryo in dieser frühen Phase einerseits noch Nährstoffe aus dem Dottersack und hat andererseits bereits durch die Zotten Kontakt zu dem mütterlichen Blut. Die Verbindungen zum Gefäßnetz des Dottersackes veröden ziemlich bald, und Sauerstoff und Nährstoffe kommen bald nur noch direkt aus dem mütterlichen Blut.

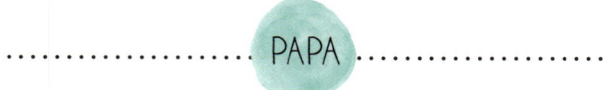

Für Sie beide, für Ihre Frau und für Sie, zählen die Zeit der Schwangerschaft, die Geburt und die erste Zeit mit dem Baby zu den größten Veränderungen im Leben und im Verlauf Ihrer Paarbeziehung. Wie ist Ihnen dabei zumute? Freuen Sie sich ungetrübt auf die bevorstehende Zeit oder spüren Sie auch diffuse Ängste vor der Zukunft?

Viel wird davon abhängen, ob Sie beide Ihr erstes Kind erwarten oder ob frühere Schwangerschaften Ihnen helfen, Ihre eigene Rolle zu finden. Frauen haben in der Schwangerschaft die große Aufgabe, aber auch das unbestreitbar große Privileg, in ihrem Körper Leben heranwachsen zu lassen und Leben zu schenken. Von ihnen werden Höchstleistungen bezüglich der emotionellen Motivation und körperlichen Funktion erwartet, und die Umgebung reagiert darauf mit Respekt, Rücksichtnahme und Nachsicht. Die Anforderungen an Sie und die Vorstellungen von Ihrer Rolle sind da viel weniger großzügig. Oft suggeriert das Umfeld, ein werdender Vater dürfe sich nur freuen, habe sich anzupassen und sollte darauf verzichten, Sorgen oder gar Zorn zu zeigen.

Das Miterleben der Zeit der Schwangerschaft, der Geburt und des Wochenbettes war für den Mann noch nie so einfach wie in den letzten 30 Jahren. Von Hebammen und Ärzten werden Sie als Partner, als emotionale Stütze und Helfer akzeptiert bzw. gefordert. Mehr und mehr wird in den Stunden der Geburt das Paar auch als Liebespaar respektiert ebenso wie die Privatsphäre der Eltern beim Kennenlernen ihres Babys in den ersten Lebensstunden. Die zukünftigen Eltern werden als Einheit verstanden. Gemeinsame Schwangerschaftskontrollen, Teilnahme an Geburtsvorbereitungskursen, Klinikbesichtigungen, ihre Anwesenheit bei der Geburt und im Wochenbett sind Selbstverständlichkeiten geworden. Seitens der Politik wird die Rolle des Mannes zunehmend gestärkt, denken Sie nur an Vaterschaftsurlaub oder Elterngeld.

MAMA

EINE DER GANZ GROSSEN Veränderungen des mütterlichen Körpers während der Schwangerschaft betrifft das Blutvolumen. Zu Beginn der Schwangerschaft haben Sie ein von Körpergröße und -gewicht abhängiges Blutvolumen von 4–5 Litern. Bereits in der 6. Schwangerschaftswoche beginnt dieses zu steigen und erreicht etwa in der 34. Woche einen Maximalwert von 6–7 Litern. Der flüssige Anteil des Blutes (das Plasma) nimmt dabei stärker zu als die festen Bestandteile. Selbst mit extremem Training können Sportler eine derartige Blutvolumenvergrößerung zur Leistungssteigerung niemals in einem solchen Zeitraum erreichen. Daran erkennen Sie, dass die Schwangerschaft eine Phase der Dauerhöchstleistung ist, 24 Stunden täglich! Die Zunahme von Blutvolumen und Kindsgewicht verläuft parallel und sichert die ausreichende Durchblutung der Plazenta und das Wachstum des Kindes bzw. der Kinder.

Bleibt die Zunahme aus, so wird dies als Hauptursache von Schwangerschaftskomplikationen wie Hochdruck und Mangelentwicklung des Kindes angesehen. Die Blutvolumenveränderung wird durch Östrogene und weitere, ebenfalls in der Schwangerschaft ansteigende Hormone (Aldosteron, Renin, Angiotensin II) gesteuert, die dafür sorgen, dass mehr Wasser und Elektrolyte in den Nieren zurückgehalten werden.

Ebenso eindrücklich ist die frühe Zunahme des Herzminutenvolumens (HMV), das ist die Menge Blut, die mit jedem Herzschlag in den Lungen- und Körperkreislauf ausgeworfen wird. Die Zunahme resultiert aus der Zunahme des Blutvolumens, der steigenden Kontraktionskraft des Herzens sowie der steigenden Herzfrequenz. Bereits in der 8. Schwangerschaftswoche beträgt die Zunahme des HMV

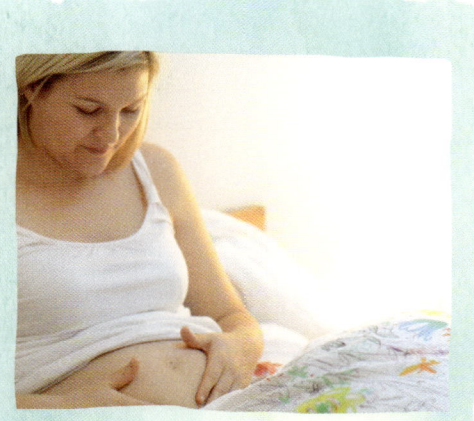

WANN ENTSTEHT DIE ERSTE BEZIEHUNG ZUM UNGEBORENEN?

Das lässt sich wohl nicht genau beantworten. Ist es beim positiven Schwangerschaftstest, wenn viele Frauen überglücklich ihren Frauenarzt anrufen und am liebsten schon für den nächsten Tag einen Termin vereinbaren wollen? Oder beim ersten Ultraschall, wenn sie in einer winzigen Blase, der Chorionhöhle, ein kleines Herz schlagen sehen? Ungeduldig erwartet jede Schwangere den Moment, in dem sie im Laufe des 5. Monats die ersten Kindsbewegungen spürt. Dann endlich kann auch der Vater die Schwangerschaft direkt spüren. Je deutlicher sich das wachsende Kind bemerkbar macht, desto intensiver wird Ihre Beziehung zum Ungeborenen werden. Vielleicht machen Sie sich, wenn Sie schon ein Kind haben, Gedanken, ob Sie das zweite genauso lieben können wie das erste? Keine Sorge, Sie werden schnell merken, dass Ihre Liebe mit jedem Kind wächst.

rund ⅔ der späteren Gesamtzunahme. Den größten Anteil an dieser steigenden Blutzirkulation haben die Haut, die Plazenta und die Nieren, die jetzt ihren Dienst für zwei erfüllen müssen.

Die Plazenta – Verbindung von Mutter und Kind

Die Plazenta (lat. placenta = Kuchen) stellt ein einzigartiges Organ der Verbindung und der Trennung zwischen Mutter und Kind dar. Sie wird bei der Einnistung der Keimanlage in die mütterliche Gebärmutterschleimhaut gebildet und verliert ihre Bedeutung wenige Sekunden nach der Geburt, wenn in der Nabelschnur der Blutfluss zwischen Kind und Plazenta aufhört.
Ihre Aufgaben:

- In ihr wird eine Reihe von Proteinen und Hormonen gebildet. Hierzu gehören die weiblichen Geschlechtshormone Östrogene und Gestagen, die sonst in den Eierstöcken gebildet werden, und zusätzlich Hormone, die während der Schwangerschaft gebildet werden. Hier ist das Wichtigste das humane Choriongonadotropin, das HCG (siehe hierzu die Tabelle über Hormone der Schwangerschaft, S. 80).
- Die Plazenta ist ein Kreislauforgan, in dem kindliches und mütterliches Blut zirkulieren sowie Sauerstoff und Nährstoffe zum Kind geschafft bzw. Kohlendioxid und Abfallstoffe vom Kind wegtransportiert werden. Fast 1 Liter Blut pro Minute zirkuliert am Ende der Schwangerschaft in der Plazenta und ermöglicht, den großen Sauerstoff- und Nährstoffbedarf des Kindes zu decken. Sauerstoffangereichertes Blut aus der Plazenta fließt in der Nabelschnurvene zum Kind, verbrauchtes Blut vom Embryo aus den paarigen Rücken-Hauptschlagadern fließt in 2 Arterien zur Mutter bzw. Plazenta. Die Nabelschnur hat drei Gefäße, zwei Arterien und eine Vene.
- Die Plazenta ist auch ein Wärmeaustauscher und sorgt dafür, dass das Kind seine Wärme, die beim Wachstum durch den aktiven Stoffwechsel entsteht, an das mütterliche Blut abgeben kann. Trotzdem liegt die Temperatur des Kindes immer etwa 0,5 °C über der der Mutter.
- Die Plazenta ist das entscheidende immunologische Schutzorgan, das zusammen mit den Eihäuten (Amnion und Chorion) die Abstoßung der zu 50 % aus väterlichen Proteinen (Eiweißen) bestehenden Eianlage verhindert.

Die Plazenta hat Anteile des Embryos bzw. Fetus und der mütterlichen Gebärmutter:

- Der Trophoblast und die sich hieraus entwickelnden Zotten (Chorionzotten), die immer tiefer in Form von Zottenbäumchen in die mütterliche Gebärmutterschleimhaut hineinwachsen, stammen aus der Eianlage.
- Die mütterliche Schleimhaut setzt diesem kindlichen Gewebe aber eine Grenzschicht entgegen, die Dezidua. Sie wird mit ihren geschlängelten Blutgefäßen (Spiralarterien) und Drüsen der mütterliche Anteil der Plazenta.

Die Gefäße, die vom Fetus kommen bzw. zu seinem Herzen zurückfließen, verästeln sich in den Zottenbäumchen zu immer feineren Gefäßen und Kapillaren. Auf der mütterlichen Seite kommen aus der Gebärmuttermuskelschicht etwa 80–100 feine Arterien, die sich in der Dezidua zu sogenannten Spiralarterien aufschlängeln und ausweiten. Fontainenartig umspritzt das mütterliche Blut die in den Blutsee (intervillöser Raum) hineinhängenden Zottenbäumchen und kehrt nach dem Kontakt mit der Zottenoberfläche in die mütterlichen Venen der Dezidua zurück. Der Austausch von Gasen, Nähr- und Abfallstoffen erfolgt durch Diffusion oder durch aktive Transportvorgänge.

Am Geburtstermin hat die Plazenta ein Gewicht von 500–800 g, ist rund bis oval mit einem Durchmesser von ungefähr 20 cm und einer Dicke von 4,5–5 cm. Am Termin beträgt durch die Verästelung der Zotten die Austauschfläche 12–15 m², einem mittelgroßen Zimmer entsprechend!

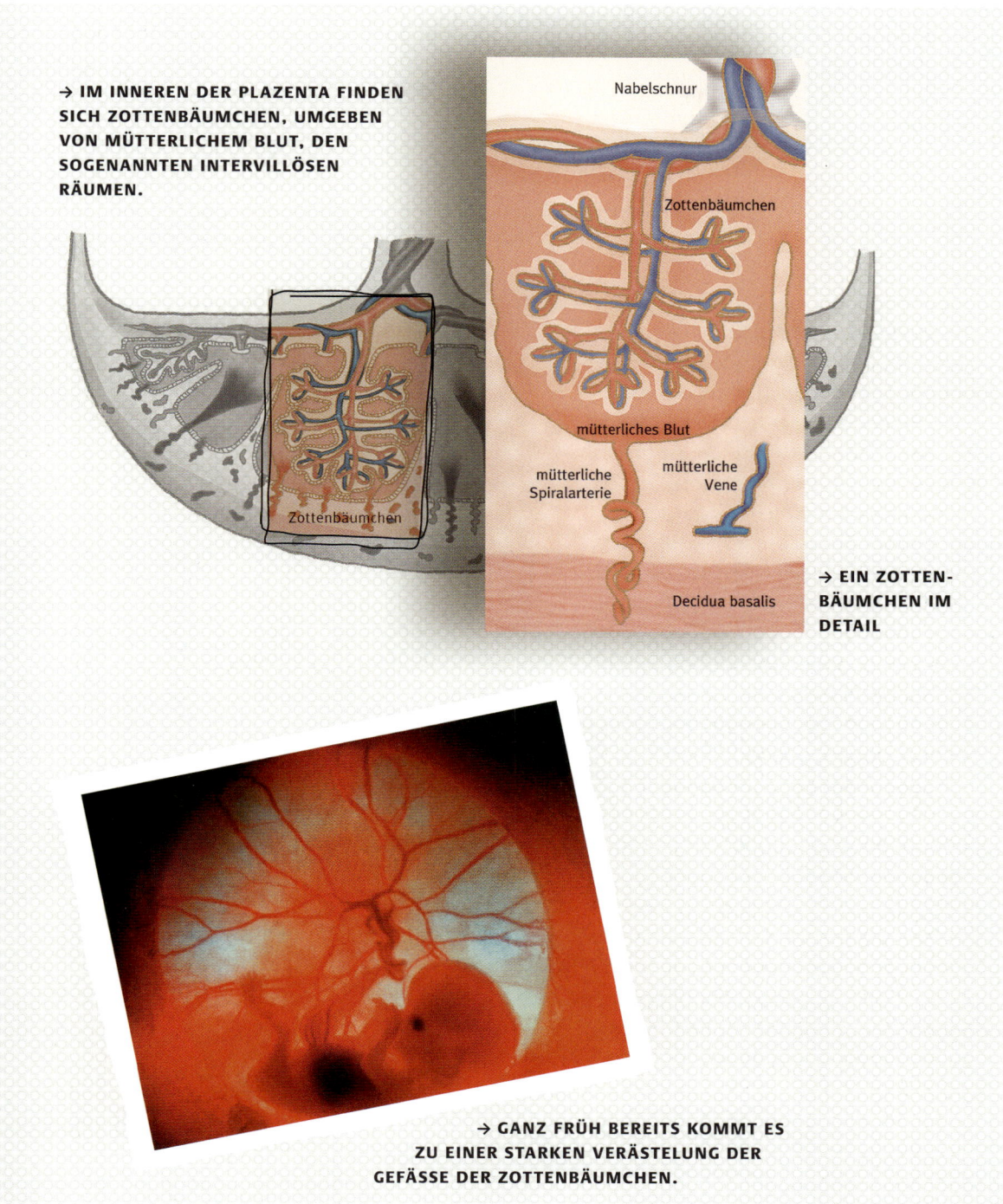

→ IM INNEREN DER PLAZENTA FINDEN SICH ZOTTENBÄUMCHEN, UMGEBEN VON MÜTTERLICHEM BLUT, DEN SOGENANNTEN INTERVILLÖSEN RÄUMEN.

Nabelschnur

Zottenbäumchen

Zottenbäumchen

mütterliches Blut

mütterliche Spiralarterie

mütterliche Vene

Decidua basalis

→ EIN ZOTTEN-BÄUMCHEN IM DETAIL

→ GANZ FRÜH BEREITS KOMMT ES ZU EINER STARKEN VERÄSTELUNG DER GEFÄSSE DER ZOTTENBÄUMCHEN.

*Baby*MOVES

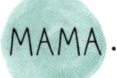

MAMA

Ungewohnte Müdigkeit

Gehörten bereits vor Ausbleiben der Periode Mattigkeit und Müdigkeit zu den wahrscheinlichen, allerdings unsicheren Zeichen für eine Schwangerschaft, so ist dieser Zustand in der Frühschwangerschaft für fast alle Schwangeren ständiger Begleiter. Früher konnten Sie nach durchtanzter Nacht und wenigen Stunden Schlaf am nächsten Tag wieder Bäume ausreißen, jetzt, in diesen ersten Wochen, haben Sie nur einen Wunsch, sich abends ins Bett zu verkriechen, möglichst nicht mehr zu reden und zu lesen, nach bleierner Müdigkeit am Arbeitsplatz nur schlafen, schlafen, schlafen.

Hauptursache neben Eisenmangel sind Hormone, die in großer Menge von Eierstöcken und Plazenta gebildet werden, insbesondere das Progesteron. Im Interesse der Einnistung und Entwicklung des Embryos ist alles ruhig gestellt, die Gebärmutter, die gesamte glatte Muskulatur in Ihrem Körper, die Aktivitäten im Gehirn. Keine Sorge, nur Geduld, Ihre Energie kehrt nach einigen Wochen der Anpassung zurück.

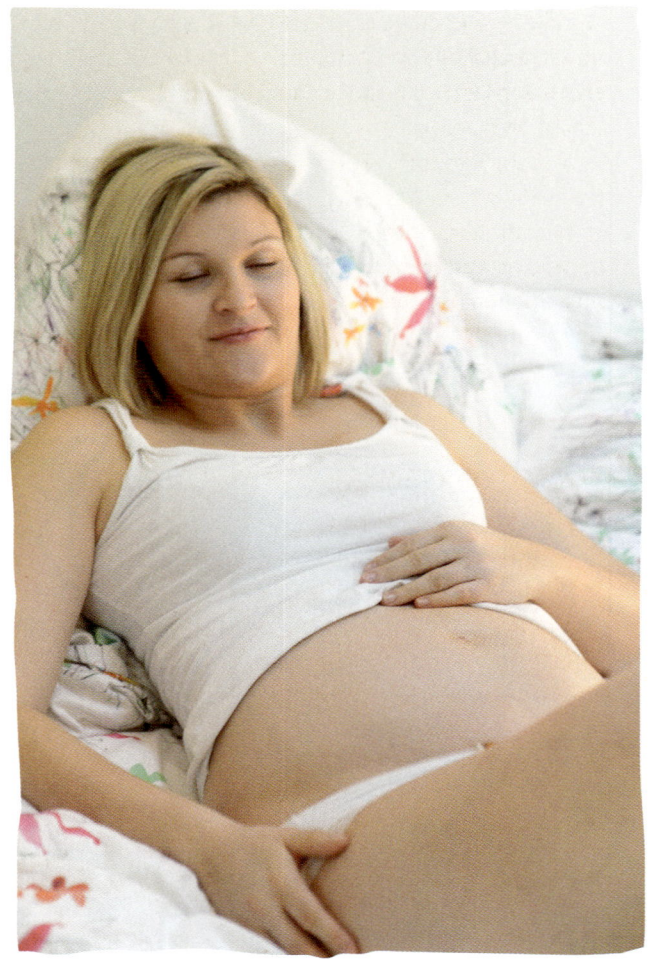

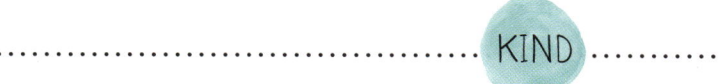

KIND

Ihr Baby beginnt sich zu bewegen

Im Ultraschallbild werden in der 7. Woche die Strukturen des Embryos und seine Herzaktion (Herzschlag) erkennbar. Der Dottersack ist nur noch als kleiner Rest zu erkennen. Aus ihm und dem Haftstiel ist die Nabelschnur entstanden.

Ihr Baby beginnt jetzt, sich aktiv zu bewegen. Seine ersten Bewegungen bestehen in einem langsamen Beugen und Strecken von Armen, Beinen und Rumpf.

Über die körperlichen Strukturen oder das Geschlecht des Kindes kann der Ultraschall zu diesem Zeitpunkt noch keine Aussagen machen. Dennoch werden Sie und Ihr Partner diese erste Ultraschalluntersuchung sicher sehr emotional erleben.

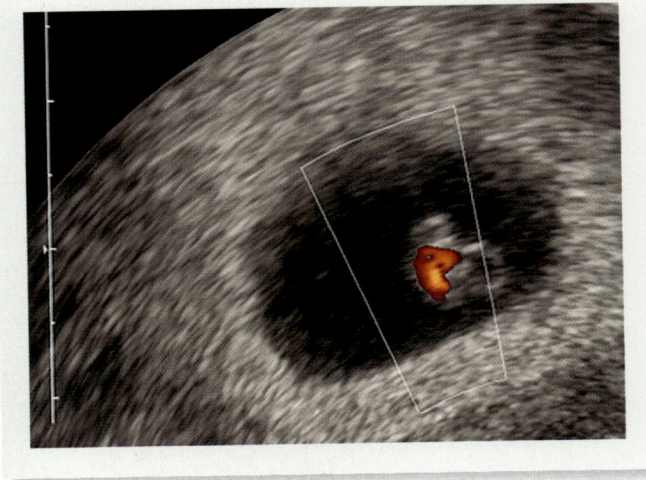

SO SEHE ICH JETZT AUS

Ich bin nun etwa 6,5 mm groß. In Farbe sieht man das Blut in meinem Herzen und in der Aorta, der großen Hauptschlagader, fließen.

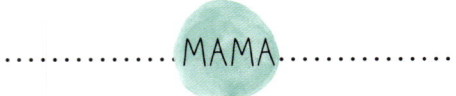

.... MAMA ....

Die regelmäßigen Vorsorgeuntersuchungen

In den kommenden Monaten werden Ihr Frauenarzt und Ihre Hebamme wichtige Begleiter für Sie. Sie beobachten den Verlauf Ihrer Schwangerschaft genau, kennen alle Untersuchungsergebnisse und können Ihnen und Ihrem Kind am besten helfen.

Schwangerschaften und Geburten sind heute sehr sicher geworden. Einen großen Anteil daran haben die regelmäßigen Vorsorgeuntersuchungen, deren Leistungen in Deutschland in den sogenannten Mutterschafts-Richtlinien geregelt sind und gesichert werden. Analoge Leistungssicherungen existieren in Österreich und in der Schweiz.

Die Untersuchungen werden von den gesetzlichen Krankenkassen bezahlt. Ziel der Vorsorgeuntersuchungen sind die Kontrolle der richtigen Anlage des Embryos, des zeitgerechten Wachstums Ihres Babys, die Beurteilung Ihres allgemeinen Gesundheitszustandes sowie Ihr körperliches und emotionales Wohlbefinden in der Schwangerschaft. Bei normal verlaufenden, komplikationsfreien Schwangerschaften erfolgen die Vorsorgeuntersuchungen in Deutschland alle vier Wochen und ab der 32. Schwangerschaftswoche 14-täglich, es sind also insgesamt 10–12 Untersuchungen. Weitere Untersuchungen bei Problemen oder Risiken liegen im Ermessen des Arztes. Viele Frauenärzte machen routinemäßig bei jeder Vorsorgeuntersuchung einen Ultraschall, ohne diesen gesondert berechnen zu können.

→ SCHWANGERSCHAFTSKONTROLLEN – DURCH WEN?

Schwangerschaftskontrollen werden in der Regel von Frauenfachärztinnen oder -ärzten in der Praxis durchgeführt. Idealerweise suchen Sie sich einen Arzt oder eine Ärztin, der oder die Sie auch bei der Geburt betreuen kann, gegebenenfalls als Belegarzt in einer Klinik. Auch Hausärztinnen und Hausärzte sowie Hebammen können bei komplikationslosen Verläufen die Schwangerschaftskontrollen durchführen.

Die Hebamme ist eine der wichtigsten und engsten Bezugspersonen vor, während und nach der Geburt für Mutter und Kind. Heute haben Ärzte und Hebammen in der Regel zu einer partnerschaftlichen Zusammenarbeit zum Vorteil der Schwangeren gefunden, weil beider Fähigkeiten wichtig sind. Zu den Aufgaben der Hebamme gehören Schwangerschaftskontrollen, die Leitung von Geburtsvorbereitungskursen, die selbstständige Leitung einer normalen, risikolosen Geburt sowie die Beratung und Pflege von Mutter und Kind nach der Geburt in der Klinik, im Geburtshaus oder zu Hause – kurz gesagt, in einer Hebamme finden Sie vom Beginn der Schwangerschaft bis zum Ende des Wochenbetts eine Unterstützung. Heutzutage gibt es auch an vielen Krankenhäusern Beleghebammen, sodass Sie Ihre betreuende Hebamme während der Geburt bereits vor Geburt wählen und kennenlernen können, wenn Sie das wünschen. Mehr als es Ärzten im heutigen Gesundheitswesen in der Regel möglich ist, orientiert sich die Hebamme dabei an Ihren individuellen Bedürfnissen und ist dadurch bei der heutigen Entbindung überwiegend in Kliniken auch ein Garant für die bewusst familienorientierte und sehr persönliche Geburtshilfe.

Der erste Termin beim Arzt

Die erste Vorsorgeuntersuchung wird in der Regel zwischen der 6. und 8. Schwangerschaftswoche erfolgen. Nehmen Sie sich viel Zeit für diesen Arzttermin, denn Ihr Arzt wird Ihnen Blut abnehmen, Ihre Krankheitsgeschichte aufnehmen und gegebenenfalls weitere Untersuchungen veranlassen. Planen Sie auch genügend Zeit für den Weg ein, damit Sie nicht gehetzt oder zu spät ankommen. Und wählen Sie Kleidungsstücke, die Sie rasch und unkompliziert ausziehen können.

SPRECHEN SIE ALLES AN

BEGEGNEN SIE IHREM ARZT EHRLICH UND SELBSTBEWUSST. WENN SIE ÜBER IHRE PROBLEME UND SORGEN MIT IHM NICHT OFFEN SPRECHEN KÖNNEN, SOLLTEN SIE SICH ÜBER EINE ANDERE BETREUUNG GEDANKEN MACHEN.

→ DAS ERSTE GESPRÄCH UND DIE ANAMNESE

Liegt eine Schwangerschaft vor, so wird Ihr Arzt bei der ersten Vorsorgeuntersuchung in einem Gespräch die persönliche Vorgeschichte oder Krankengeschichte (Anamnese) erfragen. Hier wird nach Erkrankungen von Ihnen, Ihrem Partner oder Familienangehörigen gefragt, die für das Kind oder den Verlauf der Schwangerschaft von Bedeutung sein könnten. Gibt es erbliche Belastungen oder eine Häufung bestimmter Erkrankungen? Auch die Zahl der bisherigen Schwangerschaften und deren Verläufe werden zur Sprache kommen. Ihr Arzt wird die sozialen Lebensumstände, wie die Partnerschaft, die Berufstätigkeit, die Einkommenssituation und Lebensstilgewohnheiten, zur Sprache bringen. Nach diesem ausführlichen Gespräch folgt die erste Untersuchung. Es werden einige Laboruntersuchungen sowie eine körperliche Untersuchung durchgeführt. Einige der Untersuchungen werden in regelmäßigen Abständen wiederholt. So kann man den Verlauf der Schwangerschaft gut beobachten und ungewöhnliche Entwicklungen frühzeitig entdecken.

Die ersten Untersuchungen

→ DIE MESSUNG DES BLUTDRUCKS

Sie gibt zuverlässig Auskunft, ob die Blutdruckwerte am Beginn und während der Schwangerschaft im Normalbereich (ideal 110–120/60–70 mmHg) liegen. Ein leichtes Absinken, insbesondere des unteren (diastolischen) Wertes, ist normal. Dafür ist das Hormon Progesteron verantwortlich, da es auch die Gefäßmuskulatur erschlafft. Das frühe Erkennen eines Anstiegs des Blutdrucks über den Normalbereich (>140/90 mmHg) ist sehr wichtig.

→ DIE BESTIMMUNG VON GEWICHT UND KÖRPERGRÖSSE

Ausgangsgewicht, Body-Mass-Index (BMI, das ist das Gewicht auf die Körpergröße bezogen) und Gewichtszunahme während der Schwangerschaft werden kontrolliert. Zu geringe oder zu große Gewichtszunahme (S. 104) können schädliche Auswirkungen auf Mutter und Kind haben.

→ DIE UNTERSUCHUNG DES URINS

Findet man mehr als nur geringe Spuren Zucker im Urin, so kann dies ein Hinweis auf eine Zuckerkrankheit sein (Diabetes, Schwangerschaftsdiabetes). Eiweiß im Urin kann bei der ersten Untersuchung auf eine vorgeschädigte Niere hinweisen. Ab etwa der 20. Schwangerschaftswoche findet man es bei der sogenannten Präeklampsie (vom Laien auch als Schwangerschaftsvergiftung (S. 173) bezeichnet). Zellbestandteile (Sediment) wie rote und weiße Blutkörperchen im Urin sind Hinweise auf Blasen- und Niereninfektionen.

WASSER MARSCH

TRINKEN SIE VOR DEM ARZT-BESUCH AUSREICHEND. WENN SIE LANGE NICHTS TRINKEN UND SICH DESHALB WENIGER URIN BILDET, KONZENTRIEREN SICH DIE FESTEN BESTANDTEILE IM URIN UND VERFÄLSCHEN SO DIE MESSWERTE.

Bei der gynäkologischen Untersuchung, d. h. der Untersuchung durch die Scheide, wird zunächst ein Krebsvorsorgeabstrich vom Muttermund gemacht. Außerdem wird mit einem weiteren Abstrich geklärt, ob sich im Gebärmutterhals Bakterien, insbesondere Chlamydien (Chlamydia trachomatis), angesiedelt haben. Diese Bakterien können unbehandelt bzw. unerkannt zu einer Frühgeburt und beim Neugeborenen zu Augen- und Lungenentzündungen führen.

Bei einem vaginalen Ultraschall (Ultraschalluntersuchung durch die Scheide) kann Ihr Arzt den korrekten Sitz der Schwangerschaft in der Gebärmutter bestätigen und die kindliche Herzaktion auf dem Bildschirm sichtbar machen. Sie sehen dies als ein kleines pulsierendes Pünktchen. Dies und das Ausmessen der Scheitel-Steiß-Länge (SSL) des Embryos ermöglichen eine genaue Festlegung des Schwangerschaftsalters. Auch Mehrlingsschwangerschaften werden bei diesem Ultraschall festgestellt.

> ES IST SO WEIT. SIE WERDEN DAS ALLERERSTE FOTO IHRES BABYS IN HÄNDEN HALTEN UND SOFORT TOTAL VERLIEBT SEIN – VERSPROCHEN!

Die wichtigsten Blutuntersuchungen

→ DIE BESTIMMUNG DER BLUTGRUPPE UND DES RHESUSFAKTORS

Die Blutgruppe wird in erster Linie für notfallmäßig in der Schwangerschaft und bei der Geburt notwendige Bluttransfusionen bestimmt und im Mutterpass festgehalten.

→ DIE FESTSTELLUNG DES HÄMOGLOBIN-WERTES (HB-WERT), DER ZAHL DER ERYTHROZYTEN (ROTE BLUT-KÖRPERCHEN) UND DES SPEICHEREISENS (FERRITIN)

Bei dieser Blutuntersuchung wird die Beladung der roten Blutkörperchen mit Hämoglobin, einem Protein, das den Sauerstoff in die mütterlichen Gewebe und zur Plazenta transportiert, untersucht. Das Hämoglobin sollte einen Wert von 11 g/dl (in der Mitte der Schwangerschaft 10,5 g/dl) nicht unterschreiten. Liegt der Hb-Wert darunter (Anämie), so ist dies meist durch einen leicht zu behandelnden Eisenmangel bedingt, bei dem der Ferritin-Wert erniedrigt ist.

→ ERMITTLUNG DES ANTIKÖRPER- UND INFEKTIONSSTATUS

Mittels weiterer Blutuntersuchungen kann man feststellen,

- ob in Ihrem mütterlichen Blut Antikörper gegen rote Blutkörperchen-Antigene nachzuweisen sind.
- ob Sie bereits eine Röteln- und Windpocken-(Varizellen-)Infektion durchgemacht oder aufgrund einer Impfung einen Röteln- und Windpockenschutz haben. Eine frische Infektion mit Röteln oder Windpocken und virale Infektionskrankheiten, die viele unbemerkt durchmachen, können ein ungeborenes Kind schädigen. Fehlt der Schutz, so werden Sie informiert, wie eine Infektion möglichst zu vermeiden ist und wie Sie auf erste Symp-

tome achten können. Eine entsprechende Impfung wird nach der Geburt im Wochenbett empfohlen.

- ob eine Syphilis-Infektion vorliegt. Das wird immer noch routinemäßig überprüft, da sie durch Zuwanderung wieder an Häufigkeit zunimmt.
- ob eine HIV-Infektion vorliegt. Dies wird allerdings nur mit dem Einverständnis der Schwangeren überprüft. Im Mutterpass wird nur eingetragen, dass ein Test gemacht wurde.
- ob eine Hepatitis-B-Infektion vorliegt. Ist dies der Fall, dann wird das Kind direkt nach der Geburt geimpft, um es vor einer Infektion zu schützen.
- ob durch eine bereits durchgemachte Infektion mit Toxoplasmose, eine durch Einzeller vermittelte Infektionskrankheit, die oft durch Katzen übertragen wird, ein Schutz gegen diese Erkrankung besteht. Diese Untersuchung erfolgt in Deutschland und in der Schweiz nur bei begründetem Verdacht. In Österreich ist diese Untersuchung eine Kassenpflicht. Sind Sie ohne Schutz, müssen Sie sich vor einer frischen Infektion in der Schwangerschaft schützen.

Was ist der Rhesusfaktor?

Der sog. Rhesusfaktor ist ein Protein (Eiweiß), das auf der Oberfläche der roten Blutkörperchen sitzt. Etwa 15 % der Bevölkerung in Mitteleuropa sind rhesusnegativ, d.h., sie besitzen dieses Protein nicht. Ist eine werdende Mutter selbst rhesusnegativ und ihr Kind durch das väterliche Erbe rhesuspositiv, so entwickelt der mütterliche Organismus Abwehrstoffe (Antikörper = Immunglobuline) gegen die kindlichen roten Blutkörperchen, sobald kindliches Blut in den mütterlichen Kreislauf gelangt. Dies geschieht meistens bei der Geburt oder bei diagnostischen Eingriffen, z.B. bei der Fruchtwasserpunktion. Für das erste Kind besteht in der Regel keine Gefahr. Würde die Mutter nun in einer weiteren Schwangerschaft wieder ein rhesuspositives Kind austragen, so würden die Antikörper der Mutter dieses Kind bereits während der Schwangerschaft schädigen. Heute kann man die Bildung der mütterlichen Antikörper durch die rechtzeitige Gabe von Immunglobulinen verhin-

dern. Dazu erhält die Mutter bereits während der ersten Schwangerschaft, bei diagnostischen Eingriffen oder z.B. bei einem Sturz auf den Bauch und kurz nach der Geburt Immunglobuline, um in den mütterlichen Kreislauf gelangte Blutkörperchen des Kindes abzufangen, bevor das eigene Immunsystem Antikörper bilden kann. Dann besteht keine Gefahr für das zweite Kind. Im Gegensatz zum Rhesusfaktor kommt es bei den klassischen Blutgruppen A, B, AB und 0 ganz selten zur Antikörperbildung, sodass es für die Schwangerschaft praktisch keine Rolle spielt, ob Mutter und Kind die gleichen Blutgruppen haben oder nicht.

Wichtig ist zu wissen, dass Mutter und Kind getrennte Blutkreisläufe und Blutbildungsstätten haben. So können sie verschiedene Blutgruppen und Rhesusfaktoren haben, wenn das Kind diese vom Vater ererbt. Nur so ist erklärlich, dass die Mutter Antikörper gegen die Blutkörperchen ihres eigenen Kindes entwickeln kann.

Gute Betreuung

Erschrecken Sie nicht, wenn Ihr Arzt Sie öfter in die Praxis bestellt. Möglicherweise lassen Dinge aus Ihrer Vorgeschichte, den persönlichen Daten oder den Befunden bei der Erstuntersuchung sehr häufige Arztbesuche sinnvoll erscheinen, um Ihr Wohl und das Ihres Kindes nicht zu gefährden. Betrachten sie dies als eine Vorsichtsmaßnahme und nicht als Grund zur Besorgnis. Die Krankenkassen sind verpflichtet, mehr als die in den Mutterschaftsrichtlinien vorgesehenen Vorsorgeuntersuchungen zu bezahlen, wenn Ihr Arzt die Notwendigkeit häufigerer Kontrollen begründet.

Risikofaktoren

Zu den wichtigen Risikofaktoren zählen:

- mütterliches Alter nahe bei oder über 40 oder unter 18 Jahren
- vorangegangene Fehl- und Frühgeburten
- vorangegangene Geburt eines Kindes mit Fehlbildungen oder mit einem Gewicht unter 2500 g oder über 4000 g
- Erkrankungen in vorangegangenen Schwangerschaften
- Schwangerschaftseintritt nach künstlicher Befruchtung (IVF, sprich In-vitro-Fertilisation)
- Diabetes, Bluthochdruck, Nierenprobleme, Herzerkrankungen
- Eintritt in die Schwangerschaft mit starkem Unter- oder Übergewicht
- Gebärmutteranomalien oder z. B. Myome (Muskelknoten der Gebärmutter)
- HIV-Positivität
- Drogenabhängigkeit
- Mehrlingsschwangerschaft
- Rhesusunverträglichkeit

Wiederkehrende Untersuchungen

Bei Ihrer zweiten oder dritten Schwangerschaftskontrolle werden zahlreiche der immer wiederkehrenden Untersuchungen nach den Richtlinien des Mutterpasses durchgeführt. Ihr Arzt kann an der Veränderung der Werte feststellen, ob es Ihnen und Ihrem Kind gut geht.

Wichtig sind:

- Messung Ihres Körpergewichts
- Messen des Blutdrucks
- Untersuchung des Urins auf Eiweiß, Zucker und Sedimente
- Kontrolle des Gebärmutterstandes
- Kontrolle der kindlichen Herztöne
- Kontrolle von Ödemen oder Krampfadern

- ggf. Blutuntersuchung
- ausführliche Besprechung Ihrer Sorgen, Fragen und körperlichen Symptome

Gehen Sie gut vorbereitet in die Sprechstunde. Sie haben jetzt sicherlich viele Fragen rund um Ihre Ernährung und Ihren Lebensstil. Notieren Sie Ihre wichtigsten Fragen vor dem Besuch. Und wenn Sie etwas vergessen haben, scheuen Sie sich nicht, in der Praxis noch mal nachzufragen. Lieber einmal zu viel gefragt als gar nicht.

Mangelentwicklung

Wachstum und Gewichtszunahme des Kindes in der Gebärmutter unterhalb der Norm. Die Gewichts- und Wachstumskurven haben einen breiten Normalbereich. Kinder, die immer oder ab einer bestimmten Schwangerschaftswoche unterhalb der 10%-Perzentile wachsen, gelten als mangelentwickelt für ihr Schwangerschaftsalter (engl. small for date = zu klein für das Alter oder IUGR, Abkürzung von intrauterine growth retardation = intrauterine Wachstumsretardierung).

Die Ursachen sind vielfältig:

- kleine Eltern, also genetisch bedingt auch ein kleines Kind (daher harmlos)
- Mehrlinge
- nicht ausreichende mütterliche Gewichtszunahme
- Plazentainsuffizienz, teilweise Ablösung der Plazenta, Plazenta nach Übertragung
- Rauchen, Drogen, Medikamente, Alkohol
- Chromosomenstörungen
- mütterliche Erkrankungen, besonders Bluthochdruckerkrankungen

Mit Ultraschall wird die Mangelentwicklung leicht erkannt, wenn das Schwangerschaftsalter eindeutig ist. Oft ist es für das Kind besser, wenn die Geburt vorzeitig erfolgt.

Ihre Gewichtszunahme

Die Frage des Gewichtes ist für viele Frauen das zentrale Thema in der Schwangerschaft. In der Vergangenheit hat man die medizinischen Nachteile einer übermäßigen Gewichtszunahme überschätzt, weil man nicht zwischen

Schwangerschaften mit „nur" großer Fettanlagerung und solchen mit raschen, eher alarmierenden Wassereinlagerungen und mit Zuckerstoffwechselstörungen unterschieden hat.

Die Frage des Gewichtes ist auch ein großes Thema für die Beratenden, die Hebammen und die Ärzte. Es hat sich in den zurückliegenden 20 Jahren gezeigt, dass für den Einfluss auf die Gesundheit von Mutter und Kind nicht nur die absolute Gewichtszunahme in Kilogramm wichtig ist, sondern entscheidend auch, mit welchem Gewicht Frauen die Schwangerschaft beginnen. Hier hat sich die Berücksichtigung des Body-Mass-Index (BMI), der die Körpergröße der Frau mit einbezieht, nach der Einteilung der WHO (Weltgesundheitsorganisation) sehr bewährt.

Den BMI errechnen Sie, indem Sie Ihr Körpergewicht (in kg) durch die Körpergröße (in m) zum Quadrat teilen.
Beispiel: Sie wiegen am Beginn der Schwangerschaft 55 kg und sind 1,65 m groß.

55 KG : (1,65 M X 1,65 M) = 20,2

Somit haben Sie einen BMI von 20,2, womit Sie im Bereich des Normalgewichts liegen.

Die Richtlinien der amerikanischen Gesundheitsbehörde (Institute of Medicine, IOM) für die Empfehlungen zur Gewichtszunahme in der Schwangerschaft wurden im Jahr 2009 aktualisiert. Die Behörde stellte als wichtigste Veränderungen heraus, dass gegenüber früheren Statistiken die meisten Frauen heute bei Schwangerschaftsbeginn älter sind, ihr Ausgangsgewicht höher ist und dass die Häufigkeit von Mehrlingsschwangerschaften zunimmt.

Die aktuellen Empfehlungen basierend auf den bisherigen Erfahrungen zeigt die Tabelle. Für die ersten Schwangerschaftswochen wird von einem Bereich von 0,5 – 2 kg Gewichtszunahme ausgegangen. Auch für Deutschland sprechen die Tatsachen für die Wichtigkeit der Berücksichtigung des Ausgangsgewichtes. Hier ist allerdings das Untergewicht das größere Problem. Eine neuere Untersuchung hat ergeben, dass nur

SSW
1
2
3
4
5
6
7
8
9
10
11
12
13
14
15
16
17
18
19
20
21
22
23
24
25
26
27
28
29
30
31
32
33
34
35
36
37
38
39
40

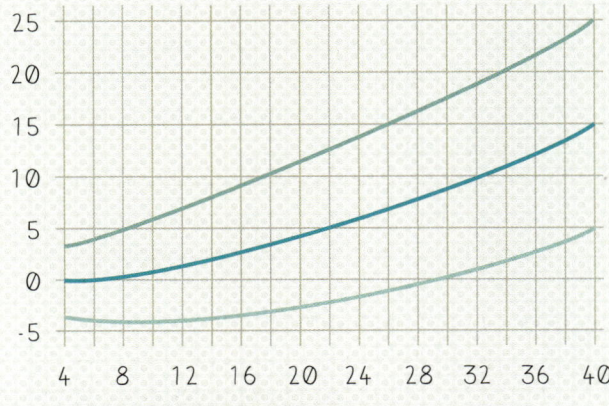

GEWICHTSZUNAHME IN KG

25
20
15
10
5
0
-5

4   8   12   16   20   24   28   32   36   40

SCHWANGERSCHAFTSWOCHEN

Durchschnittlicher Gewichtsverlauf

Im Schnitt (mittlere Linie) nehmen Frauen im Laufe der Schwangerschaft etwa 15 kg zu. Alles, was zwischen 5 und 25 kg liegt, ist noch im statistischen Normbereich.

60 % der Frauen die Schwangerschaft mit einem Normalgewicht beginnen, 24 % sind untergewichtig und 16 % übergewichtig, ein Fünftel davon stark übergewichtig.

→ WELCHE GEWICHTSZUNAHME IST ERLAUBT?

Eine Untersuchung an der Frauenklinik in Zürich hat bei 4 000 Einlingsschwangerschaften ohne Komplikationen ergeben, dass der statistische Normalbereich der Gewichtszunahme am Termin bei 5,7 – 25,4 kg (durchschnittlich 15,5 kg) lag. Wenn sich also bei den Kontrollbesuchen keine Hinweise auf eine Zuckerstoffwechselstörung (Diabetes) oder eine Form des Schwangerschaftshochdrucks ergeben und Sie stetig und nicht sprunghaft mehr an Gewicht zulegen, hat auch bei einer etwas

stärkeren Gewichtszunahme Ihr Baby nichts zu befürchten. Sie selbst haben aber vielleicht Nachteile durch die erschwerte Beweglichkeit in der Schwangerschaft und bei der Geburt und mit dem Kampf gegen die Pfunde nach der Geburt. Sicherlich geht es Ihnen besser, wenn Sie näher beim Idealgewicht bleiben.

→ DER KAMPF MIT DEN PFUNDEN

Bei allem Gesagten hat Ihr Arzt dennoch einige Gründe, Ihr Gewicht im Auge zu behalten:

- Eine zu geringe Gewichtszunahme führt dazu, dass die notwendige Zunahme des mütterlichen Blutvolumens ausbleibt, die Plazenta weniger durchblutet wird und das Kind kleiner bleibt als genetisch festgelegt.
- Eine übergroße Zunahme riskiert, dass die mütterliche Bauchspeicheldrüse an ihre Kapazitätsgrenzen für die Insulinproduktion kommt und der Blutzucker steigt.

Besonders das „Zuviel" ist oft eine schwangerschaftslange Last für viele Frauen. Aber wie schafft man es, die empfoh-

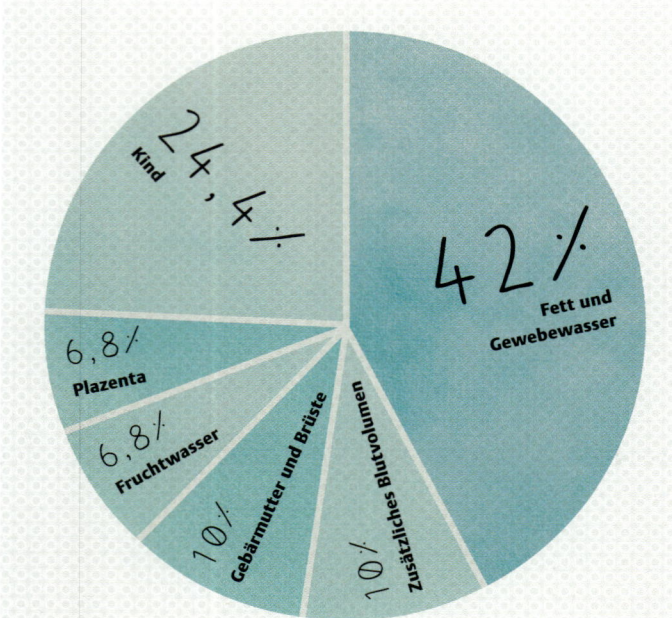

So verteilt sich das Gewicht

Die Gesamtgewichtszunahme am Ende der Schwangerschaft setzt sich aus dem Gewicht des Babys, dem Gewicht der Plazenta und des Fruchtwassers und der eigenen Gewichtszunahme zusammen.

FÜR DEN KLEINEN HUNGER

BEGEGNEN SIE HUNGER MIT KLEINEN KALORIENARMEN SNACKS, Z.B.: EIN HART GEKOCHTES EI AUF EINER SCHEIBE KNÄCKEBROT = CA. 120 KCAL, 2 SCHEIBEN PUTENBRUST = CA. 100 KCAL, 1 GLAS BUTTERMILCH = CA. 50 KCAL.

lene ideale Gewichtszunahme für sich zu realisieren, ohne bei den so häufigen Gelüsten oder Heißhungerattacken beim morgendlichen Wiegen zu verzweifeln? Wie gerne möchte man bereits in den ersten Wochen nach der Geburt so schlank wie vor der Schwangerschaft sein. Ohne Frage kommt es durch die Schwangerschaftshormone zu einer oft massiven Appetitsteigerung und Hungergefühlen. Hier sind Ihre Disziplin gefragt und eine gewisse Technik, die Signale des Körpers zu befriedigen. Der unerwünschten Gewichtszunahme können Sie am leichtesten durch eine sehr konsequente Nahrungsauswahl begegnen. Bevorzugen Sie nährstoffreiche, aber kalorienarme Nahrungsmittel. Dann ist es realistisch, die Empfehlungen für eine ideale Gewichtszunahme einzuhalten oder nur gering davon abzuweichen.

Am variabelsten ist die Gewichtszunahme in den ersten 12 Wochen, sogar eine leichte Abnahme kommt vor. Die Zahlen können leichte Schwankungen durch unterschiedliche Wassereinlagerungen in Abhängigkeit von der Art der Ernährung, der Trinkmenge und der Tageszeit zeigen. Abends ist die (normale) Wassereinlagerung am größten. Idealerweise nehmen Sie in den ersten Wochen nicht mehr als 2 kg zu.

→ APPETIT AUF SCHOKOLADE UND SAURE GURKEN?

Mit Heißhungerattacken oder speziellen Essgelüsten haben viele Frauen zu kämpfen. Viele Schwangere bemerken auch deutliche Änderungen im Geruchsempfinden, zumeist als Abneigungen z.B. gegen Kaffee-, Zigaretten- oder irgendwelche Kochgerüche, die sich bis zum Ekel steigern können.

Sind die Abneigungen vielleicht noch als ein sinnvolles Körpersignal zu akzeptieren, so kann man Gelüste auf saure Gurken, Eiscreme, Sahnetorten, Schokolade oder etwas ganz Exotisches weniger gut verstehen. Vermutlich spielen hier auch wieder die Schwangerschaftshormone als Verursacher von Änderungen im Speichel und bei den Geruchs- und Geschmackssensoren eine Rolle.

Wer nie solche Heißhungerattacken oder besondere Essvorlieben erlebt hat, weiß nicht, wie schwer das Widerstehen fällt. Wenn Ihre Gedanken nur um Saures kreisen, sind Sie gut dran. Eingelegte Gurken oder Sauerkraut z.B. können das zwanghafte Ver-

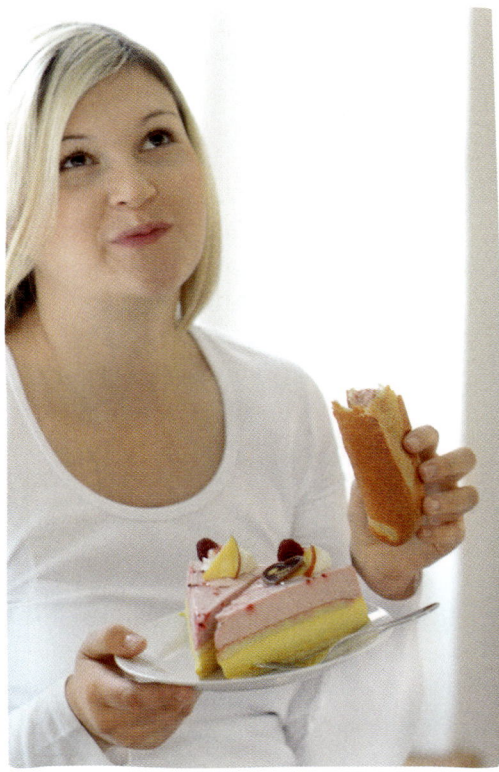

langen ohne übermäßige Kalorienzufuhr stillen. Wenn Sie aber ständig an Sahnetorten und Schokolade denken, ist das Risiko für ungewollte Pfunde groß. Diese Süßigkeiten haben einen doppelten Nachteil. Zum einen sind sie kalorienreich und nährstoffarm, und zum anderen gehen diese Zucker direkt und schnell ins Blut und erhöhen den Blutzucker. So rasch er steigt, so rasch fällt er auch, was das Hungergefühl erneut sehr schnell entstehen lässt.

→ WAS HILFT?

Leider helfen hier nur viel Disziplin und Ablenkungsrituale. Stillen Sie den Hunger mit Obst, Gemüse und Nahrungsmitteln mit Getreide, also mit pflanzlichen Nahrungsballaststoffen. Diese pflanzlichen Zellulosestoffe werden im Darm nicht abgebaut. Sie quellen aber auf und bewirken so ein Sattheitsgefühl. Das kann den Heißhunger ein wenig mildern.

Von nun an Ihr ständiger Begleiter: der Mutterpass

Bei Ihrem ersten Arztbesuch wird Ihnen ein kleines hellblaues Heft ausgehändigt, Ihr Mutterpass. Hier werden alle wichtigen Untersuchungsergebnisse und Befunde während der Schwangerschaft dokumentiert. Tragen Sie den Mutterpass von nun an ständig bei sich. Auf der nächsten Seite sehen Sie die Angaben, die eingetragen werden.

Der Mutterpass erleichtert die Verständigung der einweisenden Hebammen und Ärzte mit der Klinik. Auf Reisen oder bei Notfällen erlaubt er Ärzten einen schnellen Überblick über den bisherigen Verlauf Ihrer Schwangerschaft. Erwarten Sie ein weiteres Kind, so kann sich Ihr Arzt in wenigen Minu-

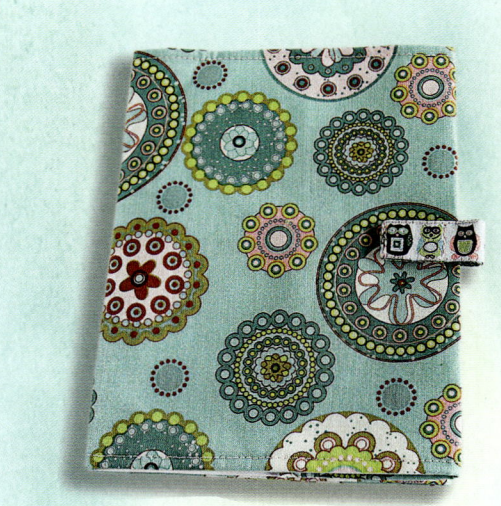

MUTTERPASS

Der Mutterpass ist ab jetzt Ihr ständiger Begleiter. Vielleicht werden Sie darin die Ultraschallbilder Ihres Kindes sammeln und ihn auch noch Jahre nach der Geburt immer wieder gerne durchblättern und sich voller Sehnsucht an die Zeit der Schwangerschaft erinnern. Wenn Sie Ihren kostbaren Mutterpass besonders gut behandeln oder ihm eine individuelle Note verleihen wollen, dann spendieren Sie ihm doch eine schicke Stoffhülle, erhältlich z.B. bei dawanda.de oder maedchenmasche.de.

ten einen Überblick über vorangegangene Schwangerschaften und Geburten verschaffen.

In vielen Kliniken ist das blaue Heftchen bereits durch einen elektronischen Datenträger, z.B. einen USB-Speicherstick, ersetzt, den die schwangere Frau immer bei sich hat und der bei jeder Schwangerschaftskontrolle mit neuen Befunden überschrieben wird. Diese Form der Datendokumentation wird wahrscheinlich künftig die Eintragungen auf Papier ablösen.

DER MUTTERPASS

	Was wird eingetragen?
Seite 1:	Name Ihres Arztes bzw. Ihrer Hebamme sowie weitere Untersuchungstermine
Seiten 2, 3:	Ihre persönlichen Daten sowie Untersuchungen (S. 100) auf Blutgruppenunverträglichkeit und Infektionen
Seite 4	Informationen über vorangegangene Schwangerschaften (z.B. Spontangeburt oder Kaiserschnitt, Früh- oder Fehlgeburt)
Seiten 5,6	Erhebungen und Befunde bei der ersten Kontrolle (z.B. Angaben zur Ihrer Person, Risikoabwägung (S. 104), Bestimmung des Geburtstermins)
Seiten 7, 8	Gravidogramm (tabellarischer Überblick über den Schwangerschaftsverlauf und die Kontrolluntersuchungen; Daten von Mutter und Kind bei den einzelnen Kontrollen werden eingetragen)
Seite 9	Besonderheiten, stationäre Aufenthalte und die Beurteilung des CTGs (Herzton-Wehen-Kurve)
Seite 10 – 12	Befunde der Routine-Ultraschalluntersuchungen (1.–3. Screening)
Seite 13	Normkurve für den fetalen Wachstumsverlauf, in die Ihr Arzt die Werte Ihres Kindes einträgt (die 5%- bzw. 95%-Linien markieren die nach oben bzw. unten tolerierbaren Abweichungen vom Mittelwert [Median])
Seite 14	weiterführende Ultraschalluntersuchungen
Seite 15	Entbindung
Seite 16	Befunde der Nachuntersuchung
Seite 17	Allgemeine Hinweise

Alles ÜBEL?

2. MONAT · SSW 8 · 7+0 BIS 7+6

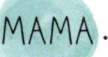
MAMA

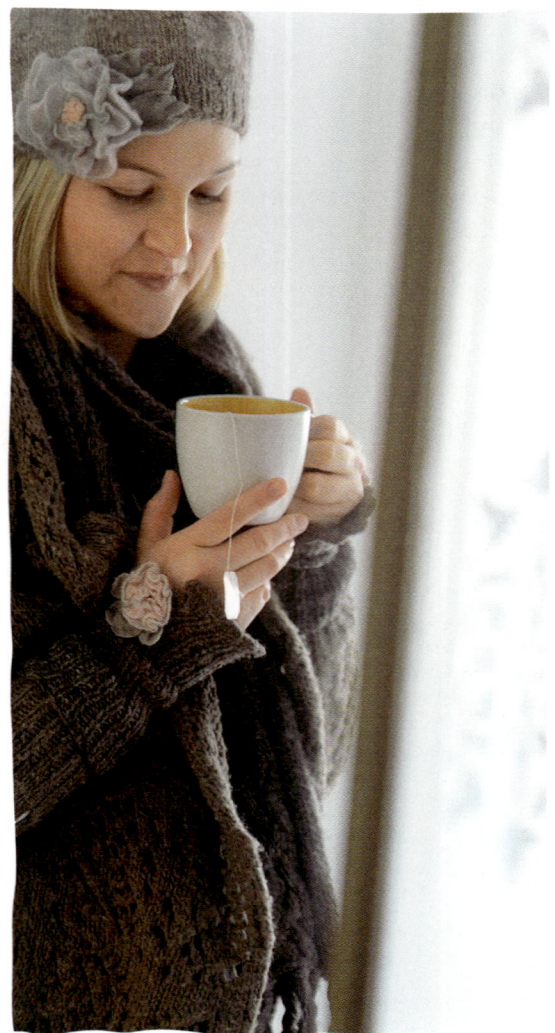

„MIR IST SCHLECHT!" Erbrechen, Sodbrennen, Appetitlosigkeit, Verstopfung oder Durchfälle – kennen Sie das auch? Fast alle schwangeren Frauen (70 – 80 %) leiden unter der fast schwangerschaftstypischen Übelkeit. Sie wird oft Morgenübelkeit genannt, kann aber auch tagsüber, sogar bis zum Abend, anhalten. Der gesamte Verdauungstrakt kann betroffen sein – von der Speiseröhre bis zum Enddarm. Das ist sehr lästig, aber meistens kein Grund zur Sorge.

Wahrscheinlich müssen Sie besonders morgens, wenn der Magen leer ist, würgen und dunklen Magensaft ausbringen. Das ist sehr unangenehm. Vielleicht bekommen Sie Angst oder fühlen sich hilflos. Aber keine Panik: Ihrem Baby schadet diese Übelkeit überhaupt nicht.

Nehmen Sie, am besten noch bevor Sie aufstehen, ein kleines Frühstück aus Zwieback oder trockenem Brot oder Toast zu sich und trinken Sie dazu einen Fenchel-, Pfefferminz- oder Brombeertee. Das füllt Ihren Magen und kann ihn beruhigen. Vielleicht macht Ihr Partner Ihnen die Freude, dieses kleine Frühstück vorzubereiten und ans Bett zu bringen?

Weitere Hinweise, wie Sie sich selbst helfen können, finden Sie im Kapitel „Beschwerden und Medikamente" (S. 40).

KIND

Der Kopf Ihres Babys wird größer

In dieser Entwicklungswoche hat der Kopf durch das rasche Wachstum des Gehirns seine größte Abmessung im Vergleich zur Gesamtlänge des Embryos. Der Rumpf ist jetzt aufgerichtet, und Kopf- und Rumpfachse stehen senkrecht aufeinander. Alle vier Gliedmaßen sind angelegt, wobei die obere Extremität sich früher entwickelt als die untere. An den Händen werden die Fingerstrahlen erkennbar, die allerdings noch nicht voneinander getrennt sind. Sie sehen aus wie kleine Paddel. Die wachsenden Darmschlingen nehmen mehr Platz ein, als die noch kleine Bauchhöhle an Platz bietet. Die Darmschlingen weichen in die Nabelschnur aus, die sich ausweitet und sich deutlich vor der Bauchwand vorwölbt. Das ist für die 8. SSW typisch und eine ganz normale Entwicklung. Sie wird deshalb „physiologischer Nabelbruch" genannt.

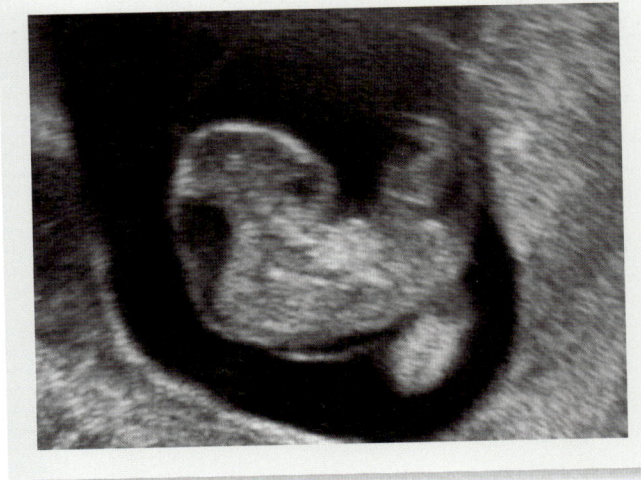

SO SEHE ICH
JETZT AUS

**Ich bin nun etwa 14 mm groß
und wiege 2 g. Mein Kopf hat
eine hohe Stirn und wächst schnell,
um dem Gehirn Platz zu geben.
Auch meine Arme und Beine sind angelegt.**

Ist alles in Ordnung?

Leichte Blutungen oder Schmierblutungen, insbesondere zum Zeitpunkt der ersten oder zweiten ausbleibenden Periode, sind sehr häufig und meist ohne Auswirkungen auf den Verlauf der Schwangerschaft. Da alle Gewebe sehr gut durchblutet sind, können mechanische Kontakte (ärztliche Untersuchungen, Geschlechtsverkehr) leicht zu einer Blutung führen. Auch während der Einnistung des Keimlings, Ende der dritten bis vierten Woche, beobachtet man manchmal eine leichte Blutung. Wenn Sie beunruhigt sind, bitten Sie um einen kurzfristigen Arzttermin. Mit einer Ultraschalluntersuchung kann sehr rasch und eindeutig der Zustand des Embryos überprüft werden. Wenn dann zusätzlich der Muttermund fest verschlossen ist, können Sie von Ihren Sorgen entlastet werden. Vorsorglich wird oft körperliche Schonung oder sogar Bettruhe angeordnet, obwohl Notwendigkeit und Nutzen sehr umstritten sind.

Früher Verlust

Blutungen, Ziehen im Unterleib mit Ausstrahlen in die Innenseiten der Oberschenkel oder gar krampfartige Unterleibsschmerzen in den ersten Wochen können harmlos, aber auch die ersten Anzeichen für eine Fehlgeburt (Abort) sein. Man schätzt die Häufigkeit dieser klinischen Aborte für alle Schwangerschaften auf 11–15 %. Bis zu vier-, wenn nicht gar fünfmal mehr Embryonen dürften in der kurzen Zeitspanne zwischen Entstehung und Periodenblutung

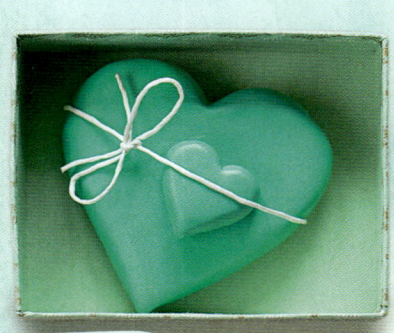

WOHLFÜHL-TIPP

Viele Frauen scheuen sich in den ersten Monaten der Schwangerschaft davor, schon zu diesem frühen Zeitpunkt eine innige Beziehung zu ihrem Kind aufzubauen – aus Angst davor, dass doch noch etwas mit der Schwangerschaft schiefgeht. Zum Glück ist diese Sorge meistens unbegründet und es ist durchaus wichtig, sowohl für Sie als auch für Ihr Kind, dass Sie schon jetzt eine innige Beziehung zueinander entwickeln. Nehmen Sie sich bewusst Auszeiten, in denen Sie Ihrem Baby ganz nahekommen. Schreiben Sie einen Liebesbrief an Ihr Kind, plantschen Sie mit ihm in der Badewanne oder lauschen Sie gemeinsam Ihrer Lieblingsmusik, am besten zusammen mit dem Papa. So wird Ihr Baby schon jetzt Bestandteil Ihres Lebens und Ihres Alltags. Mehr Tipps dazu, wie Sie durch einen intensiven Kontakt zu Ihrem ungeborenen Baby schon jetzt den Grundstein für eine gute Bindung zu Ihrem Kind legen können, gibt Ihnen Sabine Schlotz in ihrem Buch „Bauchgeflüster“ (TRIAS 2015).

unbemerkt abgehen, sodass insgesamt nahezu jede zweite Schwangerschaftsanlage nicht erfolgreich endet. Eine der

Ursachen hierfür sind Chromosomenstörungen, die Natur hilft sich hier selbst.

Auch wenn die Trauer im Moment groß ist – die Erfahrungen zeigen, dass die Mehrzahl der Frauen nach einem unglücklichen frühen Ende einer ersten Schwangerschaft in der Folge weitere Schwangerschaften ohne Komplikationen erlebt und gesunde Kinder zur Welt bringt.

Zervixinsuffizienz

Vorzeitige Öffnung des Gebärmutterhalses (Muttermundschwäche). Eine Verkürzung und Auflockerung der normalerweise bis zum Wehenbeginn fest verschlossenen, bindegewebigen Zervix und Eröffnung des Muttermundes während der Schwangerschaft bedeuten eine Geburtsbereitschaft und ein Risiko für eine Fehl- oder Frühgeburt. Dieser Befund kann bei einer Untersuchung von der Scheide aus ertastet oder mit einer Scheidenultraschalluntersuchung festgestellt werden. In der Regel wird diese Diagnostik gezielt eingesetzt, wenn vorangegangene Schwangerschaften mit Fehlgeburten geendet haben. Der Verschluss der Zervix mit einem Bändchen (Cerclage) oder durch Nähte (totaler Muttermundverschluss) ist in einigen Fällen eine erfolgreiche Therapie. Bändchen oder Nähte werden bei Geburtsbeginn entfernt.

→ KANN ÜBERMÄSSIGER STRESS EINE FEHLGEBURT AUSLÖSEN?

Theoretisch ja, denn körperlicher und seelischer Stress führen zu Anspannung und Verspannung. Der Körper reagiert mit der Ausschüttung von chemischen Botenstoffen, die auch als Stresshormone bezeichnet werden. Ansteigendes Kortisol z. B. gefährdet den Fortbestand der Schwangerschaft, weil es u. a. das wichtige Progesteron erniedrigt. Die Stresshormone wirken zudem gefäßverengend (vasokonstriktiv). Dadurch wird der Sauerstofftransport in die Gebärmutter und damit zum Kind verringert. Solch ein Sauerstoffmangel stresst das Kind und kann sogar eine frühe Fehlgeburt auslösen. Auch Angst vor einer Fehlgeburt kann Stress auslösen. Sie geraten in einen Teufelskreis von Angst und Stress. Jetzt ist das Wichtigste: Entspannen Sie sich,

beispielsweise durch Entspannungstraining oder Schwangerschafts-Yoga. Erfahrene Hebammen können Sie anleiten und Ihnen helfen. Nichts ist für Ihr Kind wichtiger, als dass Sie sich entspannen. Denn wenn es Ihnen gut geht, geht es auch Ihrem Baby gut.

→ BAUEN SIE ÄNGSTE UND SORGEN UM DAS BABY AB

Obwohl der Verlauf der Schwangerschaft und die Geburt noch nie so sicher wie heute waren, scheinen die Ängste und Sorgen bei allen Beteiligten eher größer geworden zu sein. Ängste, eine Fehlgeburt, eine Frühgeburt oder eine schmerzvolle Geburt zu erleben, begleiten viele Frauen ebenso wie die Sorgen um Fehlentwicklungen des Kindes. Die Umgebung verstärkt durch übertriebene Rücksichtnahme und Warnung vor diesem und jenem diese Sorgen meist noch.

Die Hebammen sind hier den Ärzten oft um einige Schritte voraus und leisten große Unterstützung beim Abbau der Ängste. Denn Ängste bedeuten Stress, und dieser könnte sich theoretisch auch auf das Ungeborene auswirken. Die mütterlichen Stresshormone können durch die Plazenta zum Kind gelangen. Sie beeinflussen die Entwicklung des Embryos nachhaltig negativ und können auch die Blutzufuhr zum Kind verringern. Auch Ihre emotionale Beziehung zu Ihrem Baby kann unter übertriebenen Ängsten leiden. Dabei hat aber nur übermäßige Belastung, z. B. eine ständige Überforderung durch die Lebensumstände, negative Auswirkungen. Aber keine Sorge, der alltägliche Stress, z. B. durch die Zweifel, ob man eine gute Mutter wird oder wie es beruflich weitergeht, ist für Ihr Kind sicher nicht bedrohlich.

SSW
1
2
3
4
5
6
7
8
9
10
11
12
13
14
15
16
17
18
19
20
21
22
23
24
25
26
27
28
29
30
31
32
33
34
35
36
37
38
39
40

Wie hast du dem Papa deines Kindes gesagt, dass ihr Eltern werdet?

2. MONAT · ERFAHRUNGSBERICHTE

Ich bekam meine Periode immer ein paar Tage zu spät. Als ich aber mehr als eine Woche ,überfällig' war, wurde ich das Gefühl nicht los, dass ich schwanger bin. Mein Freund und ich sprachen offen darüber. Er hatte mehr Angst als ich. Als er tagsüber arbeiten war, kaufte ich einen Schwangerschaftstest. Zu Hause angekommen, machte ich gleich den Test: positiv. Ich lachte und weinte zugleich. Als mein Freund heimkam, konnte ich nicht anders und sagte es ihm sofort. Er hatte noch Schuhe und Jacke an. Zunächst sagte er nichts und zog nur Jacke und Schuhe aus. Dann sagte er ,Jetzt brauch' ich erst mal ein Bier!'

→ MAGDALENA, 25 JAHRE
→ STUDENTIN
→ ZUM ERSTEN MAL SCHWANGER

„Ich habe den Test alleine im Badezimmer gemacht, ohne meinem Freund Andreas etwas davon zu sagen. Nachdem ich das Ergebnis realisiert hatte, rief ich laut nach ihm. Er kam ins Bad gestürmt und dachte, es sei etwas Schlimmes passiert. Als Andreas den Test sah, musste er sich erst mal auf den Rand der Badewanne setzen. Auch für ihn war es große Freude gemischt mit Angst. An diesem Tag haben wir uns von der Arbeit aus ständig SMS geschrieben. Wir konnten uns beide gar nicht konzentrieren."

→ CAROLINE, 34 JAHRE
→ STEUERFACHANGESTELLTE
→ ERWARTET IHR ERSTES KIND

"ICH HABE DEN TEST ALLEINE ZUHAUSE GEMACHT. ER WAR POSITIV. ICH HABE MICH RIESIG GEFREUT UND BIN DANN DIREKT ZU MICHAELS ARBEITSSTELLE GEFAHREN. ICH HABE IHM GESAGT, ER SOLLE DIE AUGEN SCHLIESSEN, UND HABE IHM DANN DEN TEST AUF DEN SCHREIBTISCH GELEGT. ER KONNTE SEIN GLÜCK KAUM FASSEN."

→ **CLAUDIA, 32 JAHRE**
→ ÄRZTIN
→ ERWARTET IHR ERSTES KIND

„Christoph war dabei, als ich den Test gemacht habe. Wir konnten es beide kaum glauben, als der Test uns ein positives Ergebnis anzeigte. Wir hatten einfach beide gar nicht damit gerechnet, dass es so schnell gehen würde. Als der Arzt uns einige Tage später mitteilte: ‚Herzlichen Glückwunsch. Sie sind schwanger. Mit Zwillingen‘, war ich im ersten Moment etwas geschockt. Ich sagte zu Christoph: ‚Was hast du denn da angestellt!?‘ Er musste lachen – ich dann auch. Wir waren doppelt glücklich."

→ **JULIA, 31 JAHRE**
→ MARKETINGREFERENTIN
→ ZUM ERSTEN MAL SCHWANGER

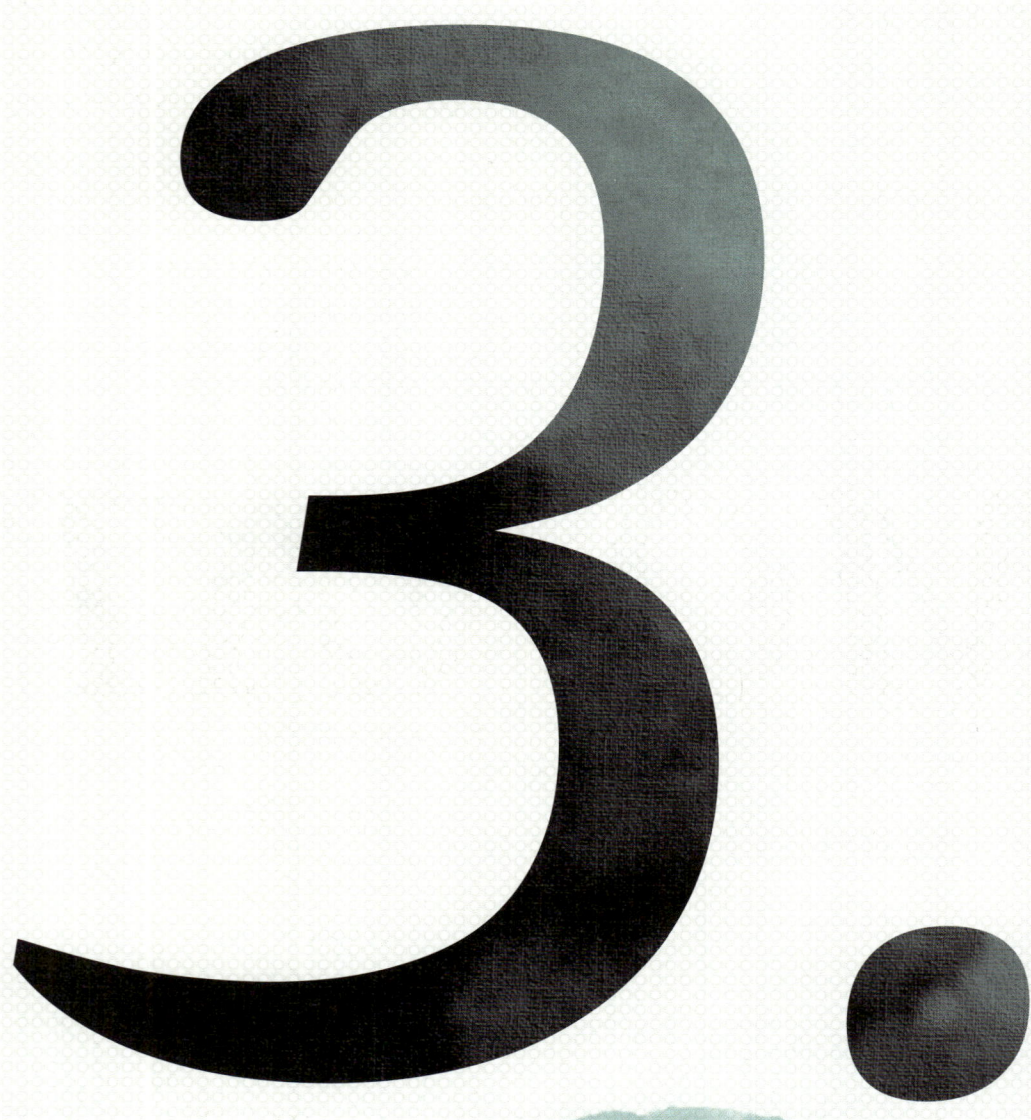

HOFFENTLICH
IST ALLES IN
ORDNUNG.

NICHTS SCHMECKT MEHR WIE FRÜHER.

FRUCHTWASSER-UNTERSUCHUNG – JA ODER NEIN?

JETZT SIEHST DU SCHON AUS WIE EIN ECHTES BABY.

MONAT

NOCH KEINEN BAUCH, ABER JETZT SCHON VÖLLIG AUSSER PUSTE.

BIN ICH ETWA GEHEIMAGENTIN? ICH WILL ES ENDLICH ERZÄHLEN.

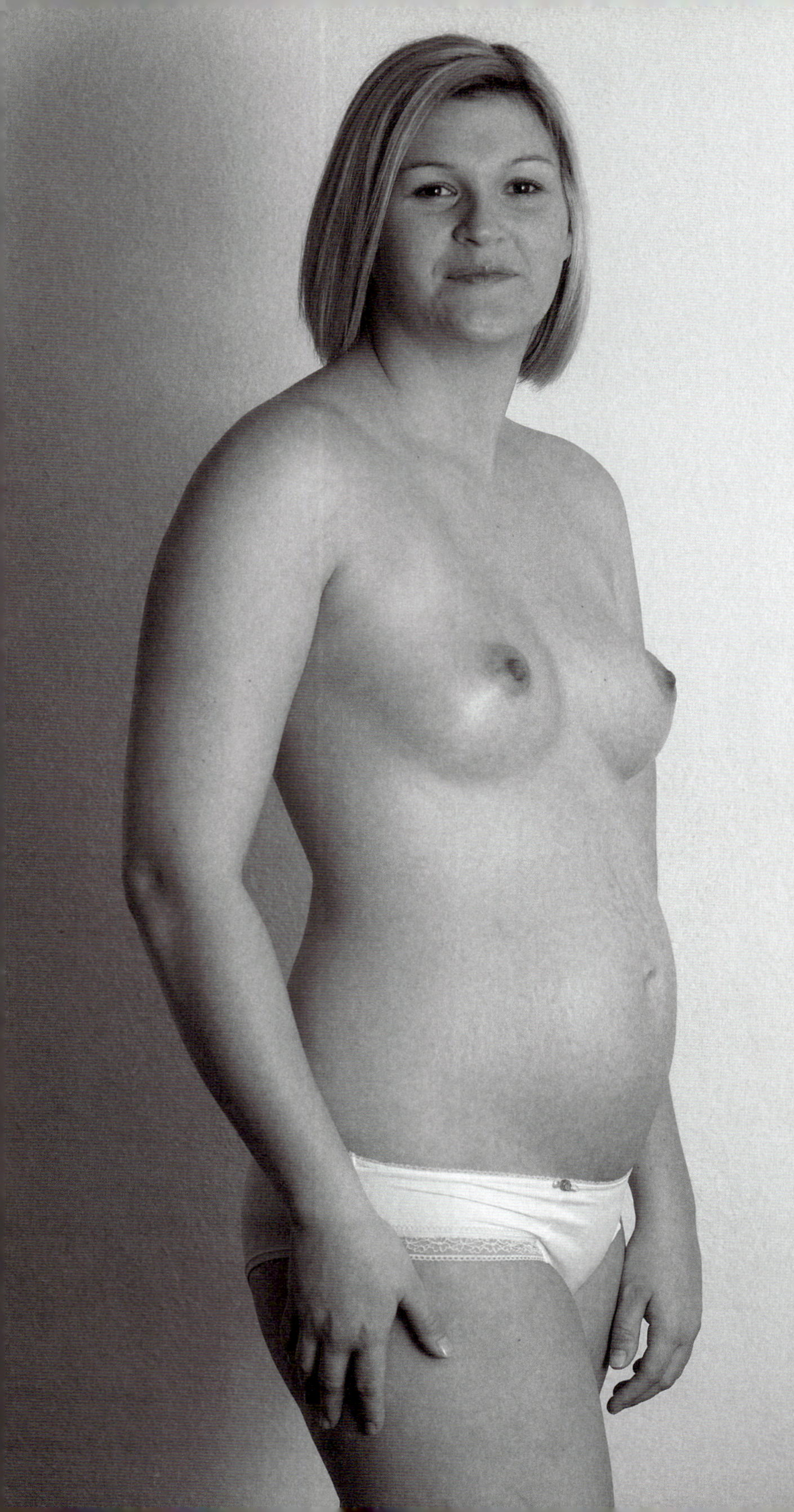

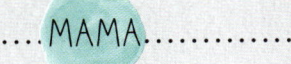

Ihre Atmung verändert sich

Auch Ihre Atmung ändert sich schon ganz früh in der Schwangerschaft. Eine Hyperventilation (d. h. eine Übersteigerung der Atmung) wird zum Normalzustand. In Ihrem Blut sinkt der Kohlendioxidwert. Das erleichtert Ihrem Kind die Abgabe von Kohlendioxid und die wichtige Aufnahme von Sauerstoff.

Bereits in der 8. bis 11. Schwangerschaftswoche findet man eine 40%ige Atemsteigerung, obwohl der Embryo erst wenige Zentimeter misst. Die Atemfrequenz ändert sich kaum, dafür aber umso mehr die Tiefe der einzelnen Atemzüge. Das geschieht automatisch, ohne Ihr Zutun, d. h. ohne ein bewusstes tiefes Ein- und Ausatmen, wie Sie es später bei der Geburtsvorbereitung lernen. Die größere Atemtiefe führt in den kleinen Lungenbläschen (Alveolen) zu einer 70%igen (!) Steigerung der Belüftung. Das Hormon Progesteron ist Ursache dieser Veränderungen, indem das Atemzentrum im mütterlichen Gehirn zugunsten einer verbesserten Sauerstoffaufnahme für das Kind verstellt wird.

Tief DURCHATMEN

3. MONAT · **SSW 9** · 8+0 BIS 8+6

 KIND

Finger und Zehen werden sichtbar

Fortschritte bei der computerunterstützten Bildverarbeitung der Ultraschalluntersuchung, entweder von der Scheide aus oder über die Bauchdecken der Mutter, gestatten die räumliche, d.h. dreidimensionale Darstellung und Betrachtung der Oberfläche des Embryos. Die 3D-Ultraschalltechnik macht es für Sie als werdende Mutter und Eltern einfacher, wie hier Kopf, Arme, Beine und Nabelschnur wie auf einem Foto zu betrachten. Besonders wichtig aber sind gute Untersuchungsbedingungen. Dicke mütterliche Bauchdecken, wenig Fruchtwasser oder z.B. eine Plazenta an der Vorderseite der Gebärmutter erschweren die gute Darstellung.

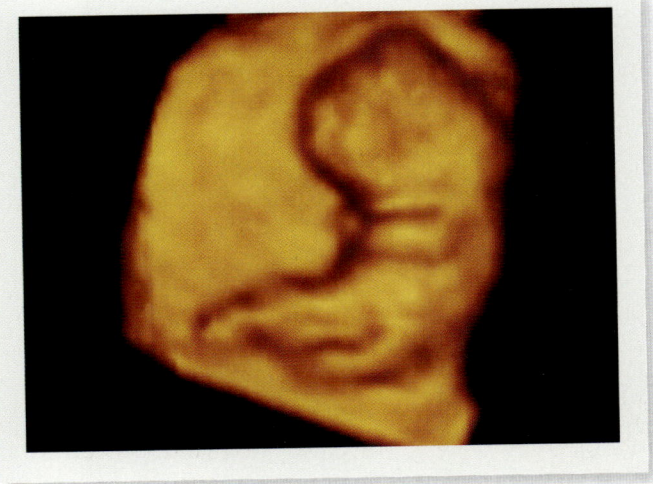

SO SEHE ICH JETZT AUS:

In der 9. Schwangerschaftswoche bin ich ca. 22 mm groß – also ungefähr so große wie eine Kirsche.

ICH BIN JETZT
22MM GROSS

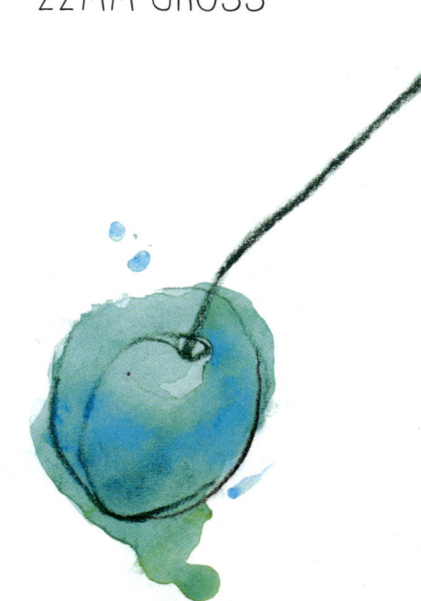

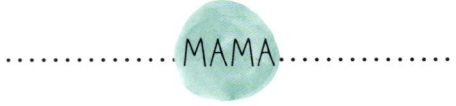

Der Ultraschall

Die Entwicklung der Ultraschalltechnik und ihr Einsatz in der Schwangerenvorsorge sind wahrscheinlich der größte Fortschritt für die Geburtshilfe im zurückliegenden 20. Jahrhundert. Der Ultraschall hat sowohl die Diagnostik als auch das vorgeburtliche Kind-Erleben für Sie als Eltern in gleicher Weise revolutioniert. Deutschland war 1980 das erste Land in der Welt, das damals zwei Routineuntersuchungen (heute drei in Deutschland und Österreich, zwei in der Schweiz) in der unkomplizierten Schwangerschaft gesetzlich verankert und kassenpflichtig eingeführt hat.

Vorgesehen sind diese drei Untersuchungen zu folgenden Zeitpunkten:

- 1. Basis-Ultraschalluntersuchung:
  9.–12. SSW
- 2. Basis-Ultraschalluntersuchung:
  19.–22. SSW
- 3. Basis-Ultraschalluntersuchung:
  29.–32. SSW

Richtig angewandt, gilt der Ultraschall als eine völlig sichere Untersuchungsmethode, unproblematisch für Mutter und Kind. Keine der unzähligen Studien hat negative Kurz- oder Langzeitauswirkungen des Schwangerschaftsultraschalls überzeugend nachweisen können.

Bereits für diese Basisuntersuchungen müssen Ärzte eine ausreichende Ausbildung und Qualifikation besitzen. In allen drei deutschsprachigen Ländern existiert ein sehr gutes Mehrstufen-Konzept der Spezialisierung. Werden Auffälligkeiten festgestellt und hat Ihr Frauenarzt keine Ultraschall-Spezialisierung, so muss er Sie an einen Spezialisten mit langer Erfahrung und qualitativ höherwertigen Ultraschallgeräten überweisen.

→ WIE FUNKTIONIERT DER ULTRASCHALL?

Ihr Arzt fährt mit einem Ultraschallkopf über Ihren Bauch. Dieser Kopf ist sowohl der Sender als auch der Empfänger von Schallsignalen. Ein Gel wird auf Ihren Bauch aufgetragen, damit es zur besseren Schallübertragung kommt. Der Ultraschall arbeitet nach dem Prinzip des Echolots. Kontinuierlich oder impulsartig werden von dem Schallkopf Schallwellen mit Frequenzen oberhalb des Hörbereichs des Menschen (in der Geburtshilfe etwa 3–5 Megahertz) in den Körper ausgesendet. Die verschiedenen Gewebe im Körper setzen der Schallausbreitung unterschiedlichen Widerstand entgegen. An den Grenzflächen zweier Gewebearten kommt es zur Schallreflexion (Echogenität). Die Echogenität ist beim Knochen am höchsten.

WELCHER ULTRASCHALL (US) GIBT AUFSCHLUSS ÜBER WELCHE FRAGESTELLUNG?

Fragestellung	Wann?
Ist die Einnistung in der Gebärmutter erfolgt?	1. US
Wachsen ein oder mehrere Kinder heran?	1. US
Bei Zwillingen: Werden die Kinder von einer oder zwei Plazenten versorgt?	1. US
Wie alt ist der Embryo? Stimmt der errechnete Geburtstermin?	1. US
Lebt das Kind?	1., 2. und 3. US
Liegen indirekte Zeichen für eine Chromosomenstörung vor?	1. und 2. US
Wächst das Kind normal und wie groß ist es?	2. und 3. US
Liegen Fehlbildungen vor?	1., 2. und 3. US
Wie liegt das Kind in der Gebärmutter?	2. und 3. US
Wo hat sich die Plazenta angeheftet?	2. und 3. US
Ist ausreichend Fruchtwasser vorhanden?	2. und 3. US

→ DER BILDGEBENDE ULTRASCHALL

Die unterschiedliche Echointensität wird vom Schallkopf aufgefangen und im Gerät in elektrische Signale umgewandelt. Beim bildgebenden Ultraschall werden diese Signale am Monitor in Lichtpunkte unterschiedlicher Helligkeit umgesetzt. Durch Schwenken des Schallkopfes über Ihrem Bauch oder in der Scheide beim vaginalen Ultraschall in der Frühschwangerschaft und durch den raschen Bildaufbau durch Zusammenfügen der Einzelbilder entsteht ein räumlicher Eindruck der untersuchten Strukturen.

→ DER DOPPLER-ULTRASCHALL

Der Doppler-Ultraschall (genannt nach seinem Erfinder Christian Doppler) kann die Geschwindigkeit von sich bewegenden Strukturen messen. Trifft eine pulsartig ausgesandte Schallwelle mit einer bestimmten Frequenz z.B. auf ein rotes Blutkörperchen im strömenden Blut oder das sich bewegende Herz, wird die reflektierte Schallwelle in Abhängigkeit von der Geschwindigkeit z.B. der Blutkörperchenbewegung in seiner Frequenz verändert (Doppler-Effekt). Diese Frequenzverschiebung liegt (zufälligerweise) im hörbaren Bereich, d.h., man kann die Blutströmung z.B. in der Nabelschnurarterie oder im Herzen als ein Zischen hören. Aus den rhythmischen Herzbewegungen lässt sich dann die Herzfrequenz errechnen.

Die Doppler-Technik findet Verwendung

- zum einfachen Bestimmen der kindlichen Herztöne etwa ab der 6. Woche,
- bei der Herztonaufzeichnung beim CTG (Kardiotokograf) und
- bei gezielter Fragestellung zur Untersuchung der Durchblutung der Gebärmutter, in der Plazenta und im kindlichen Kreislauf. Beim Letzteren wird der bildgebende Ultraschall mit dem Doppler-Ultraschall in einem Messkopf kombiniert (sog. Duplexsonografie).

→ GRENZEN DER ULTRASCHALL-DIAGNOSTIK

Zahlreiche der erwähnten Fragen lassen sich mithilfe des Ultraschalls eindeutig beantworten. Ob das Herz schlägt oder ob das Kind in Schädellage liegt, können auch Sie selbst leicht auf dem Bildschirm erkennen. Doch es gibt Grenzen für eine zu 100% sichere Diagnose:

- Wenig Fruchtwasser und sehr dicke mütterliche Bauchdecken beeinträchtigen eine gute Bildgebung.
- Die Gewichtsbestimmung ist immer eine Schätzung und wird umso ungenauer, je später sie in der Schwangerschaft stattfindet.
- Leichte Fehlbildungen kann auch der erfahrene Untersucher übersehen.
- Einige Fehlbildungen sind selten im Frühstadium erkennbar.
- Fehlentwicklungen ohne grobe strukturelle Defekte können nicht vor der Geburt diagnostiziert werden.
- Die Frage: „Ist mein Kind gesund?" kann mit einer Ultraschalluntersuchung nicht beantwortet werden. So gibt es Erkrankungen, z.B. des Stoffwechsels, die durch ein bildgebendes Verfahren nicht erkannt werden können.

Und Ihre Gefühle?

Vom geborenen Kind wissen Sie es: Zuneigung und Geborgenheit sind für Ihr Kind sehr wichtig. Nachdem Sie mit Ihrem Partner Ihr Baby mit seinen anmutigen Bewegungen und dem schönen Profil im Ultraschall betrachten konnten, werden Sie sich in Ihren Gedanken noch stärker mit dem Wohlbefinden Ihres Kindes beschäftigen. Was tut ihm jetzt gut? Die Wissenschaft ist immer mehr überzeugt, dass das gedankliche liebevolle Beschäftigen bereits vor der Geburt einen positiven Einfluss auf Ihr Baby hat. Lassen Sie Ihre Gefühle zu, nehmen Sie Kontakt zu Ihrem Baby auf und sorgen Sie dafür, dass es Ihnen gut geht. Dann geht es Ihrem Kind ebenfalls gut.

ENTSCHEIDUNGEN *fällen*

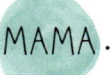

MAMA

WIE JEDES PAAR WÜNSCHEN auch Sie sich ein gesundes Kind. Das ist die häufigste Motivation für die Pränataldiagnostik, der Wunsch nach der Gewissheit, dass mit dem Kind alles in Ordnung ist. Erfahrungsgemäß fällt es heute Paaren schwer, auf eine mögliche Diagnostik zu verzichten. Der Druck durch die öffentliche Meinung und die Angst vor einer Diskriminierung bestärken bei vielen werdenden Eltern den Wunsch nach Gewissheit.

Aber Sie haben auch ein Recht auf „Nichtwissen". Es handelt sich bei der Pränataldiagnostik nicht um Routineuntersuchungen. Ihr Arzt kann sie Ihnen nur empfehlen, sollte sie Ihnen ausführlich erklären und muss Ihnen Zeit für Ihre Entscheidung lassen.

Die Last der Entscheidung liegt bei Ihnen. Sie und Ihr Partner sollten sich vor den Untersuchungen zu einigen Fragen Gedanken machen:

1. Welche Vorstellungen haben Sie und Ihr Partner von „Behinderung" und „Normalität"?
2. Könnten Sie sich vorstellen, ein behindertes Kind zu bekommen? Wie würden Ihre Familie und Ihre Freunde darauf reagieren? Wie würden Sie mit solchen Reaktionen umgehen?
3. Für wie belastbar halten Sie sich und Ihren Partner bzw. Ihre Partnerschaft?
4. Wie viel Risiko sind Sie bereit einzugehen, um Gewissheit zu erlangen? Wie würde es Ihnen gehen, wenn Sie ein gesundes Kind durch die Untersuchung verlieren?
5. Sind Sie bereit, sich mit einem möglichen Schwangerschaftsabbruch auseinanderzusetzen?

Pro – für die Pränataldiagnostik spricht:

- Sie entspricht dem medizinischen Standard.
- Sie als werdende Eltern werden bei unauffälligen Befunden von Sorgen um die Gesundheit des Kindes entlastet.
- Sie können sich bei positivem Befund über Behandlungs- und Betreuungsmöglichkeiten informieren.
- Sofern eine genetische Belastung in Ihrer Familie vorliegt, ist eine rechtzeitige genetische Abklärung des Fetus mit der Entscheidung für einen Schwangerschaftsabbruch möglich.
- Sie können sich, bei positivem Befund, auf ein behindertes Kind vorbereiten oder im gesetzlichen Rahmen einen Schwangerschaftsabbruch vornehmen lassen.

Kontra – gegen die Pränataldiagnostik spricht:

- Trotz aller Routine besteht immer noch die Gefahr einer Fehlgeburt, ausgelöst durch einen invasiven Eingriff.
- Auch mit den Methoden der Pränataldiagnostik gibt es keine 100%ige Garantie für ein gesundes Kind.
- Sie müssen durch den Eingriff und die Wartezeit auf den Befund große Ängste durchstehen.
- Ihr Erleben der Schwangerschaft ist vor der Untersuchung und dem Befund beeinträchtigt.
- Sie müssen nach einem positiven Befund eine Entscheidung für oder gegen Ihr Kind treffen.

KIND

Ihr Baby schluckt, gähnt und trinkt

Etwa ab der 10.–12. Schwangerschaftswoche kann Ihr Kind seine Gliedmaßen einzeln bewegen sowie seinen Kopf vor- und zurückbeugen. Es macht rhythmische Atembewegungen, gähnt, öffnet den Mund, schluckt und trinkt dabei Fruchtwasser. Später können Sie im Ultraschall einen Schluckauf beobachten, der durch rasche Kontraktionen des Zwerchfells hervorgerufen wird. Gelegentlich führt es ein Händchen zum Mund und saugt an den Fingerchen.

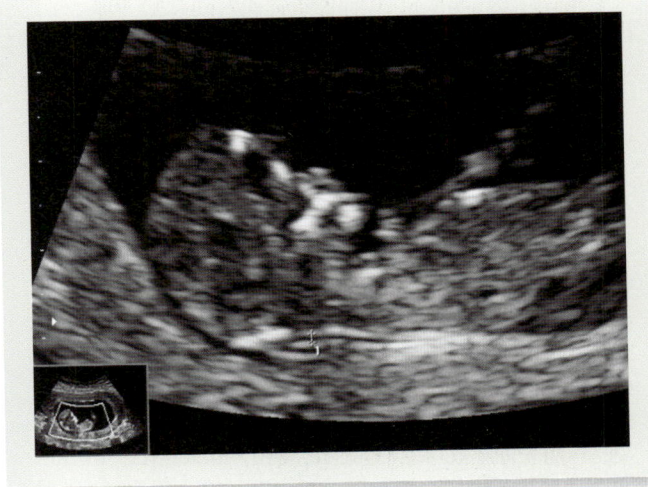

SO SEHE ICH JETZT AUS

In der 10. Schwangerschaftswoche bin ich ca. 30–32 mm groß. Mein Kopf ist riesig im Vergleich zu meinem Körper – aber schon ganz hübsch, oder?

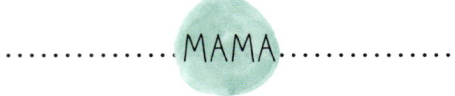

Pränataldiagnostik

Zwischen der 9. und 12. Woche gibt es für Sie einiges zu bedenken. Bei der ersten Ultraschalluntersuchung sehen Sie zum ersten Mal Ihr Baby. Sicherlich machen Sie sich Gedanken, ob es gesund ist. Sprechen Sie mit Ihrem Arzt und Ihrem Partner ausführlich über Ihre Sorgen. Ihr Arzt wird Sie beraten, eventuelle Risiken abschätzen und Sie über die Möglichkeiten der Untersuchungen der Pränataldiagnostik aufklären. Verschiedene pränatale Tests können im ersten Schwangerschaftsdrittel durchgeführt werden und als Entscheidungsgrundlage für eine weitere invasive Diagnostik wie die Chorionzottenbiopsie oder die Fruchtwasseruntersuchung dienen. Diese Tests und Untersuchungen sind nicht Teil der Routine-Schwangerschaftsuntersuchungen, Sie selbst können entscheiden, ob Sie derartige Untersuchungen wünschen.

→ WAS IST PRÄNATALDIAGNOSTIK?

Alle Untersuchungen bei Mutter und Kind während der Schwangerschaft sind natürlich vorgeburtliche oder pränatale Untersuchungen (prä = vor, natus = Geburt). Dennoch hat es sich eingebürgert, mit „Pränataldiagnostik" einen bestimmten Ausschnitt der Vorsorgeuntersuchungen zu bezeichnen, nämlich die Untersuchungen zur Diagnostik von Fehlbildungen, Infektionen, Erkrankungen oder Behinderungen des Ungeborenen bereits während der Schwangerschaft. Neben einer ausführlichen Ultraschalluntersuchung durch speziell geschulte Ärzte steht die Untersuchung von Chromosomen in kindlichen Zellen im Zentrum der Pränataldiagnostik, obwohl längst nicht alle Anomalien durch Chromosomenstörungen bedingt sind. Neuerdings ist es möglich, fetale DNA-Bruchstücke (Bruchstücke aus fetalen Zellen) aus dem mütterlichen Blut zu gewinnen, um das Vorliegen der häufigsten Chromosomenstörung, der Trisomie 21, zu untersuchen. Ganze kindliche Zellen und damit eine Möglichkeit zur Untersuchung des gesamten kindlichen Erbguts können jedoch nur durch einen Eingriff in die Gebärmutter mit Gewebe-, Fruchtwasser- oder Blutentnahme (invasives Verfahren) gewonnen werden. Da dies ein gewisses, wenn auch geringes Risiko für den Verlust der Schwangerschaft darstellt, haben sich einige risikoärmere Voruntersuchungen bewährt. Die belastenden invasiven Untersuchungen werden daher nur bei den Frauen durchgeführt, bei denen gemäß den Voruntersuchungen die Wahrscheinlichkeit für einen auffälligen Befund tatsächlich erhöht ist.

Chromosomenstörungen

Während die Ultraschalluntersuchung strukturelle Veränderungen, abnorme Bewegungen, Wachstumsauffälligkeiten und Störungen im Blutfluss beim Ungeborenen aufspüren und allenfalls indirekte Hinweise auf Chromosomenstörungen geben kann, haben alle anderen pränatalen Untersuchungstechniken das Ziel, Chromosomenstörungen direkt zu entdecken oder ihr Vorliegen wahrscheinlich zu machen. Die Chromosomen befinden sich im Zellkern und sind Träger der Gene mit der Erbsubstanz DNA (deoxyribonucleic acid; siehe Seite 83). Störungen der Chromosomenzahl oder -struktur bewirken geistige Behinderung, körperliche Fehlbildungen und/oder Stoffwechselstörungen. Ihr Vorkommen kann auch letal sein, d. h., sie gestatten keine Entwicklung zur Lebensfähigkeit. Im Fall einer familiären Belastung durch eine Erbkrankheit kann man gezielt ein einzelnes Chromosom bzw. einen bestimmten Genabschnitt auf eine Störung hin untersuchen. Beim Screening, wie es die Pränataldiagnostik einer großen Zahl schwangerer, genetisch unbelasteter Frauen anbietet oder empfiehlt, sucht man in erster Linie nach numerischen Chromosomenstörungen, d.h. nach Chromosomen, die nicht in normaler Zahl vorliegen. Sie entstehen am häufigsten bei den Reifeteilungen zur Halbierung des Chromosomensatzes (S. 83). Das fehlende Auseinanderweichen eines Chromosomenpaares bei den Reifeteilungen (Fachausdruck: Non-Disjunction) führt dazu, dass die entstehenden Tochterzellen entweder ein Chromosom zu viel (Trisomie) oder zu wenig (Monosomie) haben. Diese Fehler nehmen mit dem mütterlichen Alter zu, können manchmal aber auch schon bei jüngeren Schwangeren vorkommen.

Die Abweichungen betreffen die normale Zahl der 23 Chromosomenpaare in der Zelle, 1 davon das Geschlechtschromosomenpaar, oder die Vollständigkeit einzelner Chromosomen.

Bei den zahlenmäßigen Abweichungen wird folgendermaßen unterschieden:

- **Trisomie:** Eine Trisomie kommt am häufigsten bei den Chromosomen Nr. 13, 18 und 21 vor. Trisomie 13 und 18 führen in der Regel zu schwersten Entwicklungsstörungen, sodass die Kinder bereits während der Schwangerschaft oder kurz nach Geburt versterben. Bei der Trisomie 21 hingegen, der häufigsten Chromosomenstörung beim Neugeborenen (0,2–0,3 % aller Neugeborenen), haben die Kinder fast normale Überlebenschancen, wenngleich mit unterschiedlich schweren geistigen und körperlichen Defiziten. Diese Störungen werden unter der Bezeichnung Down-Syndrom oder Morbus Down zusammengefasst. Diese Kinder haben geistige Behinderungen unterschiedlichen Schweregrades mit oder ohne körperliche Fehlbildungen. Sie sind von gutmütiger Wesensart, lernfähig und sozial gut integrierbar. Auch Trisomien der Geschlechtschromosomen kommen vor (z.B. XXY, sog. Klinefelter-Syndrom beim Knaben, XXX beim Mädchen „super female", XYY beim Knaben „super male"). Unterschiedlich leichte bis schwere körperliche und geistige Defizite und in der Regel eigene Unfruchtbarkeit sind die Folge dieser Trisomien.
- **Monosomien** (mono = ein): Hier fehlt ein Chromosom. Das ist nur beim Geschlechtschromosom beim Mädchen mit dem Überleben vereinbar. Ein X-Chromosom fehlt

beim sog. Turner-Syndrom. Diese Mädchen können selbst keine Kinder bekommen. Sie sind normal intelligent, jedoch kleinwüchsig.

- **Triploidien** sind die Folge der Befruchtung mit zwei Spermien oder des fehlerhaften Ausbleibens der ersten Zellteilung der Eizelle nach Befruchtung und resultieren in drei ganzen Chromosomensätzen (oder in vier Chromosomensätzen bei der Tetraploidie). Meist entsteht kein lebensfähiges Kind. Wenn das überzählige Chromosomenpaar vom Vater stammt, entwickelt sich meist nur die Plazenta in gestörter Form.

Bei den strukturellen Abweichungen findet man am häufigsten:

- **Translokationen.** Hier lagern sich Bruchstücke eines Chromosoms an ein anderes Chromosom an. Bleibt die Gesamtchromosomenmenge ausgeglichen, bleibt es gesundheitlich bedeutungslos. Erst die Nachkommen können Probleme bekommen. Translokationen sind oft Ursache für gehäufte Fehlgeburten.
- **Deletionen.** Es fehlt innerhalb eines Chromosoms Material von unterschiedlicher Menge, wovon auch das Ausmaß der körperlichen Störungen abhängig ist.

→ DAS DOWN-SYNDROM

Es gibt verschiedene Formen der Trisomie 21; in etwa 95 % der Fälle liegt die sogenannte freie Trisomie 21 vor. Hier haben alle Körperzellen ein Chromosom 21 zu viel. Dies ist verantwortlich für die geistige Behinderung und typische körperliche Merkmale, deren Erkennung (Ultraschall in der Schwangerschaft) ein Hinweis auf ein Down-Syndrom sein kann, z.B. ein Herzfehler, eine Wachstumsverzögerung, relativ kurze Oberschenkel- und Oberarmknochen sowie sogenannte Soft-Marker, z. B. ein verkürztes Nasenbein oder eine verbreiterte Nackenfalte. Nach der Geburt sind es besonders Veränderungen im Gesicht, die zur Verdachtsdiagnose Trisomie 21 führen: schräge Lidachsen und eine scheinbar zu große Zunge, die aus dem Mund herausguckt.

Die kindliche Entwicklung verläuft im Vergleich zu gesunden Kindern verzögert. Nahezu alle Bereiche des körperlichen Funktionierens sind betroffen: die Motorik, die Sprachentwicklung, die Sensorik, das Verhalten und vieles mehr. Frühförderung, medizinische Korrekturen von Fehlbildungen, Hilfen bei Taubheit und Sehstörungen und ein liebevolles Umfeld können die Einschränkungen deutlich bessern. Das Spektrum der geistigen Behinderung und des Funktionierens im familiären Alltag ist auch aus diesem Grund groß. Down-Kinder haben auffällige Stärken im sozialen Bereich und oft musische Neigungen. Früher als bei Gesunden treten im mittleren Lebensalter weitere Einschränkungen der geistigen Fähigkeiten auf. Die Lebenserwartung ist verkürzt. Die Fruchtbarkeit ist nicht beeinträchtigt. Kinder von Frauen und Männern, die das Down-Syndrom haben, haben eine 50%ige Wahrscheinlichkeit, ebenfalls ein Kind mit Down-Syndrom zu bekommen.

> SIE MÜSSEN NICHT ALLES MACHEN, WAS MACHBAR IST. SIE HABEN EIN RECHT AUF NICHT-WISSEN UND KÖNNEN UNTERSUCHUNGEN OHNE WEITERES ABLEHNEN.

Kinder mit einem Down-Syndrom erfahren heute eine sehr unterschiedliche Akzeptanz durch die Gesellschaft; daran ist auch die Möglichkeit der vorgeburtlichen Diagnose und Entscheidung zum Schwangerschaftsabbruch schuld. Die Vor- und Nachteile der Pränataldiagnostik haben deshalb besonders bei den möglichen Konsequenzen der Entdeckung der Trisomie 21 zu großen Diskussionen geführt. Das Recht dieser Kinder auf Leben und das Recht der Frau auf Selbstbestimmung stehen hier einander oft diametral gegenüber. Es wird geschätzt, dass etwa 9 von 10 Frauen einen Schwangerschaftsabbruch vornehmen lassen, wenn die Trisomie 21 zu einem frühen Zeitpunkt in der Schwangerschaft entdeckt wird. Der Abbruch ist dann gesetzlich zulässig und für den behandelnden Arzt straffrei, wenn der Schwangerschaftsabbruch nach einer Schwangerschaftskonfliktberatung und einer dreitägigen Bedenkfrist in den ersten 12 Wochen nach der Befruchtung erfolgt.

Viel kritisiert wird heute auch, dass schwangeren Frauen in den Arztpraxen nicht ausreichend deutlich vermittelt wird, dass alle Untersuchungen zur Aufdeckung von Chromosomenstörungen keine Routineuntersuchungen sind. Bereits der 1. Schwangerschaftsultraschall, der z. B. mit der vergrößerten Nackentransparenz einen Hinweis auf diese Störung gibt, lässt die betroffenen Frauen und Paare unter Umständen in eine Entscheidungsspirale hineinschlittern, die sie – gut informiert und richtig beraten – von Anfang an abgelehnt hätten. So wird der nächste Schritt, eine invasive Abklärung, quasi als einzige mögliche Folgeuntersuchung angeraten. Und nach dem positiven Ergebnis dieser invasiven Untersuchung sieht sich das Paar vielleicht durch Familie und Freunde gedrängt, den Schwangerschaftsabbruch als zwangsläufig zu akzeptieren.

Sie als Eltern haben ein Recht auf Nichtwissen und dürfen jede dieser Untersuchungen ohne große Begründungen ablehnen.

Wie häufig sind Fehlbildungen und Erkrankungen?

Der weitaus größte Teil der Kinder, etwa 96–98%, kommt gesund auf die Welt. Dementsprechend haben 2–4% kleinere oder größere Auffälligkeiten oder Krankheiten, die sofort oder später erkennbar werden. Als kleinere Auffälligkeiten würde man z.B. ein größeres Muttermal, ein Hautanhängsel an der Ohrmuschel oder zwei zusammengewachsene Zehen bezeichnen, als schwerwiegendere z.B. einen Herzfehler, Chromosomenstörungen, Kleinwuchs oder eine auffallende Bewegungsarmut des Kindes. Bei einigen Auffälligkeiten kann es sinnvoll sein, mit dem Problem nicht erst bei Geburt konfrontiert zu werden. Beispielsweise kann bei einem Herzfehler die lebensrettende Operation nach der Geburt geplant und rasch durchgeführt

werden. Und glücklicherweise gibt es auch einige Möglichkeiten der Behandlung des Kindes während der Schwangerschaft, z.B. bei Infektionen.

Auch wenn für Sie als werdende Eltern ein Schwangerschaftsabbruch nicht infrage kommt, kann die Information vor der Geburt eine Hilfe sein. Sie können mit Eltern, die Ähnliches erlebt haben, Kontakt aufnehmen, um zu erfahren, welche Belastungen auf Sie zukommen, und auch, dass ein Leben mit einem behinderten Kind auch ein glückliches sein kann. Pränataldiagnostik und ein unerwarteter Befund sind also auf keinen Fall mit der Konsequenz Schwangerschaftsabbruch gleichzusetzen. Nehmen Sie sich Zeit für Entscheidungen.

→ RISIKO: ALTER

Das Risiko für eine Chromosomenstörung des Kindes steigt mit dem Alter der Mutter

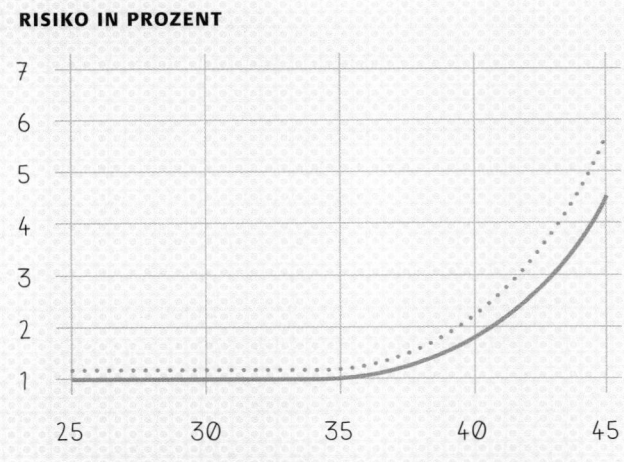

RISIKO IN PROZENT

MÜTTERLICHES ALTER BEI DER GEBURT IN JAHREN

Das Risiko steigt mit dem Alter

In der Grafik sehen Sie die Häufigkeit der mit Chromosomenstörungen geborenen Kinder in Prozent in Abhängigkeit vom Alter der Mutter. Die gestrichelte Linie zeigt die gesamte Anzahl aller Störungen, die durchgehende die von Trisomie 21.

kontinuierlich an. Der Zusammenhang mit einem erhöhten väterlichen Alter ist nicht in gleicher Weise gesichert. Den größten Anteil an den Chromosomenstörungen hat eine Verdreifachung des Chromosoms 21, daher Trisomie 21 (oder Morbus Down). Schwangere im Alter von 25 Jahren haben ein Risiko von 1:1350, ein Kind mit einem Down-Syndrom zu bekommen, eine 35-Jährige dagegen ein Risiko von 1:360. Ab dem 35. Lebensjahr wird daher eine genauere Untersuchung durch eine Amniozentese oder CVS empfohlen, da ab diesem Alter das Risiko für eine Chromosomenstörung etwa gleich groß ist wie das Risiko für eine Fehlgeburt durch diese Untersuchungen.

Die wichtigsten Methoden der Pränataldiagnostik

Es gibt heute ein breites Spektrum von Untersuchungsmethoden oder Möglichkeiten zur vorangehenden Risikoeinschätzung. Sie können sich mit Ihrem Arzt beraten. In Schwangerschaftsberatungsstellen oder bei „pro familia" gibt man Ihnen auch gerne Auskunft. Bei vielen Untersuchungen übernimmt die Krankenkasse die Kosten.

Mütterliche Blutuntersuchungen

Das Ungeborene bzw. die Plazenta produziert Hormone und schwangerschaftstypische Eiweiße, die über das Fruchtwasser ins mütterliche Blut übertreten und dort bestimmt werden können (sogenannte mütterliche Serummarker). Ihre Konzentrationen haben einen typischen Verlauf abhängig vom Schwangerschaftsalter. Bei Chromosomenstörungen oder z.B. einem offenen Rücken sind diese Botenstoffe gegenüber den Verläufen bei einem gesunden Kind erhöht oder erniedrigt, also auffällig. Auch Bruchstücke von fetalen Zellen gelangen durch die Eihäute in die mütterliche Blutzirkulation.

→ ERSTTRIMESTERTEST

Werden mütterliches Alter, die Ergebnisse der Untersuchungen der frühen mütterlichen Serummarker (PAPP-A, Pregnancy Associated Plasma Protein-A und freies ß-HCG) und Messergebnisse der Nackentransparenz kombiniert, lässt sich das Risiko für eine Chromosomenstörung für jede Frau individuell bereits im ersten Trimester mittels Computer errechnen. Der Vorteil dieses Tests ist, dass diese Risikoberechnung sowohl für junge wie ältere Schwangere von Bedeutung ist. Frauen über 35 Jahren können sich bei einem als niedrig errechneten Risiko viel leichter entscheiden, auf die Punktion zu verzichten. Junge Frauen können bei entsprechendem Verdacht eine Punktion durchführen lassen, zu der man ihnen nur dem Alter nach nicht geraten hätte. Dieser Test bringt also keine gesicherte Diagnose, sondern benennt eine Wahrscheinlichkeit.

→ TRIPLETEST

Eine ähnliche Untersuchungsmöglichkeit besteht, wenn der optimale Zeitpunkt zwischen der 11. und 13. (bis 14.) Schwangerschaftswoche verpasst wurde, auch noch zwischen der 15. und 17. SSW. Das ist der sogenannte Tripletest (oder AFP-Test), der aber bezüglich der Erfassungsrate ungenauer als der Ersttrimestertest ist. Neben ß-HCG und Östriol wird hier auch noch AFP (Alpha-Fetoprotein) bestimmt. Ein erniedrigter AFP-Wert kann ebenfalls ein Hinweis auf eine chromosomale Störung sein. Erhöhte Werte werden bei Störungen der Wirbelsäule bzw. des Wirbelkanals gefunden („offener Rücken", Neuralrohrdefekt, Spina bifida). Aber auch der Tripletest ist nur eine Risikoabschätzung, noch keine echte Diagnose.

Der neue fetale DNA-Test

Wenn Sie die Tabelle mit der Auflistung der Untersuchungsmöglichkeiten fetaler Auffälligkeiten oder Störungen, insbesondere Chromosomenstörungen, ansehen, fällt auf, dass es nicht-invasive und invasive Verfahren gibt. Zu den invasiven, nämlich mit Eingriffen in die Gebärmutter, gehören die Chorionzottenbiopsie (CVS) und die Fruchtwasseruntersuchung, zu den nicht-invasiven mütterliche Blutuntersuchungen und der Ultraschall. Alle nicht-invasiven Untersuchungen können das Risiko für Störungen im fetalen Erbgut nur wahrscheinlich machen, so wie Frauen im höheren Alter ein Risikokollektiv darstellen, wenn die Häufigkeit z. B. für die Trisomie 21 in den Prozentbereich steigt. Beweisen konnte bisher nur eine invasive Untersuchung die befürchtete Erbgutveränderung. Zwangsläufig wurden die CVS und die Fruchtwasseruntersuchung bei sehr vielen Frauen durchgeführt, die ein gesundes Kind erwarteten. Wenn auch der eingriffsbedingte Verlust der Schwangerschaft mit unter 1 % gering erscheint, ist dieser mögliche Verlust allein durch die Untersuchung sehr gefürchtet und bereitet sehr viel Stress.

→ WIE FUNKTIONIERT DER NEUE TEST?

Es lag nahe zu forschen, wie es gelingen könnte, an fetale Zellen „heranzukommen" bzw. sie im mütterlichen Blut von den mütterlichen zu unterscheiden. Einige wenige Zellen gelangen nämlich durch die Schichten der Plazenta in den mütterlichen Kreislauf, wobei die Zellen von Knaben durch das Y-Chromosom auch leicht zu identifizieren sind. Aber es stellte sich als die Suche nach „der Nadel im Heuhaufen" heraus. Anders sah es mit Zellbruchstücken mit Freisetzung der mütterlichen und fetalen DNA aus. Etwa 90 % der frei im Blut zirkulierenden DNA stammen von der Mutter, 10 % vom Fetus. Es ist gelungen, diese 10 % anzureichern und mit ausgeklügelter Software den 23 Chromosomenpaaren zuzuordnen. Zunächst analysierte man in Speziallaboren, ob das Chromosom 21 dreifach statt zweifach vorlag und eine Trisomie 21 bestätigt oder ausgeschlossen werden konnte. Später wurde das auch für die Trisomien 13 und 18 möglich. Außerdem ist es möglich, die Blutgruppe des Ungeborenen zu bestimmen, z. B. wenn eine Blutgruppenunverträglichkeit ausgeschlossen werden soll. Es ist zu erwarten, dass weitere Chromosomenstörungen standardmäßig mituntersucht werden

können. 20 ml mütterliches Blut sind ausreichend. Die Wartezeit für den Befund Trisomie 21 beträgt wenige Tage.

→ FÜR WEN EIGNET SICH DER TEST?

Er eignet sich für jede schwangere Frau, die nach einer ausführlichen Beratung ausdrücklich auf diese nicht-invasive Weise über das Vorhandensein der Trisomie 21 (und ggf. 13 oder 18) Kenntnis haben will. Bei einem auffälligen Ultraschallbefund oder einer Risikoerhöhung im Ersttrimestertest muss sie informiert werden, dass eine Trisomie 21 unter Umständen nicht alle Auffälligkeiten erklären kann.

→ WELCHE VORTEILE HAT DER TEST?

Er bedeutet kein Risiko für das Ungeborene. Er hat eine sehr hohe Entdeckungsrate, d. h., eine vorhandene Trisomie 21 bleibt sehr selten unentdeckt. Ebenfalls sehr selten sind falsch positive Resultate (etwa 5 auf 10 000 Befunde). Trotzdem wird zurzeit empfohlen, ein positives Testresultat (= Trisomien 13, 18 oder 21 vorhanden) durch eine invasive Untersuchung zu überprüfen.

→ SOLL DER ERSTTRIMESTERTEST MIT DEM FETALEN DNA-TEST KOMBINIERT WERDEN?

Nein, das hat keinen Zweck. Im Gegensatz zum Ersttrimestertest ist der neue Test eine echte Diagnostik, weil die fetale DNA untersucht wird, und nicht nur eine Risiko-Berechnung.

→ WELCHE NACHTEILE HAT DER TEST?

Der Test kann versagen, wie es auch bei der Chorionzottenbiopsie der Fall ist, wenn eine seltene Trisomie-21-Form vorliegt, bei der nicht alle fetalen Zellen betroffen sind (Mosaik-Trisomie). Die gesetzlichen Krankenkassen haben bisher noch keine Leistungspflicht. Bei Risikoschwangerschaften haben aber bereits einige Krankenkassen die Zahlung des Tests übernommen. Die Aufnahme in die Leistungspflicht in naher Zukunft bei diesen Schwangerschaften gilt als sehr wahrscheinlich.

Unabhängig von diesen praktischen Aspekten sind Befürchtungen, dass sich die gesellschaftliche Akzeptanz Behinderter durch die leichte und risikofreie Verfügbarkeit der Diagnostik ändern könne, nicht von der Hand zu weisen.

→ WAS FOLGT FÜR SIE UND IHR BABY?

Sie gehören zu der ersten Generation Schwangerer, die keine Angst und keinen Stress haben müssen, ihrem Kind durch die Diagnostik Schaden zuzufügen.

Ultraschalluntersuchungen

→ NACKENFALTENMESSUNG

Eine verdickte Nackenfalte oder Nackentransparenz (NT), die ein erfahrener Arzt in der 11.–13. Woche mittels Ultraschall feststellen kann, kann ein Hinweis auf Chromosomenstörungen oder andere Organstörungen sein. Gemessen wird dabei die flüssigkeitsgefüllte Ausdehnung zwischen Nackenhaut und Weichteilgeweben (eine Art Lymphansammlung unter der Haut), die sogenannte Nackentransparenz, die nicht größer als 2,5 mm sein sollte. Sie kann allerdings auch bei völlig gesunden Kindern verbreitert vorkommen. Die Messung der Nackenhaut bringt also kein eindeutiges Ergebnis, sondern lediglich einen Wahrscheinlichkeitswert.

→ WEITERE ULTRASCHALLMARKER

Auch die fehlende Darstellbarkeit des Nasenbeins in der 11.–13. SSW gilt als möglicher Hinweis auf eine Trisomie 21. Ebenso werden eine nicht korrekt schließende Herzklappe oder Durchblutungsauffälligkeiten als weitere Marker für eine Trisomie beschrieben.

→ GROSSER ULTRASCHALL

Körperlich sichtbare Störungen sind am vollständigsten etwa um die 20. Schwangerschaftswoche herum zu erfassen, weil erfahrene Untersucher zu diesem Zeitpunkt auch die komplizierte Herzfunktion beurteilen können. Die Entdeckungsrate für Fehlbildungen erreicht aber nie 100 %, auch weil sich einige Fehlbildungen erst spät entwickeln oder erst sehr spät oder gar nicht erkennbar werden.

Invasive Methoden

→ CHORIONZOTTENBIOPSIE (CVS)

Die Chorionzottenbiopsie oder kurz die CVS (von engl. chorionic villus sampling) ist eine invasive Untersuchung. Wie in der Abbildung gezeigt, werden über die mütterlichen Bauchdecken (seltener auch von der Scheide aus) mit einer feinen Nadel aus der späteren Plazentaanlage kleine Zottenstückchen zur Untersuchung im Labor entnommen. In der Regel wird die CVS in der 11.–13. Schwangerschaftswoche durchgeführt. Bei der Chromosomenuntersuchung ergibt sich auch das kindliche Geschlecht automatisch. Es kann die Blutgruppe bestimmt werden, und bei gezielter Analyse können seltene Erbkrankheiten, Muskel-, Blut- und Stoffwechselerkrankungen festgestellt werden.

→ AMNIOZENTESE (FRUCHTWASSERPUNKTION)

Eine Fruchtwasserpunktion ist ab der 15. Schwangerschaftswoche, wenn ausreichend Fruchtwasser vorhanden ist und die Eihäute an der Gebärmutterwand anliegen, möglich. Auch hier wird eine dünne Hohlnadel über den mütterlichen Bauch in die Gebärmutter eingeführt und etwas Fruchtwasser, das durch den fetalen Urin wieder nachgebildet wird, entnommen. Kindliche Haut- und Schleimhautzellen, die im Fruchtwasser schwimmen, wer-

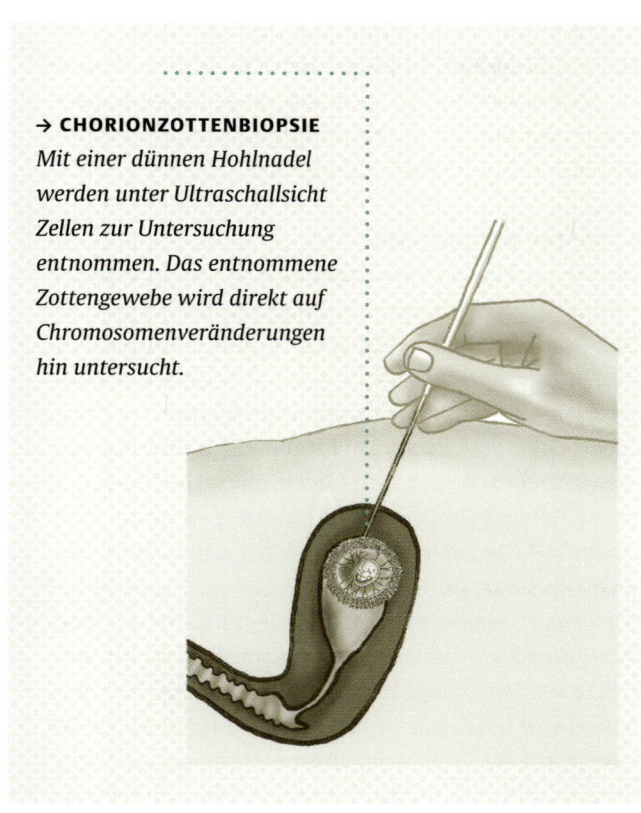

→ CHORIONZOTTENBIOPSIE
Mit einer dünnen Hohlnadel werden unter Ultraschallsicht Zellen zur Untersuchung entnommen. Das entnommene Zottengewebe wird direkt auf Chromosomenveränderungen hin untersucht.

→ WELCHE METHODE IST DIE RICHTIGE?

Die Entscheidung, welche der beiden Untersuchungsmethoden für Sie die richtige ist, fällt nicht immer leicht. Beide Untersuchungen sind meist nahezu schmerzlos für die Frau. Manche Frauen vergleichen es mit einer Blutentnahme, manche mit einem Wespenstich. Beide Untersuchungen können ambulant in einer Arztpraxis oder Klinik durchgeführt werden. Das Risiko einer Fehlgeburt liegt bei beiden Untersuchungen bei etwa 0,5 %, und sie ermöglichen in etwa die gleiche Diagnostik. Beide Untersuchungstechniken sollten nur von Ärzten mit entsprechender Erfahrung durchgeführt werden.

Ein Vorteil der Chorionzottenbiopsie ist, dass sie früh in der Schwangerschaft eingesetzt werden kann und dass das Untersuchungsergebnis innerhalb von 2–3 Tagen vorliegt. Mit der notwendig langen Zeit für die Zellkultur bei der Amniozentese kann die Zeitdifferenz zwischen dem Vorliegen eines Ergebnisses bei den beiden Untersuchungen bis zu 6 Wochen betragen. Beim späteren Nachweis einer schwerwiegenden Erkrankung oder Behinderung müssen sich die Eltern sehr spät in der Schwangerschaft mit der Erkrankung und der Entscheidung für den eventuellen Schwangerschaftsabbruch auseinandersetzen. Zu diesem Zeitpunkt ist der Schwangerschaftsabbruch nicht mehr mit einer (relativ einfachen) Kürettage bzw. Ausschabung möglich. Auf der anderen Seite liefert die Chorionzottenbiopsie in etwa 1–2 % der Fälle falsch positive Ergebnisse, weshalb heute in aller Regel eine Absicherung durch die Langzeitkultur der CVS oder eine Fruchtwasseruntersuchung angeschlossen wird.

den in einer Kultur zur Analyse der Chromosomen gezüchtet, was etwa zwei Wochen dauert. Durch die Markierung der DNA bestimmter Chromosomen (FISH-Schnelltest) kann ein Resultat innerhalb eines Tages erhalten werden. Zudem ist es heute möglich, mithilfe sogenannter Gen-Chips oder DNA-Chips (auch unter Microarray-Analyse bekannt) in ganz kleinen Probenmengen und ebenfalls rasch Chromosomenabweichungen festzustellen.

Die Aussagemöglichkeiten der Untersuchungen sind mit der CVS vergleichbar. Mit dieser Methode können einige Chromosomenabweichungen zuverlässig erfasst werden. Es lassen sich aber nicht alle Behinderungen mit der Methode voraussagen. Zusätzlich erlaubt die Amniozentese mittels AFP-Messung im Fruchtwasser die Diagnose eines offenen Rückens.

→ CHORDOZENTESE

Bei dieser Methode erfolgt die Punktion der Vene, die in der Nabelschnur verläuft. Am häufigsten erfolgt dieser Eingriff für die Gabe von Blut bei einer fetalen Blutarmut. Sie ist aber auch (selten) für notwendige Untersuchungen an kindlichen Blutzellen (rasche Chromosomenuntersuchung an Lymphozyten), beim Verdacht auf eine Infektion (z. B. Röteln, Toxoplasmose, Zytomegalie) oder zur Behandlung des Ungeborenen mit Medikamenten möglich.

Röntgenuntersuchung in der Schwangerschaft

Hierbei handelt es sich um eine diagnostische Untersuchung mit ionisierenden Strahlen. Bei einem Sturz in der Schwangerschaft, bei einem Autounfall oder z. B. bei unklaren starken Schmerzen ist oft eine bildgebende Diagnostik unverzichtbar. Ultraschall und die Magnetresonanztomografie (MRI) gelten als ungefährlich für das Ungeborene. Oft aber kann nur eine Röntgenuntersuchung eine ausreichende Diagnostik ermöglichen. Früh während der Organbildung und später während der weiteren Ausreifung von Gehirn und Nerven können Röntgenstrahlen Schäden anrichten (Fehlbildungen, Intelligenzdefekte oder Wachstumsstörungen). Die Risiken dafür sind zwar bei den heute eingesetzten Röntgendosen extrem gering, aber nicht gleich null. Bei notwendigen Untersuchungen muss die betroffene Frau unbedingt zum eigenen Schutz von ihrer Schwangerschaft berichten.

Placenta praevia

So wird ein untypischer Tiefsitz der Plazenta in der Nähe des inneren Muttermundes der Gebärmutter (bei jeder 200. Schwangerschaft) genannt. Scheidenwärts liegt die Plazenta *vor* dem vorangehenden Teil des Kindes und versperrt den Weg durch die Scheide bei der Geburt. Er macht in der Regel die vaginale Geburt unmöglich, da es bei der Muttermunderöffnung zu starker Blutung und vorzeitiger Lösung der Plazenta kommen kann.

Auch in der Schwangerschaft besteht dafür ein Risiko. Mutter und Kind sind durch Verlust und Sauerstoffmangel gefährdet. In der späteren Schwangerschaft können mit dem Ultraschall verlässlich der Tiefsitz und das Ausmaß der inneren Muttermundbedeckung beurteilt werden. Teilweiser Tiefsitz oder Randständigkeit (Placenta praevia partialis oder marginalis) kann unter Umständen eine vaginale Geburt in OP-Bereitschaft gestatten, wenn bei der Muttermunderöffnung die Plazenta mit zur Seite „wandert". Tiefsitzende Plazenten finden sich gehäuft bei Mehrgebärenden mit großen Plazenten, nach vorangegangenen Gebärmutterschleimhautschädigungen (nach Ausschabungen [Kürettagen], nach Kaiserschnitt) und bei starken Raucherinnen. Der Tiefsitz führt oft dazu, dass sich das Kind mit seinem Kopf nicht richtig in das mütterliche Becken einpassen kann. Wehenschwäche und Atonie der Gebärmutter (fehlendes Zusammenziehen) bei und nach der Geburt sind oft weitere Folgen.

Plazentainsuffizienz

Bei einer nicht ausreichenden Funktion der Plazenta zum Stoff- und Gasaustausch zwischen Mutter und Kind spricht man von Plazentainsuffizienz. Sie ist in der akuten Form innerhalb von Minuten (z. B. vorzeitige Ablösung von der mütterlichen Unterlage) ohne notfallmäßige Entbindung für Sauerstoffmangel, Behinderungen oder Tod des Kindes verantwortlich. In der subakuten Form wird die nicht ausreichende Funktion langsam innerhalb weniger Tage deutlich (z. B. bei der Terminüberschreitung durch auffällige CTG-Befunde erkennbar). Die chronische Form (z. B. bei mütterlichem Diabetes oder Präeklampsie) zeigt sich, indem das kindliche Wachstum sich verlangsamt oder sogar komplett ausbleibt.

DIE WICHTIGSTEN METHODEN DER PRÄNATALDIAGNOSTIK

Methode	Zeit-punkt	Ziel	Diagnostik	Fehlgeburt-Risiko	Wartezeit auf den Befund
Ersttrimester-test (ETT)	11.–13. SSW	Abschätzung einer erhöhten Wahrscheinlichkeit für Trisomie 21, andere chromosomale Störungen	Laborbestimmungen mütterlicher Serummarker nach mütterlicher Blutabnahme; Kombination der Ergebnisse mit denen der Nackenfaltenmessung und des Alters der Mutter	–	1 – 2 Tage
Fetaler DNA-Test	12.–20. SSW	Diagnose einer Trisomie 13, 18, 21	Analyse der fetalen DNA im mütterlichen Blut	–	4 – 14 Tage
Triple- oder AFP-Test	15.–17. SSW	Abschätzung einer erhöhten Wahrscheinlichkeit für Trisomie 21 oder einen offenen Rücken	Laborbestimmungen nach mütterlicher Blutabnahme (mütterliche Serummarker)	–	1 – 2 Tage
Nackentransparenzmessung (NT)	11.–13. SSW	Abschätzung einer erhöhten Wahrscheinlichkeit für Chromosomenstörungen oder eine Fehlbildung	Ausmessen der Nackentransparenzausdehnung	–	–
Große Ultraschalluntersuchung	20.–23. SSW	Erkennen von Fehlbildungen und funktionellen Störungen	systematische Darstellung und Ausmessung der kindlichen Körperstrukturen	–	–
Chorionzottenbiopsie	11.–13. SSW	Diagnose von Chromosomenstörungen und vererbbaren Erkrankungen. Blutgruppen- und Geschlechtsbestimmung	Entnahme von Zellen aus dem Zottengewebe (spätere Plazenta) und Untersuchung der Zellen direkt oder nach Zellkultur	< 1 %	Wartezeit bis zum Befund: 2 – 3 Tage, wenn positiv 10 – 14 Tage Bestätigung durch Langzeitkultur
Amniozentese (Fruchtwasserpunktion)	ab 15. SSW	Diagnose von Chromosomenstörungen, vererbbaren Erkrankungen, Körperoberflächendefekten, Blutgruppen- und Geschlechtsbestimmung	Entnahme von Fruchtwasser mit kindlichen Hautzellen und Untersuchung der DNA mittels Microarray oder der Zellen nach Zellkultur; Bestimmung von AFP im Fruchtwasser; Kultur von Infekterregern	< 1 %	10 – 14 Tage, 1 Tag FISH-Schnelltest (Anfärbung der Chromosomen 21, 18, 13 und der Geschlechtschromosomen), 2 – 3 Tage (AFP), 5 Tage Microarray
Chordozentese	ab 18. SSW	Anämietherapie, Infektionsabklärung, medikamentöse Therapie	Punktion der Vene, die in der Nabelschnur verläuft	1 %	variabel, 60 Sekunden (Hämatokrit und Hämoglobin), Stunden bis 2 Tage (Infektionen), 3 Tage (Chromosomen)

SCHMECKT *gut!*

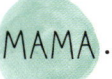

MAMA

ALLES RIECHT UND SCHMECKT ANDERS.
Mit großer Wahrscheinlichkeit haben auch
Sie plötzlich bemerkt, dass Sie gewisse Düfte
als unangenehmer empfinden, bestimmte
Speisen meiden oder gar heiß und innig lieben. So berichten ca. 70 % der Schwangeren
bereits zu Beginn der Schwangerschaft von
Veränderungen der Geruchswahrnehmung
oder des Geschmackssinns. In der Literatur
existieren sogar Fallberichte von Schwangeren, die mehr als 1 000 gesalzene Heringe in
einer Schwangerschaft verspeist haben sollen. Interessanterweise zeigten jedoch Untersuchungen zur Geschmacksfunktion, dass
Schwangere im ersten Drittel der Schwangerschaft eine niedrigere Geschmackssensitivi-
tät, v.a. für bitter und salzig, besitzen.
Dadurch soll die Abneigung gegen gewisse
Nahrungsmittel, wie z.B. Essiggurken, reduziert und eine ausreichende Elektrolytversor-
gung gesichert werden. Weiterhin konnten
Studien mit professionellem Riechtesten zeigen, dass Schwangere eine unveränderte
Riechsensitivität im Vergleich zu Nicht-
schwangeren besitzen. In der subjektiven
Beurteilung von Gerüchen bewerteten
Schwangere jedoch die Düfte von Rum, Zigaretten und Kaffee als deutlich unangenehmer
als Nichtschwangere. Dies wird durch eine
Veränderung der Geruchsverarbeitung
erklärt, sodass mögliche schädliche Toxine

wie Alkohol, Nikotin oder Koffein das Wachstum des Kindes
nicht beeinflussen.

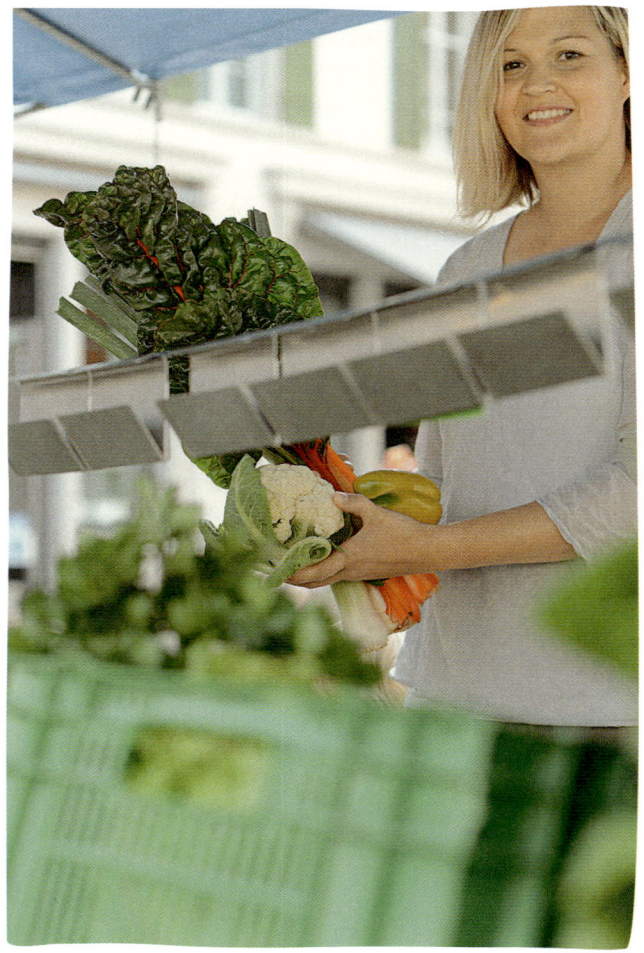

KIND

Vom Embryo zum Fetus

Alle inneren und äußeren Organe entwickeln ihre grundlegenden Strukturen und das Baby beginnt, menschliche Züge zu bekommen. Die vollendete Woche 10 markiert den Übergang von der Embryonal- zur Fetalphase. Jetzt ist die kritischste Phase der Entwicklung Ihres Kindes vorbei, in der eine Schädigung zu körperlichen Fehlbildungen führen kann. Zwar können auch jetzt noch innere und äußere Einflüsse diese Reifungsprozesse nachteilig beeinflussen, sie sind aber nicht mehr mit auffallenden körperlichen Veränderungen verbunden. Sie können also bald allen die frohe Kunde verkünden.

Jedes Körperteil und jedes Organ entwickelt sich nach einem festgefügten Bauplan. Der zeitliche Ablauf ist so präzise, dass aus den Veränderungen auf das Alter zurückgeschlossen werden kann. Arme und Beine entwickeln früh das endgültige Aussehen, Gehirn oder Lunge haben hingegen sogar bei Geburt ihre Entwicklung noch nicht abgeschlossen. Die kleinen Lungenbläschen für den Gasaustausch entstehen zum Großteil erst nach der Geburt.

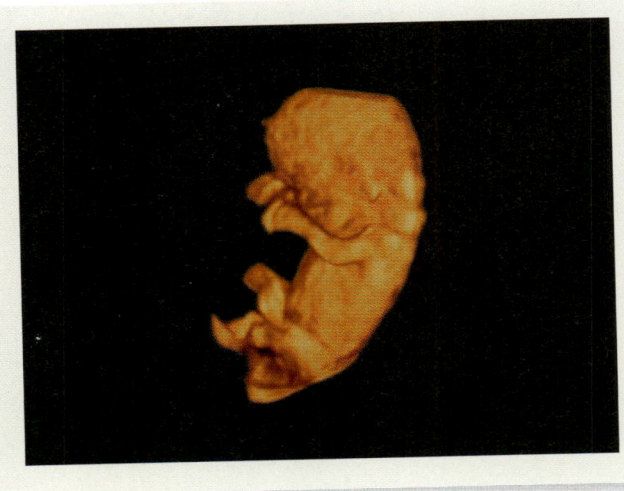

SO SEHE
ICH JETZT AUS

Ich ähnle nun immer mehr einem kleinen Menschen. Ab dem Ende der 10. Woche nennt der Arzt mich Fetus. Vom Kopf bis zum Steiß bin ich jetzt 40–50 mm groß und wiege 14–15 g. An meinem Kopf sind die Ansätze der Ohrmuscheln erkennbar. Typischerweise halte ich in diesem Stadium der Entwicklung die Hände vor mein Gesicht. Auf äußere Reize reagiere ich mit Bewegungen.

Die Entwicklung beginnt

In den folgenden Wochen wachsen und reifen die Organe und beginnen, ihre Funktion aufzunehmen. Die Nieren scheiden Urin aus und die Leber beginnt mit ihren vielfältigen Aufgaben. Auffällig sind die Veränderungen der Kopf- und Körperproportionen. Am Anfang macht der Kopf beinahe die Hälfte der Gesamtlänge des Embryos aus. Dann aber wächst der Körper Ihres Kindes schneller als der Kopf – und die Größenproportionen gleichen sich an. Noch stehen die Augen, deren Lider verklebt sind, weit auseinander, und die Ohren sitzen relativ tief.

Fruchtblase und Fruchtwasser

Ihr Kind schwimmt in der Gebärmutter in der Fruchtblase, die mit Fruchtwasser gefüllt ist. Diese Fruchtblase besteht aus zwei Schichten, den sogenannten Eihäuten. Die äußere Membran, das Chorion, kleidet die gesamte Gebärmutter von innen aus. Die zweite Zellschicht, das Amnion, kleidet die mit Fruchtwasser gefüllte Fruchtblase von innen aus. Fruchtwasser ist ab der 3. Woche vorhanden. Zunächst wird es von den Amnionzellen gebildet und ist dem Blutplasma des Embryos sehr ähnlich. Jetzt in der 11. Schwangerschaftswoche beträgt die Fruchtwassermenge etwa 50–60 ml, gerade einmal eine halbe Kaffeetassenfüllung, aber ausreichend, dass sich das Kind in dieser Lebensphase nahezu uneingeschränkt bewegen kann.

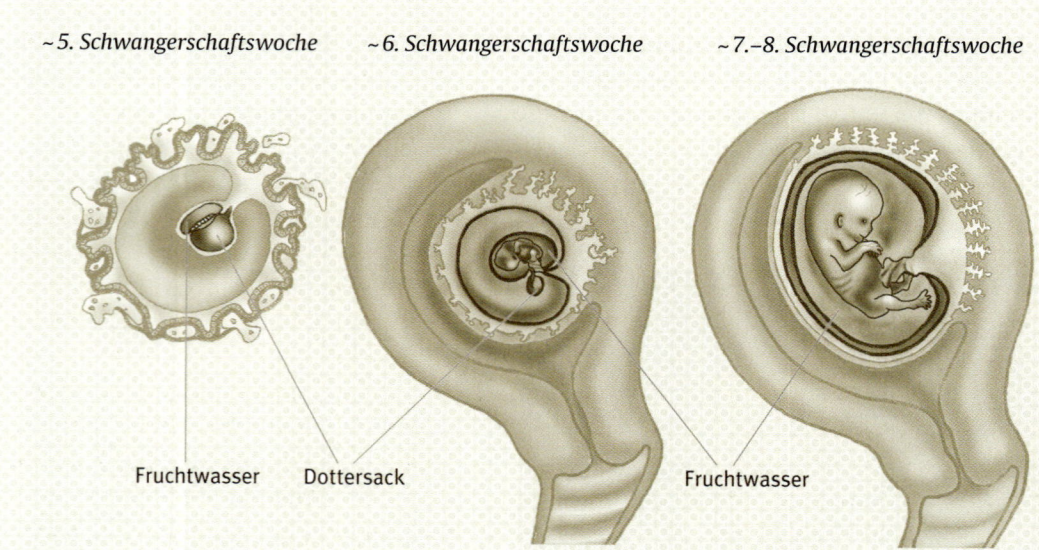

~5. Schwangerschaftswoche   *~6. Schwangerschaftswoche*   *~7.–8. Schwangerschaftswoche*

Fruchtwasser   Dottersack   Fruchtwasser

→ DIE FRUCHTBLASE,
ein von den Eihäuten gebildeter Sack, füllt die Gebärmutter mehr und mehr aus. Ab der 16. SSW sind in der Regel beide Eihäute, das Amnion und das Chorion, miteinander verschmolzen und liegen eng an der Gebärmutterwand an. Für eine Fruchtwasserpunktion ist jetzt ausreichend Fruchtwasser vorhanden.

Ab der 11. Schwangerschaftswoche beginnen die Nieren des Kindes zu arbeiten, und mehr und mehr trägt der fetale Urin zur Fruchtwassermenge bei. Mit dem Ultraschall kann man heute sehen, wie das Kind von Zeit zu Zeit seine Blase ins Fruchtwasser leert. Das Fruchtwasser wird ständig erneuert. Am Geburtstermin produzieren die Nieren etwa 500–700 ml Urin in 24 Stunden. Dieses wird von den Eihäuten und von der Lunge aufgenommen. Da das Kind Fruchtwasser schluckt, ist auch die Darmschleimhaut an der Aufnahme beteiligt. Die Fruchtwassermenge ist individuell sehr variabel. Bis zur 30. Woche steigt die Menge rasch auf 500–1500 ml an. Dieser große Unterschied der Fruchtwassermenge in der Spätschwangerschaft trägt auch viel zur äußerlichen Silhouette einer Schwangeren bei. Zum Termin hin sinkt die Flüssigkeitsmenge ab.

Das Fruchtwasser verhindert das Verwachsen des Embryonalkörpers mit den Eihäuten. Es ist ein wichtiger mechanischer Schutz für Ihr Baby. Stöße und Knuffe werden gemildert. Ein dichter flüssigkeitsgefüllter Ball oder Ballon kann praktisch nicht zusammengedrückt werden. So haben Embryo und Fetus während der gesamten Schwangerschaft immer ihr eigenes perfektes Schutzpolster um sich herum. Auch in den Stunden der Geburt ist das oft noch von großer Bedeutung. Solange die Fruchtblase nicht platzt, kann praktisch die Nabelschnur mit ihren Gefäßen nicht zusammengedrückt werden. Das ist besonders wichtig bei vaginalen Geburten, wenn nicht der Kopf, sondern der Steiß vorangeht. Der schmalere Po im Vergleich zum größeren Kopf dichtet den Geburtskanal nämlich nicht in gleicher Weise ab, sodass die Nabelschnur leicht vorfallen und gepresst werden kann. Eine noch vorhandene Fruchtblase ist ein Schutz davor. Fruchtwasser hilft auch bei der Wärmeregulation. Die große Stoffwechselaktivität zur Entwicklung und Wachstum produziert Wärme, die das Kind über das Fruchtwasser an die Mutter loswerden kann. Ihr Baby kann sich im Fruchtwasser gut bewegen und trainiert dabei die Muskulatur, das Skelett und die Lungenentwicklung. So erstaunlich es klingt, auch das Ungeborene „atmet"; allerdings werden nur die Flüssigkeiten der Lunge und des Fruchtwassers hin und her bewegt.

→ DIE UNTERSUCHUNGEN DES FRUCHT-WASSERS

Die Beurteilung der Fruchtwassermenge ist sehr einfach bei einer Ultraschalluntersuchung möglich:

- Zu wenig Fruchtwasser (Oligohydramnion) kann Hinweis auf eine nicht ausreichend funktionierende Plazenta oder eine Einschränkung der Nierenfunktion des Kindes sein.
- Zu viel Fruchtwasser (Polyhydramnion) kann bei Zwillingen, bei unbehandelter Zuckerkrankheit der Mutter oder bei Verengungen im kindlichen Speiseröhren-Magen-Darm-Bereich vorkommen. Da eine Übermenge Fruchtwasser die Gebärmutter stark dehnt, was zur Frühgeburt führen kann, ist ein gezieltes Ablassen des Fruchtwassers – teils mehrfach – durch Punktion notwendig.

Bei der Fruchtwasserpunktion (Amniozentese, S. 130) wird Fruchtwasser entnommen. Dieses enthält kindliche abgeschilferte Haut- und Schleimhautzellen und erlaubt eine umfängliche Diagnostik. Die Zellen in der Flüssigkeit können angezüchtet und auf Chromosomenstörungen untersucht werden. Weitere Substanzen im Fruchtwasser ermöglichen Rückschlüsse auf das Kind, z. B. erhöhen Defekte wie ein offener Rücken oder Bauchwanddefekte die Menge eines Eiweißes (Proteins) (AFP, Alpha-Fetoprotein) im Fruchtwasser, was gut zu messen ist. In der zweiten Hälfte der Schwangerschaft macht der kindliche Urin einen großen Teil des Fruchtwassers aus. Im Fall von Harntraktanomalien des Kindes, die man im Ultraschall sieht, kann man im Fruchtwasser Substanzen bestimmen, die Aufschluss über die Nierenfunktion geben.

SSW
1
2
3
4
5
6
7
8
9
10
11
12
13
14
15
16
17
18
19
20
21
22
23
24
25
26
27
28
29
30
31
32
33
34
35
36
37
38
39
40

ERLEICHTERUNG *macht sich breit*

3. MONAT · SSW 12 · 11+0 BIS 11+6

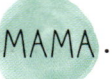

MAMA

JETZT HABEN SIE EINE WICHTIGE ZÄSUR GESCHAFFT! Die aufregenden und vielleicht oft ängstigenden ersten 12 Wochen einer erschwerten Anpassung an die Schwangerschaft sind fast geschafft.

Rein körperlich merken Sie zunächst, dass die Sie quälende Übelkeit oder gar das ständige Würgen und Erbrechenmüssen am

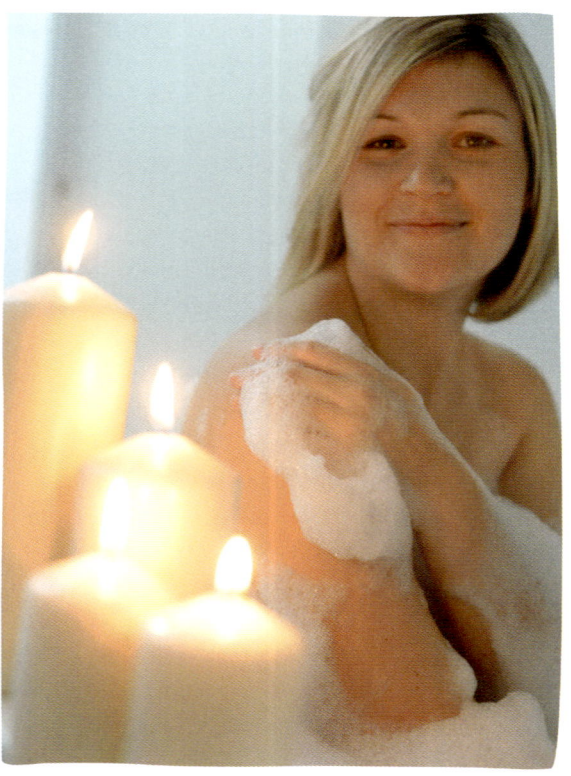

Morgen abnimmt. Das fällt zusammen mit dem bekannten Verlauf der Konzentration des Hormons HCG in Ihrem Blut, das in der Frühschwangerschaft im Trophoblasten, der späteren Plazenta, gebildet wird. Dessen größter Peak – etwa in der 10. Schwangerschaftswoche – liegt nun bereits hinter Ihnen. Sie haben wieder Freude, den Tag mit einem leckeren Frühstück zu beginnen.

Der Zeitraum, in dem bekanntlich aus vielerlei Gründen Fehlgeburten (Aborte) häufiger sind, ist nun auch beendet. Vielleicht hatten Sie in den zurückliegenden Wochen einmal eine leichte, gar nicht so seltene Blutung, sodass Sie sehr in Sorge waren. Sie können jetzt aufatmen und beginnen, sich richtig zu freuen! Erfahrungsgemäß hat mit Abschluss der Entwicklung des Embryos und der parallelen Entwicklung der Plazenta eine stabile Phase begonnen. Ihre Gebärmutter ist jetzt etwa so groß wie eine männliche Faust und ist am oberen Rand des Schambeins angelangt und durch die Bauchdecken zu ertasten.

Waren Sie bisher noch zurückhaltend, Ihren Kollegen und Kolleginnen im Beruf, Ihren Freunden oder Ihrer Familie die große Neuigkeit zu berichten, werden Sie das jetzt sicher gerne tun. Auch Ihr Partner wird glücklich sein, dass Sie durch die Entlastung von körperlichen Beschwerden und von Sorgen und Ängsten mit ihm zusammen die Alltage wieder genießen können. Jetzt liegen schöne Wochen vor Ihnen, Wochen der Planung und des Genießens der Schwangerschaft, ohne ängstliche Zurückhaltung in Ihrem Liebesleben und ohne schlechtes Gewissen bei gelegentlichen Ernährungssünden. Auch Ihre gewohnten Sportaktivitäten werden Sie, ggf. mit Rücksicht auf das Baby in gemäßigter Form, wiederaufnehmen.

SSW
1
2
3
4
5
6
7
8
9
10
11
12
13
14
15
16
17
18
19
20
21
22
23
24
25
26
27
28
29
30
31
32
33
34
35
36
37
38
39
40

KIND

Die Arme sind voll entwickelt

Am Ende der 12. Woche ist die Arm- und Handentwicklung Ihres Babys weitgehend beendet, während Beine und Füße noch ihre Gestalt ändern. Die Finger sind jetzt einzeln zu erkennen, nachdem sie in den Wochen vorher durch eine Art Schwimmhäute fest verbunden waren, die sich wieder zurückgebildet haben. In dieser Woche beginnt die Fingernagelentwicklung. Die Arme können jetzt im Ellenbogen gebeugt und die Hände zur Faust geschlossen werden. Das Knorpelgewebe verhärtet sich zu Knochen. Die Zahnknospen für die 20 Milchzähne erscheinen. Ihr Baby reagiert mit Bewegungen auf Reize, und mit etwas Glück sehen Sie im Ultraschall sogar erste Andeutungen des Saugreflexes.

Im Nacken ist unter der Haut zwischen der 11. und 14. Schwangerschaftswoche eine schmale flüssigkeitsgefüllte Spalte, im Ultraschall dunkel, zu erkennen, die eine Art normale Ödem- oder Lymphansammlung zu diesem Zeitpunkt ist. Bei stärkerer Breite kann diese sog. Nackentransparenz Hinweis auf eine Fehlbildung sein.

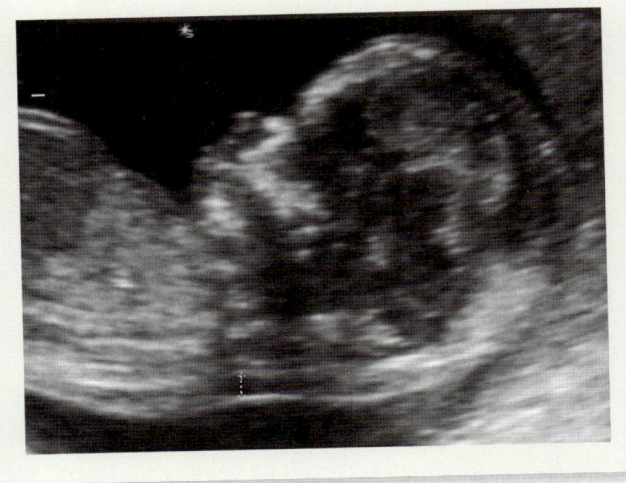

SO SEHE ICH JETZT AUS:

In der 12. Woche bin ich etwa 53 mm groß und mein Köpfchen hat einen Durchmesser von etwa 18 – 20 mm.

Welche Voruntersuchungen hast du in der Schwangerschaft machen lassen?

3. MONAT · ERFAHRUNGSBERICHTE

„Ich habe nur die normalen Vorsorgeuntersuchungen machen lassen. Wir machten uns in den ersten Monaten viele Gedanken. Ist unser Kind gesund? Entwickelt es sich richtig? Man liest ja einiges und informiert sich. Das ist natürlich auch gut so, andererseits macht man sich dadurch auch verrückt, was alles passieren könnte. Trotzdem haben wir uns entschlossen, keine zusätzlichen Untersuchungen machen zu lassen."

→ **MAGDALENA, 25 JAHRE**
→ STUDENTIN
→ ZUM ERSTEN MAL SCHWANGER

„Ich habe bei meiner ersten Schwangerschaft nur die üblichen Vorsorgeuntersuchungen machen lassen. Ich habe keinerlei medizinisches Wissen und habe daher mein Bauchgefühl entscheiden lassen. Ich bin jung und keine typische Risikoschwangere. Ich habe mir gesagt, dass es so kommt, wie es kommen soll. Zudem hatte ich immer die Hoffnung, dass mein Frauenarzt auch bei den normalen Ultraschalluntersuchungen feststellen würde, wenn etwas nicht stimmte. Eine Fruchtwasseruntersuchung oder Ähnliches kam für mich nicht infrage."

→ **ALINA, 29 JAHRE**
→ POLIZISTIN
→ HAT BEREITS EIN KIND

ICH WAR ALLE VIER WOCHEN ZUR UNTERSUCHUNG INKLUSIVE ULTRASCHALL BEI MEINEM FRAUENARZT UND ALLE VIER WOCHEN BEI EINEM PRÄNATALDIAGNOSTIKER. SO WURDE ICH ALLE ZWEI WOCHEN IM WECHSEL UNTERSUCHT. FÜR MICH WAR DIE MEDIZINISCHE BETREUUNG WÄHREND DER ZWILLINGSSCHWANGERSCHAFT SEHR WICHTIG.

→ **JULIA, 31 JAHRE**
→ MARKETING-REFERENTIN
→ ZUM ERSTEN MAL SCHWANGER

„Ich stehe der Pränataldiagnostik sehr positiv gegenüber. Sie kann bei den richtigen Fragestellungen sehr hilfreich sein. Ich habe alle empfohlenen Ultraschalluntersuchungen sowie den großen Organultraschall und den Tripletest zur eigenen Beruhigung durchführen lassen. Von der Gendiagnostik aus dem mütterlichen Blut haben wir aufgrund des guten Tripletestergebnisses abgesehen.“

→ **ELENA, 40 JAHRE**
→ SOZIALPÄDAGOGIN/ERZIEHERIN
→ ZUM ERSTEN MAL SCHWANGER

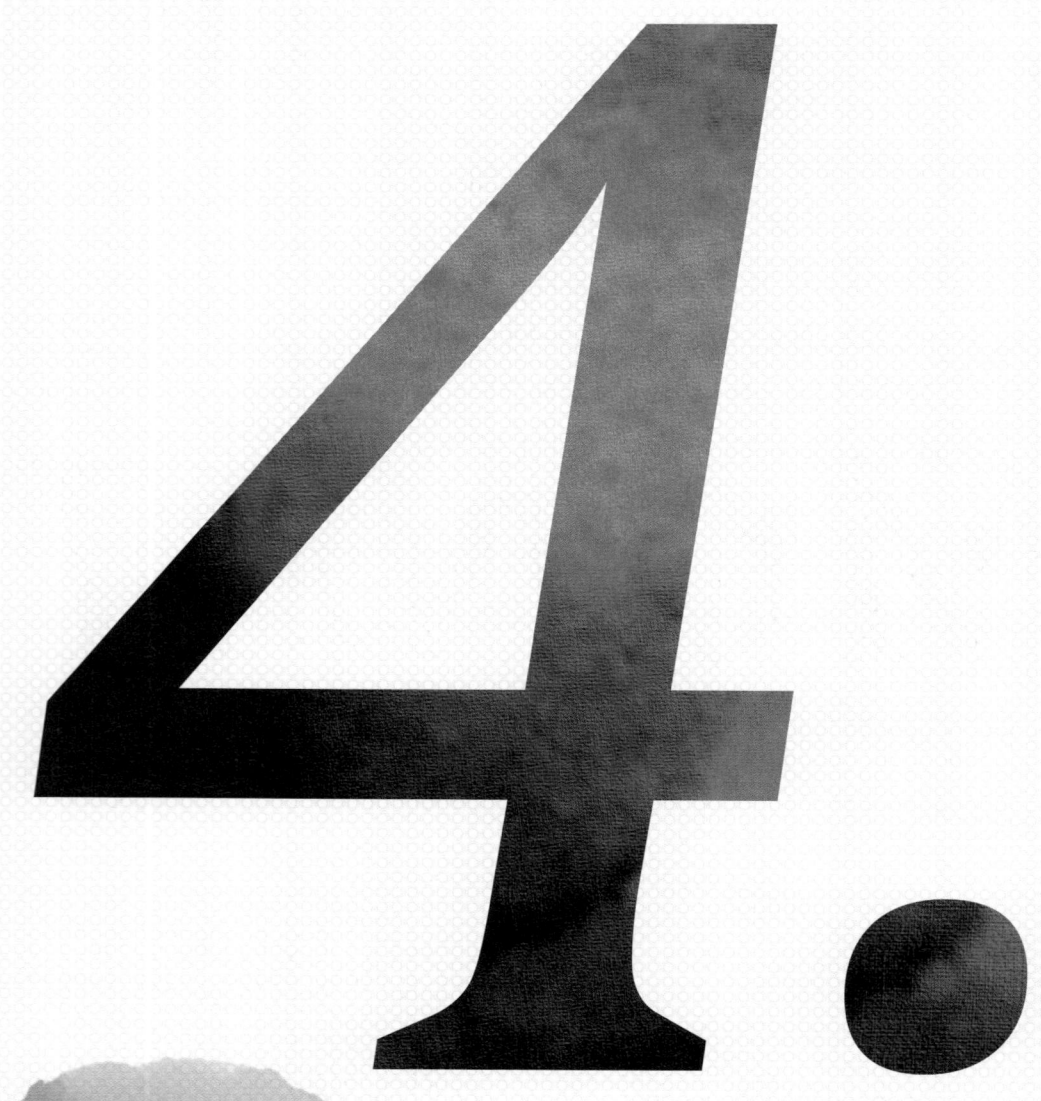

ENDLICH
EIN BABY-
BÄUCHLEIN!

WIE SAG
ICH'S MEINEM
CHEF?

DIE ÜBELKEIT
LÄSST ENDLICH
NACH.

MONAT

KAUFRAUSCH!
HER MIT DEN
SCHWANGERSCHAFTS-
KLAMOTTEN.

GESCHAFFT, DIE
ERSTEN 12 WOCHEN
SIND RUM.

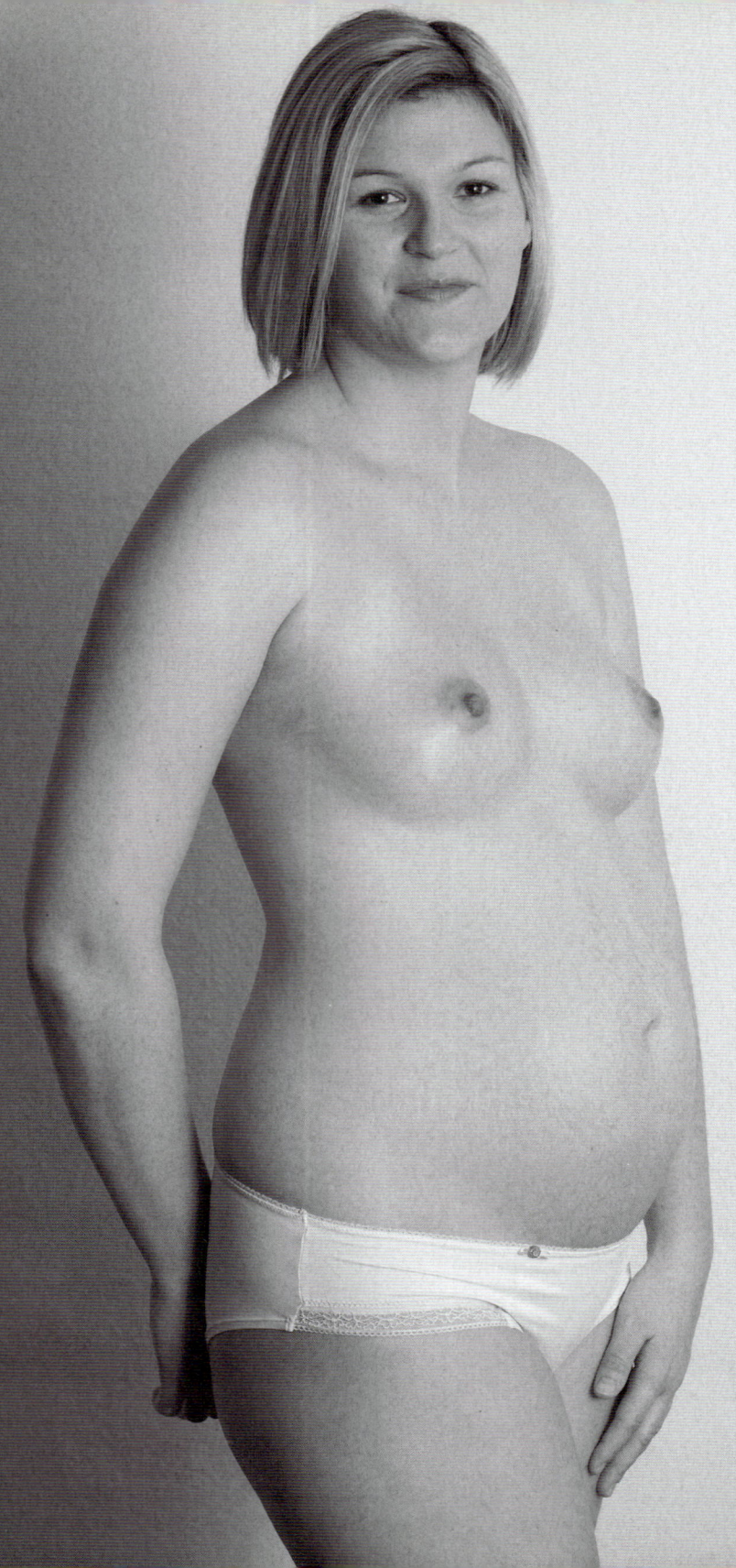

Die Veränderungen werden sichtbar

Sie haben die ersten Wochen überstanden, vermutlich geht es Ihnen jetzt richtig gut. Sie bekommen langsam einen kleinen Bauch, den Sie noch gut „verstecken" können. Aber bald werden auch Außenstehende sehen, dass Sie schwanger sind, denn die Gebärmutter steigt nun aus dem kleinen Becken und erscheint am oberen Rand der Schambeinknochenverbindung (Symphyse). Damit beginnt sich Ihr Bauch vorzuwölben. Sind Sie unbekleidet, ist die Schwangerschaft nicht mehr zu übersehen.

ENDLICH *sieht man was*

4. MONAT · **SSW 13** · 12+0 BIS 12+6

KIND

Anlage für die 20 Milchzähne

Die 20 Milchzähne, die nach der Geburt zwischen dem 6. Lebensmonat und dem 2. Lebensjahr durchbrechen, liegen bei Geburt bereits in den Kieferknochen. Die Zahnleisten und Zahnknospen bilden sich aus dem embryonalen Meso- und Ektoderm und entwickeln sich etwa ab der 6. – 8. Woche. Erste Verkalkungen – und zwar der Schneidezähne – beginnen jetzt – zunächst im Unterkiefer – in der 13. bzw. 14. Woche. Auch die Entwicklung der bleibenden Zähne beginnt bereits in der Fetalzeit. Wie bei den Knochen werden die Endstadien der Entwicklung der Zähne aber erst viele Monate oder gar Jahre nach den Monaten der Schwangerschaft erreicht.

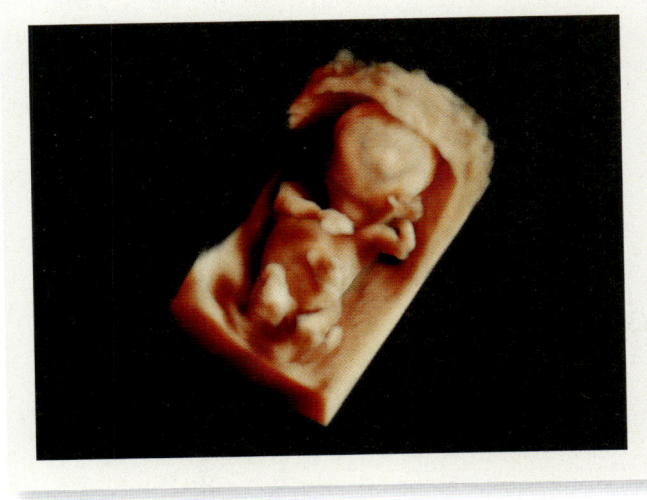

SO SEHE ICH JETZT AUS:
Ich bin jetzt etwa 60 mm groß, was
in etwa der Größe einer Kiwi entspricht.

ICH BIN JETZT 60 MM GROSS

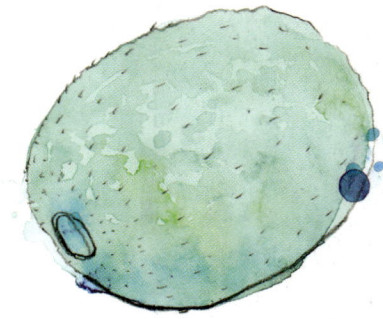

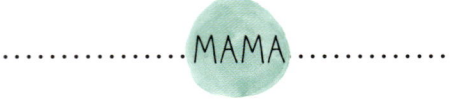

Ihr Körper muss jetzt viel leisten

Ihr Körper steht jetzt ganz im Dienste des neuen Lebens, das in ihm wächst:

- Die Hormonproduktion in der Plazenta läuft auf vollen Touren. Die Plazenta könnte jetzt auch ohne die Hormone der Eierstöcke alle Aufgaben für die Versorgung des Kindes übernehmen.
- Die Konzentrationen der Schwangerschaftshormone steigen, auch die des HPLs (S. 80), das für die Blutbildung wichtig ist. Einzig das Hormon HCG hat sein Maximum bereits überschritten und fällt wieder ab.
- Deutlich werden jetzt stärkere Pigmentierungen der Haut, besonders bei Dunkelhaarigen. Im Gesicht treten Pigmentflecken (Chloasmen) auf. Die Brustwarzenhöfe, die kleinen und großen Schamlippen ebenso wie die Haut um den Darmausgang werden dunkler. Später in der Schwangerschaft färbt sich die Verbindungslinie zwischen Nabel und Schambereich dunkel (Linea nigra). Alles entsteht durch die hormonell ausgelöste Mehrproduktion des dunklen Hautfarbstoffes Melanin.

Kurzfristiger Blutdruckabfall – kein Grund zur Sorge

Durch die steigende Konzentration des Hormons Progesteron erschlaffen die glatten Muskelfasern in den Gefäßen, im Darm, in den Lungen und an der Gebärmutter immer mehr. An der Gebärmutter ist die Erschlaffung sinnvoll, bei den anderen Zielorganen

oft nicht. Beim Aufstehen kommt es durch Versacken des Blutes in die weit gestellten Venen zu einem kurzfristigen Blutdruckabfall. Das kann zu Schwindel und Unsicherheit führen, bis das Herz den Kreislauf wieder normalisiert. Vermeiden Sie ein Sturzrisiko, indem Sie langsam und vorsichtig aufstehen. Setzen Sie sich erst einen Augenblick an die Bettkante oder an den Badewannenrand und halten Sie sich fest und stehen Sie dann auf.

Eine große Hilfe, um solche kurzfristigen Blutdruckabfälle zu verhindern, kann das Tragen von Kompressionsstrümpfen sein, die Sie nach dem morgendlichen Duschen tagsüber tragen. Sie vermeiden das Versacken von Blut in den Beinvenen. Lassen Sie sich Strümpfe der Kompressionsklasse 2 von Ihrem Arzt verschreiben und im Sanitätsgeschäft an Ihre Fuß- und Beinform anpassen.

Zahnpflege und Zahnarztbesuch

Früher sagte man „Ein Zahn für jedes Kind" und meinte damit, dass Kalk aus den Zähnen der Mutter für die kindlichen Knochen gebraucht werde, sodass sie einen Zahn dafür verlöre. Das gehört in den Bereich der Legenden. Aber es gibt sehr wohl wichtige Gründe, die Zahnpflege wichtig zu nehmen.

Die Schwangerschaftshormone schaffen in der Mundhöhle ein Milieu, das Entzündungen des Zahnfleisches, Zahnfleischblutungen und Bakterienbeläge begünstigt.

HILFE FÜR SCHWERE BEINE

STÜTZSTRÜMPFE SIND KEINE KOMPRESSIONSSTRÜMPFE. KOMPRESSIONSSTRÜMPFE HALTEN BEINGEWEBE UND GEFÄSSE VIEL STÄRKER UMFASST UND MÜSSEN GENAU AN IHRE BEINE ANGEPASST WERDEN. AUSSERDEM NIMMT DER DRUCK NACH OBEN HIN AB.

Infektionen sind generell mit einem hohen Risiko für das Auslösen der Wehentätigkeit und Frühgeburtlichkeit verbunden. Man hat in zahlreichen Untersuchungen beobachtet, dass Frauen, die ihr Kind zu früh geboren haben, oft entzündetes Zahnfleisch (Gingivitis, Parodontitis) hatten. Wenn Sie also bei sich entzündetes Zahnfleisch bemerken, sollten Sie den Zahnarzt aufsuchen. Er wird durch eine professionelle Reinigung die Plaques an den Zähnen entfernen, falls notwendig unter Lokalbetäubung, und sie danach engmaschig zur Zahnreinigung bestellen.

Infolge der verstärkten Durchblutung wird das Zahnfleisch weicher und blutet leichter. Damit es sich wieder kräftigt, putzen Sie regelmäßig die Zähne mit einer weichen Zahnbürste und fluoridierter Zahnpasta.

Leiden Sie unter Sodbrennen oder Erbrechen, dann sollten Sie den Mund regelmäßig ausspülen, damit der saure Mageninhalt nicht den Zahnschmelz angreifen kann.

Planen Sie baldmöglichst einen Besuch beim Zahnarzt oder bei der Dentalhygiene ein. Jetzt können Sie noch bequem auf dem Zahnarztstuhl Platz nehmen. Mit einem dicken Bauch wird das alles beschwerlicher. Informieren Sie Ihren Zahnarzt von Ihrer Schwangerschaft zu Ihrem und seinem Schutz. Mit Röntgenuntersuchungen, Schmerzmitteln oder Lachgas wird er zurückhaltend sein wollen.

Haut und Aufenthalt im Freien

Weil der Körper das Vitamin D (auch Calciferol genannt), das für die Kalzium- und Phosphataufnahme für die Knochenbildung gebraucht wird, in der Haut unter dem Einfluss von Sonnenlicht selbst herstellen kann, wird schwangeren Frauen oft empfohlen, sich häufig in die Sonne zu begeben. In der Tat wurden Mangelerscheinungen in der Schwangerschaft bei verschleierten Frauen in islamischen Ländern oder in unseren Breiten während der Wintermonate festgestellt. Auch Sunblocker mit hohem Lichtschutzfaktor bei Ganzkörperanwendung verhindern die Wirkung der UV-Strahlen.

Neu empfehlen daher nationale Gesundheitsbehörden eine tägliche Vitamin-D-Substitution zusätzlich zu den verordneten Multivitaminpräparaten.

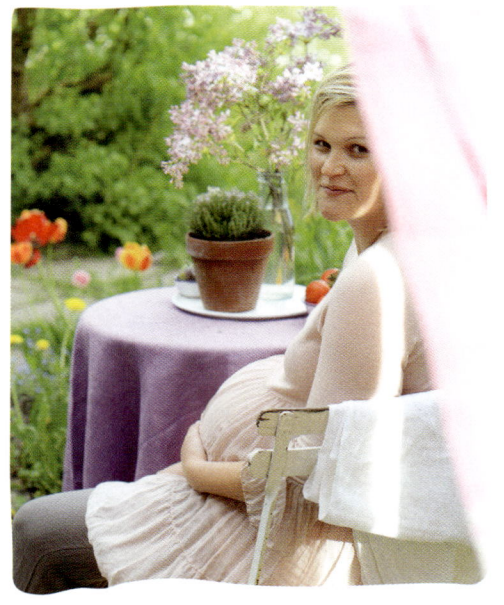

Sind Sie gerne länger in der Sonne, wird die zunächst schöne Bräunung in der Schwangerschaft mit einigen Nachteilen erkauft. Das in der Schwangerschaft stark ansteigende, im Hypothalamus des Gehirns gebildete Melanozyten-stimulierende Hormon führt sehr rasch zur Bräunung, aber auch, insbesondere bei dunkelhaarigen Frauen, zu dunklen Flecken (Chloasmen) im Gesicht, die auch nach der Schwangerschaft oft störend bleiben. Ihr Kind hat allerdings keine Nachteile, wenn Sie lange sonnenbaden. Die UV-Strahlen erreichen das Kind in der Gebärmutter nicht. Die Strahlen werden von Ihren Hautschichten und der Bauchdecke „abgefangen".

Das gilt auch für Solarien mit den intensiver bräunenden kurzwelligeren UV-A-Strahlen. Ihr Kind merkt nichts, aber Ihre Haut vergisst es nicht. Unter UV-A-Strahlen bräunt die Haut zwar rascher, aber sie altert auch viel schneller.

SAUGEN *üben*

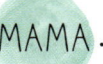

MAMA

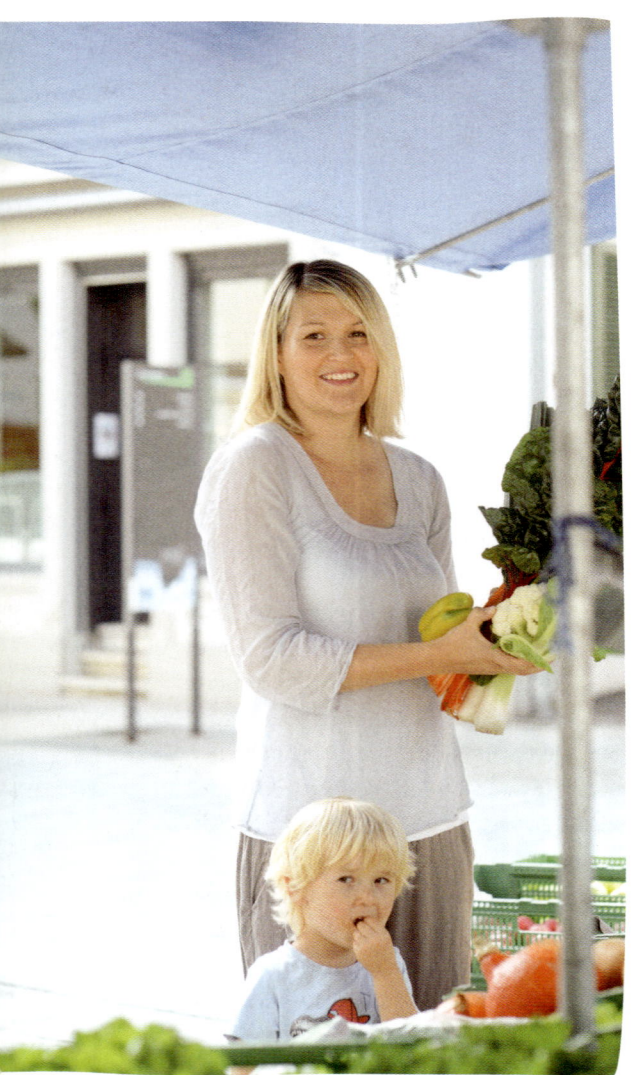

IHR BLUTVOLUMEN hat durch die Schwangerschaft deutlich zugenommen. Dabei hat sich das typische Verhältnis von Flüssigkeit (Plasma) zu den festen Bestandteilen des Blutes (99 % davon sind Erythrozyten, also rote Blutkörperchen) verändert.

Normalerweise beträgt der Anteil der festen Bestandteile – man nennt ihn Hämatokrit – bei Frauen 40 – 48 %, der Hämatokrit ist demnach 40 – 48. In der Schwangerschaft kommt es zu einer typischen überproportionalen Plasmazunahme, sodass der Hämatokrit sinkt, obwohl viel mehr Erythrozyten als vor der Schwangerschaft gebildet werden. Der Tiefpunkt wird etwa in der 20. Woche erreicht, hier werden Hämatokritwerte von 32 – 34 festgestellt. Dann steigt der Wert zur Geburt hin wieder leicht an. Dieser Abfall ist nicht nur durch einen reinen Verdünnungseffekt zu erklären. Er ist vielmehr auf eine Neuregelung des Verhältnisses zwischen roten Blutkörperchen und Plasma zurückzuführen. Der Körper passt sich damit den Anforderungen der Schwangerschaft an. Je höher der Anteil der Erythrozyten ist, umso zähflüssiger (visköser) wird das Blut. Durch den Abfall des Hämatokrits werden die Fließeigenschaften des Blutes verbessert, was die Durchblutung der Gebärmutter erleichtert. Ein hoher Hämatokrit ist also ebenso unerwünscht wie ein zu niedriger, der zu Sauerstoffmangel führt.

Das A und O bei der notwendigen Bildung der roten Blutkörperchen ist ausreichend Eisen in Ihrem Körper. Achten Sie auf eine eisenreiche Nahrung, besonders reichlich ist Eisen in rotem Fleisch und Innereien enthalten. Sinkt der Hämatokrit durch einen Eisenmangel zu weit ab, wird Ihr Arzt Ihnen ein Eisenpräparat verordnen.

KIND

Ihr Baby turnt

Etwa ab der 14. Schwangerschaftswoche verfügt Ihr Baby bereits über alle Bewegungsformen, mit denen es nach 40 Schwangerschaftswochen auf die Welt kommt. Die vorgeburtlichen motorischen Aktivitäten sind eine Art Vorbereitung auf das Leben nach der Geburt. Die Bewegungen der Gliedmaßen und des Rumpfes dienen der Entwicklung des Bewegungsapparates und der Kontrolle der Bewegungen durch das Gehirn. Gelenke, Knochen und Muskeln können sich nur normal entwickeln, wenn sich das ungeborene Kind regelmäßig bewegt.

Erst seit man mit dem Ultraschall in die Gebärmutter hineinsehen kann, wissen wir, wie vollendet sich die Bewegungen entwickeln und wie gezielt die Motorik gesteuert werden kann. Man kann Hand-zu-Mund-Kontakte beobachten, die gleich Saugbewegungen auslösen, bei Zwillingen in einer Fruchtblase eher nicht zufällige Körper- und Handkontakte, Purzelbäume und reflexartige Fluchtbewegungen bei pränataldiagnostischen Eingriffen (z.B. bei Punktionen der Nabelschnur zur Blutgewinnung). Später wird es möglich, die Entwicklung der Schlafphasen zu studieren, ob die Augen offen oder geschlossen sind, wie sich die Schlafphasen in den Herzfrequenzmustern der Kardiotokografie zeigen. Langsame Augenbewegungen hat man beginnend in der 16. Schwangerschaftswoche, rasche Augenbewegungen (rapid eye movements, daher REM-Schlaf) bereits in der 23. Schwangerschaftswoche erkannt.

Das Trinken von Fruchtwasser regt die Darm- und Nierentätigkeit an. Auch hier weiß man viel aus den Ultraschallbeobachtungen: über Vorhandensein und Ausmaß der Magenfüllung, die Menge und Häufigkeit der Blasenentleerungen oder das regelmäßige Vorkommen von Schluckauf. Viele Frauen wundern sich zunächst, wenn sie in ihrem Bauch ganz regelmäßige und immer wieder auftretende Stöße und Hüpfer spüren. Schnell kommen sie aber dann darauf, dass ihr Baby vermutlich Schluckauf hat. Ein lustiges Gefühl ist das auf jeden Fall.

Die Atembewegungen fördern das Wachstum der Lungen. Ohne Atembewegungen können sich die Lungen nicht entwickeln. Vor der Ultraschallära hat man nicht gewusst, dass bereits lange vor dem ersten Atemzug bei Geburt der Fetus regelmäßige Atembewegungen macht, dass aber nicht Luft, sondern Flüssigkeit bewegt wird und dass lange Atempausen, manchmal mehr als eine Stunde, normal sind. Bei Bewegungsstudien kurz vor der Geburt hat man feststellen können, dass offenbar mit nahendem Ende der Schwangerschaft die Atembewegungen deutlich aufhören. Noch sind Auslöser dafür und Sinn dieser Bewegungssistierung nicht voll verstanden.

Geradezu lebenswichtig sind diejenigen motorischen Verhaltensweisen wie Atmen, Saugen und Schlucken, die im Moment der Geburt und nach dem Abnabeln das Überleben sicherstellen.

Kleine STUPSNASE

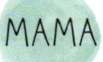

MAMA

NACHDEM IHRE GROSSEN SORGEN VOR-BEI SIND und die vielen kleineren und größeren Anpassungsprobleme an die Schwangerschaft fast verschwunden sind, beginnt ein banales Problem Sie zu belästigen – die Verstopfung. Sie wissen es bereits: Auch hier sind die Hormone schuld. Die sinnvolle Ruhigstellung der glatten Muskulatur der Gebärmutter ist bei den anderen Organen und Strukturen mit glatter Muskulatur, so also auch beim Darm, quasi eine weniger willkommene Hormon-Nebenwirkung. Die normale Darmperistaltik vermindert sich, der Darminhalt dickt ein und die Verstopfung ist da. Später in der Schwangerschaft kommt noch der Platzmangel für den Darm hinzu, wenn die Gebärmutter den gesamten Unterbauch ausfüllt. Und müssen Sie bei Eisenmangel Eisentabletten einnehmen, wird das Problem weiter verstärkt.

Einläufe oder die Einnahme anderer Abführmittel scheiden aus, weil eine sehr rasche Darmentleerung auch vorzeitige Wehen auslösen kann. Sie müssen auf sanftere Hilfen und bewährte Hausmittel zurückgreifen:

- Bauen Sie Ballaststoffe (Vollkornprodukte, Getreideflocken, getrocknetes Obst, Nüsse, Leinsamen) ganz bewusst in Ihre Ernährung ein.
- Trinken Sie viel Mineralwasser, ungesüßte Tees und Pflaumensaft.
- Machen Sie täglich einen langen Spaziergang, vielleicht am Abend gemeinsam mit Ihrem Partner.
- Nehmen Sie regelmäßig Magnesium, das Ihnen Ihre Ärztin ohnehin verschreibt, wenn Sie über nächtliche Wadenkrämpfe klagen oder Eisentabletten die Verstopfung verstärken. Wichtig: Eisen und Magnesium mit mindestens zwei Stunden Abstand einnehmen, da sie sich bei der Aufnahme gegenseitig behindern.
- Trinken Sie heiße Getränke, die die Darmperistaltik anregen.
- Richten Sie Ihren Tagesplan etwas mehr als sonst nach dem Darm, um z.B. den Stuhlgangreiz zu Hause in Ruhe nutzen zu können, damit Sie nicht 20 Minuten nach dem Kaffeegenuss in der Straßenbahn sitzen und keine Gelegenheit zum Toilettengang haben.

Die gelegentliche Anwendung von Zäpfchen, die den Stuhlgangreflex lokal am Enddarm auslösen, ist erlaubt. Aber gewöhnen Sie Ihren Darm nicht daran – das Problem wird nur noch größer.

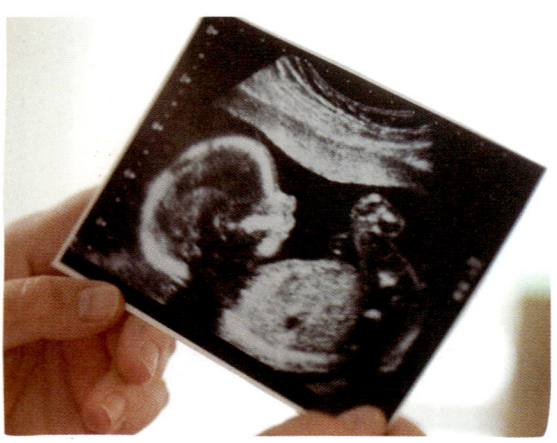

KIND

Die Gesichtszüge

Bevor es den Ultraschall gab, hatte man kaum eine Vorstellung davon, wie vollendet und ausgereift viele der Bewegungen oder Funktionen bereits sehr früh in der Schwangerschaft sind. Bei den äußerlichen Strukturen, den Proportionen z. B. zwischen Kopf und Körper, Längenwachstum, Zeitpunkt des Auftretens von Behaarung oder Erkennbarkeit des Geschlechtes – nur um einige Beispiele zu nennen – waren die Kenntnisse größer, weil Fehl- oder Frühgeburten bei sicherer Kenntnis der Schwangerschaftsdauer betrachtet und beurteilt werden konnten, wenngleich bewusst war, dass insbesondere bei Fehlgeburten die Widerspiegelung einer normalen Entwicklung nicht immer sicher anzunehmen war. Bei dem späteren Vergleich der erstellten Wachstumskurven solcher Fehl- und Frühgeburten mit den Gewichts- und Längenschätzungen mit dem Ultraschall bei Kindern, die normal am Termin geboren wurden, hat sich das zum Beispiel bestätigt.

Das heranwachsende Ungeborene, zunächst im zweidimensionalen Ultraschall in der 10./11./12. Schwangerschaftswoche im Profil betrachtet, hat vielfach Entzücken über das „fertige, kleine Menschlein" mit der süßen Stupsnase und den bereits früh entwickelten Händen und Fingern hervorgerufen. Erst die Verbesserung der Auflösung der Ultraschalltechnik und besonders die Entwicklung der dreidimensionalen Ultraschallbildgebung hat gezeigt, dass die endgültige Ausbildung des Gesichtes im Prinzip relativ langsam vor sich geht, weil sich die Proportionen der einzelnen Anteile des Gesichts ständig ändern. In der frühen Fetalperiode, so z. B. in der 10. oder 11. Woche, ist die Nase noch sehr flach, die kleinen Nasenlöcher sind weit auseinanderliegend und der Unterkiefer kaum entwickelt. Noch früher, in der 8. Woche, liegen die Augen weit auseinander und die Ohren stehen tief. Erst jetzt, in der 15. Woche, bekommt das Gesicht seine charakteristische Form. Die Stirn ist durch das Wachstum des Gehirns weiter vorgewölbt, die Lider verschließen die Augen, die mehr in die Mitte gewandert sind, zwischen Nase und Oberlippe hat sich das Philtrum ausgebildet, die Rinne mit seitlichen Wülsten, die durch das Zusammenwachsen des Nasenwulstes mit den beiden Oberkieferwülsten entsteht. Im 3D-Ultraschall kann das alles bewundert werden. Auch bei der Geburt hat das Gesicht im Vergleich zur Größe des Kopfes seine endgültige Proportion noch nicht erreicht. Das Gesicht ist relativ klein, weil die beiden Kiefer noch nicht voll entwickelt und die Zähne noch nicht durchgebrochen sind.

BITTE LÄCHELN!

LASSEN SIE SICH UNBEDINGT DAS ULTRASCHALLBILD IHRES BABYS AUSDRUCKEN. SCHON BALD WIRD DAS KÖPFCHEN ZU GROSS SEIN, UM VOLLSTÄNDIG AUF EIN BILD ZU PASSEN.

STRACKEN *und drehen*

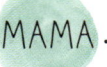

MAMA

SCHLANKSEIN IST NICHT ALLES. Obwohl eventuell große Sorgen und Ängste in der Frühschwangerschaft und die lästige Morgenübelkeit vorbei sind, gehören Sie vielleicht zu den Frauen, die jetzt ins Grübeln kommen und mit ihrer Situation unzufrieden sind.

Sie gefallen sich gar nicht, wenn Sie in den Spiegel gucken, und werden deprimiert, wenn Sie auf die Waage steigen. Sie nehmen mehr zu, als Sie möchten. Ihre Jeans engen Sie trotz eingesetzten breiten Gummibands in der Taille ein und Ihr Lieblingsblazer, der den jetzt schon deutlichen Bauch kaschieren soll, spannt über den bereits stark vergrößerten Brüsten. Warum wollen Sie noch nicht, dass jeder Sie gleich auf den ersten Blick als schwanger erkennt? Befreien Sie sich von Einengungen, im wahrsten Sinne bei Ihrer Kleidung und beim kritischen Blick auf sich. Schlanksein ist nicht mit einem gut wachsenden Baby zu vereinbaren. Ihr Baby kann sich nur normal entwickeln und an Gewicht zulegen, wenn Sie an Gewicht zunehmen und so dafür sorgen, dass z. B. das Blutvolumen in Ihrem Körper stark zunimmt. Das ist die entscheidende Voraussetzung dafür, dass die Plazenta ausreichend durchblutet wird und dort die Durchblutungssteigerung durch Gefäßerweiterungen möglich wird. Akzeptieren Sie Ihre Rundun-

gen, die andere, und sicher auch Ihr Partner, schöner finden als Sie selbst. Akzeptieren Sie ganz bewusst Ihr neues Aussehen, indem Sie Ihren Partner bitten, Sie regelmäßig zu fotografieren. Das werden vielleicht die ersten Fotos im späteren Babyalbum werden, an denen alle, später auch Ihr Kind, Freude haben werden.

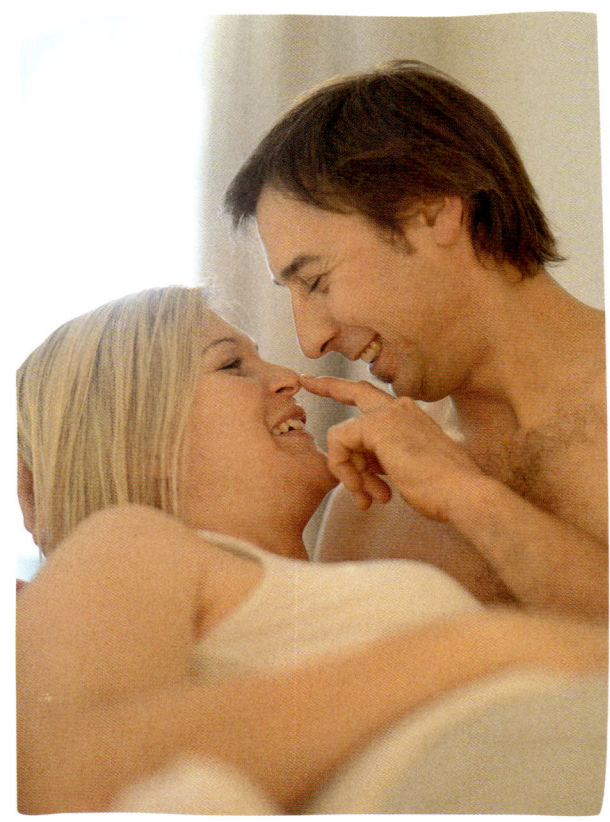

KIND

Noch zart und dünn

Am Ende der 16. Woche misst Ihr Baby etwa 10 cm (vom Kopf zum Steiß) und wiegt 90–100 g. Der kleine Körper erscheint noch dünn. Das Fettgewebe wird sich erst in den kommenden Wochen entwickeln, ausgeprägt sogar erst in den letzten Wochen der Schwangerschaft. Die kleinen Füße, etwa 2 cm lang, geben eine Vorstellung davon, wie winzig alles noch ist.

Jetzt können Sie im Ultraschall die grazilsten Bewegungen Ihres Kindes sehen. Arme und Beine sind gut entwickelt. Das Profil des Kopfes zeigt fast ein typisches Kindergesicht, und mit etwas Glück können Sie sehen, wie ein Handkontakt zu Nuckelbewegungen führt. Auch Atembewegungen kann man beobachten. Das Ungeborene ist wie später das Neugeborene ein Bauchatmer im Gegensatz zur Brustatmung des Erwachsenen. Bei der Einatmung wölbt sich das kleine Bäuchlein durch das Tiefertreten des Zwerchfells nach außen, bei der Ausatmung wird der kleine Bauch wieder flach. Im Verhältnis zur Größe des Kindes ist viel Fruchtwasser vorhanden, und das Baby hat viel Platz zum Strecken und Drehen. In dieser Woche können deshalb auch ohne Probleme mehrere Milliliter Fruchtwasser durch eine Punktion (Amniozentese S. 130) für diagnostische Untersuchungen gewonnen werden.

Seien Sie nicht zu ungeduldig: In der ersten Schwangerschaft spüren Sie die Kindsbewegungen meistens erst ab der 20. Schwangerschaftswoche. Dass Mehrgebärende die Bewegungen ihres Kindes bereits einige Wochen früher spüren, liegt an ihrer Erfahrung aus der ersten Schwangerschaft. Sie wissen das Flattern im Unterbauch bereits als Kindsbewegungen zu deuten.

Die sichtbare Fettanlagerung erfolgt erst in den letzten Wochen der Schwangerschaft. Die Knochenentwicklung beginnt viel früher. In der 6. Schwangerschaftswoche gruppieren sich Bindegewebszellen, die dann je nach Bauplan erst Knorpel und dann Knochen bilden oder gleich direkt durch Einlagerung von Kalksalzen knöchern umgebaut werden. Die Verkalkung beginnt am Ende der 10. Woche, ist aber bei Geburt noch lange nicht abgeschlossen. Für die Verkalkungen wird zunehmend Kalzium und Phosphor aus dem mütterlichen Blut entnommen. Diese Substanzen werden auch für die Zähne gebraucht. Es wird deutlich, dass Sie sich unbedingt während der gesamten Schwangerschaft kalziumreich ernähren müssen.

SCHMETTERLINGE IM BAUCH?

VIELE FRAUEN BESCHREIBEN DIE ERSTEN SPÜRBAREN KINDSBEWEGUNGEN ALS ZARTES SCHMETTERLINGSFLATTERN IM BAUCH.

Schwangerschaft und Arbeit – kein ganz einfaches Thema, oder?

4. MONAT · **ERFAHRUNGSBERICHTE**

....

„Da ich kurz vor der Schwangerschaft ein weiterführendes Studium angefangen hatte, war es erst mal kein Problem. Ich setzte das Studium fort, stieg kurz vor der Geburt aus und machte im nächsten Semester wieder weiter. Da war Lio, mein Sohn, 4 Monate alt. Mit der Hochschule vereinbarte ich, dass ich die nächsten zwei Semester auf vier Semester verteile. Das erleichtert einiges."

→ **MAGDALENA, 25 JAHRE**
→ STUDENTIN
→ ZUM ERSTEN MAL SCHWANGER

„Ich habe meinem Arbeitgeber sehr früh von meinen Schwangerschaften erzählt. Mein Chef hat darauf sehr positiv reagiert. Wir organisieren die Elternzeit so, wie es finanziell am besten passt. Bei meinem ersten Kind hatte ich ein Jahr Elternzeit, dieses Mal werde ich zwei Jahre zu Hause bleiben. Ich würde gerne auch länger Auszeit vom Arbeiten nehmen, aber das ist finanziell leider nicht drin."

→ **ALINA, 29 JAHRE**
→ POLIZISTIN
→ HAT BEREITS EIN KIND

"MEIN CHEF HAT SEHR POSITIV AUF DIE NACHRICHT REAGIERT. ER WUSSTE ÜBER MEINEN KINDERWUNSCH BESCHEID. NUR, DASS ES SO SCHNELL KLAPPEN WÜRDE, DAMIT HATTE ER NICHT GERECHNET. ICH WERDE EIN JAHR ELTERNZEIT NEHMEN. ANDREAS GEHT WEITER NORMAL ARBEITEN. NACH DER ELTERNZEIT WERDE ICH WAHRSCHEINLICH ZWEI TAGE PRO WOCHE ARBEITEN GEHEN. UNSER SOHN JOHANNES WIRD DANN ABWECHSELND BEI DEN OMAS UNTERGEBRACHT."

→ **CAROLINE, 34 JAHRE**
→ STEUERFACHANGESTELLTE
→ ERWARTET IHR ERSTES KIND

"Wir werden beide keine Elternzeit in Anspruch nehmen. Ich werde nach acht Wochen wieder arbeiten gehen. Ich kann mir nicht vorstellen, ein Jahr zu Hause zu bleiben, da ich meinen Job gern mache und die Abwechslung zu schätzen weiß. Ich habe mit meinem Chef vereinbart, dass ich meine Arbeitszeit auf 50 % reduziere. Nach ca. einem Jahr wollen wir unser Kind dann in einer Kita unterbringen. Wir sind überzeugt davon, dass es dort sehr gut aufgehoben ist."

→ **NELE, 27 JAHRE**
→ PERSONALREFERENTIN
→ ZUM ERSTEN MAL SCHWANGER

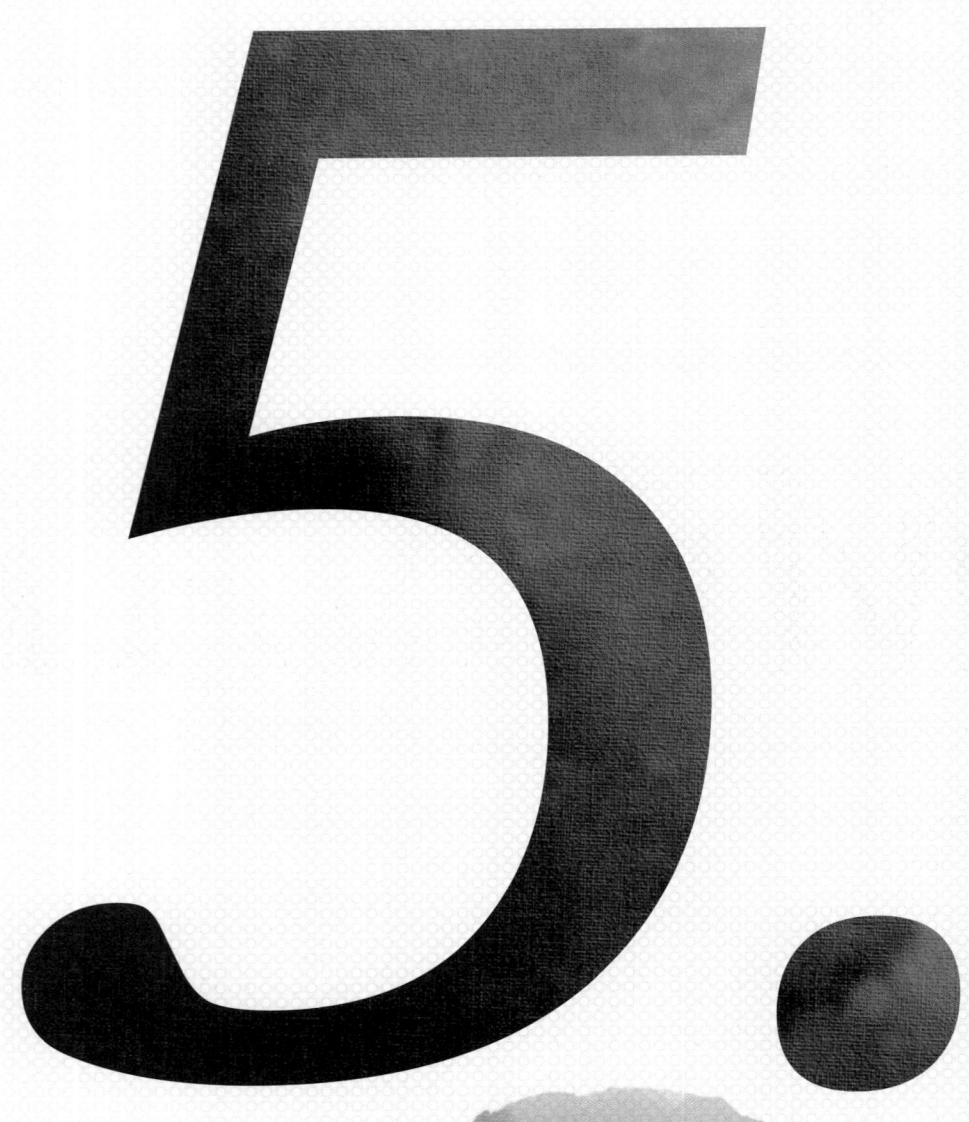

PAPA, FÜHL DOCH AUCH MAL.

WIR FÜHLEN UNS RUNDUM WOHL!

JETZT IST HALBZEIT.

MONAT

ICH KÖNNTE EWIG SCHWANGER SEIN ...

GANZ DIE MAMA? WIE MAGST DU WOHL AUSSEHEN?

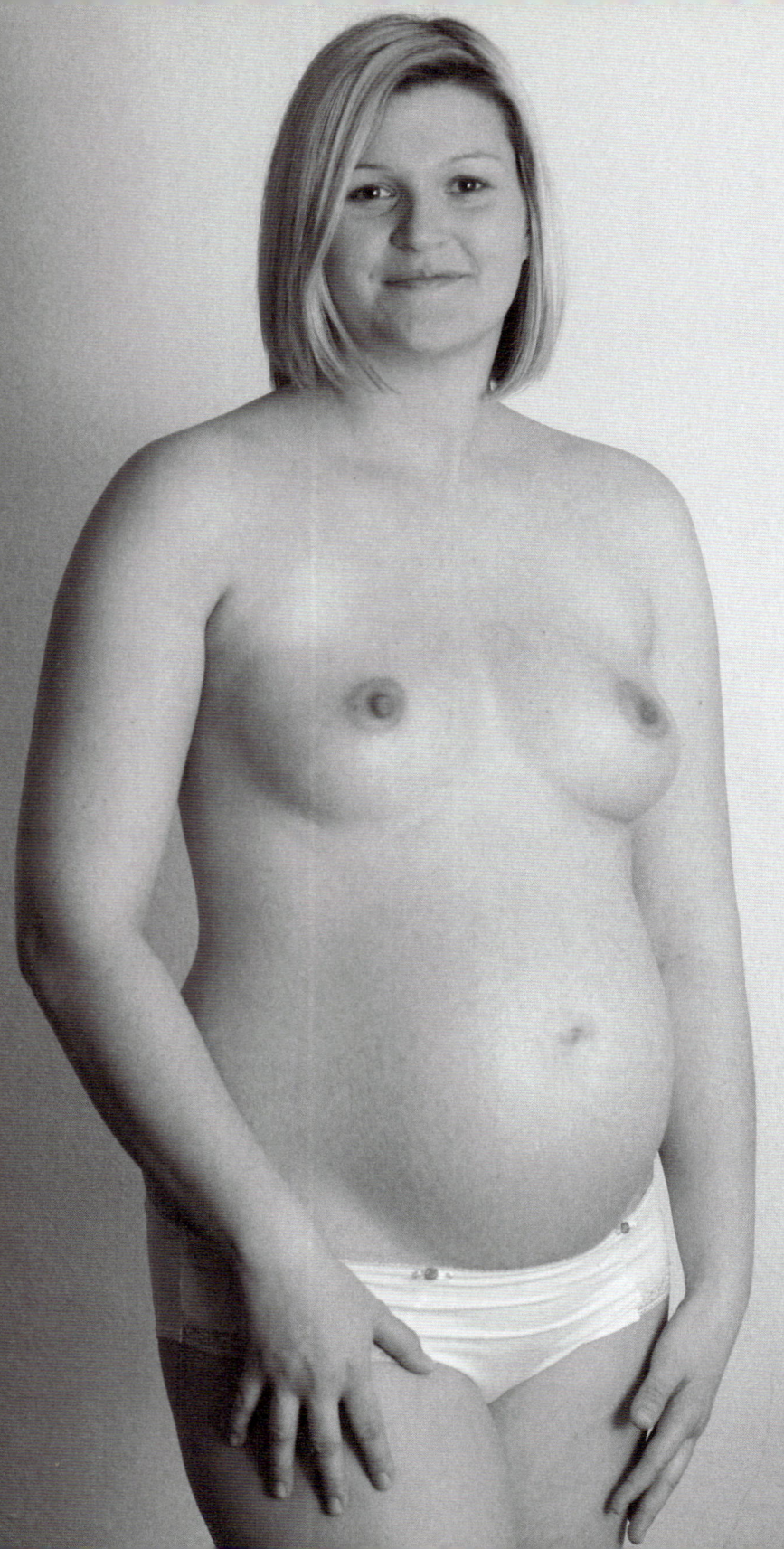

Wo ist die Toilette?

Ihr Körper hat die große Aufgabe, das heranwachsende Kind optimal zu versorgen. Ihr Baby wächst und braucht immer mehr Nährstoffe. Zur bestmöglichen Versorgung Ihres Kindes steigt Ihr Blutvolumen weiter an, und die Organ-, Haut- und Schleimhautdurchblutung nehmen stark zu. Das große Blutvolumen und der vermehrte Anfall von Stoffwechselabfällen bei Ihnen und Ihrem Baby führen zur weiteren Steigerung der Nierendurchblutung und zu vermehrter Urinbildung. Das Letztere spüren Sie selbst. Viel häufiger als sonst werden Sie den Gang zur Toilette antreten.

DICK*kopf*

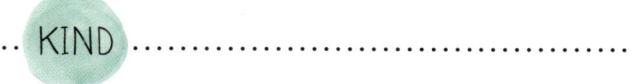

KIND

Kopf-Körper-Proportion

Wenn man einen Erwachsenen richtig zeichnen will, muss man die Kopf-Körper-Proportionen kennen. Bei einem durchschnittlich großen Erwachsenen misst der Kopf etwa ⅛ der gesamten Körperlänge.

Ganz anders sind diese Verhältnisse im vorgeburtlichen Leben. Kurz nach dem Ende der Embryonalphase macht der Kopf, der noch halslos auf dem kleinen Körper mit kurzen Beinen sitzt, die Hälfte (!) der Gesamtlänge aus. Am Termin ist der Körper relativ mehr gewachsen als der Kopf. Jetzt sind es aber immer noch ¼ Kopf und nur ¾ Körper. Kein Wunder, dass das neugeborene Menschenkind so Mühe hat, den Kopf zu heben oder zu halten.

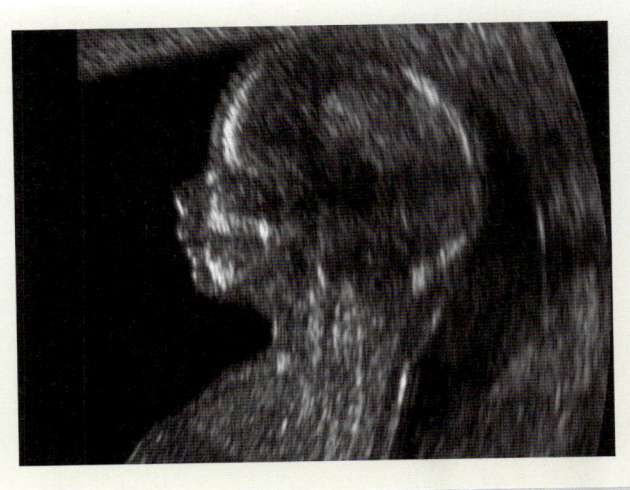

ICH BIN JETZT
10 – 12 CM
GROSS

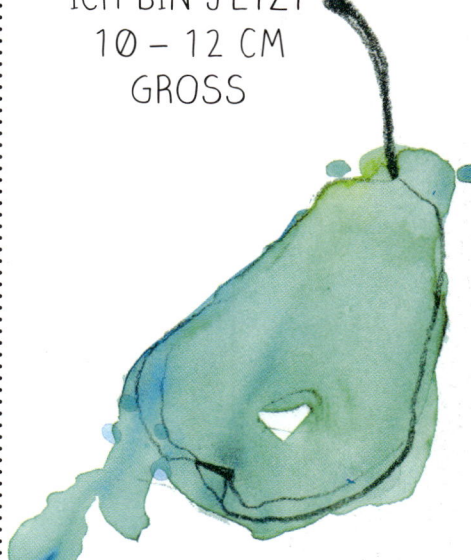

SO SEHE ICH JETZT AUS:

In der 17. Schwangerschaftswoche bin ich
gute 10 cm groß – wie eine Birne.

Sie können es SPÜREN

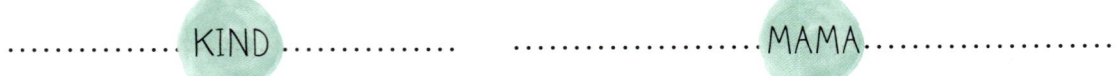

5. MONAT · SSW 18 · 17+0 BIS 17+6

KIND   MAMA

Die Haare Ihres Babys wachsen

Die Kopfhaare Ihres Babys beginnen zu wachsen. Die Körperoberfläche ist jetzt mehr und mehr mit einem feinen Haarflaum (Lanugo) überzogen. Die Haut wird von einer Mischung aus Talgdrüsensekret, Hautzellen und Flaumhaaren, der sogenannten Käseschmiere (Vernix caseosa), bedeckt. Diese hat mehrere Funktionen:

- Schutz vor Kälte
- Schutz vor Auswirkungen des Fruchtwassers
- Erleichterung der Geburt (Die Passage durch den engen Geburtskanal wird durch diese Gleitschicht erleichtert.)

Auch die Sinnesorgane Ihres Babys arbeiten schon. Der Tastsinn ist gut ausgeprägt. Das Baby kann schmecken, auf Geräusche reagieren und Lichtsignale durch die mütterlichen Bauchdecken wahrnehmen.

KAHLKOPF ODER LÖWENMÄHNE?

Sie können gar nicht anders, als sich ständig auszumalen, wie Ihr Baby wohl aussehen wird? Schauen Sie sich doch mal Ihre eigenen Babyfotos an! Häufig sind Ähnlichkeiten mit einem der beiden Elternteile als Baby frappierend.

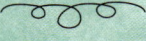

JETZT SPÜREN SIE Ihr Baby vielleicht schon. Obwohl das Ultraschallbild deutlich das Leben im Bauch dokumentiert, warten die meisten Frauen sehnsüchtig darauf, ihr Baby endlich auch zu spüren. So ganz leicht ist es nicht, das zarte Klopfen wahrzunehmen. Mehrfachgebärende spüren es durch Erfahrung bereits zwei Wochen früher. Manche Mütter berichten, sie hätten Schmetterlinge im Bauch, andere sprechen von einem kleinen Goldfisch und wieder andere empfinden die Bewegungen so ähnlich wie Darmbewegungen oder ein leichtes Muskelzucken. Mit jedem Tag werden die kleinen Tritte Ihres Kindes stärker. Jetzt werden Sie es sich noch nicht vorstellen können, dass Sie sich in späteren Wochen manchmal wünschen werden, die Tritte Ihres Babys nicht so deutlich und manchmal auch schmerzhaft zu spüren. Genießen Sie die kleine Puffe, und legen Sie Ihre Hand auf den Bauch, dort, wo Sie einen Stups verspürt haben. Vielleicht spürt Ihr Baby auch Ihre Berührung?

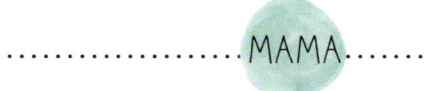

Die Beziehung zu Ihrem Baby entwickelt sich

Wenn Sie Ihr Baby im Ultraschall sehen oder wenn Sie die ersten Kindsbewegungen spüren, erleben Sie das Baby erstmals real, oft ganz anders als in Ihrer Vorstellung. Auch Ihr Partner, der bisher lediglich die körperlichen und psychischen Veränderungen bei Ihnen wahrgenommen hat, kann nun das Kind selbst sehen und spüren. Nehmen Sie sich doch bewusst kleine Auszeiten, in denen Sie gemeinsam mit Ihrem Partner Ihr Baby im Bauch treffen, es streicheln, ihm etwas vorsingen und sich gemeinsam aufeinander freuen. Sie als Eltern schreiben in Ihrer Vorstellung dem ungeborenen Kind Charakter- und Wesenszüge zu, und Sie beginnen sich anfangs spielerisch, später konkret mögliche Vornamen zu überlegen.

Die modernen bildgebenden Verfahren, wie der dreidimensionale Ultraschall, ermöglichen immer genauere Bilder des Ungeborenen. Waren es früher noch kleine, auf dünnem Papier gedruckte Ultraschallbilder des Nachwuchses, die stolz herumgezeigt wurden, leistet sich heute manch eine Familie ein Baby-Watching und trägt stolz ein Video des Nachwuchses nach Hause. Je nach Temperament und Eigenheiten findet jede Familie für sich das richtige Maß. Gemein haben alle, dass in diesen Monaten eine Vorstellung vom künftigen Kind entsteht und die Basis für eine Beziehung gelegt wird. Häufig entwickeln Sie als angehende Eltern auch erstmals den Blick für andere Kinder, andere Eltern, ihr Aussehen und ihre Verhaltensweisen: „So einen Lausbub mit blauen Augen hätte ich auch gerne" oder „Hoffentlich schreit mein Baby nicht so laut!"

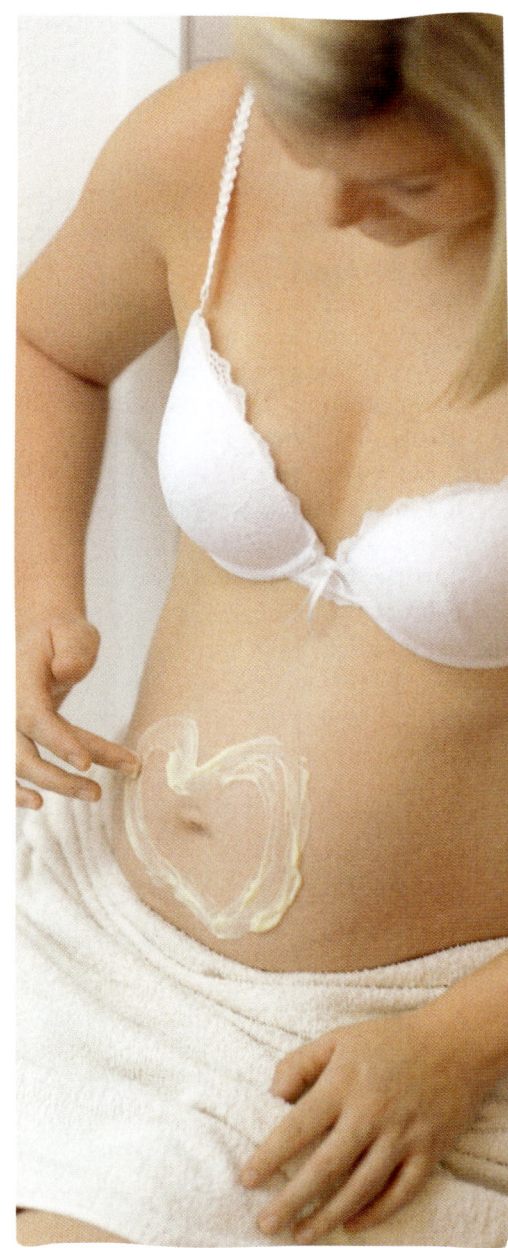

Nicht so LAUT

5. MONAT · SSW 19 · 18+0 BIS 18+6

DIE ZUNAHME DER MUSKELMASSE der Gebärmutter ist erstaunlich, wobei nicht die Zahl der Muskelzellen zunimmt, sondern sich die einzelnen Muskelzellen vergrößern (Hypertrophie). Vor der Schwangerschaft wiegt die birnenförmige Gebärmutter 35–65 g, am Ende der Schwangerschaft können es durchaus 1 000–1 200 g sein.

Entscheidend für das Gedeihen des Kindes ist die Anpassung der Gefäße, die sich für die ständig zunehmende Durchblutung erweitern müssen, einerseits für die Gebärmuttermuskulatur selbst, andererseits für die Frischbluterneuerung in der Plazenta (S. 96). Die Spiralarterien, über die aus der mütterlichen Muskel- und Schleimhautschicht sauerstoffreiches Blut an die fetalen Zotten gelangt, erweitern sich trichterförmig. Dadurch sinkt der Widerstand, die transportierte Blutmenge pro Zeiteinheit kann sich steigern.

Wie geschieht diese Anpassung an den Bedarf des Kindes? Sehr wahrscheinlich wandern Zellen der fetalen Zotten (Trophoblastzellen) stromaufwärts in die mütterlichen Gefäße und zerstören dort die elastischen Fasern der Gefäße. So nimmt das Kind nicht nur über die Hormone, sondern auch mit seinen Zellen Einfluss auf den mütterlichen Körper und sorgt selbst für eine optimale Anpassung. Ob diese sinnvolle und notwendige Gefäßerweiterung stattgefunden hat, kann man heute mit Doppler-Ultraschall in der 20. Woche feststellen. In jedem Fall entscheidet die trichterförmige Erweiterung der Spiralarterien zur Durchblutungssteigerung der Plazenta in der Gebärmutter über den guten Ausgang der Schwangerschaft und das weitere Wachsen des Kindes.

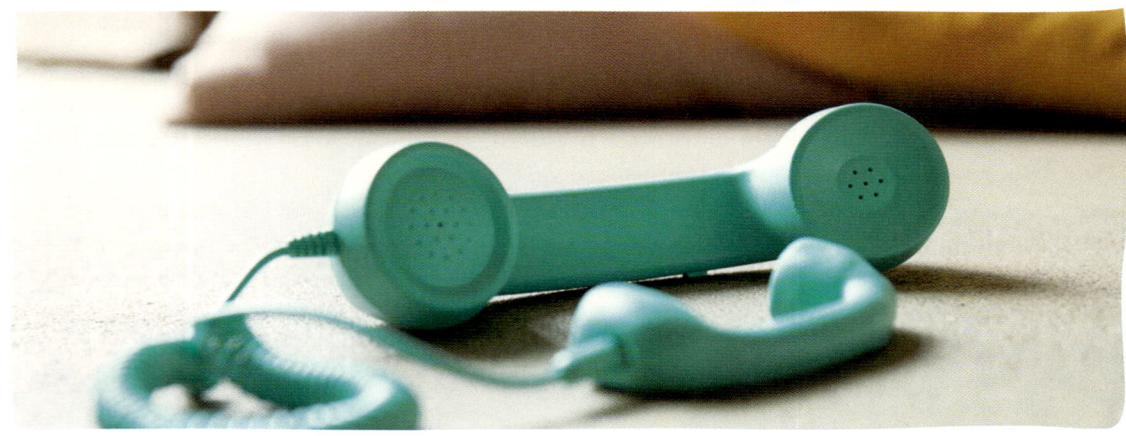

KIND

Ihr Baby kann schon hören

Es bestehen keine Zweifel: Das ungeborene Kind kann hören. Mithilfe von Herzfrequenzaufzeichnungen und Enzephalogrammen (Ableitungen von Hirnströmen) konnte nachgewiesen werden, dass ungeborene Kinder auf akustische Reize zuverlässig mit einer Änderung der Herzfrequenz und Hirnaktivität reagieren:

- Laute Geräusche lassen die Herzfrequenz ansteigen und führen zu einer vermehrten motorischen Aktivität des ungeborenen Kindes.

- Die menschliche Stimme oder Musik bewirken eine Abnahme der Herzfrequenz und eine motorische Beruhigung.
- Das ungeborene Kind reagiert auf vertraute und unvertraute Stimmen unterschiedlich.
- Das Neugeborene kann zwischen der Stimme seiner Mutter und derjenigen einer fremden Person zuverlässig unterscheiden, was darauf hindeutet, dass das Kind im Verlaufe der Schwangerschaft mit der mütterlichen Stimme vertraut geworden ist.

Die akustische Wahrnehmung ist beim ungeborenen Kind allerdings deutlich erschwert. In der Gebärmutter besteht ein ständiger Geräuschpegel von 60–80 Dezibel, der in den Gebärmuttergefäßen und in der Körperschlagader sowie durch die mütterliche Darmtätigkeit hervorgerufen wird. Jeder akustische Reiz von außen muss auf seinem Weg zum kindlichen Ohr die mütterliche Bauchwand, die Gebärmutter und das Fruchtwasser durchqueren und wird dabei erheblich gedämpft und gefiltert. Die kindliche Wahrnehmung entspricht etwa derjenigen, die wir haben, wenn wir unter Wasser menschliche Stimmen oder Musik hören.

BEETHOVEN ODER LIEBER ROLLING STONES?

Das wird immer weniger Ihr alleiniger Geschmack sein, denn Ihr Baby hört mit. Harmonische Kompositionen lassen seine Herzfrequenz sinken, auf Rockmusik und harte Rhythmen reagiert es mit Unruhe. Ob durch starken Lärm die Entwicklung des Hörorgans, das jetzt rasche Fortschritte macht, negativ beeinträchtigt wird, diskutiert die Wissenschaft. Stress kann es aber für das Ungeborene allemal sein. Vorsorglich wird geraten, vorgeburtlich Lärm über 90 Dezibel zu meiden. In Diskotheken sollten Sie besser nicht mehr, denn hier sind 115 Dezibel – etwa der Schallpegel eines Pressluthammers – nicht selten.

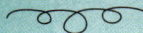

UnüberSEHBAR

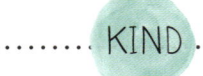

KIND

Ihr Baby übt saugen

Am Ende der 20. Woche misst Ihr Baby schon rund 16 cm vom Kopf bis zum Steiß (von nun an kann die Länge nur noch berechnet werden und wird vom Scheitel bis zur Ferse ermittelt), hat einen Kopfdurchmesser von etwa 50 mm und wiegt etwa 200–240 g. Nun kann Ihr Baby gut Ihre Stimme von der einer fremden Person unterscheiden. Die Fingerchen finden schon den Weg in den Mund.

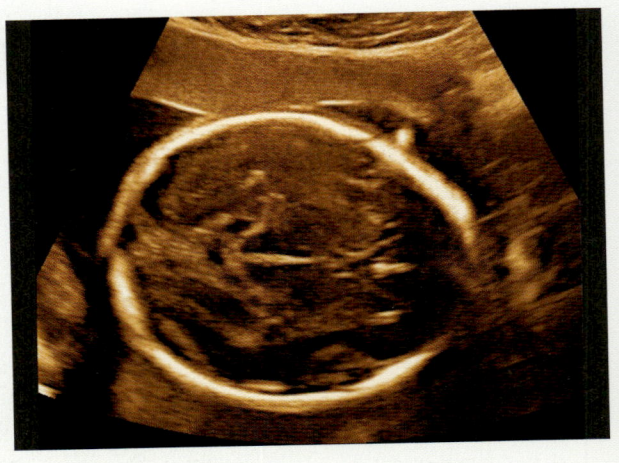

⌃ Der zweite Messwert, der zur Schätzung des Gewichts und zur Kontrolle des Wachstums herangezogen wird, ist der Kopfumfang. Gemessen werden der Quer- und Längsdurchmesser und daraus der Kopfumfang errechnet.

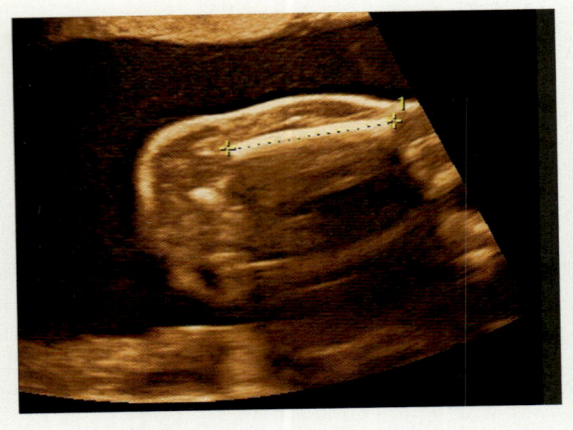

⌃ Hier wird die Länge des Oberschenkels vom Hüftkopf bis zum Knie ausgemessen. Sie beträgt jetzt in der 20. Woche etwa 30–32 m.

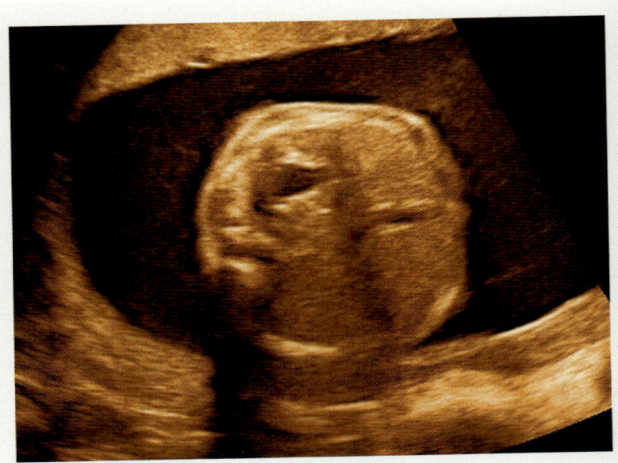

⌃ Der dritte wichtige Wert ist der Bauchumfang. Dieser Wert ist am meisten beeinträchtigt, wenn das Kind über die Plazenta nicht ausreichend ernährt wird.

MAMA

Die 2. Ultraschalluntersuchung

Etwa um die 20. Schwangerschaftswoche werden Sie einen Termin für die sehr ausführliche 2. Ultraschall-Basisuntersuchung bekommen. Da alle Strukturen Ihres Babys entwickelt sind und relativ große Fruchtwasserpolster um das Kind herum die systematische Betrachtung mit dem Ultraschall gestatten, ist jetzt in der Regel der günstigste Zeitpunkt für diese 2. Routine-Ultraschalluntersuchung.

Nicht jeder Arzt oder jede Ärztin hat die Ausbildung, diese wichtige Untersuchung durchzuführen, deshalb werden Sie möglicherweise dazu in eine Spezialsprechstunde überwiesen.

EINE BITTE AN DEN PAPA

Begleiten Sie Ihre Frau nicht nur später zur Geburt, sondern auch zu den Vorsorgeuntersuchungen. So können Sie das Wachsen und die Fortschritte Ihres Kindes miterleben. Beim Ultraschall werden Sie Ihr Kind schon vor der Geburt sehen, seine Herz- und Atem- und Schluckbewegungen beobachten, die grazilen Bewegungen bewundern und Ihr Kind ganz real erleben können. Das sind vorgeburtliche Momente, die Ihre Beziehung zu Ihrem Kind prägen werden. Wenn Ihr Partner beim Ultraschall nicht dabei sein kann, bitten Sie Ihren Arzt, Ihnen einige Bilder auszudrucken. Vielleicht gibt es einen guten Schnappschuss vom schönen Profil?

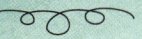

Wichtig bei dieser Untersuchung sind:

- die Kontrolle des Wachstums und eine Gewichtsschätzung (erfolgt durch Ausmessen von Kopf- und Bauchumfang und Oberschenkellänge des Kindes)
- der Sitz der Plazenta
- die Beurteilung der Fruchtwassermenge und der Nabelschnur
- die kindlichen Bewegungen
- die gezielte Suche nach Auffälligkeiten (an der Körperoberfläche, am Skelett und an den Organsystemen)
- die genaue Untersuchung des Herzens mit seiner komplexen Funktion (Herzkammern und -klappen)
- die Suche nach indirekten Zeichen von Chromosomenstörungen (sogenannte Soft Marker)

Wie war das Gefühl, als du dein Baby zum ersten Mal im Bauch gespürt hast?

5. MONAT · ERFAHRUNGSBERICHTE

....

„Ich war im 4. Monat schwanger. Es war ganz komisch. Es war wie ein Kitzeln, ein Kribbeln im Bauch. Eigentlich hätte es auch ein Blubbern im Magen oder Darm sein können. Dann wurde mir aber bewusst, dass es mein Kind ist. Es ist ein unglaublich schönes Gefühl, ich musste grinsen und hätte vor Glück weinen können."

→ MAGDALENA, 25 JAHRE
→ STUDENTIN
→ ZUM ERSTEN MAL SCHWANGER

„Bei beiden Schwangerschaften habe ich etwa um die 17. Woche etwas gespürt. Es fühlte sich an wie ein kleiner Schmetterlingsschwarm im Bauch. Ich war sehr erleichtert über das Gefühl. Endlich musste ich nicht auf die Termine beim Frauenarzt warten, um sicherzugehen, dass mit dem Baby alles in Ordnung ist."

→ SARAH, 26 JAHRE
→ STUDENTIN
→ HAT ZWEI KINDER, VIER UND ZWEI JAHRE ALT

"BEI BEIDEN SCHWANGER-
SCHAFTEN HABE ICH ETWA
IM DRITTEN MONAT MEIN
BABY ZUM ERSTEN MAL
BEWUSST GESPÜRT. ES
FÜHLT SICH AN WIE BLUB-
BERBLÄSCHEN IM BAUCH.
WENN MAN SICH DANN
ABER SICHER IST, DASS ES
SICH UM KINDSBEWEGUN-
GEN HANDELT, IST DAS EIN
WUNDERBARES GEFÜHL!
DER ERSTE „RICHTIGE"
KONTAKT MIT SEINEM KIND
IST UNGLAUBLICH."

→ **ALINA, 29 JAHRE**
→ POLIZISTIN
→ HAT BEREITS EIN KIND

„Ich habe meine zwei Babys
das erste Mal bewusst in der
18. Schwangerschaftswoche
gespürt. Ab diesem Zeitpunkt
kamen die Tritte immer
häufiger, gefolgt von regelmäßigem Schluckauf. Das
Gefühl war unbeschreiblich
und auch irgendwie verrückt.
Zu diesem Zeitpunkt ist mir
erst richtig klar geworden,
dass zwei kleine Wesen in
meinem Bauch sind."

→ **JULIA, 31 JAHRE**
→ MARKETING-REFERENTIN
→ ZUM ERSTEN MAL SCHWANGER

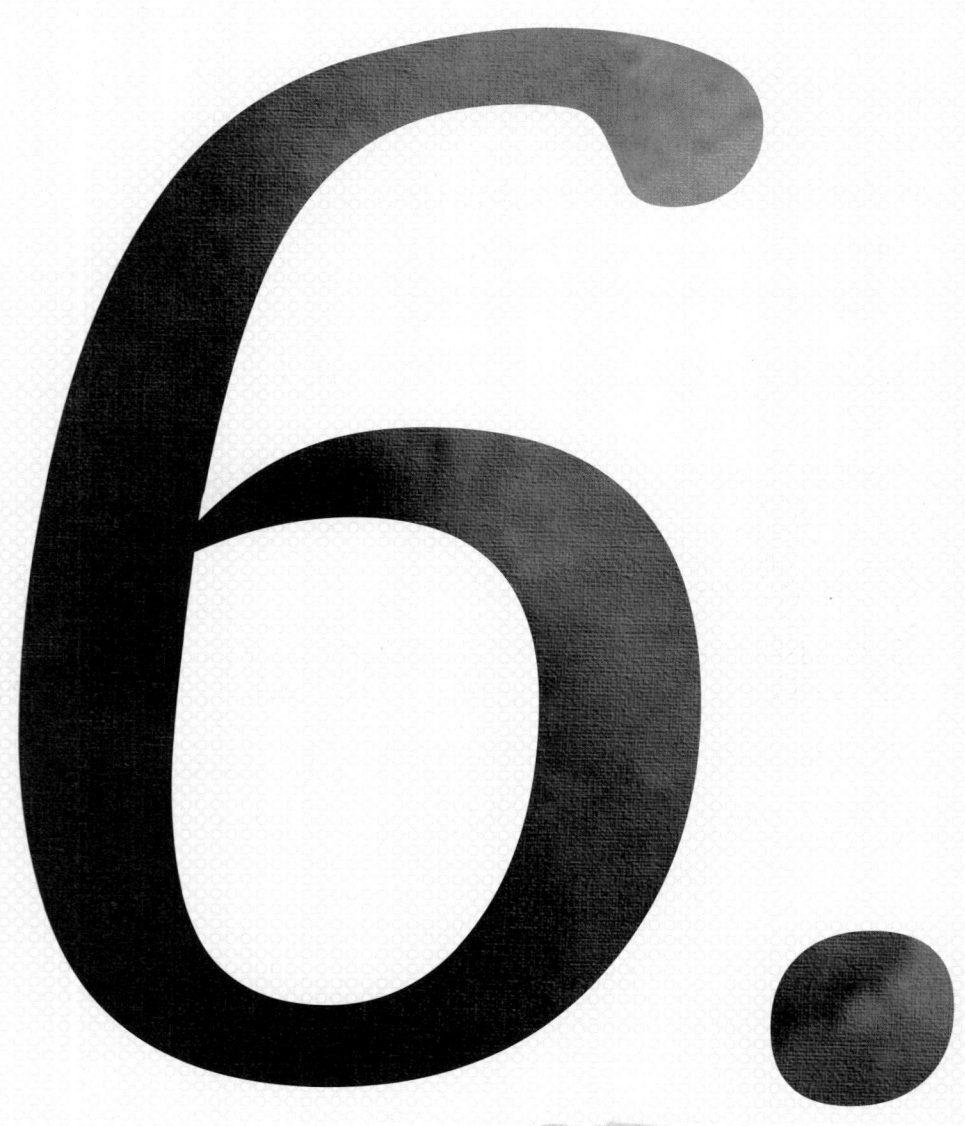

PRINZ ODER
PRINZESSIN?

NASCHE ICH
ZU VIEL?

DICH ÜBERSIEHT
JETZT KEINER
MEHR.

WIE MÖCH-
TEST DU DENN
HEISSEN?

MONAT

OB DAS MIT DEM
STILLEN KLAPPT?

NENNT MICH PIN-
GUIN. LANGSAM
WERDE ICH UNBE-
WEGLICH.

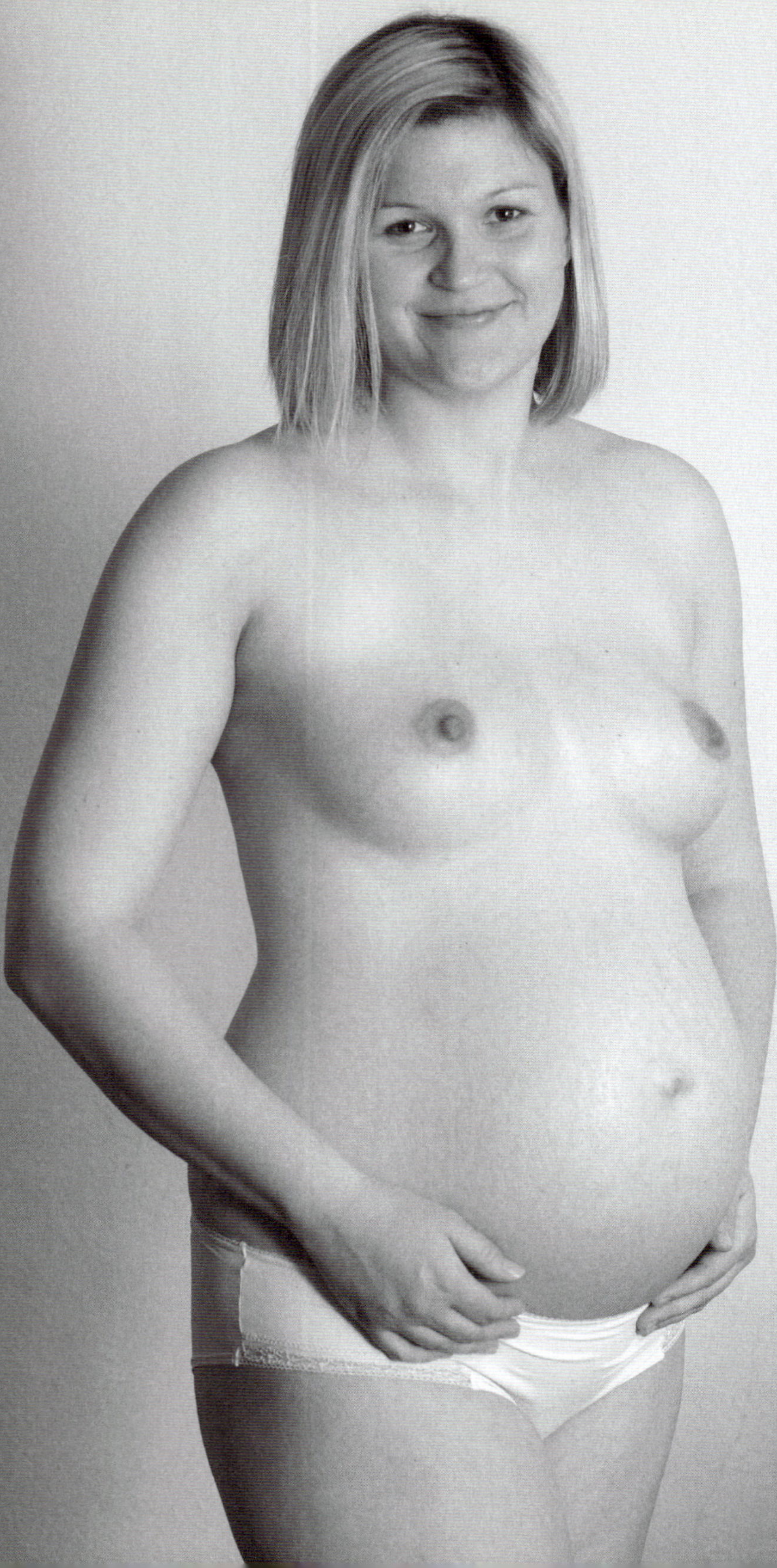

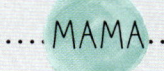

Ihre Haltung verändert sich

Viele Frauen sehen in diesen Wochen durch die gute Hautdurchblutung und Einlagerung von Wasser schöner und frischer aus als vor der Schwangerschaft. Da der übliche tägliche Haarausfall in den Wochen der Schwangerschaft ausbleibt, werden die Haare voller und schöner.

Ihr Körperschwerpunkt verlagert sich nun durch den ausladenden Bauch nach vorne. Das führt zu einer typischen Änderung der Körperhaltung. Durch die Zurücknahme der Schultern und das Aufrichten von Kopf und Hals wird der Verbiegung der Lendenwirbelsäule (Lendenlordose) entgegengewirkt. Die Bewegungen einer Schwangeren haben deshalb oft etwas Würdevolles, man spricht auch von einem „königlichen" Gang. Leider sind Rückenschmerzen und Seitenstiche oft Begleiterscheinungen dieser Veränderungen. Auch die Dehnung der Bänder, an denen die Gebärmutter aufgehängt ist, kann ziehende Schmerzen auslösen.

Wie eine KÖNIGIN

6. MONAT · SSW 21 · 20+0 BIS 20+6

KIND

Junge oder Mädchen?

Wenn das Kind so liegt, dass bei gespreizten Beinen die Genitalien gut mit dem Ultraschall dargestellt werden können, ist der prominente kleine Penis mit den Hodensäckchen zu beiden Seiten beim Jungen in diesen Wochen nicht mehr mit den Schamlippen des Mädchens zu verwechseln. Das Geschlecht ist mit großer Sicherheit richtig zu bestimmen. Die Kenntnis hat allerdings selten eine medizinische Bedeutung.

Wenn Sie nicht wissen möchten, ob Sie ein Junge oder ein Mädchen erwarten, sollten Sie das deutlich vor der Untersuchung sagen.

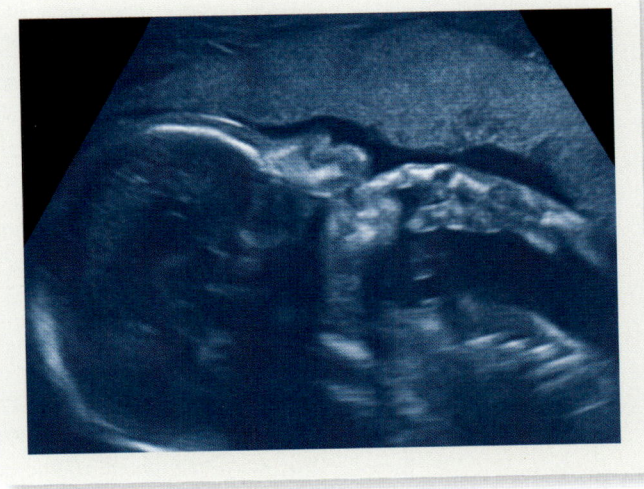

SO SEHE ICH JETZT AUS:

In der 21. Schwangerschaftswoche bin ich mit 18 cm so groß wie eine Mango.

ICH BIN JETZT
18 CM GROSS UND
BIS ZUR FERSE
SOGAR SCHON
25 – 26 CM

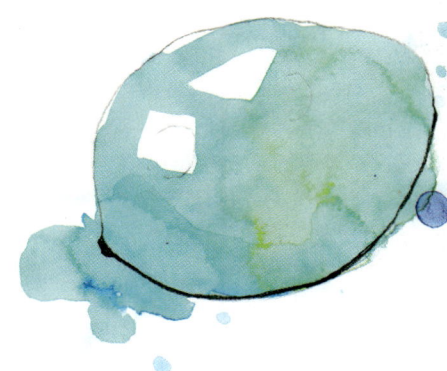

Das Geschlecht – bestimmt durch Gene und Hormone

Sie wissen es ja schon: Ob es ein Junge oder ein Mädchen wird, bestimmt der Vater, je nachdem ob bei der Befruchtung der Eizelle ein X- oder ein Y-Spermium das Rennen macht. Das genetische Geschlecht des Kindes wird im Moment der Befruchtung festgelegt. Auch für die weitere Entwicklung stellt die Gegenwart oder das Fehlen des Y-Chromosoms den entscheidenden Faktor dar, d.h., ob sich beim Embryo Hoden oder Eierstöcke bilden. Und Hoden bzw. Eierstöcke, die Keimdrüsen, führen zusammen mit den Hormonen der Nebenniere zur Ausbildung der äußeren Geschlechtsorgane, die sich etwa in der Mitte der Schwangerschaft gut unterscheiden lassen. Bis zur 7. Embryonalwoche allerdings verläuft die Entwicklung der Geschlechtsorgane völlig identisch. Beim männlichen Embryo beginnt zu diesem Zeitpunkt die Hodendiffenzierung, in dem sehr bald das Hormon Testosteron und ein Hormon, das die weibliche Anlage verhindert (Anti-Müller-Hormon), gebildet werden. Das Testosteron aus den Hoden und das, was auch in der Nebenniere gebildet wird, prägen auch entscheidend die Gehirnentwicklung des männlichen Fetus und sind dafür verantwortlich, dass von Geburt an Jungen und Mädchen ein unterschiedliches Verhalten zeigen. Beim weiblichen Embryo beginnt der Prozess der Eierstockausbildung erst etwa in der 10. Woche. Etwa im 5. Monat besitzt das ungeborene Mädchen eine riesige Zahl von Eizellen, etwa 7 Millionen, mehr als jemals im folgenden Leben. Bis zur Geburt nimmt die Zahl der Eizellen wieder ab. Nach der Geburt werden keine neuen mehr gebildet.

Zusätzlich zu den selbst gebildeten (endogenen) Hormonen ist das Ungeborene einem Feuerwerk mütterlicher und plazentarer Hormone ausgesetzt. Die hohen Östrogenkonzentrationen können dazu führen, dass die äußeren Geschlechtsteile bei Geburt besonders groß sind und bei beiden Geschlechtern kleine Brüste da sind, aus denen sich nach der Geburt einige Tropfen Flüssigkeit absondern, die sogenannte Hexenmilch. Nach Fortfall der Hormonzufuhr aus der Plazenta durch die Nabelschnur bildet sich diese Erscheinung schnell zurück.

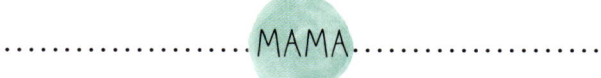

MAMA

Vorsorgeuntersuchung Blut

Nach wie vor ist der regelmäßige Gang zum Arzt sehr wichtig. Neben den sich wiederholenden Routineuntersuchungen (S. 100), der Besprechung und der Beurteilung, wie es Ihnen in diesen Wochen ergangen ist, werden zwei besondere Blutuntersuchungen wiederholt, die bei der ausführlichen Erstuntersuchung schon einmal durchgeführt wurden: Der Hämoglobin- und Hämatokritwert werden erneut bestimmt. Diese erreichen in diesen Wochen ganz normal ihre tiefsten Werte, da die flüssigen Bestandteile des Blutes mehr zunehmen als die roten Blutkörperchen. Eine sich anbahnende oder bereits vorhandene Blutarmut (Anämie) kann so rechtzeitig erkannt und behandelt werden. Da sich in über 90% der Fälle ein Eisenmangel als Ursache herausstellt, steht die Behandlung des Eisenmangels (S. 19) im Vordergrund. Entsprechend werden das Ferritin und das Hämoglobin bei den folgenden Untersuchungen bis zur Geburt kontrolliert.

Wenn Sie rhesusnegativ sind, wird jetzt bei Ihnen und eventuell in 4 Wochen der Antikörper-Suchtest wiederholt. Wenn keine Antikörper aufgetreten sind, was beim ersten Kind die Regel ist, erfolgt die sogenannte Rhesusprophylaxe mit einer intravenösen Immunglobulingabe.

Präeklampsie

Schwangerschaftsbedingte Erkrankung mit Bluthochdruck, Ödemen und Eiweiß im Urin. Von dieser Erkrankung in der zweiten Hälfte der Schwangerschaft, gelegentlich auch erst im Wochenbett, sind je nach Schweregrad 3–8 % der Frauen betroffen, Erstgebärende häufiger als Mehrgebärende. Die Erkrankung hat eine Fülle verschiedener Bezeichnungen erhalten und wurde lange als Schwangerschaftsvergiftung angesehen. Heute wird Präeklampsie (prä = vor, Eklampsie = Krampfanfall) bevorzugt.

Aus voller Gesundheit heraus treten die folgenden Symptome einzeln oder gemeinsam auf:

- Bluthochdruck
- generalisierte Wassereinlagerungen (Ödeme)
- Eiweiß im Urin
- Kopfschmerzen
- Oberbauchbeschwerden

- seltener: Sehstörungen
- seltener: Muskelkrämpfe
- Wachstumsrückstand des Kindes

Die Beschwerden können in leichter Form auftreten und deshalb nicht richtig erkannt werden. In der schwersten Form kommt es zum Krampfanfall mit Bewusstlosigkeit, durch Gefäßverengungen im Gehirn ausgelöst. Mutter und Kind sind dann maximal gefährdet. Eine eigentliche Therapie existiert nicht. Bei einem lebensbedrohlichen Zustand der Mutter hilft es nur, die Schwangerschaft vorzeitig zu beenden und ggf. die Geburt früher als geplant einzuleiten bzw. einen Kaiserschnitt durchzuführen.

Eine Sonderform der Präeklampsie ist die HELLP-Erkrankung, bei der die mütterliche Leber mit betroffen ist.

Als Ursache dieser Schwangerschaftserkrankung werden verschiedene Theorien diskutiert. Am wahrscheinlichsten wird heute die gestörte Einnistung des Trophoblasten in die mütterliche Gebärmutterschleimhaut angesehen, die als Folge der mangelnden Akzeptanz des fremden fetalen Eiweißes durch die Mutter betrachtet wird. Die Spiralarterien (S. 96) werden nicht ausreichend erweitert, und die Zellen in den Schichten, die die mütterlichen Gefäße innen auskleiden (Endothel), senden Botenstoffe aus, die zum Bluthochdruck führen (endotheliale Dysfunktion).

WIE KANN ICH BEIM ESSEN MÖGLICHST VIEL EISEN AUFNEHMEN?

Eine gute Eisenverwertung aus der Nahrung ist jetzt sehr wichtig für Sie und Ihr Baby. Viel Eisen ist in rotem Fleisch, in Gemüse, Beeren und Vollkornbrot enthalten. Es gibt aber auch Eisenräuber: Kaffee, Coca-Cola, Schwarztee, Milch und Milchprodukte. Wenn Sie diese Eisenräuber gleichzeitig mit Lebensmitteln zu sich nehmen, die Eisen enthalten, kann das Eisen von Ihrem Körper nicht mehr optimal aufgenommen werden. Ein Beispiel: Ein Glas Milch zu einem Steak getrunken, kann die Eisenaufnahme aus dem Fleisch auf die Hälfte reduzieren. Deshalb: Achten Sie auf die Kombination der Lebensmittel.

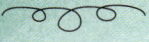

SSW
1
2
3
4
5
6
7
8
9
10
11
12
13
14
15
16
17
18
19
20
21
22
23
24
25
26
27
28
29
30
31
32
33
34
35
36
37
38
39
40

Aua, das TUT WEH

6. MONAT · SSW 22 · 21+0 BIS 21+6

IN DEN ALTEN GEBURTSHILFE-LEHRBÜCHERN findet man regelmäßig Hinweise, dass schwangere Frauen beraten wurden, ihre Brüste und die Brustwarzen für das spätere Stillen durch Bürstenmassagen und kalte Duschen abzuhärten. Inzwischen weiß man, dass dies sich negativ auswirken kann. Intensives Berühren und Reiben an den Brustwarzen führt zur Freisetzung des Hormons Oxytozin, das bekanntlich die Wehentätigkeit fördert.

Stillberaterinnen empfehlen, die Brust und die Brustwarzen nur mit Wasser und nicht mit Seife zu waschen, damit die empfindlichen Brustwarzen nicht austrocknen und Risse bekommen. Ein Eincremen mit einer milden Körperlotion kann empfohlen werden. Beim Spannen der Warzenhofhaut hat sich eine Lanolinsalbe bewährt.

In den Brustdrüsen selbst entwickelt sich die Milchbildung ganz ohne Ihr Zutun. Ein kleines Wunder der Natur ist, dass sich die Milch, die wenige Tage nach der Geburt einsetzt, in ihrer Zusammensetzung mit dem Schwangerschaftsalter ändert. Für ein Frühgeborenes, z.B. ein in der 28. Woche geborenes Kind, wird die passende Milch bereitgestellt. Sie hat einen stark erhöhten Eiweißgehalt und einen leicht erhöhten Fettgehalt im Vergleich zur Milch für ein am Termin geborenes Kind.

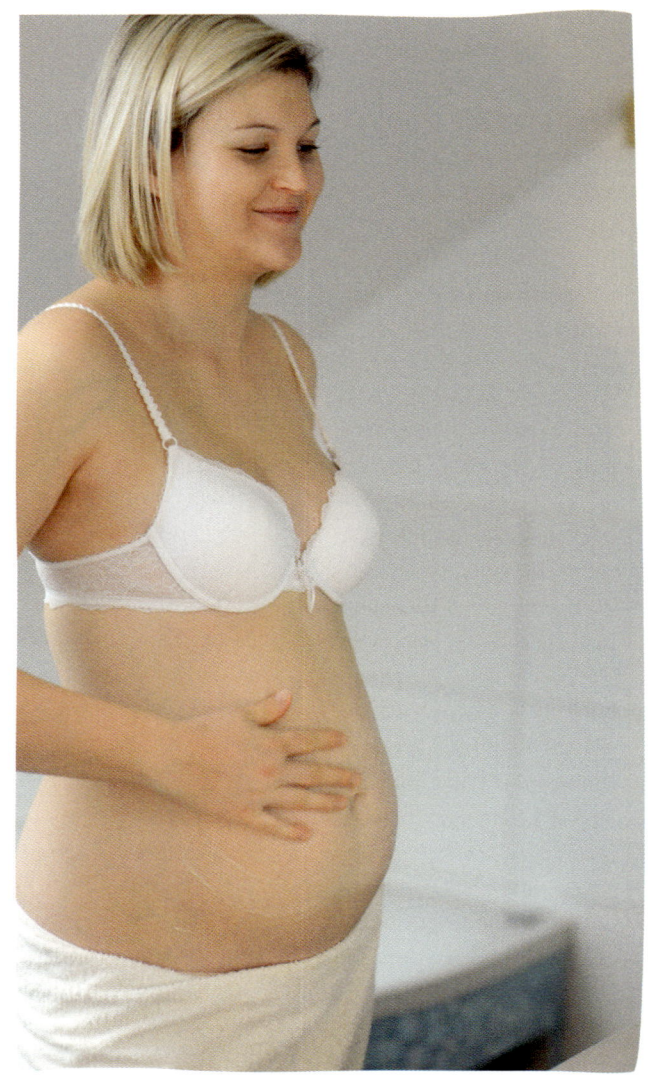

KIND

Kann Ihr Baby Schmerz empfinden?

Spätestens zu diesem Entwicklungszeitpunkt sind die anatomischen Voraussetzungen dafür gegeben, dass das Ungeborene Schmerzen empfinden kann und nicht mehr nur reflexartig, z. B. auf äußere Berührungen oder Druck, reagiert. Es sind sowohl die Rezeptoren entwickelt, die den Schmerz realisieren, als auch die nervalen Strukturen, die die Schmerzempfindung an das Gehirn leiten können. Darüber hat die Wissenschaft lange nicht nachgedacht und hatte natürlich auch gar keine Möglichkeiten, das in der menschlichen Gebärmutter zu untersuchen. Da man Schmerz für eine bewusste Wahrnehmung mit notwendiger Schmerzerfahrung hielt, hat man beim Ungeborenen eine Schmerzempfindung für unwahrscheinlich gehalten. Erst die Erfahrungen mit sehr kleinen Frühgeborenen und Ultraschallbeobachtungen von Ungeborenen haben die Ansichten dazu geändert. Die indirekten Hinweise auf Schmerzen, wie z. B. Anstieg der Stresshormone, sind richtig gedeutet worden. Eingriffe in der Gebärmutter, z. B. bei Bluttransfusionen über die Nabelschnur bei einer Rhesusunverträglichkeit oder bei sehr seltenen vorgeburtlichen Operationen, z. B. bei einem offenen Rücken, werden heute nicht mehr ohne Schmerz- und Beruhigungsmittel durchgeführt. Diese werden beim Eingriff direkt durch eine kleine Spritze in den Po des Kindes gegeben, ähnlich einer Impfung.

Man geht davon aus, dass die langen Stunden im engen Geburtskanal für das Kind stressvoll sind und unter Umständen schmerzhaft sein können. Zumindest sind die Stresshormonkonzentrationen im kindlichen Blut auch nach unkomplizierten Geburten höher als später im Leben.

Es gibt aber auch hinreichend Hinweise, dass diese hohen Stresshormonspiegel, die Catecholaminspiegel, im Moment der Geburt und bei der wichtigen Umstellung von Atmung und Kreislauf von entscheidendem Nutzen sind.

Das Kind ist auffällig hellwach im Moment der Geburt, mit weit geöffneten Augen und großen Pupillen, was an den Catecholaminen liegt.

Natürlich kann das Kleinkind über seine Erlebnisse später nie berichten, weil derartige Erinnerungen nicht abrufbar sind. Es gibt aber indirekte Hinweise, dass Schmerzerfahrungen gleich bei Lebensbeginn stark prägend für das weitere Leben sind (und damit sicher auch die in der Gebärmutter Tage vorher erlebten). Die aus religiösen Motiven durchgeführten Beschneidungen bei Knaben in den ersten Lebenstagen wurden früher, vor den oben geschilderten Erkenntnissen, ohne Schmerzlinderung durchgeführt. 4 Monate nach der Beschneidung hat man in einer Studie untersucht, ob sich die Reaktion auf einen Schmerz durch eine intramuskuläre Spritze bei Babys mit Schmerzerfahrung von der bei Babys ohne Schmerzerfahrung unterschied. Der Unterschied war auffällig, indem Kinder mit Schmerzerfahrung viel stärker auf einen neuen Schmerz reagierten.

Vorsicht, ZUCKER

MAMA

DIE HAUPTENERGIEQUELLE für Ihr ungeborenes Baby ist die Glukose, der Traubenzucker, aus dem mütterlichen Blut. Der Glukoseanteil im Blut, der sogenannte Blutzucker, wird streng geregelt. Dafür ist das Hormon Insulin aus der Bauchspeicheldrüse verantwortlich. Es kann je nach Bedarf produziert werden, um den Blutzuckerwert konstant zu halten bzw. nach der Nahrungsaufnahme schnell in den normalen Bereich zu bringen. Ist der Blutzuckergehalt dauerhaft zu hoch, kann dies schädliche Auswirkungen haben.

Während der Schwangerschaft wird die Glukose nicht nur im mütterlichen Körper gebraucht, sondern muss bevorzugt zum Kind transportiert werden. Hier spielen einige Schwangerschaftshormone, insbesondere HPL, aber auch Östrogen, Progesteron und Kortikoide eine große Rolle. Sie stellen eine Art Gegenspieler (Antagonist) zum mütterlichen Insulin dar und sorgen dafür, dass die Glukose leicht und bevorzugt in Richtung Plazenta zur Versorgung des Kindes transportiert wird. In der Schwangerschaft muss die Bauchspeicheldrüse daher mehr Insulin für die Konstanthaltung des Blutzuckers produzieren als vorher. Kommt die Bauchspeicheldrüse an ihre Grenzen, entsteht ein relativer Insulinmangel. Reicht die produzierte Insulinmenge nicht aus, so kommt es im mütterlichen und im fetalen Blut zu einer Überzuckerung (Hyperglykämie). Es entsteht eine mütterliche Zuckererkrankung (Gestationsdiabetes). Das Kind ist bereits sehr früh in der Lage, eigenes Insulin zu bilden, um seinen Blutzuckerwert zu normalisieren. Hohe Blutzucker- und hohe Insulinspiegel im kindlichen Kreislauf sorgen aber für eine permanente Mästung, d. h. für ein dickes Kind.

Risiko Schwangerschaftsdiabetes

Das erstmalige Auftreten einer Zuckerkrankheit in der Schwangerschaft (Gestationsdiabetes) beträgt 5 – 10 %, ist also relativ häufig. Seit März 2012 ist in Deutschland bei allen Schwangeren ein Zuckerbelastungstest vorgesehen, der von den Krankenkassen bezahlt wird.

Unabhängig davon wird Ihr Arzt diese Abklärung – wie bisher – gezielt vornehmen, wenn ein erhöhtes Risiko für eine Zuckerstoffwechselstörung besteht.

Zu den Kriterien zählen:
- relativ große Gewichtszunahme
- bereits große Kinder zur Welt gebracht
- Alter über 35
- familiäre Veranlagung zu einer Zuckerkrankheit (Diabetes)
- Gestationsdiabetes in einer vorherigen Schwangerschaft

Ohne Behandlung ist Schwangerschaftsdiabetes besonders für das Kind schädlich. Es antwortet auf die Überladung durch den mütterlichen Zucker mit einer Ankurbelung der eigenen Insulinproduktion. Dies wirkt wie ein enormer Wachstumsfaktor, sodass Kinder von zuckerkranken Müttern oft Geburtsgewichte über 4 kg aufweisen. Trotzdem bleiben Organe in ihrer Reifung zurück, obwohl sie größer als normal sind, und bei der Geburt kann es bei der Umstellung auf die Lungenatmung zu Problemen kommen. Auch das Risiko einer Unterzuckerung kurz nach der Geburt steigt, wenn mit der Durchtrennung der Nabelschnur die mütterliche Blutzuckerüberladung schlagartig wegfällt und das eigene Insulin noch hoch ist.

Für Sie bedeutet die Diagnose eines Gestationsdiabetes eine frühe und rechtzeitige Warnung, dass Sie in Ihrem weiteren Leben an Diabetes erkranken können (sogenannter Altersdiabetes oder Typ-II-Diabetes). Dieses frühe Warnsignal durch die große Belastung der Bauchspeicheldrüse in der Schwangerschaft ist auch eine große Chance für Ihr Leben. Mit regelmäßiger sportlicher Betätigung und guter Gewichtskontrolle könnten Sie das Entstehen von Altersdiabetes verhindern.

→ WIE WIRD DIE UNTERSUCHUNG DURCHGEFÜHRT?

Bei dem sogenannten Vortest trinken Sie ein Glas Wasser, in dem 50 g Zucker aufgelöst wurde. Dadurch steigt der Blutzucker an. Man kennt den Blutzuckerverlauf bei ausreichender Funktion der Bauchspeicheldrüse: erst Anstieg und dann Rückkehr zum Basiswert. Nach einer Stunde überprüft Ihr Frauenarzt Ihren Blutglukosespiegel: Liegt der Wert unter 7,5 Millimol pro Liter (mmol/l), ist alles in Ordnung. Ist der Wert höher, wird ein zweiter, etwas aufwendigerer Test gemacht, zu dem Sie nüchtern morgens in der Praxis erscheinen müssen. Ihnen wird Blut abgenommen, und anschließend trinken Sie eine Zuckerlösung mit 75 g Glukose. Nach einer und erneut nach zwei Stunden wird dann Ihr Blutglukosespiegel bestimmt.
Die Diagnose „Schwangerschaftsdiabetes" ist dann positiv, wenn einer der folgenden drei Werte bei Ihnen festgestellt wurde:

- nüchtern ≥ 5,1 mmol/l (92 mg/l)
- nach 1 Stunde ≥ 10,0 mmol/l (180 mg/l)
- nach 2 Stunden ≥ 8,5 mmol/l (153 mg/l)

→ WELCHE BEHANDLUNGSMÖGLICHKEITEN GIBT ES?

Oft reichen bereits einfache Maßnahmen aus, um die Stoffwechselentgleisung zu normalisieren. Sie sollten von nun an konsequent den Blutzucker kontrollieren und an einer Ernährungsberatung teilnehmen.
Sinnvoll sind:

- eine zucker- und kohlenhydratarme Diät und
- viel Bewegung/Sport

Reicht das nicht, wird eine Insulintherapie eingeleitet. Meiden Sie Lebensmittel mit einem hohen glykämischen Index (S. 21), weil sie sofort zu Blutzuckerspitzen führen.

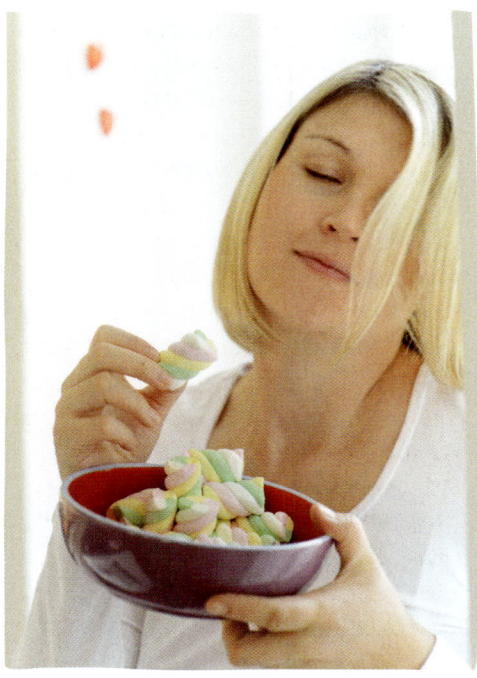

Kleiner BOXER

6. MONAT · SSW 24 · 23+0 BIS 23+6

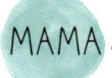

SODBRENNEN IST SEHR UNANGENEHM. Der obere Rand der Gebärmutter erreicht am Ende dieser Woche den Nabel. Ihre Därme und Ihr Magen werden jetzt nach oben gedrängt. Als mögliche Auswirkungen können Sie unter Völlegefühl und Verstopfung leiden. Auch Sodbrennen kann als Beschwerde hinzukommen. Es entsteht, wenn der Muskel am Mageneingang schlecht schließt und ein wenig Magensäure in die Speiseröhre gelangt.

Essen Sie eher kleine Portionen und meiden Sie scharfe Gerichte. Milchprodukte, Käse oder Joghurt können die Säure neutralisieren. Weitere Tipps finden Sie im Kapitel „Beschwerden und Medikamente" (S. 40).

MILCH UND MANDELN

BEI SODBRENNEN HILFT MANCHEN FRAUEN EIN ALTES HAUSMITTEL: EIN PAAR MANDELN GUT ZERKAUEN UND MIT EINEM GROSSEN SCHLUCK MILCH HINUNTERSPÜLEN.

KIND

Kräftige Knuffe

Am Ende der 24. Woche ist Ihr Kind von Kopf bis Fuß schon 28–29 cm groß und wiegt 500–650 g (Kopfdurchmesser 60–65 mm). Mit seinen Füßchen tritt es nun heftig von innen gegen die Gebärmutter, Sie spüren die Knuffe. In der Lunge entwickeln sich die ersten Lungenbläschen, die für die Sauerstoffaufnahme nach der Geburt wichtig sind.

Das Großhirn Ihres Babys entwickelt sich

Vielleicht haben Sie Glück und sehen im Ultraschall, wie Ihr Kind am Daumen lutscht, mit den Beinen tritt, Purzelbäume schlägt und mit den Händchen greift. Die Wochen am Beginn der zweiten Schwangerschaftshälfte sind besonders wichtig für die jetzt rasch fortschreitende Entwicklung des Gehirns, der Nervenzellen und ihrer Verbindungen. Das Großhirn, Sitz unseres Denkens, der Empfindungen und der bewussten Steuerung der Motorik, entwickelt sich, und es kommt zu den ersten Verknüpfungen der sensiblen Nervenfasern von der Körperperipherie über die Kerne im Zwischenhirn zur Großhirnrinde. Ihr Kind kann Geräusche wahrnehmen und darauf reagieren.

Auch die Nabelschnur wächst

Niemals im späteren Leben sind Sie mit Ihrem Kind im wahrsten Sinne des Wortes so eng verbunden wie im vorgeburtlichen Leben mit der Nabelschnur. Nur über sie gelangen Sauerstoff, Nährstoffe, Hormone und schützende Antikörper zum Kind, wie umgekehrt Abfallstoffe aus dem kindlichen in den mütterlichen Kreislauf.

Die Nabelschnur erreicht eine Länge von 50–60 cm und einen Durchmesser von 1,5–2 cm. Sie ist außen glänzend und glatt und wie die Plazenta von den Zellen der inneren Eihaut, dem Amnion, überzogen. Es befinden sich drei Gefäße, eine Vene und zwei Arterien, in der Nabelschnur. Durch ein gallertiges Bindegewebe, die sogenannten Wharton'sche Sulze, sind sie gut gepolstert und vor starken Abknickungen geschützt. Da die bindegewebige Schnur langsamer wächst als die Gefäße, ringeln sich die Gefäße umeinander. Im Ultraschall kann man die Gefäße im Querschnitt sehr gut sehen, zwei runde Arterien und eine mehr ovale Vene. Mit einer Häufigkeit unter 1 % kann die Nabelschnur auch nur zwei Gefäße haben, dann fehlt immer eine Arterie. Weitere Fehlbildungen liegen dann sehr häufig vor.

Dass die Nabelschnur in der Regel in der Mitte der Plazenta verankert ist, wird durch die zentrale Anheftung des Embryonalpoles der Blastozyste im mütterlichen Endometrium am Anfang der Schwangerschaft bestimmt. Der dort entstehende Haftstiel wird zur späteren Nabelschnur, die mit der Vene frisches Blut zum Kind bringt. Nach Eintritt durch die Bauchwand des Kindes fließt dieses Blut durch die kindliche Leber und über die obere Hohlvene ins kindliche Herz.

Die Nabelschnur ist schmerzunempfindlich, daher sind Abnahme von Blut und Durchtrennung nach der Geburt für das Kind schmerzfrei.

Wolltest du das Geschlecht des Kindes wissen?

6. MONAT · ERFAHRUNGSBERICHTE

„Bei der ersten Schwangerschaft hatten sich mein Mann und ich eigentlich dafür entschieden, das Geschlecht des Kindes nicht zu erfahren. Für uns war es klar, dass wir uns sowohl über ein Mädchen als auch einen Jungen freuen würden. Mit der Zeit sind wir dann aber so neugierig geworden und fanden es blöd, immer von einem ‚ES' zu sprechen, und haben dann doch mal nachgefragt. Den Namen konnten wir aber bis zur Geburt für uns behalten."

→ **SARAH, 26 JAHRE**
→ STUDENTIN
→ HAT ZWEI KINDER, VIER UND ZWEI JAHRE ALT

„Mein Freund Andreas und ich wollten das Geschlecht unseres Kindes unbedingt wissen. Wir hatten aber kein ‚Wunschgeschlecht'. Ich kann mich noch ganz genau an den Moment erinnern, als mein Arzt uns mitteilte: ‚Es wird ein Junge'. Im ersten Moment war ich irgendwie enttäuscht, obwohl es mir eigentlich egal war, echt komisch. Vielleicht weil es so endgültig war."

→ **CAROLINE, 34 JAHRE**
→ STEUERFACHANGESTELLTE
→ ERWARTET IHR ERSTES KIND

ICH WOLLTE BEI BEIDEN SCHWANGERSCHAFTEN DAS GESCHLECHT MEINES KIN-DES UNBEDINGT WISSEN. FÜR MICH HAT DAS IMMER EINE GROSSE ROLLE GE-SPIELT. DENN VON DIESEM ZEITPUNKT AN HAT MAN EINE NOCH ENGERE BIN-DUNG ZUM KIND, DA DIE BEZIEHUNG NOCH PERSÖN-LICHER WIRD. MAN KANN SICH EMOTIONAL UND AUCH PRAKTISCH DARAUF EINRICHTEN, DAS WAR MIR SEHR WICHTIG.

→ **ALINA, 29 JAHRE**
→ POLIZISTIN
→ HAT BEREITS EIN KIND

„Ich wollte das Geschlecht eigentlich nicht wissen. Aber ich bin so neugierig, dass ich es nicht ausgehalten hätte. Neun Monate sind da doch etwas lang. Mein Freund wollte es auf jeden Fall wissen und konnte es kaum erwarten. Und wenn man das Geschlecht weiß, kann man sich auch besser auf das Kind vorbereiten."

→ **MAGDALENA, 25 JAHRE**
→ STUDENTIN
→ ZUM ERSTEN MAL SCHWANGER

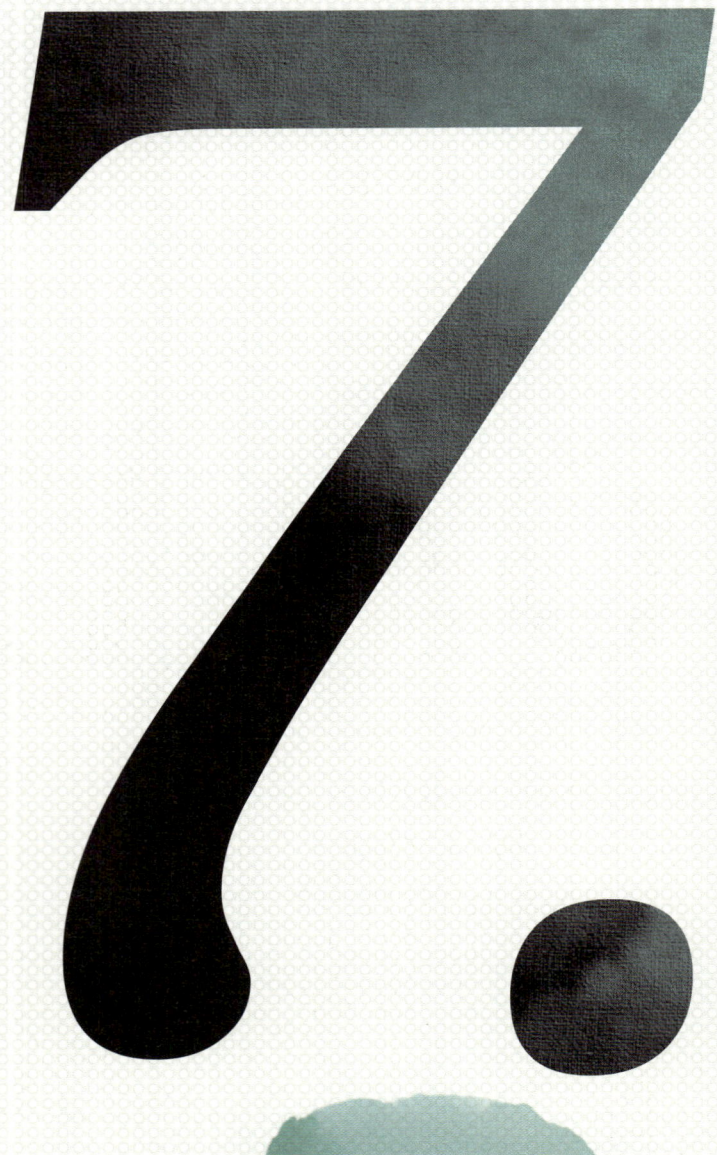

JETZT WIRD'S
LANGSAM ENG.

WIE WIRD WOHL DIE GE-BURT?

SIND DAS SCHON ÜBUNGSWEHEN?

OOOPS, DER BAUCHNABEL PLOPPT RAUS ...

MONAT

HEY MEIN KLEI-NES, SCHLÄFST DU SCHON WIEDER?

SCHLAFLOS – WOHIN MIT DIESEM BAUCH?

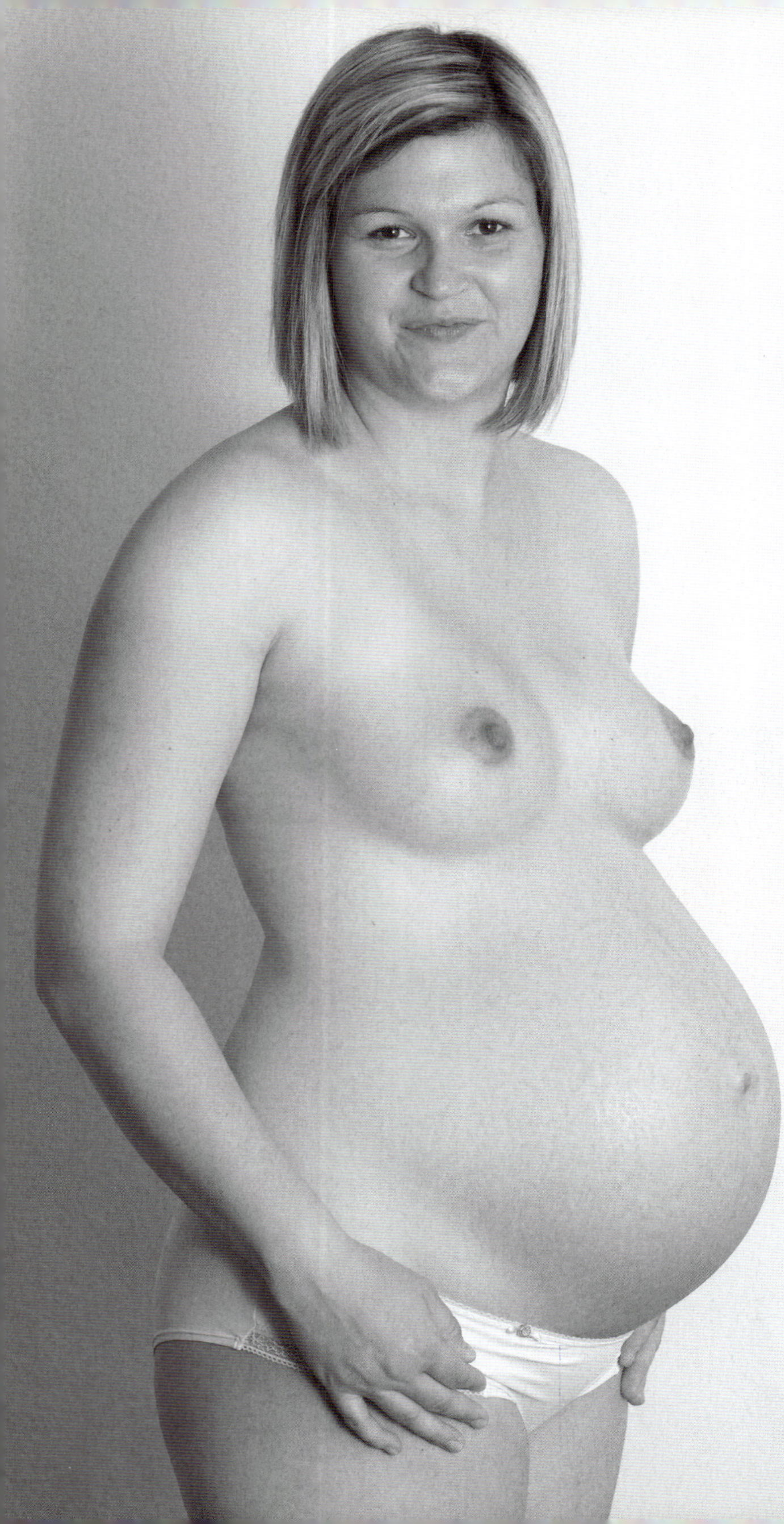

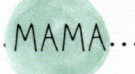

Ihre Organe machen Platz

Nun beginnt die Zeit, in der Ihr Bauch deutlich wächst. Dadurch erhöht sich auch die Spannung der Bauchwand. Der grübchenförmige Bauchnabel wird flacher oder nach außen gestülpt. Ihr Baby wächst nun kräftig und verdrängt Ihre Organe:

- Die wachsende Gebärmutter drückt das Zwerchfell nach oben in den Brustraum. Am Ende des 7. Monats ist die Gebärmutter bereits 3 cm über dem Nabel zu fühlen. Obwohl die Rippen etwas nach oben und außen ausweichen, wird die Lungenausdehnung mehr und mehr beeinträchtigt. Beim Treppensteigen oder bei anderen körperlichen Belastungen spüren Sie eine Kurzatmigkeit. Schränken Sie körperliche Belastungen daher ein.

- Ihr Magen wird zunehmend aus seiner Lage verdrängt. Auch wenn Sie nur kleine Portionen zu sich nehmen, stellt sich leicht ein unangenehmes Druckgefühl ein.

- Im kleinen Becken wird die Harnblase in ihrer normalen Ausdehnung behindert. Weil Ihre Nieren durch die Urinproduktion für zwei auf Hochtouren laufen, nimmt aber die Füllmenge ständig zu. Sie müssen immer häufiger auf die Toilette.

Aus dem WEG!

7. MONAT · SSW 25 · 24+0 BIS 24+6

KIND

Die ersten „Atemzüge"

Manchmal können Sie im Ultraschall Bewegungen des Brustkorbs erkennen. In der Tat „atmet" Ihr Kind bereits rhythmisch. Natürlich nimmt es dabei noch keinen Sauerstoff auf, den erhält es weiterhin über die Plazenta. Ihr Kind trainiert aber bereits im Mutterleib seine Atemmuskulatur. Die Lungenbläschen (Alveolen) nehmen an Zahl zu und verbessern die Chancen bei einer Frühgeburt, dass das Kind spontan atmen oder mit Beatmung überleben kann.

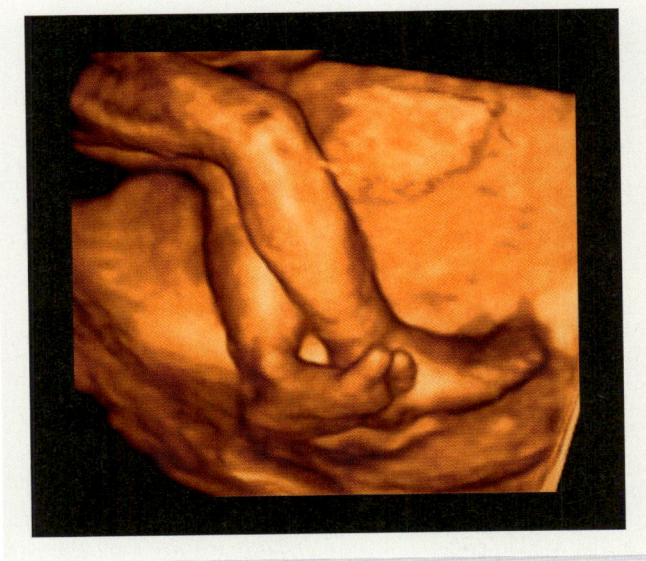

SO SEHE ICH JETZT AUS:

Mit 30 cm bin ich in der 25. Schwangerschaftswoche schon so groß wie eine Gurke. Hübsche Füße, oder?

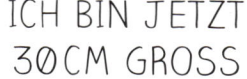

ICH BIN JETZT
30 CM GROSS

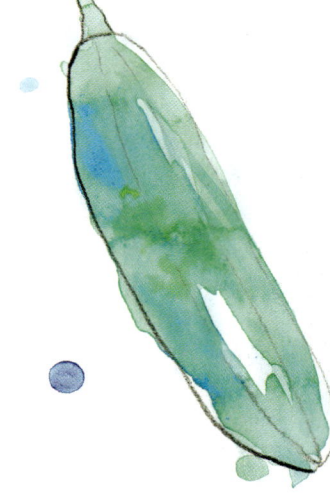

Ihr Baby entwickelt sich weiter

Die Hirnstrukturen und das Nervensystem Ihres Babys reifen. Immer deutlicher können Sie beobachten und spüren, wie Ihr Kind gewisse biologische Rhythmen entwickelt. Bereits um die 25. Woche herum lassen sich mit Ultraschall und Herzschlagaufzeichnung durch das CTG (S. 188) Schlafphasen (Tiefschlaf oder auch REM-Schlaf) erkennen. Im Tiefschlaf sind kaum Körperbewegungen zu sehen. Die Herzfrequenz ist auffallend unverändert. Das sind die Phasen, in denen Sie keine Kindsbewegungen spüren können, Phasen übrigens, die mit fortschreitender Schwangerschaft immer länger werden und am Schluss bis zu eine Stunde dauern können. Im REM-Schlaf hingegen zeigt die Herzfrequenz die typischen Fluktuationen, und mit dem Ultraschall sind die schnellen Augenbewegungen zu sehen, die zum Namen führten (REM-Schlaf, engl. rapid eye movement sleep).

Eine Bewegung des Kindes erhöht die Herzfrequenz, eine Phase der Ruhe lässt sie wieder sinken. Dies ist ein gutes Zeichen für eine normale Entwicklung und das Wohlbefinden Ihres Babys.

MOVE IT, BABY!

MIT BEWEGUNG BLEIBEN NICHT NUR SIE SELBST FIT, SONDERN SIE VERSORGEN AUCH IHR BABY OPTIMAL MIT SAUERSTOFF UND LEGEN DEN GRUNDSTEIN FÜR DIE FITNESS IHRES KINDES.

Sauerstoffmangel

Der Sauerstoff wird mit jedem mütterlichen Herzschlag im Blut in die Plazenta gebracht und mit jedem kindlichen Herzschlag über den kindlichen Kreislauf im Körper verteilt. Bereits 3 – 4 Minuten vollständiger Unterbrechung dieser Zirkulation oder mehrere Minuten eingeschränkter Durchblutung führen zu nicht mehr reparierbaren Schäden, die von leichten Verhaltensauffälligkeiten bis zu körperlichen und geistigen Schäden führen können. Bei rechtzeitigem Erkennen eines Sauerstoffmangels kann besonders während der Geburt durch schnelles Eingreifen ein Schaden verhindert werden. Es muss zwischen chronischem und akutem Sauerstoffmangel unterschieden werden.

Chronischer Sauerstoffmangel entsteht zum Beispiel durch:
- Plazentainsuffizienz
- mütterliche Blutarmut
- lange Überschreitung des Geburtstermins

Akuter Sauerstoffmangel entsteht zum Beispiel durch:
- vorzeitige Lösung der Plazenta
- Nabelschnurvorfall
- Nabelschnurkompression bei Beckenendlage und schwieriger Kopfentwicklung
- Nabelschnurkompression bei Kopflage und schwieriger Schulterentwicklung (Schulterdystokie)
- zu lange dauernde, zu intensive oder zu häufige Wehen („Wehensturm") bei Geburt

Alle Sinnesempfindungen sind entwickelt, das Kind hat ein Geschmacksempfinden und kann hören. Es reagiert z.B. deutlich auf zu laute Musik mit heftigen Bewegungen.

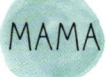

MAMA

Die Familie wächst

Die Geburt eines Kindes bedeutet für alle Beteiligten eine große Veränderung: Auch die Mutter, der Vater, die neue oder eine größere Familie werden neu geboren. Die Zeit der Schwangerschaft gibt Ihnen Gelegenheit, sich auf diese Situation einzustellen.

Versuchen Sie, sich auch in die anderen hineinzuversetzen. Sie als Schwangere erwarten mit Recht Verständnis für Ihre jetzige besondere körperliche und emotionale Belastung, aber für Ihren Partner ist Vaterwerden auch eine große Herausforderung. Während Sie sich als Mutter durch Ihre körperlichen Veränderungen der Schwangerschaft ständig bewusst sind, ist es für den Vater viel schwieriger, sich auf das Kommende vorzubereiten. Denn für ihn läuft zunächst alles weiter wie bisher. Der Aufbau einer intensiven Beziehung zum Kind gelingt dem Vater viel leichter, wenn er die Schwangerschaft, Geburt und Babyzeit eng begleitet und miterlebt – Lebensbereiche, die bis vor nicht allzu langer Zeit gänzlich Frauensache waren.

Leider nehmen immer noch nur die wenigsten Arbeitgeber auf die Bedürfnisse der Väter Rücksicht und stellen sie für die Geburt ihres Kindes nicht ausreichend frei. Eins ist aber sicher: Eine stabile Kind-Vater-Beziehung ist eine unschätzbare Mitgift für das ganze Leben. Mit viel Verständnis füreinander müssen Sie ausloten, welche Aufgaben zu wem besser passen und von wem erfüllbar sind. Und vielleicht müssen Sie als Frau auch lernen loszulassen, um ihren Partner für „Ihre" Aufgaben geeignet zu halten. Versuchen Sie nicht, Ihren Partner zu einem Vater zu formen, wie Sie ihn sich vorstellen, sondern geben Sie ihm viele Informationen, die ihm helfen zu erkennen, wie er Ihnen praktische Hilfe leisten und seine Rolle in der neuen Familie finden kann. Erfahrungsgemäß gelingt das partnerschaftliche Teilen der Babybetreuung besonders gut, wenn beide berufstätig und sehr aufeinander angewiesen sind.

Haben sie bereits ein Kind oder mehrere Kinder, so ist Ihr psychologisches Geschick gefragt. Bereiten Sie Ihr Kind, das sich bisher als einzigen Mittelpunkt erlebt hat, auf das neue Baby vor, und beugen Sie dem Entstehen von Eifersucht vor. Zwischen ein und fünf Jahren leiden Kinder oft richtig, wenn sie die Zuneigung der Eltern plötzlich teilen müssen, obwohl am Anfang die Freude über den Familienzuwachs groß ist. Je älter Ihr Kind ist, umso früher sollten Sie es informieren, ihm von seiner eigenen Babyzeit erzählen und es in die Vorbereitungen und Planungen einbeziehen.

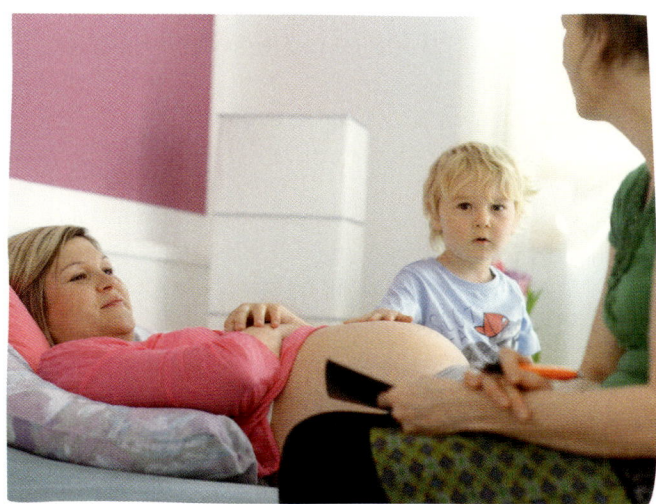

SCHLAFLOSE *Nächte*

.... MAMA ....

ERINNERN SIE SICH NOCH? Vor ein paar Monaten gehörte die Müdigkeit zu den ersten Hinweisen auf eine Schwangerschaft. Diese früh eintretende Müdigkeit schreibt man den Hormonen zu, insbesondere dem Progesteron, das ruhigstellt.

Jetzt, schon im siebten Monat, wird die Liste der Dinge immer länger, die Ihnen nachts den Schlaf rauben können und zur Müdigkeit beitragen:

- Vor allen Dingen der dicke Bauch, der häufige Positionswechsel erfordert, stört Ihre Nachtruhe. Versuchen Sie herauszufinden, wie Sie Bauch und Beine durch Kissen entlasten können, sodass Sie beschwerdefrei liegen. Auf Ihre gewohnte Lieblingsposition in Bauchlage müssen Sie verzichten, aber vor der Rückenlage wird unnötig oft gewarnt. Vielleicht liegen Sie gut auf einer Seite, das Bein der anderen Seite mit einem Kissen erhöht? Ein Stillkissen kann jetzt bereits hierfür nützlich sein.

- In der Nacht können Sie etwaige Ängste um das Kind, vor der Geburt oder Aufgaben in der Zukunft nicht gut verdrängen. Das Hineinsteigern in diese Gedanken kann das Wiedereinschlafen ganz zunichtemachen. Sprechen Sie mit Ihrem Partner über Ihre nachts wiederkehrenden Sorgen oder Albträume. Auch Ihr Arzt, eine Hebamme oder eine psychotherapeutisch geschulte Person können helfen, unnötige Ängste abzubauen.

- Sie werden geweckt von den Kindsbewegungen, vielleicht von Wadenkrämpfen, unruhigen Beinen (restless legs) und häufigem Toilettengang zwingt. Tragen Sie am Tag Kompressionsstrümpfe (Klasse 2). So sammelt sich weniger Gewebewasser in den Beinen an, das nachts nicht im ruhigen Liegen in die Venen und in die Nieren zurückkehrt und die Blase füllt. Verzichten Sie auf spätes Abendessen mit reichlich Getränken.

SCHLAFHELFER

Etwas Baldrian und Hopfen können das Ein- und Durchschlafen erleichtern. Fragen Sie Ihren Arzt oder Ihre Hebamme nach einem geeigneten Präparat. Gut geeignet ist z.B. das pflanzliche Präparat Hova® (Filmtabletten mit 200 mg Trockenextrakt aus der Baldrian-wurzel und 46 mg Hopfenzapfen, bis zu drei Tabletten täglich).

Die CTG-Untersuchung

„CTG" ist die Abkürzung für Kardiotokografie (engl. cardiotocography) oder -gramm und bezeichnet somit die Aufzeichnung der kindlichen Herzfrequenz und der mütterlichen Wehen. Mit dieser für Sie und Ihr Kind harmlosen Untersuchung kann Ihr Arzt den Zustand Ihres Kindes gut beurteilen und gleichzeitig auch die Aktivität Ihrer Gebärmutter, die Sie möglicherweise noch gar nicht wahrnehmen, registrieren. Ab der 25. Schwangerschaftswoche ist eine CTG-Untersuchung Ihres Kindes sinnvoll, da zu diesem Zeitpunkt Ihr Kind die Überlebensfähigkeit außerhalb des Mutterleibes erreicht hat und deshalb aus einem nicht normalen CTG-Befund Konsequenzen gezogen werden können. Die Mutterschaftsrichtlinien fordern dies allerdings nur bei Verdacht auf vorzeitige Wehen.

Stellen Sie sich darauf ein, dass die Arztbesuche ab jetzt etwas länger dauern können, wenn ein CTG abgeleitet wird. Ein CTG dauert etwa 30 Minuten. Die Häufigkeit des Einsatzes hängt von den Praxen ab. Ist die Erstuntersuchung ohne Besonderheiten und besteht kein Verdacht auf vorzeitige Wehentätigkeit, werden kindliche Herzaktion und mütterliche Wehentätigkeit häufig erst wieder ab erreichtem Geburtstermin und bei Übertragung kontrolliert.

Diese einfache und ungefährliche Untersuchungstechnik, die auch auf einer Ultraschalltechnik basiert, spielt auch in den Stunden der Geburt eine große Rolle. Nutzen Sie jetzt in der Schwangerschaft diese 30 Minuten in entspannter Liegeposition, um der Herzaktion zu lauschen und mit Ihrem Baby Zwiesprache zu halten.

→ WIE FUNKTIONIERT DAS CTG?

Beim CTG werden gleichzeitig die kindlichen Herzbewegungen pro Herzschlag mit Doppler-Ultraschall und das Hartwerden der Gebärmutter während der Wehe mit Drucksensoren auf der Bauchwand registriert. Der Zeitabstand zwischen zwei Herzschlägen wird ermittelt und daraus die momentane Herzfrequenz Schlag-zu-Schlag (beat-to-beat) errechnet.

KIND

→ WELCHE BEURTEILUNG ERLAUBT DAS CTG?

Ein Charakteristikum der kindlichen Herzaktion ist, dass der zeitliche Abstand zwischen zwei Schlägen sehr variabel ist, d.h., die technisch so aufgezeichnete Frequenz wird mal schneller, mal langsamer. Eine gedachte Mittellinie zwischen diesen Fluktuationen bewegt sich bei einem gesunden Kind zwischen 115 und 160 Schlägen pro Minute. Bei Bewegungen des Kindes gibt es zudem einen kurzen Peak mit ganz hoher Frequenz. Wird durch eine Wehe das Köpfchen gepresst, fällt die Herzfrequenz kurz ab. Erkennt man Abweichungen von diesem normalen Verhalten, so kann dies ein Hinweis auf Sauerstoffmangel oder Stress des Kindes sein. Relativ eindeutige Hinweise auf Sauerstoffmangel sind sogenannte späte Dezelerationen, d.h. Herzfrequenzabfälle, die länger als die Wehe dauern.

Bei den Wehen werden ihre Dauer und Häufigkeit aufgezeichnet. Wie stark der Druckanstieg im Inneren der Gebärmutter ist, lässt sich mit der Ableitung von außen nicht feststellen. Wehen sollten während der Schwangerschaft nur vereinzelt, nicht regelmäßig vorkommen.

Sie sind SCHÖN!

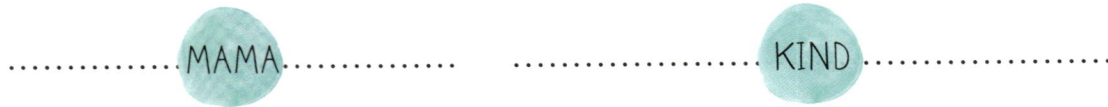

7. MONAT · SSW 27 · 26+0 BIS 26+6

························ MAMA ···············   ··············· KIND ····················

GEFALLEN SIE SICH SELBST? Wenn Sie sich richtig wohl in Ihrer Haut fühlen, wird das auch bestimmen, wie gerne Sie jetzt in den Spiegel sehen. Vielleicht war Ihr Busen noch nie so schön geformt? Ihr Partner mag jedes neue Pfund an Ihnen, sodass Sie selbst voller Stolz Ihren Bauch sogar bewusst herausstrecken. Manche Frauen genießen dieses neue Körpergefühl so sehr, dass die Erinnerung daran nach der Schwangerschaft die Lust auf eine neue verstärkt. Wie schade deshalb, wenn sich manche Frauen selbst nicht so positiv mit ihrem Äußeren anfreunden können oder sich sogar mit Bemerkungen zu ihrer Figur auseinandersetzen müssen. Es gibt Menschen, die meinen, von der mütterlichen Gewichtszunahme oder Silhouette auch auf das kindliche Wachstum schließen zu können. Hören Sie nicht hin, wenn es Ihnen so ergeht. Schlanksein ist nicht mit einem gut wachsenden Baby zu vereinbaren. Ihr Baby kann sich nur normal entwickeln und an Gewicht zulegen, wenn Sie an Gewicht zunehmen und so dafür sorgen, dass z.B. das Blutvolumen in Ihrem Körper stark zunimmt. Das ist die entscheidende Voraussetzung, dass die Plazenta ausreichend durchblutet wird und dort die Durchblutungssteigerung durch Gefäßerweiterungen möglich wird. Geht es Ihnen gut, dann geht es auch Ihrem Kind gut.

Geschmacksvorlieben Ihres Babys

Wussten Sie, dass Sie mit Ihrer Ernährung und Ihren Geschmacksvorlieben bereits jetzt das spätere Essverhalten Ihres Kindes mit programmieren? Ihre Art zu essen beeinflusst den Geschmack des Fruchtwassers, das Ihr Baby ständig schluckt. Durch wissenschaftliche Beobachtungen ist erwiesen, dass Babys damit gepolt werden, etwas zu bevorzugen oder nicht zu mögen. Frühe Abwechslung bereits im Mutterleib macht die Kinder später offener und neugieriger für neue Geschmacksrichtungen. Der Suppenkasper wird also bereits in diesen Schwangerschaftswochen programmiert, wenn es bei Ihnen gar zu eintönig beim Essen zugeht.

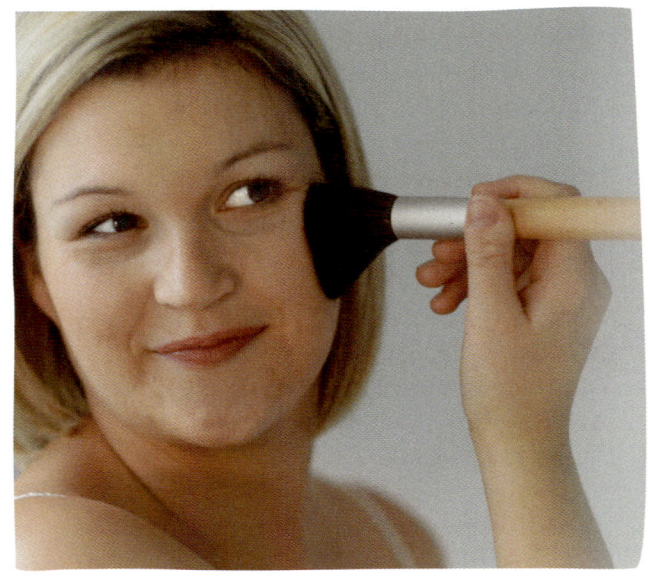

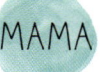

MAMA

Wehen während der Schwangerschaft

Nicht jedes Hartwerden der Gebärmutter, das Sie gut durch die Bauchdecke hindurch tasten können, bedeutet in diesen Tagen, dass sich die Geburt schon anbahnt. Die Gebärmutter „übt" nur und diese Kontraktionen der Gebärmuttermuskulatur werden mit jeder Woche etwas häufiger.

Man unterscheidet während der Schwangerschaft folgende Arten von Wehen:

- Schwangerschaftswehen – auch Vor- oder Übungswehen, wilde oder falsche Wehen genannt – treten in den letzten Wochen der Schwangerschaft in unregelmäßigen Abständen auf und sind selten schmerzhaft.

- Senkwehen treten ebenfalls unregelmäßig auf und sind manchmal von einem leichten Ziehen im Rücken begleitet. Sie schieben etwa 4 Wochen vor der Geburt den Kopf des Kindes in das mütterliche knöcherne Becken und senken so den höchsten Punkt der Gebärmutter um etwa 4 – 5 cm ab.

→ WAS PASSIERT BEI EINER WEHE?

Die Muskulatur der Gebärmutter mit vielen Einzelbündeln gehört zu den Muskeln, die wir nicht mit unserem Willen beeinflussen können. Wenn sich die ganze Gebärmutter zusammenzieht, kommunizieren die Fasern über muskuläre Verbindungen, die sich in der Regel kurz vor dem Geburtstermin unter dem Einfluss bestimmter Hormone ausbilden. Erst dann kommt es zu einem koordinierten Zusammenziehen aller Muskelbündel, der eigentlichen Wehe. Sie beginnt im oberen Teil der Gebärmutter mit dem Ziel, die Zervix zu eröffnen und das Kind durch den Geburtskanal auszutreiben. Während der Schwangerschaft wird die Gebärmutter manchmal fühlbar hart, z.B. bei großer Anstrengung oder beim Orgasmus. Diese Anspannungen nehmen im Laufe der Schwangerschaft zu. Auch einzelne Muskelzuckungen können registriert werden. Es handelt sich aber selten um rhythmisch auftretende Kontraktionswellen, die von oben nach unten über die Gebärmutter ziehen.

Während Schwangerschaftswehen meist gar nicht schmerzhaft sind und Senkwehen eher nur leichte Schmerzen bedeuten, können regelmäßige, in kurzen Zeitabständen auftretende Geburtswehen sehr schmerzhaft werden.

Solange die Fruchtblase noch nicht geplatzt ist, ist Herumlaufen, am besten zusammen mit Ihrem Partner, ein erprobtes Mittel, den Wehenschmerz weniger stark zu empfinden. Viele Frauen spüren große Erleichterung, wenn ihnen in sitzender oder stehender Stellung der Rücken während der Kontraktion von der Hebamme oder ihrem Partner massiert wird. Es gibt allerdings auch Frauen, denen jede Körperberührung unerträglich ist, wenn der Schmerz stark ansteigt. Und schließlich gibt es sehr gute Erfahrungen damit, die Eröffnungsperiode permanent oder von Zeit zu Zeit in der warmen Wanne zu verbringen, die heute fast in jedem Kreißsaal vorhanden ist.

Zu FRÜH?!

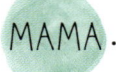

7. MONAT · SSW 28 · 27+0 BIS 27+6

MAMA

Wenn Ihr Baby es eilig hat

Wehen vor Vollendung der 37. Woche, besonders vor der 34. Woche, sind sehr gefürchtet, weil sie zur Frühgeburt führen können. Sie können auch „nur" einen Blasensprung bewirken, sodass Fruchtwasser abfließt und das Kind mehrere Wochen trocken oder mit wenig Fruchtwasser liegen muss.

Vorzeitige regelmäßige Wehen sind immer ein Alarmzeichen! Sie müssen nicht von Schmerzen oder Blutungen begleitet sein. Als Ursachen kommen infrage:

- Infektionen
- Überdehnung der Gebärmutter bei Mehrlingen
- Signale vom Kind als Folge einer Mangelsituation
- Stress und Überforderung

Hier noch einmal der Hinweis: Stress und Überforderung während der Schwangerschaft können zu einer Frühgeburt führen. Aber auch wenn sich eine Frühgeburt vermeiden lässt, leidet Ihr Kind im Mutterleib bei übermäßigen Ängsten mit. Die Stresshormone gehen in diesem Stadium der Schwangerschaft innerhalb von Sekunden durch die Plazenta und sorgen für eine eigene Stresshormonausschüttung beim Kind. Heute geht man davon aus, dass Dauerstress und übermäßige mütterliche Sorgen während der

Schwangerschaft das Kind dauerhaft beeinflussen (fetale Programmierung). Suchen Sie also immer wieder Gelegenheiten, sich zu entspannen. Lassen Sie sich verwöhnen und suchen Sie sich Unterstützung. Je entspannter Sie durch die Schwangerschaft gehen, umso ruhiger ist auch Ihr Kind.

→ WAS KANN ICH BEI VORZEITIGEN WEHEN TUN?

Suchen Sie unbedingt Ihren Arzt auf, wenn Sie vorzeitige Wehen haben. Es ist sehr schwer zu beurteilen, ob einmal aufgetretene Wehen wirklich zu einer Geburt führen. Die Wahrscheinlichkeit dafür beträgt nur 50 %. Trotzdem muss Ihr Arzt im Interesse des Kindes eine genaue Untersuchung und eine Behandlung einleiten. Durch eine vaginale Untersuchung mit Beurteilung und gegebenenfalls Ertastung oder mit Ultraschall wird er kontrollieren, ob der Gebärmutterhals (Zervix mit äußerem und innerem Muttermund) noch fest verschlossen und nicht verkürzt ist. Und er wird dann, wie es ohnehin bei jeder Schwangerschaftskontrolle getan wird, besonders Urin und die Scheidenflora auf pathologische Keime untersuchen, die wehenauslösend sein können. Manche Ärzte kontrollieren auch den pH-Wert der Scheide, der bei ausreichend vorhandenen Milchsäurebakterien der normalen Scheidenflora stark im sauren Bereich liegen muss.

Wenn vorzeitige Wehen auftreten, stehen körperliche Schonung oder Bettruhe sowie wehenhemmende Medikamente (Tokolytika) im Vordergrund der Therapie, auch wenn diese Medikamente mitunter für die Mutter unangenehme Nebenwirkungen (Herzrasen, Zittern, Atemnot) haben. Auch die Behandlung einer Infektion gehört heute zur Therapie.

→ SELBSTVORSORGE DURCH PH-WERT-MESSUNG

Normalerweise gibt es in der Scheide in hoher Konzentration milchsäurebildende Bakterien, die ein saures Scheidenmilieu herstellen und dadurch die Vermehrung von krankheitserregenden Bakterien behindern. Wird die Zahl der milchsäurebildenden Bakterien verringert und damit deren Schutzfunktion gestört, kommt es zu einem Anstieg des pH-Wertes (hoher pH-Wert = niedriger Säuregehalt). Das Risiko einer massiven Vermehrung der krankheitserregenden Bakterien steigt. Wenn diese Bakterien bis in die Gebärmutter gelangen, kann es zu vorzeitigen Wehen kommen.

Wird durch frühzeitiges Erkennen der verringerte Säuregehalt der Scheidenflüssigkeit rechtzeitig erkannt und seine Ursache behandelt, sinkt das Risiko einer Frühgeburt.

Sie können den pH-Wert in Ihrer Scheide ganz leicht selbst messen. Mit speziellen Teststäbchen aus der Apotheke prüfen Sie zwei- bis dreimal wöchentlich den pH-Wert. Stellen Sie einen erhöhten pH-Wert fest, so kann Ihr Arzt eine frühzeitige Behandlung einleiten.

KIND

→ WIE FRÜH IST ZU FRÜH?

Als Frühgeburt wird die Geburt eines Kindes vor der beendeten 37. Woche bezeichnet. Bis zu 10 % der Frühchen kommen so zur Welt, ungefähr 10–20 % davon vor der 30. Woche. Etwa die Hälfte der Kinder sind Frühgeborene, weil die Ärzte die Schwangerschaft wegen mütterlicher oder kindlicher Probleme – z.B. bei einem Wachstumsstillstand – aktiv beenden müssen. Bei der anderen Hälfte sind vorzeitige Wehen und/oder ein vorzeitiger Blasensprung der Auslöser für die Frühgeburt.

Die für die Eltern entscheidende Frage, wie die Chancen für die spätere Entwicklung sind, ist nicht leicht zu beantworten. Es hängt von sehr vielen Faktoren ab, die von der medizinischen Situation in der Schwangerschaft, der Erstversorgung bei und nach der Geburt bis zum Familienklima und der Fähigkeit der Eltern reichen, die anfänglichen Entwicklungsverzögerungen auszugleichen. Einen ganz entscheidenden Einfluss hat die Reife des Kindes. Die Prognose ist daher individuell unterschiedlich. Die große Mehrheit der

Frühgeborenen hat heute bei der Geburt ab der beendeter 30. Woche (etwa 1500 g Gewicht) dank der großen Fortschritte der Geburtshilfe und der Neugeborenen-Intensivmedizin gute Chancen auf eine normale körperliche und geistige Entwicklung. Die besten Chancen haben Kinder, die in einem Perinatalzentrum geboren werden. Droht eine Frühgeburt, wird die Schwangere idealerweise in ein solches Zentrum verlegt. Damit erspart man dem Kind einen strapaziösen Transport und der Mutter die Trennung von ihrem Kind. Vor der 34. Woche hilft eine zweimalige Verabreichung eines kortisonhaltigen Medikaments an die Mutter im Abstand von 24 Stunden, die Lungenreifung des Kindes deutlich zu verbessern. Oft werden auch wehenhemmende Mittel eingesetzt, um die Geburt hinauszuschieben.

Wie hast du dich während der Schwangerschaft gefühlt?

„Im Großen und Ganzen hatte ich eigentlich keine Probleme oder Beschwerden. Aber die Kondition machte mir zu schaffen. Als Sportlerin war ich es nicht gewohnt, so schnell außer Puste zu sein. Und ich war die ganze Schwangerschaft über sehr müde. Ich ging abends früh ins Bett und machte häufig einen Mittagsschlaf. Am Anfang konnte ich es kaum erwarten, bis mein Babybäuchlein zu sehen war. Am Ende hatte ich eine riesige Kugel und 20 kg zugenommen. Aber ich habe mich damit sehr wohlgefühlt."

→ **MAGDALENA, 25 JAHRE**
→ STUDENTIN
→ ZUM ERSTEN MAL SCHWANGER

„Ich habe mich meistens sehr wohl in meinem schwangeren Körper gefühlt. Als ich mit Paul schwanger war, war mir in den ersten Wochen sehr übel. Ich konnte keinerlei Düfte ertragen. In meiner jetzigen Schwangerschaft übergebe ich mich auch sehr oft. In der mittleren Phase, zwischen dem vierten und siebten Monat, fühlte ich mich ‚richtig' schwanger. In dieser Phase ist der Bauch endlich als Schwangerschaftsbauch erkennbar und man fühlt sich nicht mehr einfach nur dick."

→ **ALINA, 29 JAHRE**
→ POLIZISTIN
→ HAT BEREITS EIN KIND

"ALS SEHR UNANGENEHM EMPFAND ICH AM ANFANG DIE DEHNUNG DER MUTTERBÄNDER. DAS WAREN UNGLAUBLICH STARKE SCHMERZEN, DIE EINFACH SO AUCH MITTEN IN DER NACHT KAMEN. DANN HABE ICH MICH WIE EIN HUND AUF ALLE VIERE GEKNIET UND DURCHGESTRECKT. DAS SIEHT ZWAR EIN WENIG BLÖD AUS, ABER ES HILFT."

→ **CAROLINE, 34 JAHRE**
→ STEUERFACHANGESTELLTE
→ ERWARTET IHR ERSTES KIND

„Ich habe glücklicherweise kaum Beschwerden. In den ersten vier Monaten war ich sehr müde, aber das ist ja nicht weiter dramatisch. Was mir allerdings sehr zu schaffen macht, ist der vor Kurzem diagnostizierte Schwangerschaftsdiabetes. Ich muss sehr genau darauf achten, was und wie viel ich esse. Genau das habe ich in den ersten Monaten nicht getan. Ich habe sehr stark an Gewicht zugenommen, weil ich dachte: ‚Dick wirst du ja eh.‘ So sollte man nicht denken, das weiß ich jetzt."

→ **NELE, 27 JAHRE**
→ PERSONALREFERENTIN
→ ZUM ERSTEN MAL SCHWANGER

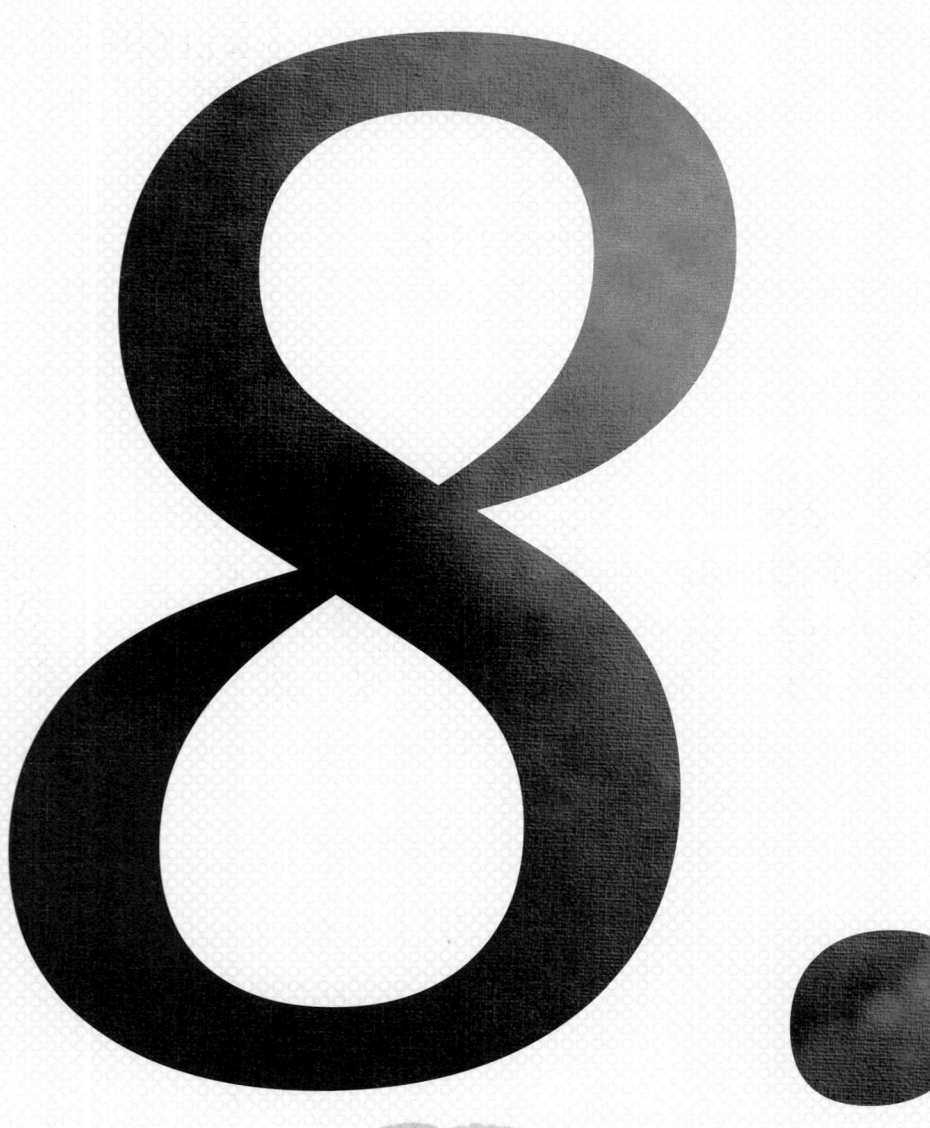

8.

WELCHE HEBAMME
PASST ZU MIR?

ICH BRAUCH' MAL EINE PAUSE.

AUF GEHT'S ZUM GEBURTSVORBE-REITUNGSKURS.

WELCHE KLINIK IST DIE BESTE?

MONAT

WAS IST EIGENTLICH EINE AMBULANTE GEBURT?

KANN MIR MAL BITTE JEMAND DIE SCHUHE BINDEN?

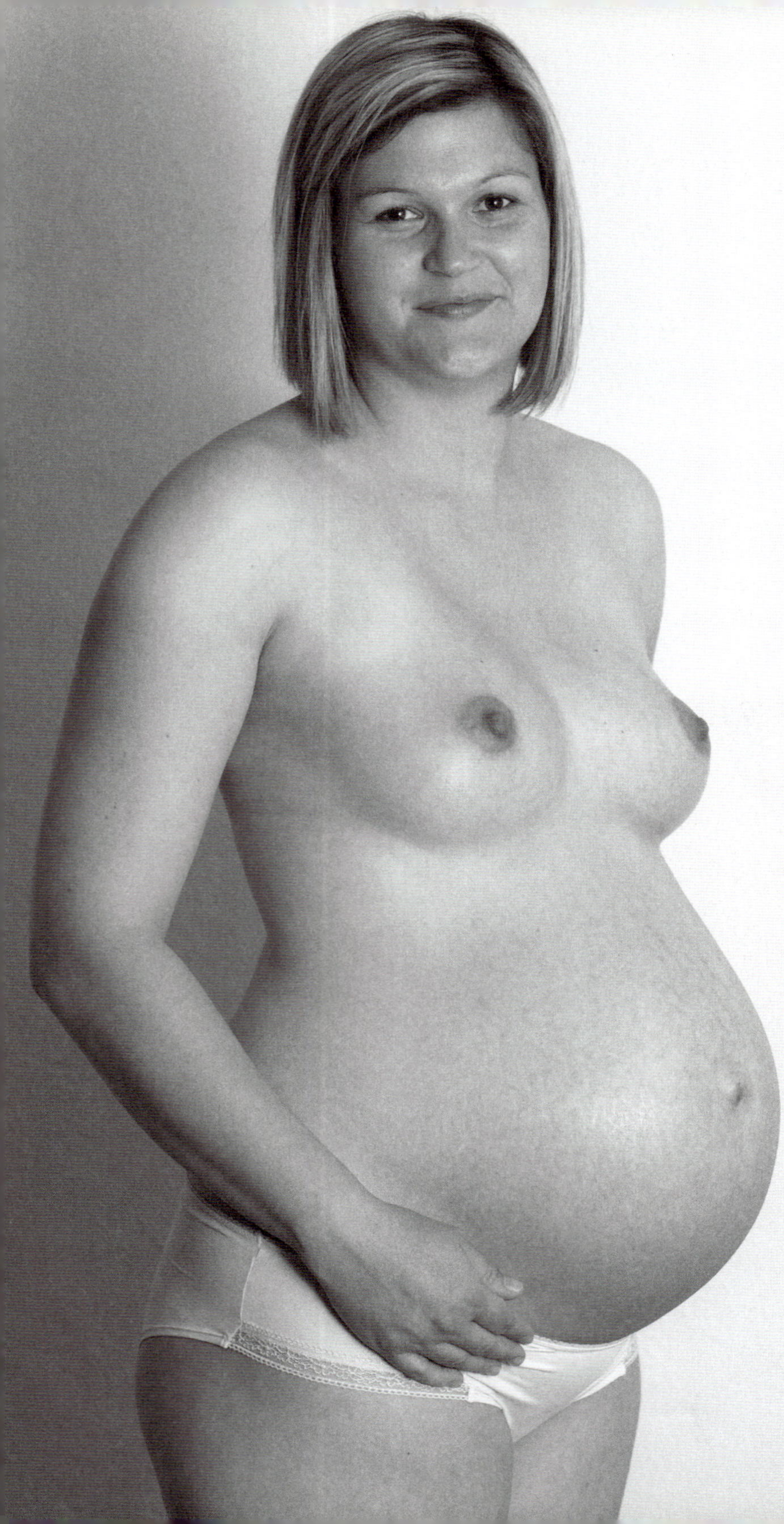

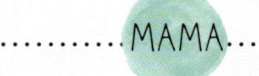

Der Bauch ist im Weg

Ihre Gebärmutter wächst immer weiter, besonders nach oben. Jetzt tasten Sie den höchsten Punkt etwa genau zwischen dem Nabel und dem unteren knöchernen Ende des Brustbeins. Die immer größer werdende Gebärmutter behindert nun auch den Blutfluss durch die Venen, die das Blut zum Herzen zurücktransportieren – Hämorrhoiden, Krampfadern und ein Schwindelgefühl im Stehen können die Folge sein. Durch den größer werdenden Bauch nimmt Ihre Bewegungsfreiheit ab. Auch Ihr Baby hat immer weniger Platz und kann kaum noch Purzelbäume schlagen. Sie spüren die stärker werdenden Bewegungen immer deutlicher, denn Ihr Baby wird immer kräftiger. Die Tritte und Hiebe in Ihrem Bauch zeigen das deutlich. Vielleicht spüren Sie jetzt auch einen Schluckauf Ihres Babys?

GESCHÜTZTE *Haut*

8. MONAT · SSW 29 · 28+0 BIS 28+6

KIND

Die Haut Ihres Babys

Die Haut Ihres Babys ist jetzt ganz von einer weißen, wachsartigen Schicht bedeckt (Käseschmiere, Vernix caseosa) und so gegen das Auslaugen durch das Fruchtwasser geschützt. Wäre diese Schicht nicht da, würde die Haut so schrumpelig wie die Haut Ihrer Hände beim Wäschewaschen durch Wasser und Waschmittel. Wenn sich bei der Terminüberschreitung (S. 245) oder Übertragung die Käseschmiere auflöst, entstehen die so anschaulich beschriebenen „Waschfrauenhände", ein typisches Zeichen einer Übertragung.

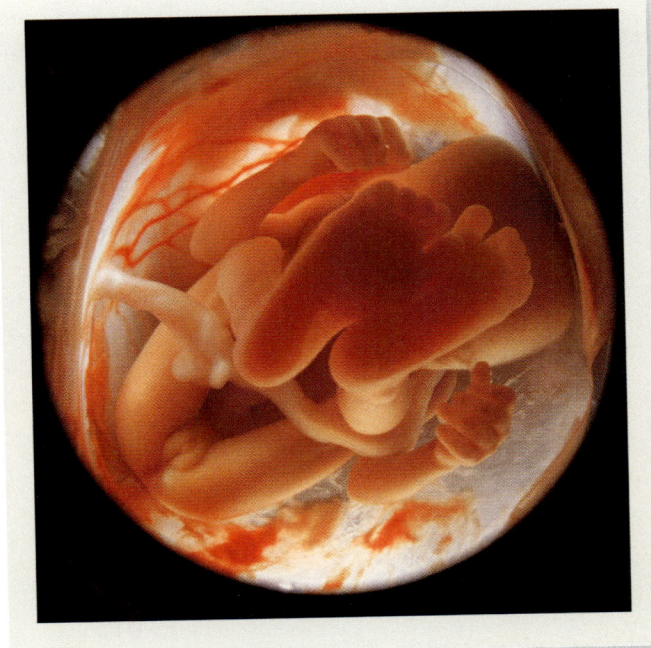

SO SEHE ICH JETZT AUS:
**Ich habe nun ungefähr die Größe
einer Ananas – stolze 36 – 38 cm.**

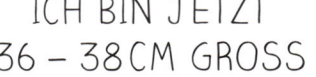

ICH BIN JETZT
36 – 38 CM GROSS

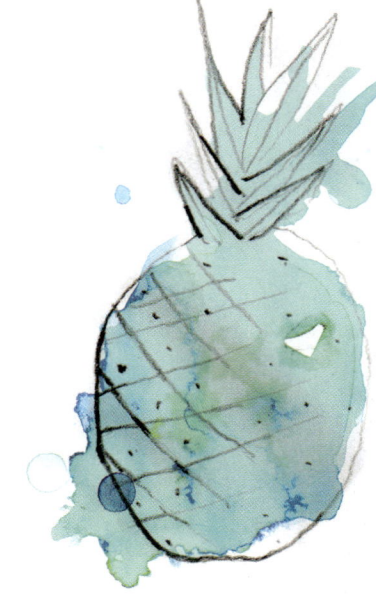

Die 3. Ultraschalluntersuchung

Ihr Arzt wird Sie nun in kürzeren, meist zunächst zweiwöchentlichen Abständen (in der Schweiz in vierwöchentlichen Abständen) zur Kontrolluntersuchung bitten. Besonders wichtig wird, dass Sie von den Dinge berichten, die Ihnen aufgefallen sind, z. B. bereits am Morgen geschwollene Füße, den Ehering, den Sie nicht mehr vom Finger bekommen, eine sehr rasche Gewichtszu-

nahme oder besondere Beschwerden. Ihr Arzt wird feststellen, ob es harmlose Begleiterscheinungen oder ernst zu nehmende Zeichen sind.

Jetzt findet auch die dritte Ultraschalluntersuchung statt. Sie dient vor allem der Wachstumskontrolle des Kindes. Mit der erneuten Messung von Durchmesser und Umfang des kindlichen Kopfs und Bauchs und der Länge des Oberschenkels wird das Gewicht geschätzt und mit Normkurven verglichen. Bei Verdacht auf ein verlangsamtes Wachstum oder bei großer Abweichung nach oben wer-

⩗ **Zwei Nabelschnurarterien mit sauerstoffarmem Blut ringeln sich um eine Vene, die das sauerstoffreichere Blut zum Kind zurückbringt.**

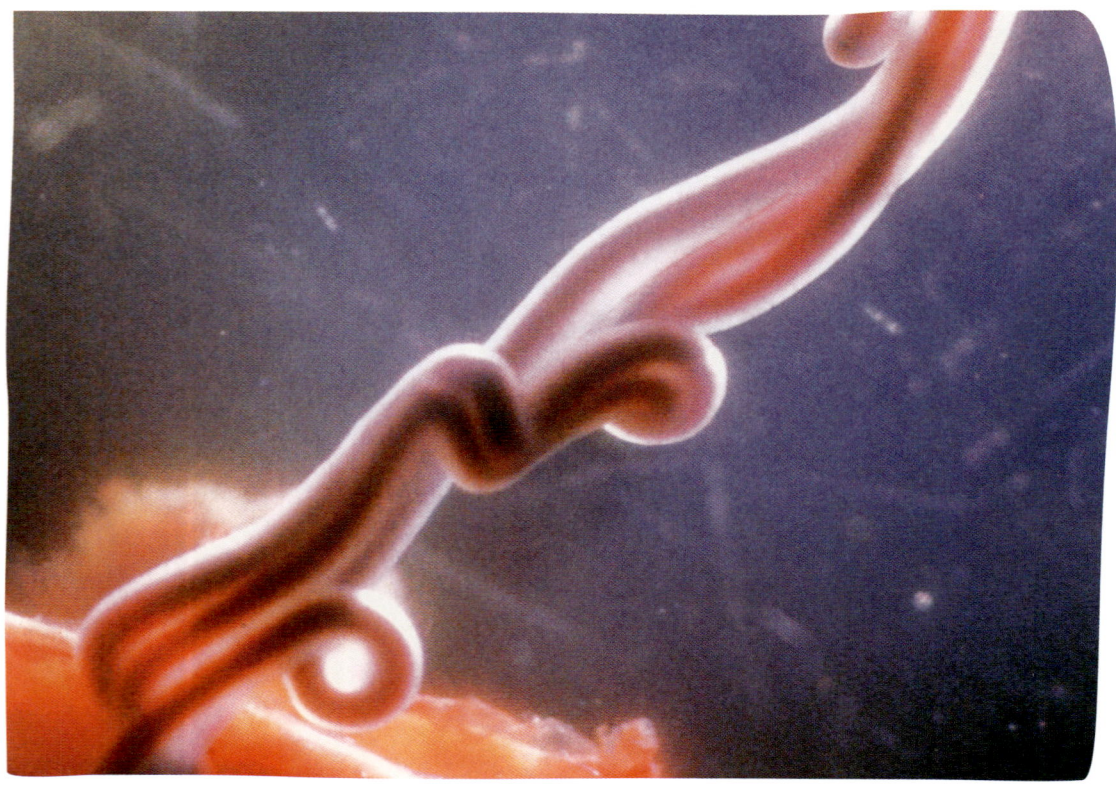

den Kontrollmessungen eventuell mit gezielten Durchblutungsmessungen veranlasst, bei Bedarf mit CTG-Überwachungen und stationärer Aufnahme kombiniert, um das Wachstum Ihres Babys gut zu beobachten. Die Herzfunktion wird beurteilt, ebenso der Sitz der Plazenta. Zu diesem Zeitpunkt verändert sich ihre Lage nicht mehr. Der Sitz der Plazenta vor dem inneren Muttermund, teilweise oder ganz (Placenta praevia partialis oder totalis) kann beim Eröffnen des Muttermundes während der Geburt zu starken Blutungen führen und erfordert immer einen Kaiserschnitt.

Neben den Routinekontrollen von Gewicht, Blutdruck, Fundusstand (die Lage der oberen Gebärmutter), Urin und Hämoglobin wird auch untersucht, ob Sie Virusträgerin für Hepatitis B sind, sofern das nicht bereits am Anfang ihrer Schwangerschaft festgestellt wurde. Hepatitis B kann zur chronischen Leberentzündung führen. Während der Geburt könnte sich Ihr Baby dann anstecken, die Folgen der Ansteckung lassen sich aber sehr gut gleich nach der Geburt durch eine Impfung des Kindes verhindern.

GETEILTE VORSORGE – EINMAL BEIM FRAUENARZT UND EINMAL BEI DER HEBAMME. DIES IST EINE NETTE MÖGLICHKEIT, AUCH DIE HEBAMME FRÜHZEITIG KENNENZULERNEN.

Der kindliche Blutkreislauf

Ihr Baby nimmt nun rasch an Gewicht zu. Es wird rundlicher und babyähnlicher, weil durch die Fettauspolsterung der Haut die Runzeln verschwinden. Der Kreislauf des Ungeborenen ist ein kompliziertes Wunderwerk. Die Nabelschnur transportiert in der Vene sauerstoffangereichertes Blut aus der Plazenta zum kindlichen Herzen. Beide Herzkammern werfen ihr Blut in die große Hauptschlagader (Aorta) aus, die linke in die obere und die rechte in die untere Körperhälfte. Die Durchblutung der Lunge ist im vorgeburtlichen Leben stark gedrosselt. Weil die linke Herzkammer durch Kreislaufkurzschlüsse mehr Sauerstoff als die rechte erhält, wachsen im Fetalleben Kopf und Oberkörper stärker als die untere Körperregion. Das verbrauchte Blut wird in zwei Arterien, die sich in der Nabelschnur um die Vene ringeln, zur neuen Sauerstoffbeladung in die Plazenta zurückgebracht.

Da die Plazenta, die den kindlichen Kreislauf mit Sauerstoff versorgt, die Aufgabe der kindlichen Lunge übernimmt, dient die Lunge vorgeburtlich nicht dem Gasaustausch. Die Lunge ist bis zur Geburt mit Flüssigkeit gefüllt, die die kleinen Lungenbläschen selbst sezernieren und so Entwicklung und Wachstum der Lunge bewirken. Noch erstaunlicher ist, dass das sauerstoffreiche Blut in einer Vene, nicht in den Arterien zur Plazenta fließt. Arterien sind Hochdruckgefäße, die vom Herzen wegfließen und durch die Herzarbeit unter höherem Druck als Venen stehen. Das embryonale und fetale Herz sendet sauerstoffarmes Blut unter Druckentwicklung in den beiden Nabelarterien zurück zur Plazenta und das sauerstoffangereicherte Blut fließt aus der Plazenta im Niederdruckgefäß, der Nabelschnurvene, zurück in den kindlichen Körper.

Die VORBEREITUNGEN *gehen los*

8. MONAT · SSW 30 · 29+0 BIS 29+6

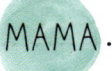

MAMA

WENN SIE JETZT in strenger Rückenlage, z.B. bei der zahnärztlichen Behandlung, ein eigenartiges Unwohlsein mit Herzrasen, Angstgefühl, Schwitzen und Schwindel spüren, ist das fast normal.

Die Ursache dafür ist die bereits mehrere Kilo schwere Gebärmutter, die die große Hohlvene (Vena cava) gegen die knöcherne Wirbelsäule drückt und den Blutfluss unterbricht. Dann fließt weniger Blut zum Herzen, und die Herzkammern werden nicht ausreichend gefüllt. Auch die Plazenta und damit Ihr Kind erhalten zu wenig Blut. Das Herz versucht nun, die mangelnde Füllung durch häufigeres Auswerfen wettzumachen. Auf bis zu 180 Schläge pro Minute kann die Herzfrequenz ansteigen. Aber keine Sorge, bereits auf die ersten Anzeichen hin tun Sie intuitiv das Richtige: Sie nehmen die Seitenlage ein und beenden so die Einengung der Hohlvene. Dieses häufige Kreislaufphänomen in der Spätschwangerschaft in Rückenlage wird medizinisch Vena-cava-Kompressionssyndrom genannt. Möglicherweise erleben Sie es besonders, wenn Sie auf dem gynäkologischen Stuhl sitzen oder bei der Ultraschalluntersuchung.

Es kann allerdings auch in den letzten Wochen der Schwangerschaft im ruhigen Stehen auftreten. Wenn der kindliche Kopf tief im knöchernen Becken ist, geschieht das Gleiche wie in Rückenlage: Durch seinen Druck auf die Hohlvene und die Beckenvenen versackt mehr Blut in den Beinen, und das Herz wirft weniger Blut aus. Kurzfristig fällt Ihr Blutdruck ab, und damit entsteht für einen Moment eine Blutleere in Ihrem Kopf. Erschrecken Sie also nicht, wenn Sie z.B. wartend in einer Schlange ruhig auf einer Stelle stehen und Ihnen schwindlig und schwarz vor Augen wird. Ein paar Schritte und Bewegung helfen sofort, den Kreislauf wieder anzukurbeln und das Schwindelgefühl zu beseitigen. Wenn Ihnen das häufiger passiert, sind Kompressionsstrümpfe (Klasse 2) eine wirksame Hilfe. Sie sollten sie dann unbedingt tragen, da sie das Blutversacken in den Beinen nicht zulassen.

Ihre Ärztin wird die Kompressionsstrumpfhosen verschreiben, damit die Krankenkasse die Kosten übernimmt. In einem Sanitätsfachgeschäft werden Ihnen dann die Strumpfhosen bezüglich Beinlänge und -umfänge angepasst. Lassen Sie sich instruieren, wie die anfänglichen Schwierigkeiten beim Anziehen verbessert werden können.

SCHONEN IM JOB

DAS MUTTERSCHUTZGESETZ VERBIETET DIE BERUFSAUSÜBUNG AB DEM 6. SCHWANGERSCHAFTSMONAT, WENN SIE TÄGLICH MEHR ALS VIER STUNDEN STEHEN. ACHTEN SIE DARAUF, DASS SIE ZWISCHENDURCH EIN PAAR MINUTEN PAUSE MACHEN.

.... KIND ....

Ihr Baby bereitet sich auf die Geburt vor

Wichtige Entwicklungsfortschritte Ihres Babys sind äußerlich schwer zu erkennen. Aber das Gefäßsystem Ihres Kindes bereitet sich bereits jetzt auf die Stunden der eingeschränkten Sauerstoffzufuhr bei der Passage durch den Geburtskanal vor. Etwa um die Woche 30 herum wirft das kleine Herz knapp einen halben Liter Blut pro Minute in seinen Kreislauf und die Plazenta aus. Zum Geburtstermin werden es noch einmal 300 ml mehr sein.

Ihr Gefäßsystem passt sich der zunehmenden Blutmenge an, indem sich der Gesamtquerschnitt der Gefäße vergrößert und der Widerstand der Gefäßwände abnimmt. Der kindliche Organismus lernt jetzt, das Blut gezielt in die Regionen umzuleiten, die in bestimmten Situationen von erschwerter Durchblutung und Sauerstoffmangel – z.B. bei Wehentätigkeit und Einengen der Nabelschnur während der Geburt – besonders kritisch reagieren. Besonders wichtig ist die Versorgung von Herz, Hirn und Nieren. Diese Organe werden bevorzugt mit Blut versorgt, während die Zufuhr in Haut, Arme und Beine gedrosselt wird. Ihr Arzt kann heute mit dem Doppler-Ultraschall das Gefäßsystem Ihres Kindes begutachten.

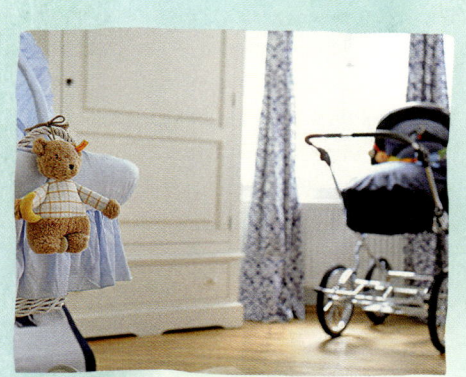

KINDERZIMMER AM START?

Ihr Körper vollbringt Höchstleistungen und bereitet sich schon kräftig auf die bevorstehende Geburt vor. Hoffentlich haben Sie das Kinderzimmer schon eingerichtet!? Falls nicht, sollten Sie dies schleunigst tun und sich dafür zahlreiche helfende Hände organisieren – oder das Thema gleich komplett an den Papa delegieren. Sie haben es sich verdient, in den letzten Wochen vor der Geburt Ihre Füße noch einmal ausgiebig hochzulegen.

Der Geburtsvorbereitungskurs

Vor allem Frauen, die ihr erstes Kind erwarten, nehmen heute oft an einem Geburtsvorbereitungskurs teil. Die Krankenkassen übernehmen die Kosten fachkundig geleiteter Kurse, was ihren Nutzen deutlich unterstreicht. Viele Kliniken bieten inzwischen auch Vorbereitungskurse für die Kaiserschnittgeburt an. Sie sind sehr beliebt und oft sehr früh ausgebucht.

Je besser Sie auf die Geburt vorbereitet sind, umso leichter haben Sie es bei der Geburt.

Die Auswahl an sehr unterschiedlichen Kursen ist groß. Sie haben aber mehr oder weniger alle eine zentrale Zielsetzung mit wichtigen Schwerpunkten:

- Die Kurse bieten Ihnen ausführliche Informationen über die noch vor Ihnen liegenden Wochen der Schwangerschaft, den Beginn und den Ablauf der Geburt, die Vorbereitungen im Kreißsaal, Maßnahmen und Aufgaben der Hebammen und Ärzte, die Rolle Ihres Partners, Ihre Aufgaben und über die ersten Stunden mit dem Neugeborenen.
- Bei den Kaiserschnittkursen besichtigen Sie den Operationssaal und bekommen Informationen, wie Ihnen Hilfen bei den Schmerzen nach dem Kaiserschnitt gegeben werden können. Auch Ihr Partner erfährt, wie er Sie unterstützen kann.
- Sie schärfen die Sinne für Ihren eigenen Körper. Sie lernen Körperarbeit und Entspannung, erfahren und üben, welche Positionen der Schmerzerleichterung nützlich sind, welche Übungen Gelenke und das Becken lockern und wie Sie in den Wehenpausen wieder Kraft schöpfen.
- Sie lernen richtiges Atmen, wie Sie den schmerzhaften Wehen mit gleichmäßig tiefen Atemzügen begegnen können (ohne Luftanhalten oder hektische Hyperventilierung). Genauso wichtig ist es, zu entspannen und in den Wehenpausen ruhig weiterzuatmen.

Diese Kurse sind in der Regel Gruppenkurse. Sie lernen andere Frauen und deren Erfahrungen und Sorgen kennen, können eigene Fragen diskutieren lassen und Kontakte knüpfen. Sie tauschen sich über aktuelle Beschwerden aus und erhalten wertvolle Tipps, wie Sie sich selbst helfen können. Nicht selten entstehen daraus, auch bedingt durch die gleichalten Kinder, gute Freundschaften.

→ WELCHER KURS PASST ZU MIR?

Geburtsvorbereitungskurse werden von Kliniken, Volkshochschulen, von Hebammen, Physiotherapeuten und Geburtsvorbereiterinnen durchgeführt. Es gibt Kurse über meist 8–10 Wochen oder Wochenendseminare, mehr theoretisch (Informationen über Schwangerschaft und Geburt) oder mehr praktisch (Schwangerschaftsgymnastik, Entspannungstechniken, Atemtechniken) orientierte Kurse, in

HEBAMMEN-SUCHE

EINE LISTE DER FREIBERUFLICHEN HEBAMMEN AN IHREM WOHNORT HAT IHR FRAUENARZT, DAS GESUNDHEITSAMT ODER DIE KLINIK, IN DER SIE ENTBINDEN MÖCHTEN. ODER SIE GUCKEN INS INTERNET: WWW.HEBAMMENSUCHE.DE

großen oder kleinen Gruppen bis zum Einzelunterricht zu Hause, mit und ohne Partner. Dazu kommen noch Kurse für den Umgang mit dem Säugling oder die Zeit nach der Geburt. Das inhaltliche Spektrum kann die Wahl zur Qual machen. Versuchen Sie sich zu erkundigen, um den passenden Kurs für sich herauszufinden.

→ BRAUCHE ICH AUCH BEIM ZWEITEN ODER DRITTEN KIND EINEN GEBURTSVORBEREITUNGSKURS?

Diese Frage wird häufig gestellt. Man hat doch alles bereits erlebt und wird es instinktiv oder angeleitet schon richtig machen, oder nicht? Erfahrene Kursleiterinnen widersprechen. In den Kursstunden geht es auch um die innerliche Vorbereitung auf das neue Baby, das Sich-Zeit-Nehmen und das Abschalten. Gerade wenn Sie schon ein oder mehrere Kinder haben, fällt es zu Hause oft sehr schwer, dem Ungeborenen und sich selbst die notwendige Aufmerksamkeit in Ruhe zu widmen. Liegen die erste oder weitere Geburten bereits einige Jahre zurück, kann es im Kurs auch viele neue Informationen geben.

→ MEIN PARTNER HAT KEIN INTERESSE – UND NUN?

Nicht immer fühlen sich die Partner im Schwangerschaftskurs wohl. Und auch viele Schwangere gehen zunächst lieber ohne den Partner. Über viele Dinge diskutiert man unter Frauen anders und offener, wenn keine Männer anwesend sind. Es hat sich bewährt, nur einen kleinen Teil des Kurses, z.B. einen Abend, für Paare einzuplanen. Aber auch dann fühlen sich noch viele Männer deplatziert, haben Mühe mit den „Trockenübungen" im „Hechelkurs" und müssen zudem noch feststellen, dass der eigene Arbeitgeber wenig Verständnis für die entsprechende Abwesenheit hat. Vielleicht gelingt es Ihnen, Ihren Partner zu einer mehr theoretischen Stunde oder einem Kurs für die Betreuung des Neugeborenen zu motivieren?

SSW
1
2
3
4
5
6
7
8
9
10
11
12
13
14
15
16
17
18
19
20
21
22
23
24
25
26
27
28
29
30
31
32
33
34
35
36
37
38
39
40

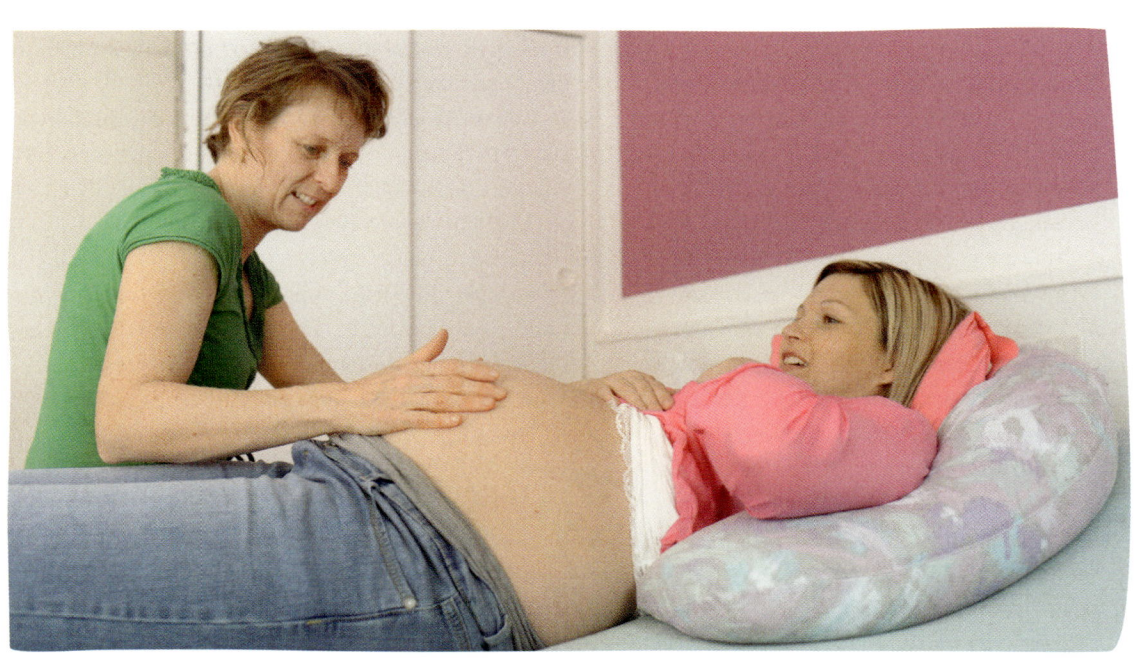

STILLEN: *ja oder nein?*

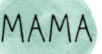

MAMA

PARALLEL ZUM WACHSTUM Ihres Kindes in Ihrer Gebärmutter wachsen auch die Milchdrüsen in der Brust unter dem Einfluss von Östrogenen und Progesteron. Die Hormone (S. 80) Prolaktin und HPL bereiten die Drüsenzellen auf die Milchbildung vor. Käme es in diesen Wochen bereits zur Geburt, würde die Milchbildung innerhalb von 2 Tagen beginnen, da die bremsenden Hormone aus der Plazenta wegfallen. Vor der Geburt bilden sich manchmal erste Tropfen einer wässrigen oder gelblichen Vormilch.

Ihre Brust – zum Stillen gemacht

97 % der Mütter sind in der Lage, ein oder mehrere Kinder ausreichend zu stillen. Während der Schwangerschaft sind kaum Vorbereitungen dafür notwendig. Von den früher empfohlenen Abhärtungen der Brustwarzen hält man schon lange nichts mehr. Hilfreich kann es sein, die Durchblutung der Brustwarzen mit kalten Duschen zu fördern. Sicherlich machen Sie sich Gedanken, ob Sie stillen möchten. In den letzten Jahren hat sich das Stillen als natürliche Methode der Kinderernährung nach und nach wieder durchgesetzt, auch dank der Bemühungen der WHO (Weltgesundheitsorganisation) und von UNICEF (Kinderhilfswerk der Vereinten Nationen), die Vorteile des Stillens herauszustellen. Mehr als 90 % der Frauen stillen ihre Kinder in den ersten Wochen und Monaten, etwa 15 – 20 % der Frauen stillen sechs Monate oder länger.

Überlegen Sie sorgfältig, ob Sie stillen möchten. Das Stillen hat große Vorteile, aber auch Nachteile.

Die Vorteile des Stillens:

- Bei der Ernährung Ihres Babys können Sie in den ersten 6 Monaten praktisch nichts falsch machen, wenn das Kind ausschließlich Muttermilch bekommt. Sie passt sich den Bedürfnissen des Babys in der Zusammensetzung an, schützt vor Infektionen, ist immer und überall in der richtigen Temperatur verfügbar und stillt das Verlangen des Kindes nach Wärme und Nähe zur Mutter.
- Ihnen hilft der hohe Energiebedarf für die Milchbildung beim Abnehmen.
- Das beim Saugen an der Brustwarze ausgeschüttete Oxytozin führt an der Gebärmutter zur rascheren Blutstillung und Rückbildung und fördert nebenbei die Entstehung einer engen Bindung zu Ihrem Kind.

Aber Stillen hat auch Nachteile:

- Das Stillen ist nicht delegierbar. Die Hauptlast, am Anfang Tag und Nacht, tragen Sie alleine. Nächtliches Teilen der Aufgaben mit Ihrem Partner scheidet aus.
- Mancher Partner reagiert fast eifersüchtig auf die Zeit, die Sie nicht mehr für ihn haben.
- Stillen und Berufstätigkeit sind zwar möglich, aber erschwert.
- Diskutieren Sie mit Ihrem Partner in diesen Wochen, ob Sie beide voll hinter dem Stillen stehen.

Erfahrene Stillberaterinnen sind der Meinung, dass vor allem die Uneinigkeit der Eltern eine schlechte Ausgangslage ist. Für einige Frauen sind die Gründe gegen das Stillen sehr persönlich. Andere Frauen können aus gesundheitlichen Gründen nicht stillen. Sie müssen niemandem Rechenschaft ablegen. Auch wenn Sie nicht stillen, bekommt Ihr Kind mit der heutigen Formelnahrung alle Nährstoffe, die es braucht.

→ ABSTILLEN

Wird die Milchbildung gehemmt, bevor sie nach der Geburt einsetzt, spricht man von primärem Abstillen. Heute gibt man nach der Geburt ein Medikament, das die Freisetzung des Hormons Prolaktin in der mütterlichen Hirnanhangsdrüse (Hypophyse) hemmt (Prolaktinhemmer, z.B. Dostinex®). Gründe für primäres Abstillen sind z.B. späte Fehlgeburt, Totgeburt, mütterliche Einnahme milchgängiger Medikamente mit Auswirkungen auf das Kind, Bruster-

krankungen oder Wunsch der Frau, nicht zu stillen.

Soll die bereits in Gang gekommene Milchbildung unterdrückt werden, liegt ein sekundäres (natürliches) Abstillen vor. Das erfolgt in der Regel am häufigsten, wenn langsam auf Fläschchen- oder Beikostfütterung umgestellt wird. Das seltenere Saugen des Babys an der Brust reduziert auch ganz automatisch die Milchbildung. Soll dieses Abstillen rasch erfolgen, kann es zudem auch medikamentös unterstützt werden. Auch weitere Maßnahmen (zum Beispiel kalte Umschläge, Brüste fest binden, Trinken von Salbei- oder Pfefferminztee) können helfen.

·· KIND ··

Trinken will gelernt sein

Später werden Sie erleben, wenn Ihnen im Kreißsaal Ihr gerade geborenes Kind nach kurzem Säubern und Abtrocknen mit dem Gesicht auf Ihre Brust gelegt wird und es suchend Ihre Brustwarze mit Ihrer Hilfe oder der leicht schubsenden Mithilfe der Hebamme erreicht, wie „geübt" es an Ihrer Brust zu saugen beginnt. In der Tat wurde auch das, wie das Atmen, lange vor der Geburt geübt. Das Saugen und das notwendige Schlucken muss das kleine Menschlein lernen und können, weil sonst der natürliche Kreislauf des Fruchtwassers – Schlucken des Fruchtwassers,

Aufnahme über den Magen-Darm-Bereich in den Blutkreislauf, Urinbildung in den Nieren und Ausscheiden wieder in die Fruchtblase – nicht funktionieren würde. Mit dem Ultraschall können Trinken, Schlucken und schließlich die Urinausscheidung gut beobachtet werden, manchmal sogar ein deutlicher Schluckauf, der sich auch in kleinen Peaks der Herzfrequenz zeigt, wenn sie gerade mit der Kardiotokografie aufgezeichnet wird.

Wo möchten Sie entbinden?

Für welchen Geburtsort Sie sich entscheiden, hängt ganz von Ihren persönlichen Vorstellungen und Erfahrungen, aber auch von den örtlichen Möglichkeiten ab. Die allermeisten Frauen entscheiden sich für eine Geburt in einer Klinik oder in einem Geburtshaus. Für Hausgeburten entscheiden sich sehr wenige, nur ungefähr knapp 1 % der Paare.

Etwa 98 % der Kinder werden in einem Krankenhaus geboren, weil für die werdenden Eltern die medizinische Sicherheit in einer Klinik sehr wichtig ist. Die Kliniken haben sich in den zurückliegenden Jahren sehr den Wünschen der Frauen und Paare nach einer Geburt in familienorientierter Atmosphäre angepasst. Bei diesem Prozess haben Hebammen einen großen Beitrag geleistet, die in vielen Kliniken eine komplikationslose Geburt bis zur Phase der Austreibung des Kindes leiten und für die sehr individuelle Betreuung des Paares sorgen. Eine Überbewertung der Technik, Hektik und der Verlust der Privatsphäre in den Kreißsälen gehören zum Glück mehr und mehr der Vergangenheit an. Auch in einer Klinik ist es möglich geworden, dieses für Paare so herausragende Ereignis in geschützter, intimer Atmosphäre zu erleben.

→ DER KREISSSAAL IN DER KLINIK

Lassen Sie sich von der alten Bezeichnung „Kreißsaal" (in der Schweiz: Gebärsaal) nicht verwirren. Heute sind überall Geburtszimmer vorhanden, in denen Sie Ihr Kind in privater Atmosphäre zur Welt bringen können. Diese Zimmer sind gut eingerichtet mit Sesseln, Matten, Hockern, großen Bällen, Badewannen und vielem mehr.

In großen Universitäts-, städtischen oder Landeskrankenhäusern sind zwar oft noch weiße, sterile Kacheln an den Wänden vorhanden, aber überall ist das Bemühen zu erkennen, die Räume wohnlicher und gemütlicher zu gestalten, z.B. mit Gardinen in freundlichen Farben und warmer Beleuchtung. Private Kliniken sind den großen Kliniken hier oft einen Schritt voraus. Der unschätzbare Vorteil von Kliniken mit großen Geburtenzahlen ist aber, dass in solchen Einrichtungen meist auch eine Abteilung für zu früh geborene und kranke Kinder existiert (Perinatalzentren).

In den meisten Kliniken können Sie auch ambulant entbinden, d.h., Sie können einige Stunden nach der Geburt die Klinik verlassen. Hebammen werden Sie dann zu Hause weiter betreuen. Manche Hebammen und Ärzte haben Belegbetten in Kliniken. Dann ist es möglich, dass die Hebamme oder der Arzt, der Sie in der Schwangerschaft betreut hat, Sie auch bei der Geburt in der Klinik begleitet. Auch davon wird die Wahl des Geburtsortes abhängen.

ANMELDEN NICHT VERGESSEN!

WENN SIE SICH FÜR EINE KLINIK ODER EIN GEBURTSHAUS ENTSCHIEDEN HABEN, MELDEN SIE SICH DORT AN. DAS VEREINFACHT DIE AUFNAHME, WENN SIE IN EINIGEN WOCHEN MIT WEHEN WIEDERKOMMEN.

WIE WIRD WOHL DIE GEBURT?

Sie als werdende Mutter machen sich sicherlich vor der Geburt Gedanken um die Entbindung. Doch werden diese Erwartungen auch erfüllt? Oder läuft vieles doch ganz anders ab, als Sie es sich gewünscht haben? Aus vielen Gesprächen mit frischgebackenen Eltern ergibt sich folgendes Bild: Viele Paare wünschen sich vor der Entbindung eine natürliche Geburt, können sich aber den Einsatz von Schmerzmitteln durchaus vorstellen. Einen Kaiserschnitt auf Wunsch oder eine Hausgeburt ziehen nur wenige Paare in Erwägung. Bei der Auswahl der Klinik achten die Paare besonders auf die schnelle Erreichbarkeit, den guten Ruf und die beste medizinische Versorgung. Das gemeinsame Erleben der Geburt ist den meisten Paaren sehr wichtig. Mehr als die Hälfte der Paare berichtet allerdings nach der Geburt, dass das Geburtserlebnis doch anders war, als sie es sich vorgestellt oder gewünscht hatten.

→ **DIE GEBURT ZU HAUSE**

Wenn Sie zu den Frauen gehören, die von vornherein eine Hausgeburt als erste Wahl anstreben, werden Sie ein großes Selbstvertrauen haben, sich mit Ihrem Partner einig sein und Vertrauen zu der Hebamme Ihrer Wahl haben, die Sie von der Betreuung in der Schwangerschaft her gut kennen. Das intime Erleben der Geburt in den vertrauten vier Wänden und die Gegenwart der Familie werden für Sie an erster Stelle stehen. Zu Hause wie auch in der Klinik kann es Komplikationen geben, die beim besten Willen nicht vorherseh-

bar sind. Ein Kaiserschnitt in Minutenschnelle z. B. ist nicht möglich. Das sollten Sie bedenken und verantwortlich Vor- und Nachteile abwägen. Die Kosten für die Geburt und die Betreuung im Wochenbett zu Hause werden von den Krankenkassen übernommen.

Eine erfahrene und verantwortliche Hebamme wird eine Hausgeburt nur unter folgenden Voraussetzungen übernehmen:

- Es gab keine Komplikationen in der Schwangerschaft.
- Es ist eine Einlingsschwangerschaft, das Kind liegt in Schädellage.
- Es gab keine Probleme oder keinen Kaiserschnitt bei früheren Geburten.
- Ein gegebenenfalls notwendiger Transport in eine Klinik kann schnell organisiert werden.
- Die Bereitschaft zum Verzicht auf starke Schmerzmittel ist da.
- Die Wohnung ist groß genug und nicht zu hellhörig für eine Hausgeburt.

→ **DIE GEBURT IM GEBURTSHAUS**

Die Geburt in einem Geburtshaus, das an eine Klinik oder eine Frauenarztpraxis angeschlossen ist, ist ein idealer Kompromiss zwischen Klinik und zu Hause. Nur wenige Geburtshäuser haben räumliche Möglichkeiten für eine stationäre Betreuung, sodass nur ambulante Geburten durchgeführt werden, d. h., Sie gehen nach der Geburt nach Hause. Mit der Klinik oder der Praxis und den Ärzten in Rufbereitschaft „als Rückendeckung" ist aber sonst eine häusliche Geburtsatmosphäre ohne Klinikroutine mit fast allen technischen und medikamentösen Hilfen einer Klinik gewährleistet. Schichtwechsel sind selten, für einen etwaigen Notfall ist man gut gerüstet. Erkundigen Sie sich bei Ihrem Arzt nach einem Geburtshaus in Ihrer Umgebung.

Eine ähnliche Zielsetzung hat der sogenannte Hebammenkreißsaal. Das ist eine eigenständige Organisationseinheit innerhalb eines Krankenhauses, wo Hebammen die Frauen während der Geburt und im Wochenbett verantwortlich betreuen. Einen Hebammenkreißsaal gibt es an mehreren Klinikstandorten in Deutschland.

Welche Klinik ist die richtige für uns?

Es gibt viele Dinge, die Sie in Ihre Entscheidung einbeziehen werden, sofern Sie die Wahl zwischen mehreren Kliniken haben. Bei einem Informationsabend für werdende Eltern oder bei der Klinikbesichtigung im Rahmen Ihrer Geburtsvorbereitung können Ihnen folgende Fragen bei der Entscheidung helfen:

Allgemeine Fragen:
- Wie gefällt uns die Atmosphäre in der Klinik? Reagiert das Personal freundlich auf unsere Fragen?
- Kann ich mit meiner Hebamme oder meinem Arzt zur Geburt kommen?
- Entspricht der Kreißsaal unseren Vorstellungen?
- Wie viele Personen dürfen bei der Geburt anwesend sein?
- Gibt es besondere Angebote bzw. Geburtsarten, gibt es z.B. ausreichend Badewannen? Nur zum Entspannen oder auch für die Geburt?

- Darf der Partner im Fall eines Kaiserschnitts dabeibleiben?
- Gibt es eine Liste dessen, was man außer den üblichen persönlichen Dingen mitbringen muss (z.B. Still-BH, Windeln)?
- Wie lange dauert die Schicht einer Hebamme? (Hintergrund der Frage: Wenn die Schichtwechsel häufig sind, müssen Sie sich immer wieder auf eine neue Hebamme einstellen.)
- Wie viele Betten haben die Wochenbettzimmer?
- Ist ständiges Zusammensein mit dem Kind möglich (Rooming-in)?
- Gibt es Einschränkungen bei den Besuchszeiten?
- Gibt es ein Familienwochenbett, d.h., gibt es eine Möglichkeit, dass die ganze Familie die ersten Tage gemeinsam verbringt? Wenn ja, welche Kosten entstehen für Verpflegung und Übernachten?

Medizinische Fragen:
- Ist jederzeit ein Narkosearzt greifbar?
- Welche Formen der Schmerzlinderung kommen zur Anwendung?
- Steht Lachgas zur Verfügung?
- Ist die Periduralanästhesie (S. 260) üblich?
- Wie häufig werden Kaiserschnitte (S. 264), Saugglockengeburten (S. 264) und Dammschnitte (S. 256) („Epi") durchgeführt?
- Ist schnell ein Kinderarzt da, wenn es bei der Geburt notwendig wird?
- Gibt es eine Intensivstation für Neugeborene?
- Ist erstes Stillen bereits im Kreißsaal selbstverständlich?
- Gibt es in der Klinik eine Stillberaterin?

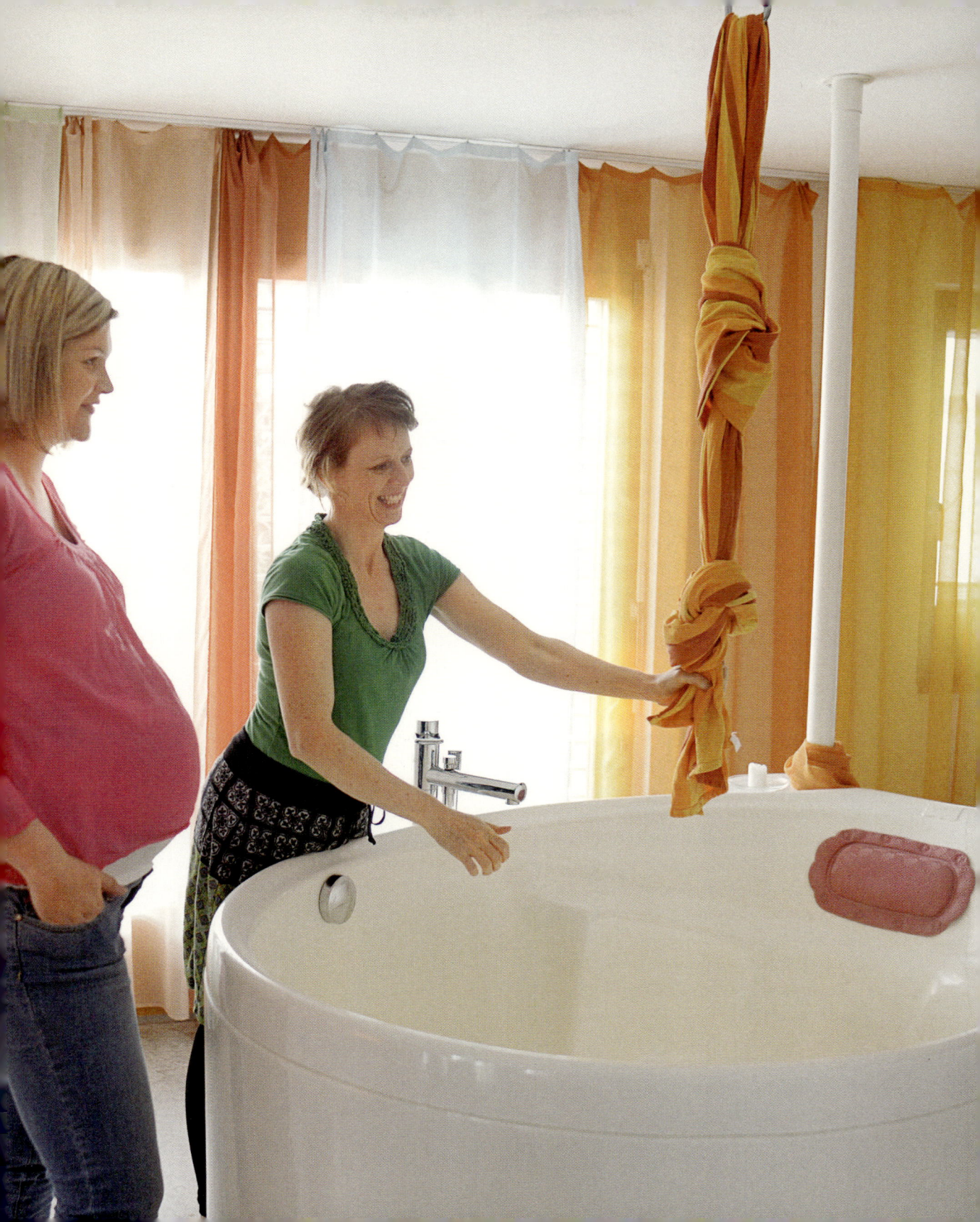

Im MITTELPUNKT: *Ihr Bauch*

8. MONAT · SSW 32 · 31+0 BIS 31+6

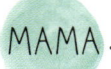

MAMA

DIE ZEITEN SIND VORBEI, dass Schwangerschaft und das äußerlich eindeutigste Indiz einer Schwangerschaft in weiten Gewändern verhüllt wurden. Den Bauch zu zeigen, im Sommer sogar so, dass der sich vorwölbende Nabel zu sehen ist, gilt heute sogar als schick. Der freie Blick auf den runden Bauch gestattet allerdings nicht, sehr genau auf das Schwangerschaftsalter zu schließen, so wie es das Ausmessen von Kopf, Bauch und Beinen Ihres Kindes erlaubt. Zu sehr hängt das Aussehen Ihrer Silhouette von vielen anderen Dingen außerhalb des Gewichtes Ihres Kindes ab. Es sind dies Ihre eigene Größe, Ihr Körperbau, Ihre Gewichtszunahme bisher in der Schwangerschaft, Ihre körperliche Trainiertheit, also die Straffheit Ihrer Bauchmuskulatur, die Fruchtwassermenge, die im Extremfall vzwischen 500 und 1500 ml in den letzten Wochen variieren kann, ein starkes Hohlkreuz und vor allem Ihre Parität (ist es Ihre erste, zweite oder bereits dritte oder vierte Schwangerschaft?). Die Gebärmuttermuskulatur umfasst in der ersten Schwangerschaft die Fruchtblase viel fester. In nachfolgenden Schwangerschaften ist das Gewebe deutlich elastischer und gibt stärker nach. In den letzten 3-4 Wochen verkleinert ein breites Becken die runde Kugel, weil der vorangehende Teil des Kindes leicht ins knöcherne Becken eintreten kann.

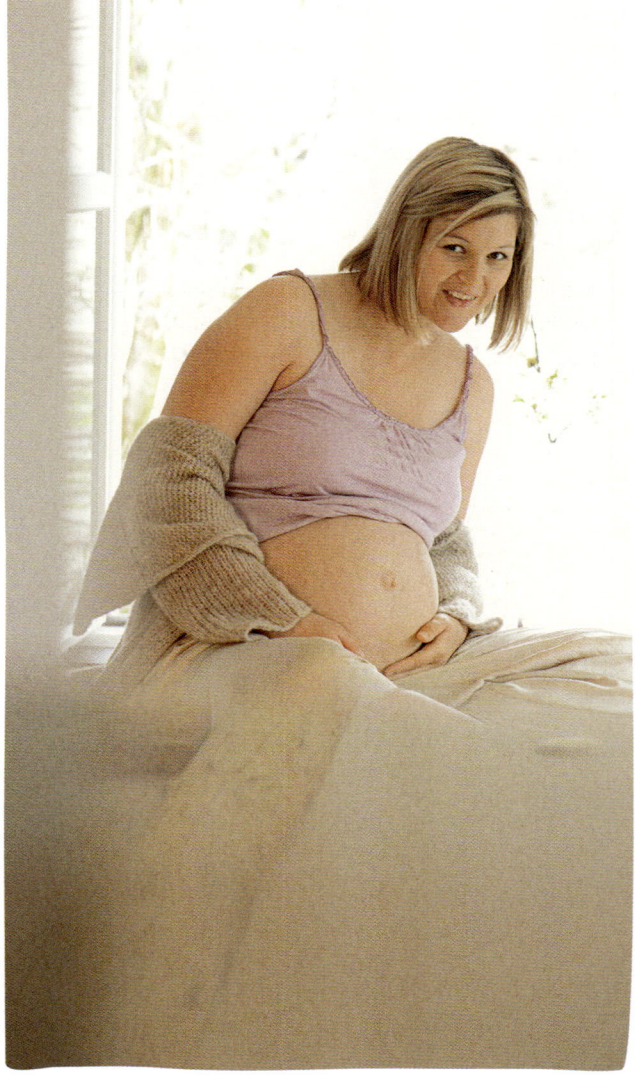

KIND

Ihr Baby wird rundlicher

Am Ende der 32. Woche misst Ihr Baby vom Kopf bis zum Steiß 29 cm (Kopfdurchmesser 82–85 mm), das Gewicht liegt bei 1 700–1 900 g. Die Lunge reift jetzt so schnell, dass jeder Tag im Mutterleib die Fähigkeit, selbstständig zu atmen, verbessert. Die Fettpolster lassen Ihr Kind nun weicher wirken.

Es kommt zu weiteren Aussprossungen der Luftwege in der Lunge, den Bronchien und Bronchiolen, und der kleinen Luftbläschen, der Alveolen. Diese Aussprossungen sind erst nach der Geburt abgeschlossen. Ab etwa der 24. Woche wird jetzt vom Kind eine Substanz gebildet, die verhindert, dass später bei der Luftatmung besonders die kleinen Lungenbläschen bei jeder Ausatmung zusammenfallen. Diese oberflächenspannungsreduzierende Substanz heißt Surfactant. Sie ist ungefähr in der 34. Woche ausreichend für die Spontanatmung. Das Fehlen von Surfactant bei Frühgeborenen ist häufig mit einem RDS (respiratory distress syndrome = Atemnotproblem) verbunden.

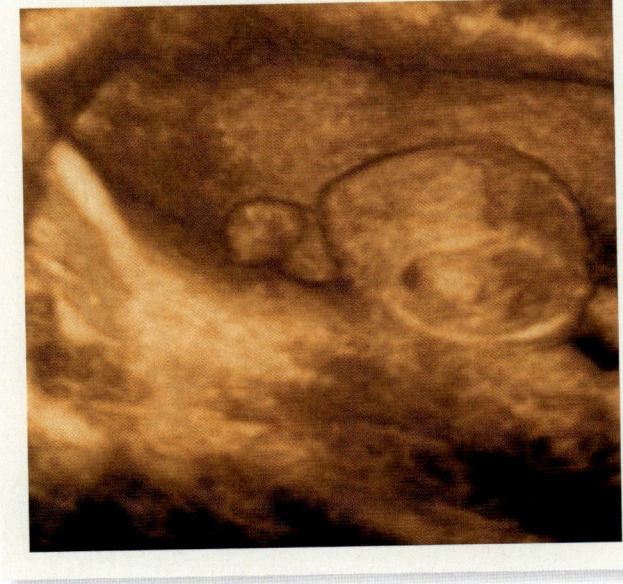

Falls Sie bisher noch keinen Blick aufs Geschlecht erhaschen konnten: In der 32. Woche ist es nun wirklich nicht mehr zu übersehen, wenn Sie einen Jungen erwarten.

Die Geburt ... welche Ängste, Hoffnungen und Gefühle haben dich beschäftigt?

„Ich hatte große Angst vor der Geburt. Am meisten fürchtete ich mich vor einem Kaiserschnitt. Das war aber eigentlich auch die einzige richtig große Angst. Es geht einem aber viel durch den Kopf. Wie wird der kleine Mann wohl sein? Sieht er aus wie Papa? Oder wie Mama? Schläft er viel? Schreit er nur? Kommt er gesund auf die Welt? Reicht mir der Geburtsvorbereitungskurs als Vorbereitung? Kann ich im richtigen Moment richtig atmen? Wird es arg wehtun?"

→ **MAGDALENA, 25 JAHRE**
→ STUDENTIN
→ ZUM ERSTEN MAL SCHWANGER

„Da ich im Allgemeinen eher schmerzempfindlich bin, habe ich mir viele Gedanken über die Geburt gemacht. Für mich stand von vornherein fest, dass ich eine PDA möchte. Zu wissen, dass schon so viele Frauen vor mir eine Geburt geschafft haben, hat mich immer wieder aufgebaut. Da ich die erste Geburt als wunderschönes Erlebnis in Erinnerung habe, habe ich vor der zweiten Geburt jetzt keine Angst mehr."

→ **ALINA, 29 JAHRE**
→ POLIZISTIN
→ HAT BEREITS EIN KIND

„DIE ENTSCHEIDUNG, OB ICH MEINE ZWILLINGE PER KAISERSCHNITT ODER AUF NATÜRLICHEM WEGE ZUR WELT BRINGEN WILL, HAT MICH LANGE ZEIT WAHNSINNIG GEMACHT. ICH WUSSTE SELBST NICHT, WELCHE ENTSCHEIDUNG DIE BESSERE IST. FÜR MICH PERSÖNLICH WÄRE ES SICHERLICH DIE NATÜRLICHE GEBURT GEWESEN. DOCH FÜR MEINE KINDER WOLLTE ICH NATÜRLICH 100%IGE SICHERHEIT UND HABE MICH DANN IN ABSPRACHE MIT MEINER ÄRZTIN FÜR EINEN KAISERSCHNITT ENTSCHIEDEN.“

→ **JULIA, 31 JAHRE**
→ MARKETING-REFERENTIN
→ ZUM ERSTEN MAL SCHWANGER

„Ich möchte mein Kind auf jeden Fall auf natürlichem Weg zur Welt bringen. Ich habe auch zum Glück gar keine Angst vor der Geburt und den damit verbundenen Schmerzen. Mein Freund soll aber auf jeden Fall bei der Geburt dabei sein. Für ihn wird es eine sehr große Überwindung, das hat er mir schon gesagt. Aber da muss er mir zuliebe durch.“

→ **MARIA, 29 JAHRE**
→ SOZIALPÄDAGOGIN
→ ZUM ERSTEN MAL SCHWANGER

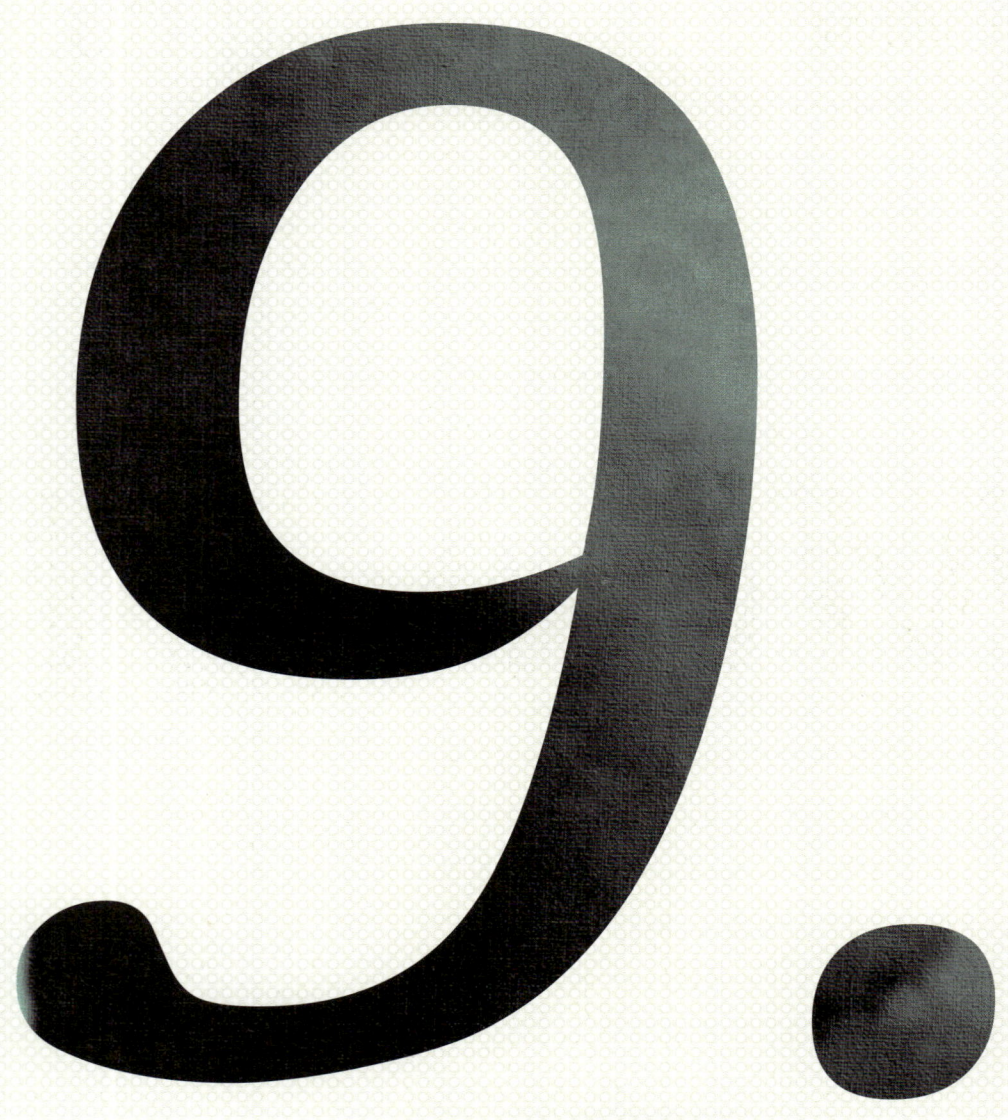

9.

ES LIEGT
FALSCHRUM.
WAS NUN?

LIEBER EI-
NEN KAISER-
SCHNITT?

ICH FREU'
MICH AUF DEN
MUTTERSCHUTZ.

UNTEN DICKE
FÜSSE, OBEN
DÜNNE LUFT.

MONAT

MEINETWEGEN
KÖNNTE ES JETZT
LOSGEHEN.

BITTE JETZT DIE
STARTPOSITION
EINNEHMEN.

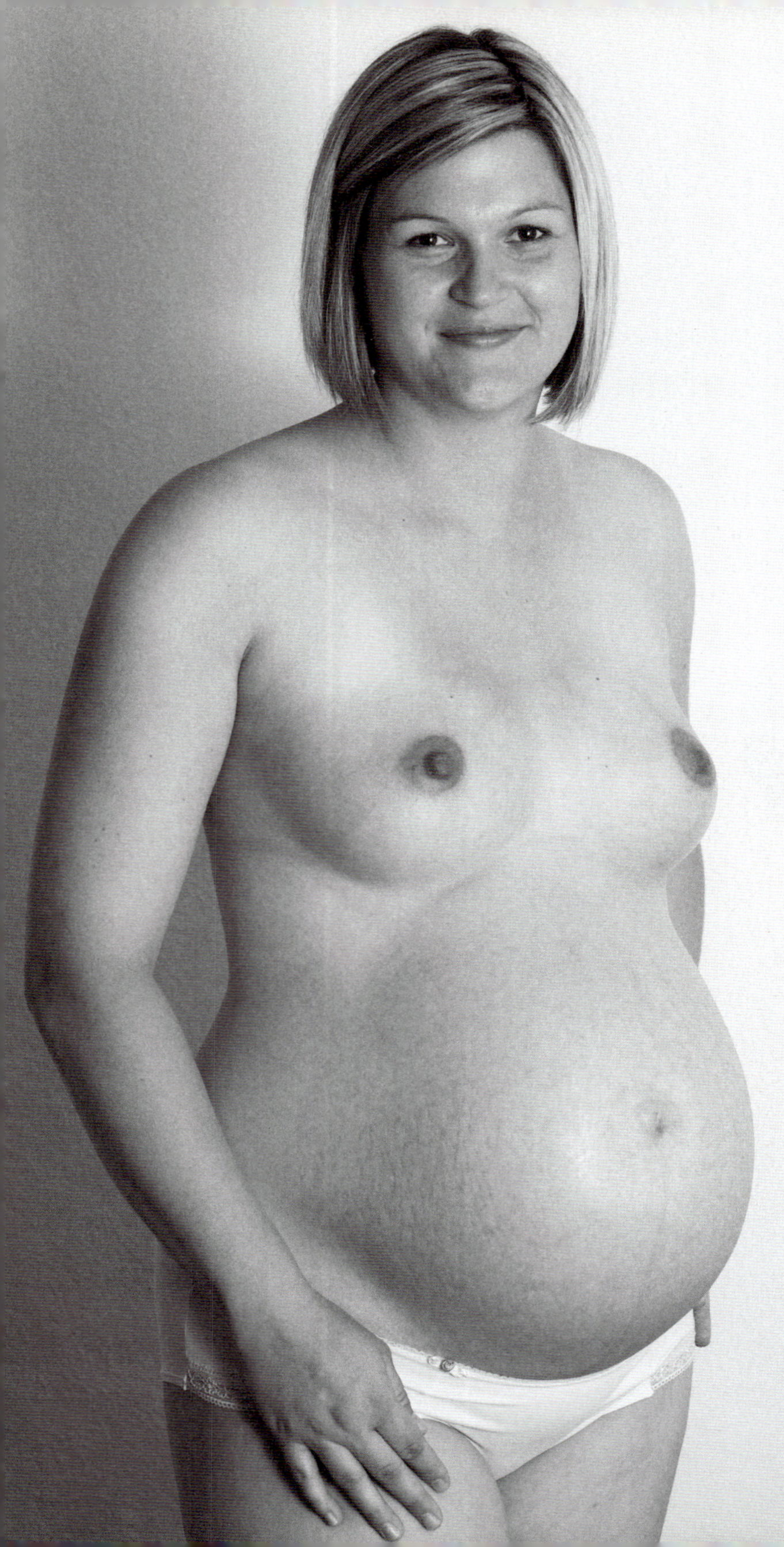

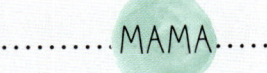

Es wird beschwerlich für Sie

Bald beginnt der Mutterschutz, der Ihnen mehr Zeit zum Ausruhen lässt. Trotzdem ist sicherlich noch einiges zu tun. Körperlich spüren Sie weitere Veränderungen:

- Immer öfter wird Ihnen nun „die Puste" ausgehen. Die wachsende Gebärmutter ist am Ende der 36. Woche hoch oben unter den Rippenbögen angekommen. Ihre Lungenlappen werden eingeengt, sodass Ihnen nicht genug Luft bleibt.
- Auch tagsüber beginnt es lästig zu werden, ständig auf die Toilette zum Wasserlassen zu müssen. Der Platz für Ihre Blase wird immer kleiner, weil das wachsende Baby ihn ihr streitig macht. Kurz nach einer Leerung ist sie bereits wieder gefüllt, und erneuter Harndrang entsteht. Auch macht Ihnen vielleicht Sorgen, dass Sie beim Niesen, Husten oder Bergabgehen manchmal einige Tropfen Urin verlieren. Nach der Geburt wird sich das durch konsequente Beckenbodengymnastik (S. 329) wieder normalisieren.
- Ihr Baby hat nun auch weniger Platz. Es bewegt sich nicht mehr so häufig und schläft viel.

Kopf VORAUS

9. MONAT · SSW 33 · 32+0 BIS 32+6

KIND

Wie liegt mein Baby?

Vielleicht haben Sie es ganz abrupt oder aber auch gar nicht gespürt: das Drehen Ihres Kindes in die erwünschte Position – Kopf voran? Ohne Ihr Zutun nimmt Ihr Kind in diesen Wochen die Position ein, die sich bis zur Geburt meist nicht mehr ändert. Für die natürliche Geburt, d.h. die Geburt durch die Scheide, sollte sich das Kind in einer Längslage befinden. Bei der Längslage verlaufen die mütterliche und die kindliche Wirbelsäule parallel zueinander.

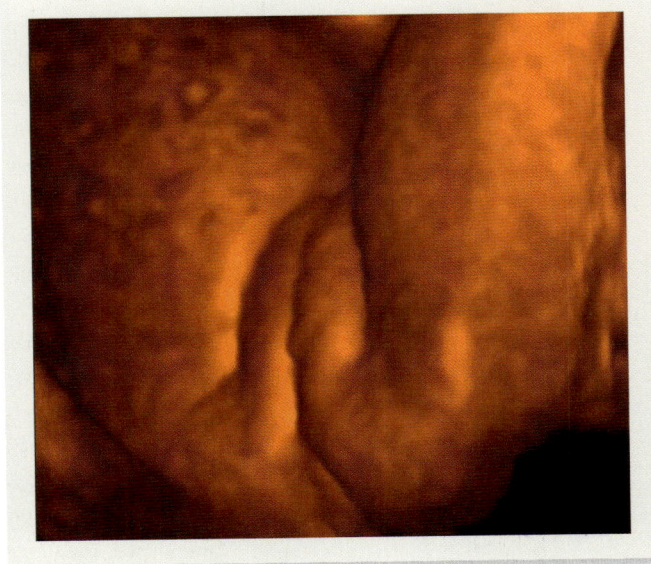

SO SEHE ICH JETZT AUS:
Und hier deutlich erkennbar: Ich werde ein Mädchen und habe mittlerweile die stattliche Größe einer Melone.

ICH BIN JETZT 40CM GROSS

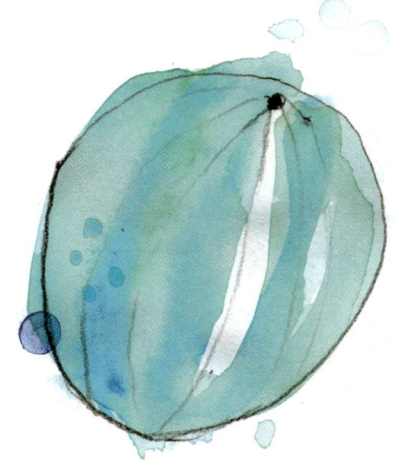

→ SCHÄDELLAGE (ETWA 95 % AM TERMIN)

Wenn der Kopf vorangeht, wie das meistens der Fall ist, ist der Geburtsverlauf meist problemlos. Um mit seinem länglichen Kopf in den querovalen knöchernen Beckeneingang zu passieren, liegt meist der Rücken des Kindes an der mütterlichen linken Seite, wahrscheinlich weil das Kind im Mutterleib links mehr Platz hat als rechts unter der mütterlichen Leber. Der Kopf des Kindes ist der größte, knöcherne Teil des Körpers. Nur indem das Kind seinen Kopf beugt und Kopf und Körper dreht, kann es sich durch das Becken hindurchzwängen. Durch die sehr langsame Passage des vorangehenden Kopfes durch das Becken und die Scheide wird der Geburtsweg maximal gedehnt und geweitet. Der schmalere Schultergürtel, als nächstgrößerer Teil des Körpers, folgt dann leichter.

→ BECKENEND- ODER STEISSLAGE (3 – 5 %)

Hier geht der Po des Kindes voran. Bei dieser Lage ist die ausreichende Ausweitung des Geburtskanals erschwert. Folgen nach der Geburt des Steißes dann Kopf und Körper nicht schnell nach oder wird die Nabelschnur zwischen Kopf und Becken abgeklemmt, droht dem Kind Sauerstoffmangel. Nur jedes 10. Kind in dieser Lage dreht sich nach der 36. Woche noch spontan. Viele Ärzte und Frauen ziehen bei einer Steißlage einen Kaiserschnitt vor, besonders, wenn es das erste Kind ist.

Einige Faktoren, die eine Steißlage begünstigen, sind:

- zu viel oder zu wenig Fruchtwasser
- die Lage der Plazenta vor dem Muttermund (Placenta praevia) oder
- eine Formanomalie der Gebärmutter.

→ QUERLAGE

Noch seltener sind Querlagen am Termin (weniger als 0,5 %), bei denen die Hauptachse des Körpers des Kindes im rechten Winkel zur Körperachse der Mutter liegt. Diese Kinder werden durch einen Kaiserschnitt entbunden werden müssen.

Muss sich Ihr Baby noch drehen?

Manche Ärzte sind überzeugt, dass man unter Ultraschallsicht und in Kaiserschnitt-Bereitschaft, falls es ein Problem mit der Nabelschnur gibt, die Chance nutzen sollte, eine äußere, sanfte Drehung des Kindes in die Schädellage zu versuchen. Das wird man dann nach Beginn der 38. Woche, also beim reifen Kind, tun. Eventuell auftretende Wehen werden medikamentös unterdrückt. Diese Drehung des Kindes gelingt in etwa der Hälfte der Fälle und sollte für Sie schmerzlos sein.

Möglicherweise können Sie aber auch durch eine bestimmte Körperposition Ihrem Baby die Steißlage so ungemütlich machen, dass es sich von selbst in die gewünschte Lage mit dem Kopf nach unten dreht. Ganz abwegig sind diese Vorstellungen mancher Ärzte und Hebammen nicht, aber da sich Babys ab und zu auch ohne diese Manöver drehen, kann letztlich der klare Beweis nicht erbracht werden.

Da die Übungen Ihnen und Ihrem Kind nicht schaden, können Sie Folgendes versuchen:

- Nehmen Sie eine recht breitbeinige und weit nach vorne gebeugte Knieposition ein (mehrmals täglich für 20 Minuten). Arme, Brüste und Bauch berühren den Boden.
- Weniger anstrengend ist die sogenannte „indische Brücke". Dabei liegen Sie auf dem Rücken, Ihr Becken zur Hochlagerung auf einem dicken Kissen oder den Oberschenkeln ihres Partners, der vor Ihnen kniet. Die Beine können Sie dann auf seine Schultern legen.
- Befürworter der Traditionellen Chinesischen Medizin glauben darüber hinaus noch an die Wirkung einer Wärmebehandlung eines Akupunkturpunktes am kleinen Zeh (Moxibustion). Dabei wird eine Beifuß-Zigarre angezündet und damit der kleine Zeh erwärmt.

→ **POSITIONEN DES KINDES.**

Die Häufigkeit der Positionen des Kindes bei Geburtsbeginn

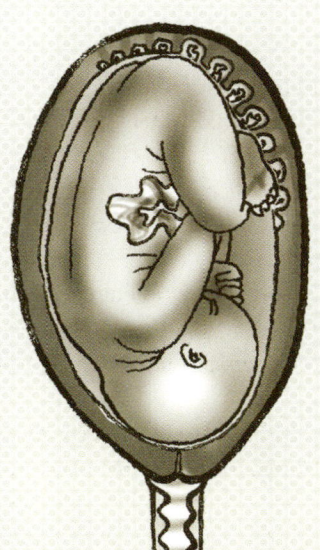

→ **SCHÄDELLAGE**
(~ 95 %): *Das ist die häufigste und für das Kind risikoärmste Position für eine vaginale Entbindung. Damit der längsovale Kopf einfach ins querovale mütterliche Becken passt, befindet sich der Rücken idealerweise entweder rechts oder links.*

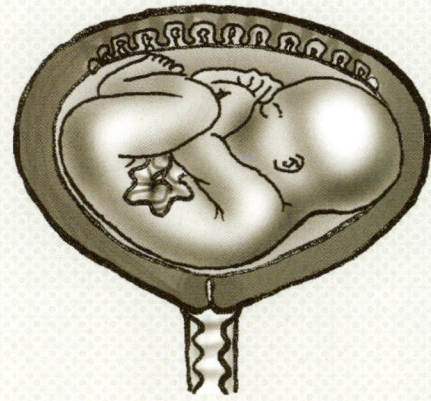

→ **QUERLAGE (<1 %):** *Diese eher seltene Ausgangsposition bei der Geburt, gehäuft bei Frauen nach zahlreichen Geburten (=gedehnte Gebärmuttermuskulatur), erfordert einen Kaiserschnitt, weil nur eine Längslage den engen Geburtskanal passieren kann.*

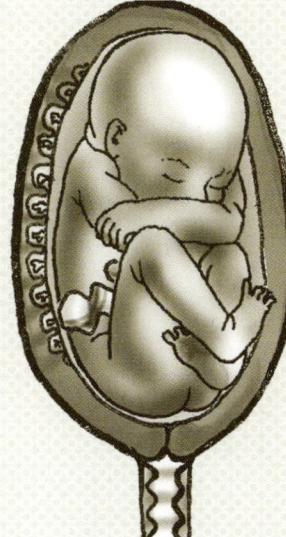

→ **BECKENENDLAGE**
(3 – 5 %): *Für die Entbindung dieser geburtsungünstigen Position (der schmale Po des Kindes weitet nicht wie der Kopf den Geburtsweg) braucht es viel Erfahrung von Hebammen und Ärzten.*

SCHWERE *Beine*

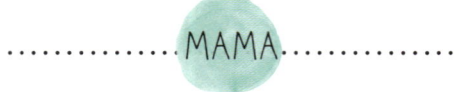

MAMA

KENNEN SIE DAS AUCH? Sie sitzen oder stehen und Ihre Beine und Füße schwellen an. Besonders an heißen Sommertagen klagen viele Schwangere darüber. Das kommt von den vermehrten Wassereinlagerungen in die Gewebe. Ihre Muskelpumpe und die Venenklappen schaffen es nicht mehr richtig, das Blut zum Herzen zurückzupumpen. Außerdem engt der Kopf Ihres Babys Ihre Beckenvenen ein. So wird das Blut in den Venen gestaut und vermehrt tritt Flüssigkeit ins Gewebe aus. Sind die Beine am Morgen nach der nächtlichen Ruhelage wieder schlank, haben Sie beides, die richtige Diagnose bestätigt und die richtige Therapie: „Beine so oft wie möglich hochlegen!"

Denken Sie nicht, dass Sie das Problem in den Griff bekommen, wenn Sie weniger trinken. Viel Flüssigkeit ist weiterhin wichtig für Sie und Ihr Baby. Versuchen Sie, langes Stehen und Sitzen zu vermeiden, bewegen Sie sich viel und legen Sie so oft wie möglich die Beine hoch. Am besten kaufen Sie sich auch ein Paar Schuhe mit Schnürsenkeln. Diese lassen sich durch die Bändel immer wunderbar an Ihre Füße anpassen, je nachdem, wie geschwollen sie gerade sind. Sportschuhe sind hier meist besonders bequem. Weitere Tipps finden Sie unter „Wassereinlagerungen" (S. 46).

Durchhalten ist angesagt: Der längste Teil der Schwangerschaft ist geschafft. Und wenn Ihr Baby erst mal geboren ist, verschwinden diese Beschwerden von selbst.

KIND

Die Lunge Ihres Babys reift

Mit regelmäßigen Atembewegungen trainiert Ihr Baby die Atemmuskulatur. Durch die Dehnung werden das Wachstum und eine weitere Verzweigung der Luftwege (Bronchien) angeregt.

Eine weitere Voraussetzung für eine funktionierende Lunge bei der Geburt ist die Auskleidung der kleinen Lun-

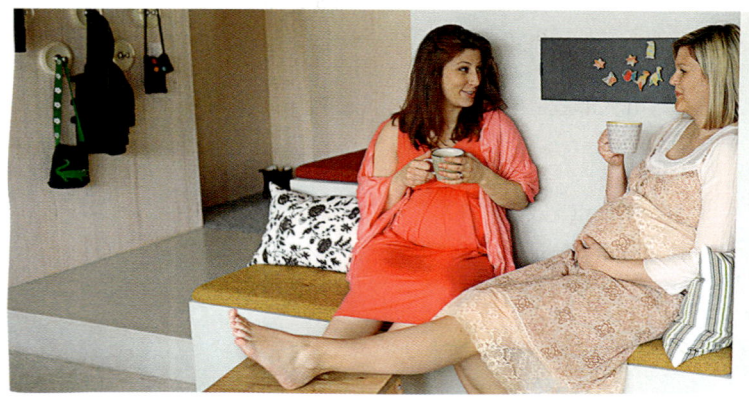

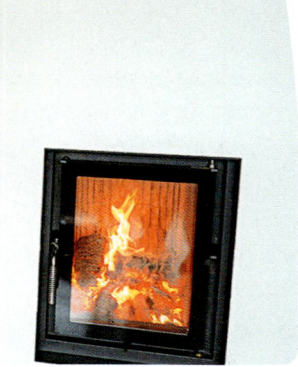

genbläschen (Alveolen) mit einem Film, der die Oberflächenspannung herabsetzt (Surfactant). Ohne diesen Surfactantfilm, den die Alveolarzellen abgeben, würden die Lungenbläschen nach jeder Ausatmung zusammenfallen, und bei jedem Atemzug wäre übermäßig viel Kraft notwendig, um die Bläschen wieder mit der Einatemluft zu füllen.

Erst in diesen Wochen wird genug Surfactant produziert, sodass eine spontane Atmung ohne Atemhilfen möglich wäre, wenn Ihr Kind jetzt auf die Welt käme.

Nabelschnurblut zur Stammzellengewinnung?

Heute besteht die Möglichkeit, Stammzellen des Kindes aus dem Nabelschnurblut zu gewinnen. Dazu wird nach dem Abnabeln des Kindes das Blut, das noch in der Plazenta und in der Nabelschnur ist, steril in einen dafür bestimmten Beutel gefüllt, tiefgefroren und zur späteren Verwendung aufbewahrt. Dazu brauchen Sie vor der Geburt eine ausführliche Information durch Ärzte oder Hebammen Ihrer Entbindungsklinik. Zur Blutabnahme braucht es Ihre ausdrückliche Zustimmung.

Was sind Stammzellen und wo liegt der heutige Nutzen?

Stammzellen sind Zellen, die noch in der Lage sind, andere Zellen wie z. B. Blutzellen neu zu bilden. Sie werden heute bei Leukämien oder Erkrankungen der Immunabwehr transplantiert. Noch ist es Zukunftsmusik, aber nicht ganz unrealistisch, dass künftig auch andere Krankheiten mit Stammzellen geheilt werden können. Einige wichtige Zelleigenschaften müssen beim erkrankten Empfänger und dem Spender identisch sein. Bei Geschwistern liegt die Wahrscheinlichkeit für eine solche Übereinstimmung bei 25 %. Dann werden die Stammzellen nicht abgestoßen und können die erkrankten Zellen ersetzen.

Es gibt drei Formen der Nabelschnurblutspende:

- Öffentliche Nabelschnurblutspende (wie eine Blutspende). Sie tun etwas Gutes für die Allgemeinheit. Plazenta und Blut würden ohnehin entsorgt.
- Gezielte oder gerichtete familiäre Nabelschnurblutspende für ein bereits erkranktes Geschwisterkind, sofern passend.
- Private Nabelschnurblutspende gegen Bezahlung (bis zu 2 500 Euro bzw. bis zu 5 000 Franken) bei einer privaten Organisation, die das Blut für 20 Jahre fachgerecht für Ihr eigenes Kind im Fall einer Erkrankung aufzubewahren verspricht. Sie selbst müssen mit der privaten Organisation/Firma einen entsprechenden Vertrag abschließen und das Kit für das Nabelschnurblut zur Geburt mitbringen. Fachleute raten von dieser elterlichen Investition in die Zukunft sehr ab, weil es als ungünstig angesehen wird, ein z. B. an Leukämie erkranktes Kind mit seinen eigenen Stammzellen, mit denen es auch krank geworden ist, zu behandeln. Auch ist heute noch nicht erwiesen, ob die Stammzellen nach jahrelanger Lagerung noch funktionstüchtig sind. Sie als Eltern, die natürlich alles für Ihr Kind tun wollen, haben bei dem Angebot zur privaten Nabelschnurblutspende die schwere Aufgabe, mit Kenntnis der jetzigen medizinischen Fakten, nicht mit emotionalen Argumenten zu entscheiden, ob Sie einer Spende zustimmen.

Alles ist BEREIT

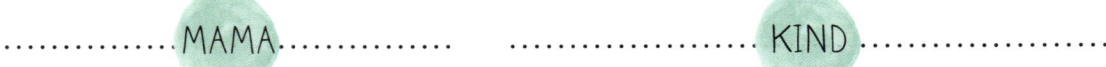

MAMA

HABEN SIE EISENMANGEL? Ganz wichtig ist jetzt die Feststellung, ob bei Ihnen ein Eisenmangel vorliegt, weil bis zur Geburt noch Zeit zur Behandlung bleibt. Neuerdings kann Eisenmangel gut mit einer einmaligen intravenösen Injektion behandelt werden.

Gefüllte Eisenspeicher sind ein großer Vorteil, weil bei dem mehr oder minder normalen Blutverlust bei der Geburt auch Eisen verloren geht (S. 307). Viele Probleme im Wochenbett, besonders die ohnehin große Müdigkeit nach der Geburt bei der Tag- und Nacht-Betreuung des Babys, können durch Eisenmangel verschlimmert werden.

KIND

Schon in Startposition?

Bei den Untersuchungen in diesen Wochen wird durch äußere Ertastung (Wo befindet sich der Kopf, wo der Rücken?) oder eine kurze Ultraschalluntersuchung die Lage Ihres Babys festgestellt. Ist auch beim nächsten Untersuchungstermin das Kind nicht in Schädellage, werden Ihr Arzt oder Ihre Hebamme das weitere Vorgehen, also den eventuellen Versuch einer äußerlichen Drehung oder die Möglichkeiten einer spontanen oder Kaiserschnittentbindung, mit Ihnen besprechen. Bei der äußerlichen Drehung oder äußeren Wendung versucht der Arzt, das Kind unter Ultraschallkontrolle von außen zu drehen. Dabei kommen Wehenhemmer zum Einsatz und es besteht Kaiserschnittbereitschaft.

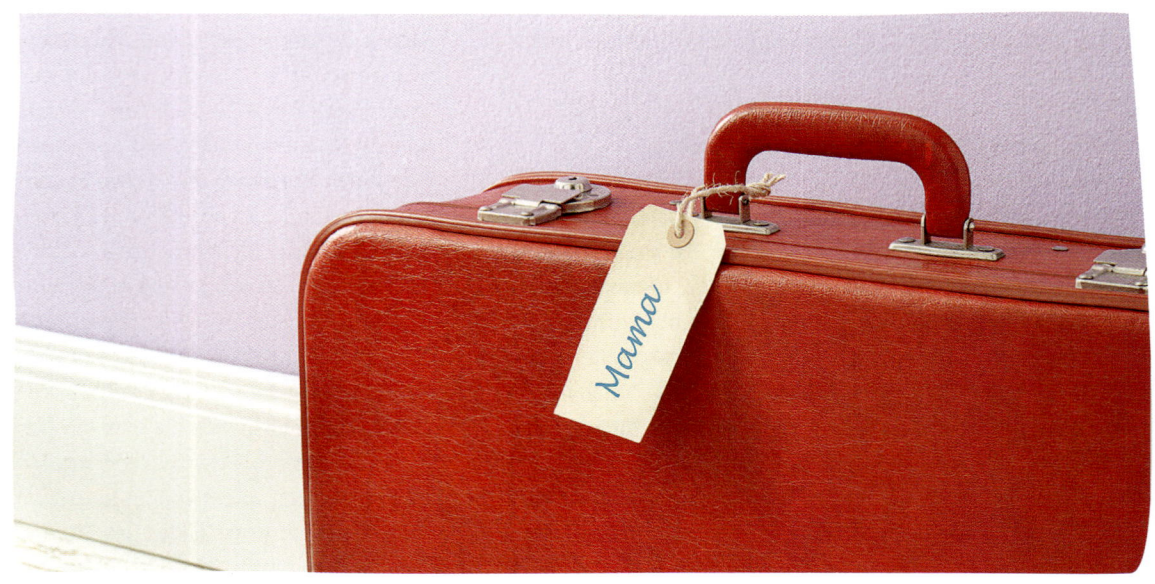

MAMA

Kaiserschnitt auf Wunsch?

Bei rund 30–40 % der Frauen erfolgt die Entbindung heute durch einen Kaiserschnitt. Dafür kann es vor und während der Entbindung eine Reihe medizinischer Gründe geben. Die Einstellung zum Kaiserschnitt hat sich in den letzten Jahren sehr verändert. Durch neue Operationstechniken und eine risikoarme Schmerzbekämpfung sind die mütterlichen Risiken bei einem geplanten Kaiserschnitt sehr gering geworden und unterscheiden sich kaum von denen einer natürlichen Geburt. Bei Mehrlingsschwangerschaften, Beckenendlagen oder z. B. bei älteren Gebärenden (40 Jahre und älter) geht die ärztliche Empfehlung in Richtung Kaiserschnitt. Ärzte sind auch zunehmend bereit, den Wunsch der Frau bzw. des Paares nach einer Entbindung durch einen Kaiserschnitt ohne eine strenge medizinische Notwendigkeit zu erfüllen.

Pro und Kontra: Kaiserschnitt – die medizinischen Argumente

Ihr Arzt wird Ihnen eine Reihe von Argumenten ausführlich erläutern, sodass Sie voll informiert Ihre Entscheidung treffen, die dann auch schriftlich festgehalten wird.

Pro – für einen Kaiserschnitt spricht:

- Der Geburtstermin ist für einen Wochentag planbar. Damit ist ein komplettes Ärzteteam in der Klinik.
- Es gibt keine Schädigung des Beckenbodens durch Dehnung oder Einreißen und keinen Dammschnitt.
- Es treten weniger Spätschäden des Beckenbodens (besonders Urinverlust) auf.
- Nach der Geburt haben Sie weniger Schmerzen beim Geschlechtsverkehr.

- Durch die heute übliche lokale Anästhesie ist ein schmerzfreies Miterleben der Geburt möglich.
- Die Säuglingssterblichkeit ist etwa 10-mal niedriger als bei einer natürlichen Geburt (die aber ohnehin sehr niedrig ist, heute etwa 0,6 – 0,8 %).
- Das Risiko für Geburtsschäden des Kindes ist vernachlässigbar (bei natürlicher Geburt Risiko 1 : 1 500).

Kontra – gegen einen Kaiserschnitt spricht:

- Anfängliche leichte Atemprobleme des Neugeborenen sind häufiger als bei einer natürlichen Geburt.
- Die mütterliche Sterblichkeit ist wahrscheinlich gering höher (Müttersterblichkeit heute in Deutschland für alle Entbindungen 10 – 8 : 100 000).
- Das Risiko für eine tief sitzende Plazenta bei einer nachfolgenden Schwangerschaft ist höher als bei der natürlichen Geburt.
- Es kann Komplikationen bei der Narbenheilung geben.
- Das Risiko, dass bei einer Folgeschwangerschaft die Gebärmutter reißt, ist erhöht.
- Die folgende Entbindung ist meist wieder ein Kaiserschnitt.
- In der Regel müssen Sie 1 – 2 Tage länger in der Klinik bleiben.

Keine ANGST!

9. MONAT · SSW 36 · 35+0 BIS 35+6

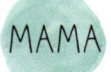

MAMA

SPRECHEN SIE SORGEN UND ÄNGSTE AN. Etwa in der 36. Woche misst der Abstand vom mittleren Rand des Schambeins bis zum höchsten Punkt der Gebärmutter 36 cm. Diesen Zeitpunkt hat man früher genutzt, um den Geburtstermin „genauer" vorhersagen zu können.

Mit dem Näherrücken des Geburtstermins ist es ganz normal, dass Ihre Gedanken immer häufiger um das Kind, die Geburt und die Zeit danach kreisen. Wie am Anfang der Schwangerschaft wechseln sich jetzt Vorfreude und Spannung mit Sorgen und Ängsten ab. Ihre seelische Balance kann ins Wanken geraten. Sie haben jetzt mehr Zeit,

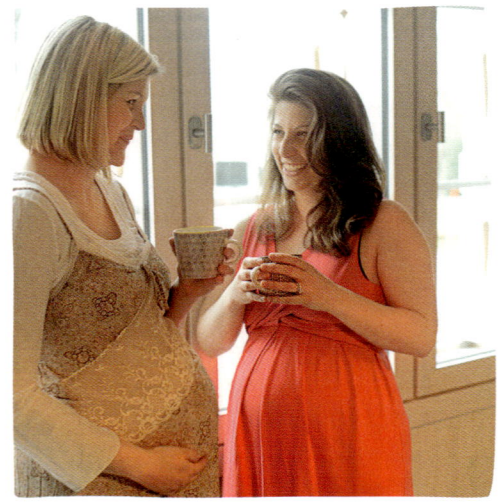

sind vielleicht alleine zu Hause, und die Gedanken werden grundlos schwer. „Werde ich mich bei der Geburt ausgeliefert fühlen? Was wird, wenn unser Kind nicht gesund geboren wird? Werde ich eine gute Mutter sein? Kann ich alles so schaffen wie bisher?" Auch in der Nacht lassen diese Ängste Sie nicht los, ängstigende Träume kommen hinzu. Die Schlafforschung hat ergeben, dass sehr viele Frauen in den letzten Wochen der Schwangerschaft intensiv und teilweise sehr beunruhigend träumen. Da hilft nur, die Nähe Ihres Partners oder eines anderen Menschen zu suchen, dem Sie sich anvertrauen können und der es versteht, Sie zu überzeugen, wie wenig real Ihre Sorgen sind. Ihre Hebamme und Ihr Arzt haben auch immer ein offenes Ohr für Ihre Sorgen. Durch die heutigen Schwangerschaftskontrollen mit fachgerechten Ultraschalluntersuchungen und Infektionsabklärungen ist es extrem unwahrscheinlich, dass Sie bei der Geburt eine schlimme Überraschung erleben und etwas nicht gut verläuft.

Was kann ich gegen meine Unruhe tun?

Ihre große Unruhe in diesen letzten Tagen ist sowohl für Sie wie auch für Ihren Partner schwer zu ertragen. Greifen Sie auf bewährte Beruhigungsstrategien zurück:

- Versuchen Sie in den letzten Wochen einen Mittagsschlaf zur festen Routine werden zu lassen. Gehen Sie mittags mit einem guten Buch ins Bett und lassen Sie leise schöne Musik laufen – schon werden Sie schlafen können.
- Oder Sie vertiefen sich in Yoga-Übungen.
- Macht Sie das Alleinsein unruhig? Freundinnen mit Kindern haben vielleicht Zeit, mit Ihnen spazieren zu gehen.

Wen möchten Sie bei der Geburt dabeihaben?

Möchten oder brauchen Sie außer der vertrauten Hebamme jemanden, der Sie die vielen Stunden während der Geburt ganz nah begleitet? Wenn ja, wen hätten Sie am liebsten dabei, eine Freundin, Ihre Mutter oder Ihren Partner? In über 90 % der Geburten begleitet heute der Partner die Gebärende. Und die meisten Paare betrachten das gemeinsame Erleben der Geburt ihres Kindes als ein einmaliges, unvergessliches Ereignis. Für die Frau ist es hilfreich, einen Partner zu haben, der die Zusammenarbeit mit den Geburtshelfern vereinfacht. Dennoch entscheiden sich manche Frauen dagegen (auch das dürfen Sie laut aussprechen), und manche Männer haben große Bedenken, bei der Geburt dabei zu sein. Sie zögern, da sie Angst vor ihrer eventuellen Untätigkeit bei der Geburt haben. Viele fürchten auch, Blut, Fruchtwasser und das Leiden ihrer Partnerin nicht ertragen zu können, manche gar, das Bild von der Partnerin zu verlieren, das bis dahin mit erotischer Intimität und Sexualität assoziiert war.

Eine Begleitung zu einer Kontrolluntersuchung, eine gemeinsame Kreißsaalbesichtigung oder ein Gespräch mit einer Hebamme oder Paaren, die eine Geburt gemeinsam als sehr schön erlebt haben, können helfen, die Entscheidung zu überdenken.

KIND

Bald geht's los

Da die Fruchtwassermenge jetzt nicht mehr zu-, sondern eher abnimmt, wird der Bewegungsspielraum für Ihr Baby immer enger. Die Bewegungen verlieren so ihren boxenden Charakter. Wenn sich Ihr Kind zu diesem Zeitpunkt noch in Beckenendlange befindet, wird die Chance immer geringer, dass noch eine spontane Drehung in die erwünschte Schädellage stattfindet. Ihre Ärztin wird dies mit Ihnen besprechen und mit Ihnen ggf. die Notwendigkeit eines Kaiserschnitts diskutieren. Der feine Haarflaum (Lanugobehaarung) verliert sich in diesen Wochen, und auch die Schicht aus Käseschmiere auf der Haut wird dünner. Bei Jungen wandern die Hoden in die Hodensäckchen, damit nach der Geburt ihre weitere Entwicklung bei niedrigerer als der Körperkerntemperatur (37 °C) erfolgen kann.

Die Därme sind jetzt mit einer dicken, dunkelgrünen Masse, dem Mekonium – oder auch Kindspech genannt – gefüllt. Dabei handelt sich um eine Mischung aus abgeschilferter Darmschleimhaut, eingedickter Gallenflüssigkeit und Resten aus dem geschluckten Fruchtwasser sowie Haaren und Hautzellen. Grünes Fruchtwasser entsteht, wenn durch Darmtätigkeit – z. B. durch kurzfristigen Sauerstoffmangel – dieses Mekonium ins Fruchtwasser entleert wird. Ungefähr in diesen Wochen vor der Geburt beginnt die Bildung einer hormonellen Substanz in den kindlichen Nebennieren, die zur Geburtsauslösung beiträgt.

Wo, wie und von wem möchtet ihr euer Kind betreuen lassen?

9. MONAT · **ERFAHRUNGSBERICHTE**

· · · · · · · · · · · · · ·

Wir wollen nicht, dass unser Sohn in eine Kita geht. Solange es geht, wollen wir das allein hinkriegen. Wir haben eine tolle Familie und Freunde in der Nähe. Da springt jeder gerne mal ein. Lio soll mit drei Jahren in einen Kindergarten gehen. Es wird ihn sicher glücklich machen, wenn er mit anderen Babys krabbeln und kommunizieren kann. Wir werden sicher auch viel in Mütterzentren, zum Babyschwimmen etc. gehen. Als Alternative zur Kita können wir uns eine Tagesmutter vorstellen, aber das auch erst, wenn er zwei Jahre alt ist."

→ **MAGDALENA, 25 JAHRE**
→ STUDENTIN
→ ZUM ERSTEN MAL SCHWANGER

„Paul geht, seit er zwei Jahre alt ist, halbtags in den Kindergarten. Ich finde es zum einen wichtig, dass er soziale Kontakte mit Gleichaltrigen hat und dass er lernt, wie man sich in einer Gruppe verhält. Zum anderen habe ich so auch die Zeit, mit meiner Tochter alleine zu sein, wenn sie auf der Welt ist – so, wie ich es auch mit Paul gemacht habe. Mein Mann und ich haben das große Glück, dass unsere Eltern in der Nähe wohnen. Sie geben alles dafür, Zeit mit ihren Enkeln zu verbringen."

→ **ALINA, 29 JAHRE**
→ POLIZISTIN
→ HAT BEREITS EIN KIND

„EINEN EINTRITT IN DEN KINDERGAR-
TEN WÜNSCHE ICH MIR ERST, WENN
UNSER KIND ZWEI ODER DREI JAHRE
ALT IST. WENN MÖGLICH, MÖCHTE ICH
DREI JAHRE ELTERNZEIT NEHMEN UND
UNSER KIND IN DIESER ZEIT IN SEINER
ENTWICKLUNG BEGLEITEN. GERADE
DIE ERSTEN LEBENSJAHRE SIND EINE
SEHR INTENSIVE UND EREIGNISREICHE
ZEIT MIT VIELEN SPANNENDEN ENT-
WICKLUNGSSCHRITTEN. DIES IST EINE
EINZIGARTIGE, NICHT WIEDERKEHREN-
DE LEBENSPHASE, IN DER EINE TIEFE "
BINDUNG ENTSTEHT.

→ **ELENA, 40 JAHRE**
→ SOZIALPÄDAGOGIN/ERZIEHERIN
→ ZUM ERSTEN MAL SCHWANGER

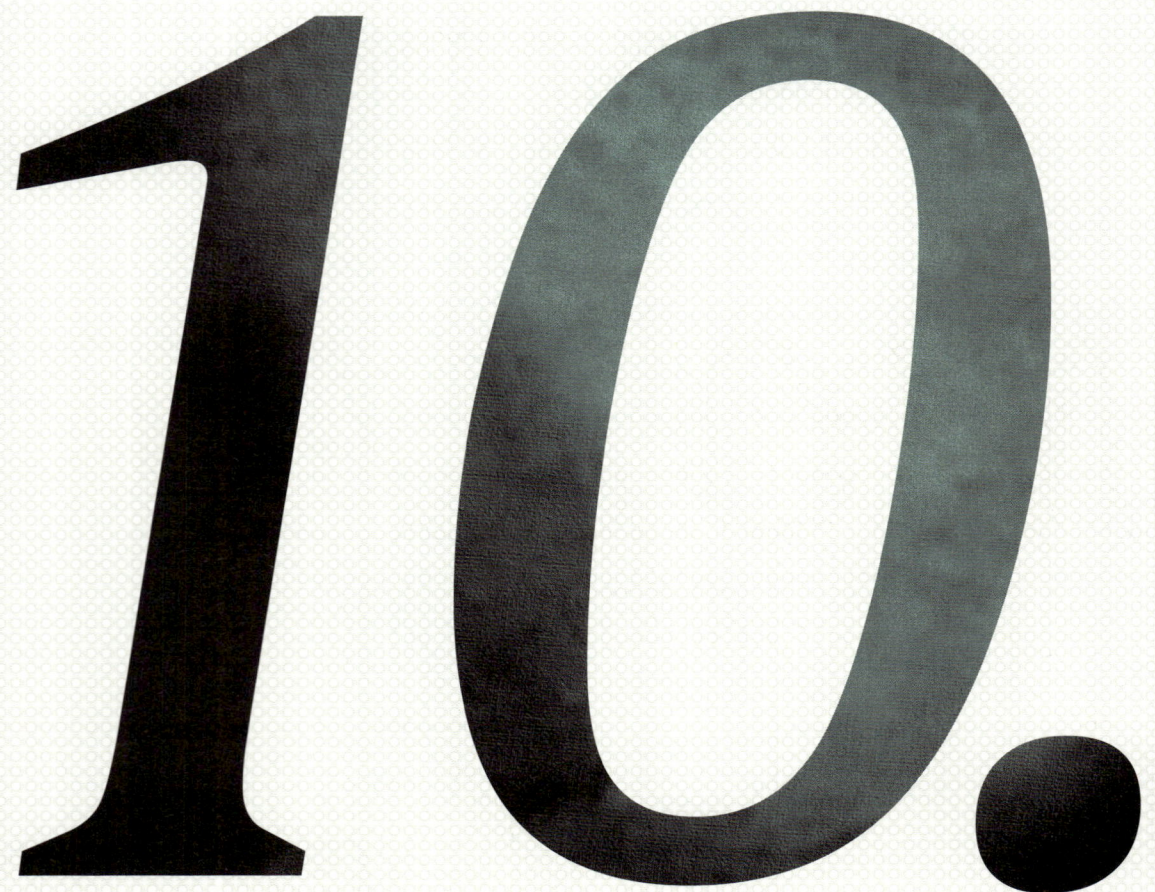

10.

JETZT NOCH MAL
ALLES PUTZEN!

HABEN WIR ALLES?

ALLES WARTET NUR AUF DICH.

CHECK! DER KLINIKKOFFER IST GEPACKT.

MONAT

WIE WEH TUN WEHEN WIRK-LICH?

WAS TUN, WENN DIE BLASE PLATZT?

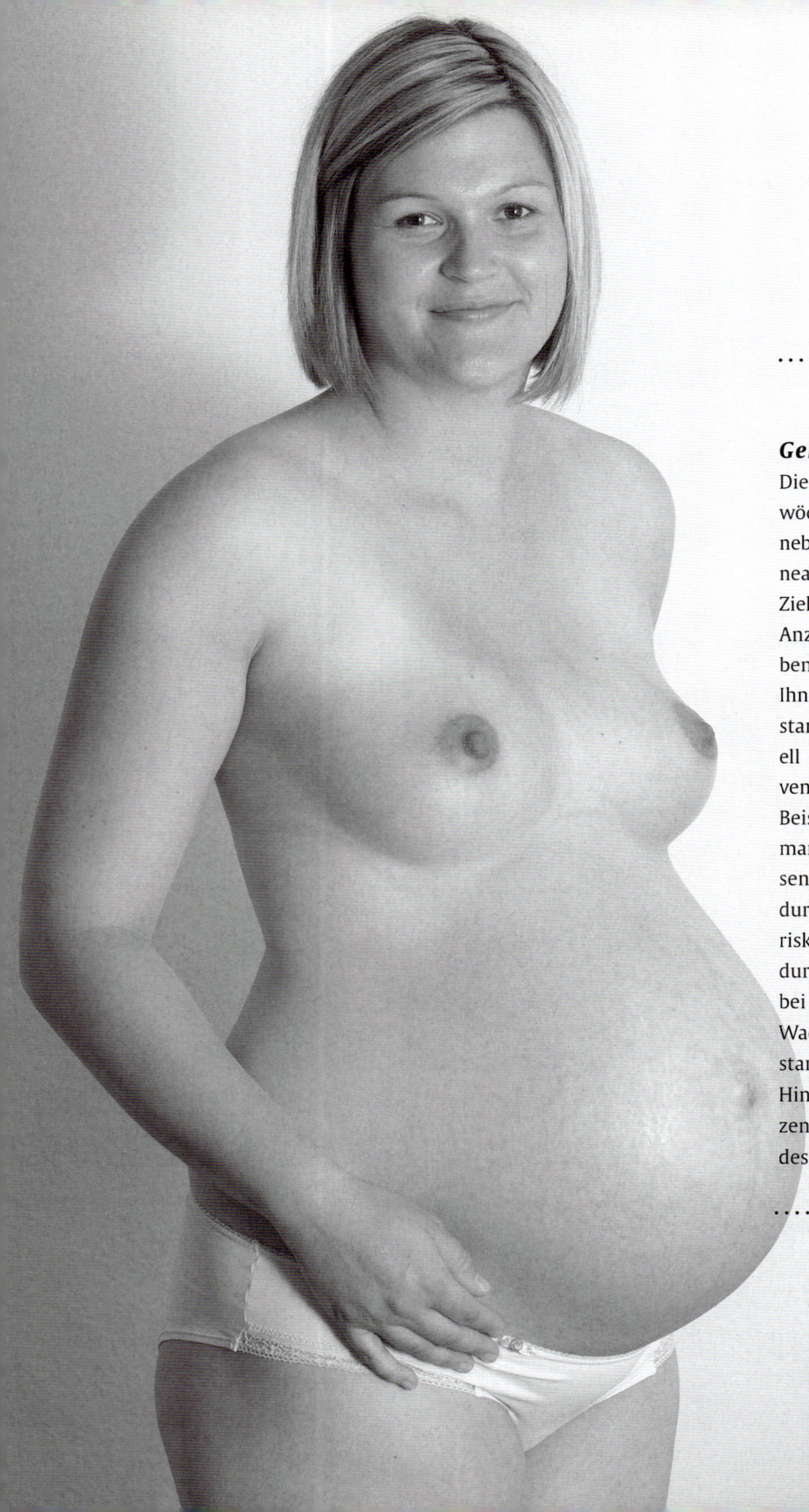

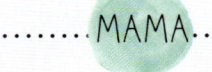

Geht es Ihnen beiden gut?

Die jetzt oft häufigeren, zum Teil wöchentlichen Untersuchungen haben neben den wiederkehrenden Routineabklärungen vor allen Dingen das Ziel, bei Ihnen und Ihrem Baby erste Anzeichen für Probleme rechtzeitig zu bemerken. Mögliche Probleme bei Ihnen können stärkere Ödeme, eine starke Gewichtszunahme und eventuell Kopfschmerzen sein. Einen elektiven, also geplanten Kaiserschnitt, zum Beispiel bei einer Beckenendlage, führt man in der Regel nach der abgeschlossenen 38. Schwangerschaftswoche durch. Das Baby ist ausgereift, und man riskiert nichts Unvorhergesehenes durch weiteres Zuwarten. Zeigen sich bei Ihrem Kind Bewegungsarmut, ein Wachstumsrückstand oder eine zu starke Abnahme des Fruchtwassers als Hinweise auf eine Abnahme der Plazentafunktion, so wird man die Geburt des Kindes anstreben.

Es kann LOSGEHEN

10. MONAT · **SSW 37** · 36+0 BIS 36+6

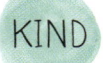

KIND

Ihr Baby kurz vor der Geburt

Ihr Baby nimmt jetzt wöchentlich 100–200 g zu. Die Fettdepots werden aufgefüllt, wobei ein großer Teil als Unterhautfett angelegt wird. Das lässt das Kind rundlicher und babyhafter aussehen.

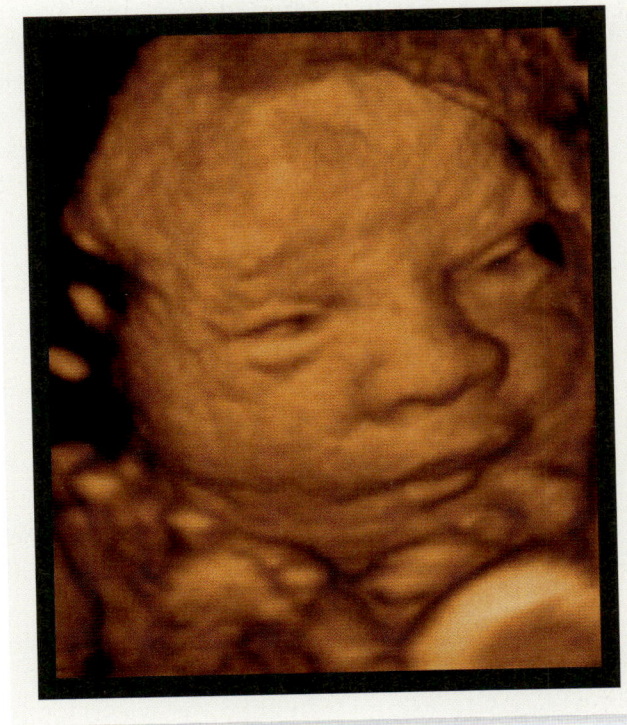

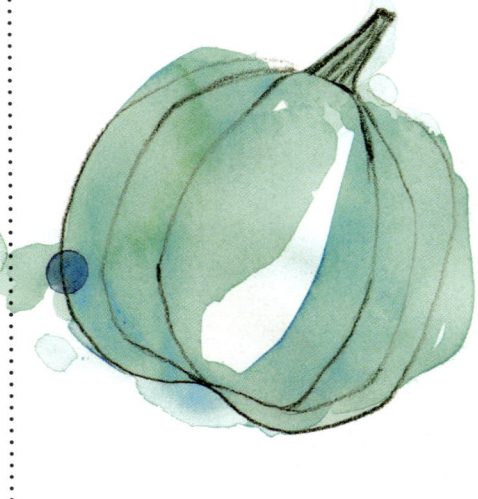

ICH BIN JETZT
45 CM GROSS

SO SEHE ICH JETZT AUS:

**Kurz vor der Geburt habe ich fast die Größe
eines Kürbisses – ein „großes" Wunder in deinem Bauch.**

Die letzten Untersuchungen

Es gibt eine Reihe von Untersuchungen, mit denen Ihr Arzt das Wohlbefinden Ihres Babys in kurzen Abständen gut beurteilen kann. Dabei handelt es sich um risikolose und schmerzlose Untersuchungen, bei denen kein Eindringen in den Körper erforderlich ist, sie sind also nicht-invasiv:

- Normales CTG: Beurteilung des Herzfrequenzniveaus und der Fluktuationen, das heißt, die Veränderung der Herzfrequenz wird beobachtet und beurteilt.
- Non-Stress-Test: CTG und Beurteilung der Herzfrequenzbeschleunigung bei kindlichen Bewegungen, die als kurze Spikes auf dem Wehenkanal zu erkennen sind, oder nach akustischer Stimulierung des Kindes (Wecken des Kindes)
- Stress-Test: CTG-Beurteilung bei spontanen oder durch Oxytozin ausgelösten Wehen (= Stress für das Kind) bzw. bei mütterlichen körperlichen Belastungen (Stehen, Kniebeugen, Treppensteigen), die zu einer Einschränkung der Plazentadurchblutung führen können
- Registrierung und Beurteilung der kindlichen Körper- und Atembewegungen durch Ultraschall
- Messung der Fruchtwassermenge durch Ausmessen größerer Fruchtwasser„Taschen" um den Fetus herum
- Doppler-Ultraschall zur Beurteilung der Menge und Art der Blutströmung in den Gefäßen (Nabelschnur, große Arterien, Hirnarterien beim Kind und auf der mütterlichen Seite Plazentagefäße)

Die Dammmassage

Der Damm ist das Gewebe zwischen After und Scheide. Während der Geburt wird es besonders stark belastet und kann sogar reißen. Ihre Hebamme wird Ihnen zeigen, wie Sie Ihren Damm auf die Belastungen während der Passage Ihres Kindes durch den Beckenboden vorbereiten können. Sie brauchen dafür täglich nur 5 – 10 Minuten und sollten damit ab der 36. Schwangerschaftswoche beginnen.

- Morgens oder abends vor dem Schlafengehen können Sie ein Sitzbad machen. Stellen Sie dazu einen Topf mit heißem Heublumen- oder Kamillen-Wasser in die Toilette und setzen Sie sich dann auf die Toilette.
- Machen Sie eine Massage mit Mandel- oder Weizenkeimöl. Führen Sie dabei zunächst einen Finger, nach ein paar Tagen zwei bis drei Finger einige Zentimeter tief in die Scheide ein. Dabei dehnen und massieren Sie das Gewebe mit Druck in Richtung After und zu den Seiten.

Alles gut vorbereitet?

Die letzten Wochen vor der Entbindung sind von den Vorbereitungen für das Baby geprägt. Legen Sie sich in Ruhe Checklisten an, damit Sie nichts vergessen.

→ DAS BRAUCHT IHR BABY ZU HAUSE

Es macht großen Spaß, die Ankunft des Babys vorzubereiten. Ein eigenes Zimmer für das neue Baby ist schön, aber in den ersten Monaten gar nicht unbedingt notwendig. Viele Eltern haben Ihr Baby ohnehin gerne nachts bei sich im Schlafzimmer.

Einige wenige Dinge müssen Sie sich aber anschaffen, sofern sie noch nicht vorhanden sind:

- Eine Wiege oder ein Stubenwagen, der in Ihrem Schlafzimmer noch Platz hat, ist für die ersten Monate sehr praktisch. Das erspart Ihnen nachts lange Wege.
- Sie können sich auch ein Beistellbettchen (Stillbett, Balkonbett) anschaffen, das am Elternbett auf gleicher

Höhe befestigt wird. Das Baby ist in den ersten Monaten bis zum Durchschlafen sicher in Ihrer Nähe, aber quasi im eigenen Bett. Das erspart Ihnen das anfangs so häufige Aufstehen.

- Eine andere Alternative ist ein höhenverstellbares, an den Seiten ausgepolstertes Gitterbettchen auf Rollen. Auch dann können Sie das Bettchen nachts an Ihr Bett heranrollen.
- Anstelle einer Zudecke empfiehlt sich die Anschaffung eines kleinen Schlafsacks.
- Ein großer Wickeltisch mit einer waschbaren Auflage oder ideal eine Wickelkommode zum griffbereiten Verstauen von Windeln und Babykleidung ist unverzichtbar. Lassen Sie sich in einem Fachgeschäft oder von Ihrer Hebamme bezüglich der Erstausstattung für die Babykleidung beraten.
- Ein atmungsaktives, waschbares, sehr langes Stillkissen mit feinkörniger Füllung kann Ihnen bereits in der Schwangerschaft für eine gute Schlafposition sehr nützlich sein. Beim Stillen im Liegen ist es ideal zum erhöhten Anlegen des Kindes.

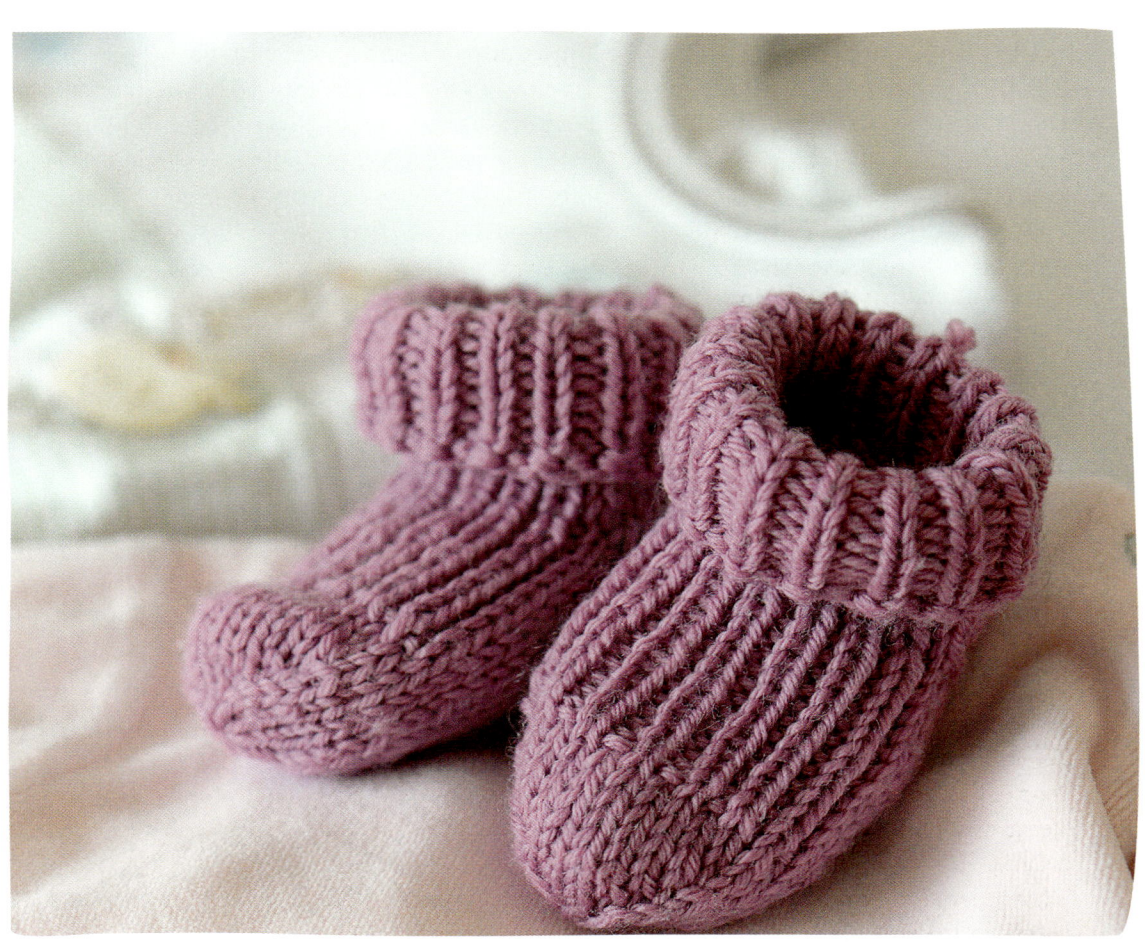

- Schon für die Fahrt von der Klinik nach Hause brauchen Sie einen Kindersitz im Auto (Babyschale). Das ist gesetzlich vorgeschrieben.

Das sind bereits die wichtigsten größeren Anschaffungen, die Sie sich auch von den Großeltern oder Freunden als Geschenk zur Geburt wünschen können. Andere größere Anschaffungen können Sie in Ruhe überlegen. Zum Baden tut es am Anfang noch das Waschbecken im Bad.

Mit dem Baby unterwegs

Für den Transport Ihres Kindes im Auto haben Sie sicher schon eine Babyschale gekauft. Auch für die Anschaffung eines Kinderwagens ist jetzt in Ruhe Zeit. Dies kann eine kostspielige Angelegenheit sein, besonders wenn Sie eine flexible Kombi-Umbaulösung von der Geburt bis zum Kleinkindalter wünschen. Probieren Sie im Fachgeschäft, ob dieser Umbau und das Zusammenklappen zum Verstauen im Auto unkompliziert zu bewerkstelligen sind. Bei der Wahlmöglichkeit zwischen zahlreichen Modellen wird Ihnen vielleicht zum ersten Mal klar, welchen Anforderungen er genügen kann oder muss. In Second-Hand-Läden oder auf Kinderkleider-Basaren finden Sie eine große Auswahl gebrauchter Modelle, die meist in einem guten Zustand sind und Ihren Geldbeutel schonen.

Bei der Auswahl des Kinderwagens gilt es einiges zu beachten und zu bedenken:

- Wohnen Sie im Erdgeschoss? Wenn nicht, dann empfiehlt sich eine abnehmbare Tragetasche zum Hochtragen des Babys in die Wohnung.
- Wenn Sie noch ein Kleinkind haben, brauchen Sie ein Trittbrett zum Mitfahren.
- Wie groß ist Ihr Auto bzw. der Kofferraum?
- Soll Ihr Kind zu Ihnen gucken und möchten Sie die Sitzrichtung ändern können?
- Benutzen Sie mit dem Kinderwagen öffentliche Verkehrsmittel? Dann darf er nicht zu breit sein.
- Wo werden Sie ihn am meisten nutzen, auf ebenen Straßen oder auf Wald- oder Feldwegen? Das ist wichtig für die Reifengröße und -art.

Machen Sie sich vor dem Kauf am besten eine kleine Checkliste mit Ihren Anforderungen. Einige Dinge aber sind unverzichtbar:

- Die Liegefläche muss verstellbar sein. Ein junges Baby muss flach liegen können.
- Griffe oder Lenkstange müssen in der Höhe verstellbar sein.
- Ganz wichtig sind sehr gute Bremsen, die Sie beim Bergabfahren mit einer Hand oder einem Fuß bedienen können.
- Auch Einkäufe oder Kleidungsstücke sollten einen Platz in einem Netz oder einem Korb finden können.

→ DER KLINIKKOFFER – WAS SOLLTE NICHT FEHLEN?
Spätestens jetzt sollte Ihre Tasche für die Mitnahme ins Krankenhaus fertig gepackt sein, denn es könnte überraschend losgehen. Denken Sie daran, dass Sie das sogenannte Wochenbett durchaus nicht nur im Bett verbringen werden.

NICHT VERGESSEN!

- Dokumente: Mutterpass oder sonstige Unterlagen Ihres Arztes, Personalausweis, Familienstammbuch, Kostenübernahmebescheinigung Ihrer Krankenkasse

- Toilettenartikel (Binden für den Wochenfluss, Föhn, Handspiegel)

- Lippenpflegestift gegen trockene Lippen

- Ohrstöpsel und Augenmaske

- Brille, wenn Sie sonst Kontaktlinsen tragen

- Morgenmantel, Jogging-Anzug, bequeme Schuhe, Pantoffeln oder Rutschsocken

- Leggins, Hausanzug, T-Shirts oder Blusen

- Nachthemden, für das Stillen vorne zu öffnen

- Still-BH und -einlagen

- Laptop, iPod o. Ä., Fotoapparat und Videokamera, Mobiltelefon mit Ladegerät oder Telefonkarte, wenn die Klinik eigene Telefone nicht gestattet

- CDs, MP3-Player mit Ihrer Lieblingsmusik zum Entspannen

- Lesestoff, Schreibzeug, evtl. Tagebuch, Wecker

- Liste mit Telefonnummern der Personen, die nach der Geburt angerufen werden sollen

- Für Ihr Baby: Kleidung für den Nachhauseweg

- Für Ihren Partner: T-Shirts oder Hemden zum Wechseln (z. B. bei Wassergeburt), bequeme Schuhe, Erfrischungen, Snacks, Zahnbürste

ENDE *in Sicht*

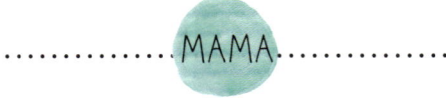

MAMA

Letzte Veränderungen

Mit dem Beginn der 38. Woche sind Sie – so
der Fachausdruck – „am Termin". Eine
Geburt ist jetzt keine Frühgeburt mehr. Sie
werden nun häufiger zu den Kontrollunter-
suchungen bestellt. Schreiben Sie Ihre drän-
genden Fragen auf, die Sie mit Ihrem Arzt
oder Ihrer Hebamme besprechen möchten.
Legen Sie sich nicht auf zu feste Vorstellungen oder gar Pläne für den Ablauf Ihrer
Geburt fest, sondern bleiben Sie offen für
alles, was auf Sie zukommt. Betonen Sie
Ihrem Arzt und Ihrer Hebamme gegenüber
die Erwartung, dass Sie und Ihr Partner in
alle Entscheidungen einbezogen werden
möchten.

- Der kindliche Kopf tritt in diesen Wochen
  in das knöcherne Becken ein und rutscht
  dadurch um mehrere Zentimeter tiefer.
  Ihr Zwerchfell wird etwas vom Druck
  nach oben entlastet, und Ihre Lunge kann
  sich wieder mehr entfalten. Das Atmen
  wird leichter.

- Es kann sein, dass das Tiefertreten des
  Kopfes zur auffallenden Veränderung
  Ihrer Bauchform und Ihres Schwerpunk-
  tes führt. Sie haben vielleicht das Gefühl,
  breitbeiniger gehen zu müssen.

- Sie verspüren seltenere, evtl. auch mes-
  serstichartige Kindsbewegungen; Ihr
  Bauch wird häufiger hart.

→ LAGE DES BABYKOPFES
*In den letzten Wochen tritt der Kopf des
Kindes ins Becken ein.*

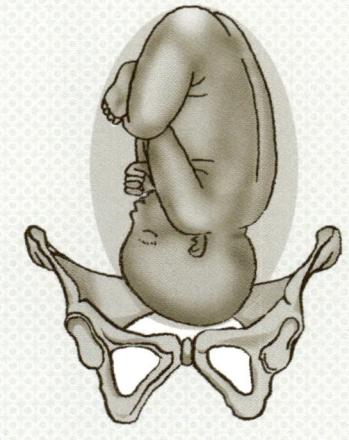

*Der Kopf des
Babys liegt
noch über dem
Beckenrand,
die
Gebärmutter
hat ihren
höchsten Stand.*

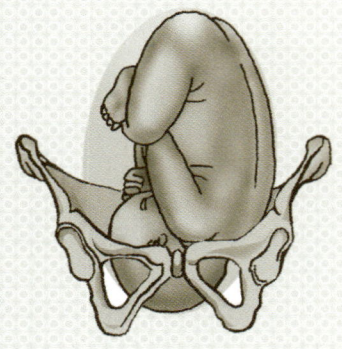

*Das Baby ist ins Becken eingetreten. Ihr
Bauch hat sich verändert, Sie atmen
leichter.*

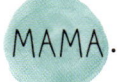

KIND

Plazenta und Nabelschnur am Maximum ihrer Leistung

Die Plazenta erreicht nun ihre endgültige Größe mit einem Durchmesser von etwa 20 cm und einem Gewicht von etwa ⅕ – ⅙ des Kindsgewichts. Auch die Nabelschnur ist nun bezüglich Durchmesser und Länge ausgewachsen. Ihre normale Länge beträgt etwa 50 – 55 cm. Sie liegt in der Regel als lose Schlinge um den Körper. Bei etwa 20 Prozent der Ungeborenen findet man die Nabelschnur einmal um den Hals gewunden, was nur bei einer sehr kurzer Nabelschnur eine Bedeutung hat, indem bei der Wehentätigkeit durch starken Zug die Durchblutung gedrosselt wird. Unglaubliche 1 500 Liter Blut pumpt der mütterliche Kreislauf in diesen letzten Wochen pro Tag in die Plazenta, um die Bedürfnisse des Kindes zu befriedigen. Auch viele Antikörper (Immunglobuline der Klasse IgG) werden so zum Kind transferiert, die es in der Gebärmutter und nach der Geburt gegen Infektionen schützen. Sie finden sich auch in der Muttermilch.

Die Plazenta gerät mit ihren Stoffwechselleistungen mehr und mehr an ihre Grenzen, je näher der Geburtstermin kommt. Der genetisch vorbestimmte Alterungsprozess trägt zum komplexen Vorgang des Geburtsbeginns bei. Dieser Alterungsprozess kann beschleunigt sein, wenn die Plazenta zwei Kinder versorgen muss, wenn geraucht wird oder wenn Sie bereits über 40 Jahre alt sind.

MAMA

Vorzeitiger Blasensprung

Der vorzeitige Blasensprung ist mit 10 – 20 % relativ häufig und unproblematisch bei einer Kopflage nach der vollendeten 37. Schwangerschaftswoche. Innerhalb weniger Stunden beginnt in der Regel spontan die Wehentätigkeit oder die Geburt wird nach etwa 12 Stunden eingeleitet.
Die Hauptursachen sind:
- vorzeitige Gebärmutterhalsreifung (Zervixreifung)
- zu viel Fruchtwasser
- Mehrlinge
- Infektion am unteren Teil der Fruchtblase (Eipol)
- Folge notwendiger ärztlicher Eingriffe

Beim Blasensprung beim unreifen Kind werden abhängig vom Schwangerschaftsalter schwangerschaftserhaltende Maßnahmen (wehenhemmende Medikamente [Tokolytika], Bettruhe, Antibiotika) gegen die Risiken einer Infektion der Eihäute (Amnioninfekt) abgewogen. Da Fruchtwasser ständig neu gebildet wird und der kindliche Kopf das Fruchtwasserleck auch ganz oder teilweise abdichtet, muss das Kind nicht gänzlich trocken liegen. Wichtige Wochen für die Reifung des Kindes können so bei frühem Blasensprung gewonnen werden. Die restliche Fruchtwassermenge wird mit häufigen Ultraschallkontrollen kontrolliert, die Mutter wird auf Anzeichen einer Infektion hin beobachtet.

Vorzeitige Plazentalösung

Eine vorzeitige teilweise oder vollständige Ablösung der Plazenta von der Unterlage kann in der Schwangerschaft oder während der Geburt des Kindes auftreten. Durch die Ablösung von der Haftstelle in der Gebärmutter können leichte bis sehr starke Blutungen (mit mütterlicher Schocksymptomatik) entstehen. Blutungen aus der Scheide können aber auch fehlen oder gering sein, wenn sich das Blut als Bluterguss (Hämatom) zwischen abgelöster Plazenta und Gebärmutterwand ausbildet. Das ist mit Ultraschall leicht feststellbar. Bei großflächiger Ablösung und Blutung sind Mutter und Kind sehr gefährdet. Das Kind wird von der mütterlichen Blutzufuhr abgeschnitten. Eine rasche Entbindung ggf. mit Schockbekämpfung ist dringend erforderlich. Die Ursache der vorzeitigen Lösung ist oft unklar. Vermehrt kommt sie vor bei der Placenta praevia (S. 96), nach stumpfer Bauchverletzung (Sturz oder z. B. Autounfall), nach Blasensprung, vor der Geburt des zweiten Zwillings, bei zu kurzer Nabelschnur oder bei mütterlichem Bluthochdruck.

Schmerzlinderung während der Geburt

Die meisten Frauen beschäftigt in den letzten Wochen vor der Entbindung die Angst vor den Schmerzen. Der Geburtsschmerz entsteht durch die Dehnung und kleine Einreißungen von Geweben bei Eröffnung des Gebärmutterhalses und bei der Passage des Kindes durch den Geburtskanal.

→ ENTSCHEIDEN SIE SPONTAN

Legen Sie sich vor der Entbindung nicht fest, wie Sie mit dem Schmerz umgehen wollen. Als Erstgebärende haben Sie möglicherweise eine lange Geburt mit intensiven Schmerzen vor sich und noch gar keine Erfahrung, welche Fähigkeit Sie haben, solche Schmerzen zu tolerieren. Auch Frauen, die schon Kinder geboren haben, können nicht wissen, wie sie die Schmerzen dieses Mal bewältigen werden. Zu starke Schmerzen können in einen wahren Teufelskreis von Angst und Panik, Verspannung und unwirksamen Wehen wieder zu einer Verstärkung der Schmerzen führen. Und diese Schmerzen können auch dem Baby schaden, denn starke Schmerzen führen zur exzessiven Atemsteigerung der Mutter während der Wehen und zu Atemstillständen in der Wehenpause, zu Blutdrucksteigerungen, zur Abnahme der Plazentadurchblutung und zum Sauerstoffmangel beim Kind.

Es darf nicht geschehen, dass Sie von den Schmerzen beherrscht werden und um Ihr vielleicht schönstes gemeinsames Erlebnis mit Ihrem Partner gebracht werden. Heute gibt es ein breites Spektrum wirksamer Hilfen (S. 258), um Schmerzen besser zu ertragen, sie abzuschwächen und gar auszuschalten. Dabei müssen Sie heute nicht mehr fürchten, Ihrem Kind damit zu schaden. Die Zeiten, in denen die Kinder aufgrund der eingenommenen Schmerzmittel nach der Geburt Probleme hatten, sind dank der Weiterentwicklung der Medizin vorbei. Seien Sie sicher, wenn Sie ein Kind zur Welt gebracht haben, müssen Sie nicht das Gefühl haben, versagt zu haben, nur weil Sie sich ein Schmerzmittel geben ließen.

PAPA

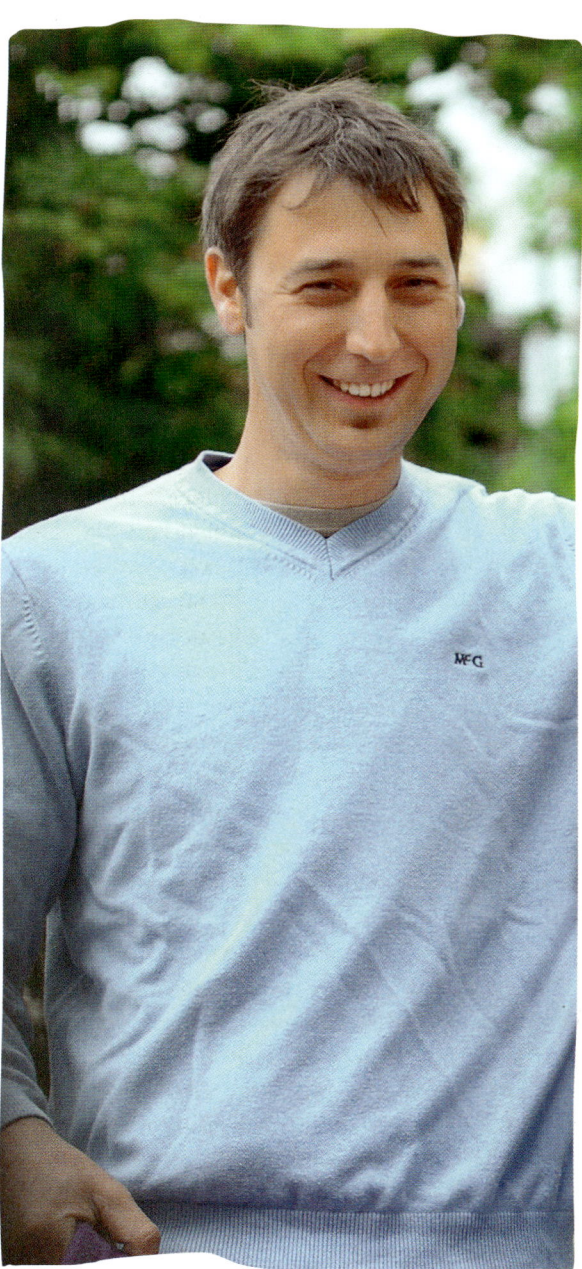

Aufgaben für Sie, lieber Papa in spe!

Viele Frauen spüren in dieser Zeit eine gewisse Ruhelosigkeit, verbunden mit einem Zwang, eher Unwichtiges noch zu erledigen. Übernehmen Sie die wichtige Aufgabe, Ihre Frau vor Überforderungen zu schützen.

Wichtig kann jetzt z. B. sein:

- Regeln Sie mit Ihrem Arbeitgeber und Ihren Kollegen rechtzeitig, dass Sie Ihren bereits angekündigten Urlaub ganz kurzfristig antreten können. Unternehmen Sie möglichst keine weiten Dienstreisen mehr und seien Sie jederzeit für Ihre Frau erreichbar.

- Prägen Sie sich die Fahrtroute zur Klinik (auch Alternativen bei Stau), die Lage der Parkplätze und den Weg in der Klinik zum Kreißsaal genau ein.

- Auch wenn das Herz überfließt, halten Sie am Plan fest, direkt nach Geburt nur wenige und enge Verwandte und Freunde von der Geburt zu informieren. Sie und Ihre Frau brauchen Zeit, ohne Besucher auszuruhen und mit dem Baby alleine sein zu können.

- Schicken Sie die Geburtsanzeigen nicht zu früh weg, um Ihre Frau und Ihr Kind vor zu vielen Besuchern zu schützen. Und lassen Sie das Schild „Nicht stören" öfter mal von den Schwestern an die Tür hängen.

- Entlasten Sie zu Hause Ihre Frau vom Kochen, Wäschewaschen und Putzen und organisieren Sie Hilfe.

KRÄFTE *sammeln*

.... MAMA ....

DAS ENDE DER SCHWANGERSCHAFT IST IN SICHT. Aufregend ist das komplexe Zusammenspiel der Vorgänge in der Gebärmutter, in Ihrem und im Körper Ihres Kindes, das die Geburt beginnen lässt.

Während der Schwangerschaft sorgen Zellen und Botenstoffe zusammen mit den Schwangerschaftshormonen im gesamten Organismus für den Ruhezustand der Gebärmuttermuskulatur, für die Reißfestigkeit der Eihäute und den festen Verschluss des Gebärmutterhalses. Diese Vorgänge spielen sich vor allem an der Kontaktstelle in der Gebärmutter zwischen dem mütterlichen und dem kindlichen Organismus, Gebärmutterhals und Dezidua einerseits und dem kindlichem Teil der Plazenta und den Eihäuten andererseits ab. Prostaglandine spielen sicher eine wichtige Rolle. Genau dort kommt es gegen Ende der Schwangerschaft zu einem veränderten Aktivitätszustand. Welche Faktoren die entscheidenden Veränderungen an der mütterlich-fetalen Kontaktstelle in der Gebärmutter in Gang setzen, weiß man trotz intensiver Forschung nicht. Das auslösende Signal kommt vom Kind. Nach den heutigen Erkenntnissen ist es ein noch nicht eindeutig charakterisierter Stoff aus den kindlichen Nebennieren/Nieren, der über den Urin und die kindliche Blase ins Fruchtwasser gelangt, der diese hormonelle Kaskade auslöst, die die regelmäßige Wehentätigkeit beginnen lässt, von amerikanischen Wissenschaftlern anschaulich „piss-factor" genannt.

Leider kennt man bisher beim Menschen kein Signal oder eine Veränderung im Blut, die man im Labor bestimmen könnte, die die beginnende Geburt sicher voraussagen könnte, so wie das bei einigen anderen höher entwickelten Säugetieren möglich ist. Es wäre eine große Erleichterung für betreuende Hebammen und Ärzte, aber besonders für die oft sehnsüchtig auf den Geburtsbeginn wartende Schwangere bzw. die wartenden Paare, wenn eine solche Voraussagemöglichkeit existierte.

> JETZT GEHT ES RASEND SCHNELL. IHR KIND IST FAST SCHON DA. GENIESSEN SIE DIE LETZTEN TAGE ALS SCHWANGERE UND GÖNNEN SIE SICH NOCH ETWAS RUHE.

KIND

Ihr Baby macht Atempausen

Wie Sie bereits wissen, trainiert Ihr Baby sein Atemsystem durch Perioden regelmäßiger Atembewegungen, gefolgt von mehr oder minder langen Pausen. Kleine Mengen Flüssigkeit werden dabei hin und her bewegt, was die Verbindung zwischen Lunge und Fruchtwasser herstellt.

Der die kleinen Lungenbläschen auskleidende Film (Surfactant) ließe sich in seiner Konzentration im Fruchtwasser bestimmen. Jetzt wäre diese vorhandene Lungenreife durch Punktion der Fruchtblase und Gewinnung von Fruchtwasser zu messen. Das tut man allerdings nicht routinemäßig in dieser späten Schwangerschaftswoche, allenfalls bei Geburtseinleitungen bei Schwangeren mit einem Diabetes. Diese besondere mütterliche Stoffwechsellage verhindert die rechtzeitige Surfactant-Bildung. Bei einer evtl. Geburtseinleitung wird man dann kontrollieren, ob die Lungenreife bereits vorhanden ist. Mit Ultraschall hat man bezüglich der Atmung erstaunliche Beobachtungen gemacht. Nach einer mütterlichen Mahlzeit werden die Atembewegungen schneller, nach dem Rauchen einer Zigarette z.B. werden sie langsamer und im Tiefschlaf sind sie meist nicht vorhanden. Je näher die Geburt rückt, umso länger werden die Atempausen. Sie können bis zu 120 Minuten dauern. In den Stunden der Geburt kann man sie gar nicht beobachten. Das Kind bereitet sich also irgendwie auf das Kommende vor, obwohl die Wissenschaft es noch nicht deuten, sondern nur beschreiben kann.

Eine weitere wichtige Anpassung für das Leben nach der Geburt, wenn Ihr Kind das 37 °C warme Fruchtwasser nicht mehr als schützende Wärmequelle um sich hat, ist die Bildung und Ansammlung einer besonderen Form von Fettgewebe, dem sog. braunen Fett. Es wird so genannt, weil es eine hohe Dichte von bräunlichen Mitochondrien in den Fettzellen hat, kleine „Kraftmaschinen", die mit der Nahrung zugeführte Kalorien in Wärme umwandeln können. Neugeborene Säugetiere, Tiere, die Winterschlaf halten, und Menschenkinder in den ersten Lebensmonaten besitzen diese Art eingebaute Heizung. Diese Fettform findet sich bei Neugeborenen am Hals, zwischen den Schulterblättern und im Brustbereich entlang der großen Gefäße und macht höchstens 5% der sonstigen Fettanlagerungen im Körper aus und nimmt im ersten Lebensjahr mehr und mehr ab. Haben Sie schon einmal ein Baby vor Kälte zittern gesehen? Ganz bestimmt nicht, auch wenn es stark ausgekühlt ist. Das passiert leicht, da Neugeborene im Verhältnis zum Gewicht eine sehr große Körperoberfläche haben. Die Muskeln sind am Lebensanfang nicht wie im späteren Leben in der Lage, durch Zittern (unsere klappernden Zähne, wenn wir stark frieren) Wärme zu bilden. Das braune Fett sorgt daher für eine zitterfreie Wärmebildung, so der Fachausdruck.

Auf die Plätze, FERTIG, LOS

10. MONAT · SSW 40 · 39+0 BIS 39+6

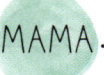

MAMA

DEN TAG DER GEBURT kann man nicht genau vorhersagen. Es hilft Ihnen auch nicht, sich auf den errechneten Termin zu fixieren. Nur etwa 4% der Kinder werden tatsächlich an dem vorher errechneten Termin geboren, 25% sind es innerhalb von einer Woche und 65% innerhalb drei

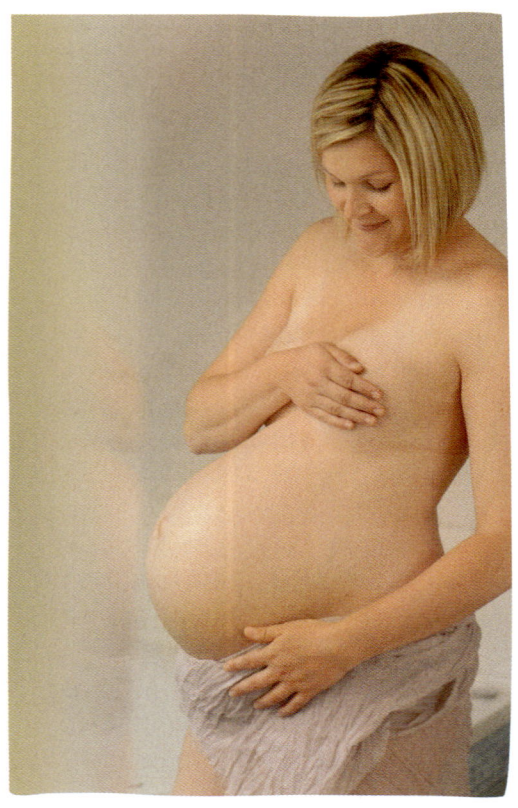

Wochen um diesen Termin. Das liegt nicht an der unzulänglichen Berechnungsformel, sondern an der großen individuellen Variabilität. Denken Sie nur an die Unterschiede im Menstruationszyklus. Eine große Zahl der Kinder kommt also in den Tagen rund um den Termin herum auf die Welt. Seelische und körperliche Zeichen, dass die Geburt bald losgehen könnte, gestatten keine sichere zeitliche Voraussage. Dass äußere Einflüsse, wie der Mond, Einfluss auf den Geburtsbeginn haben, scheint wohl eher ein Mythos zu sein. Sicher ist aber, dass eine Art innere Uhr, die viele unserer Körperfunktionen und -leistungen in einem Tagesrhythmus steuert, dafür verantwortlich ist, dass die Wehentätigkeit sehr oft in der Nacht beginnt.

Einige Veränderungen deuten darauf hin, dass nun bald mit dem richtigen Beginn zu rechnen ist:

- das Eintreten des Kopfes in das mütterliche knöcherne Becken
- veränderter Ausfluss, flüssiger oder leicht blutig, oder sogenanntes Zeichnen, Abgang eines weiß-glasigen Schleimpfropfs, der in der Schwangerschaft den Gebärmutterhals verschließt und eine Barriere für Keime zum Schutz des Kindes vor Infektionen darstellt. Dieser 2–4 cm große Schleimpfropf kann auch blutige Auflagerungen haben, weil bei der Dehnung des Gebärmutterhalses kleinste Gefäße einreißen
- zunehmendes Hartwerden des Bauches, im warmen Badewasser nimmt die Häufigkeit zu
- oft nahe beim Beginn dünnflüssiger Stuhl oder Durchfall
- zunehmende ziehende Schmerzen im Kreuz oder im Schambeinbereich, oft periodenähnlich, die in die echten Wehen übergehen

······················· KIND ·······························

Ihr Baby ist bereit

Ihr Baby ist nun bereit, auf die Welt zu kommen. Seine Organe sind voll ausgereift. Auch die Lunge ist bereit für den ersten Atemzug. Ihr Baby ist nun etwa 50 cm lang und wiegt etwa 3 400 – 3 500 g. Sein Kopfdurchmesser beträgt rund 100 mm. Ein normales Gewicht hätte Ihr Baby aber auch, wenn es z.B. 2 800 oder 4 000 g wiegen würde, so wie es auch normal lang wäre mit z.B. 54 cm. In Deutschland werden die meisten Babys am Termin mit Gewichten zwischen 3 000 und 4 000 g und Längen zwischen 50 und 55 cm geboren. Den größten Einfluss auf das Gewicht hat erstaunlicherweise das Gewicht der Mutter bei Beginn der Schwangerschaft. Bei der Länge spielt die Größe beider Eltern die größte Rolle.

Die Terminüberschreitung

Auch wenn es dramatisch klingt, eine Terminüberschreitung ist zunächst etwas ganz Normales: Nur etwa 4 % aller Kinder – wie bereits gesagt – kommen genau am errechneten Termin ohne Zutun auf die Welt. Eine überlange oder übertragene Schwangerschaft beginnt aber erst mit dem ersten Tag der 43. Woche. Die 41. oder gar die 42. Woche abwarten zu müssen ist für viele Frauen eine große Belastung und oft eine körperliche Strapaze. Für alle Beteiligten sind es Tage angespannten, ungeduldigen Wartens. Ob die Schwangerschaft durch eine Einleitung mit Medikamenten oder durch einen jetzt geplanten Kaiserschnitt beendet wird, hängt sehr von Ihnen und Ihrem Partner ab, von Ihrer Geduld und Ihrem Selbstvertrauen. Am wichtigsten ist natürlich die Einschätzung Ihrer Hebamme oder Ihres Arztes, wie es Ihnen und vor allem Ihrem Kind geht. Eine echte

Übertragung ist eine absolute Indikation zur Beendigung der Schwangerschaft.

Der Grund dafür ist das dann mit jedem Tag zunehmende Risiko für Ihr Baby:

- Die Abnahme der Fruchtwassermenge kann zu Zwangshaltungen und Fehlstellungen an den Gliedmaßen führen.
- Die Alterung und die Abnahme der Funktionen der Plazenta gefährden die ausreichende Sauerstoffversorgung. Ein sichtbarer Hinweis auf Stress des Kindes ist grünes Fruchtwasser.

Wenn die Geburt eingeleitet werden muss, wird Ihre betreuende Hebamme ein CTG schreiben, eine Routineblutentnahme machen und dabei eine Verweilkanüle legen. Nach der Untersuchung des Muttermundes und eventuell einer letzten Größenbestimmung und Lagekontrolle Ihres Kindes wird mit Ihnen besprochen, welche Einleitungsmethode für Sie die richtige ist. Dabei kann eine wehenanregende Tablette geschluckt oder die Tablette als Zäpfchen oder ein wehenanregendes Gel in die Scheide eingebracht werden. Alternativen sind der Wehentropf, mit dem Sie das Wehenmittel über die Vene erhalten, oder eine mechanische Aufdehnung des Muttermundes mithilfe eines Ballons. Auch die Öffnung der Fruchtblase bei bereits leicht geöffnetem Muttermund kann das Vorangehen der Geburt unterstützen.

Wie öffentlich hast du über deine Schwangerschaft kommuniziert?

....

„Wir haben der Familie und engen Freunden von der Schwangerschaft erzählt. Klar spricht sich das schnell herum. Auf sozialen Netzwerken haben wir nichts gepostet. Auch nach der Geburt von Lio nicht. Ich habe lediglich ein Foto von Babyschuhen als Titelbild verwendet. Aber wir wollen nicht, dass sein Gesicht irgendwo im Internet auftaucht."

→ **MAGDALENA, 25 JAHRE**
→ STUDENTIN
→ ZUM ERSTEN MAL SCHWANGER

„Weder meine Schwangerschaften noch die Geburten und die Zeit nach der Geburt habe ich auf einem sozialen Netzwerk preisgegeben. Wir haben nach jeder Geburt eine Geburtsanzeige mit Bild und einem kleinen Text an unsere Freunde und Familie verschickt. Ich möchte meine Kinder nicht ohne ihr Einverständnis im Internet präsentieren. Und wer sich wirklich für uns und unsere Kinder interessiert, kann sich persönlich bei uns melden."

→ **SARAH, 26 JAHRE**
→ STUDENTIN
→ HAT ZWEI KINDER, VIER UND ZWEI JAHRE ALT

„ICH GEHÖRE ZU DEN WENI-
GEN MENSCHEN, DIE BIS-
HER NICHT BEI FACEBOOK
ODER ANDEREN SOZIALEN
NETZWERKEN ANGEMELDET
SIND. SOMIT WERDE ICH
MEINE SCHWANGERSCHAFT,
DIE GEBURT UND DIE ZEIT
NACH DER GEBURT NICHT
IM NETZ VERÖFFENTLI-
CHEN. MEINE FAMILIE UND
MEINE FREUNDE HABEN
ALLE GANZ PERSÖNLICH
VON DER FREUDIGEN NACH-
RICHT ERFAHREN."

→ CLAUDIA, 32 JAHRE
→ ÄRZTIN
→ ERWARTET IHR ERSTES KIND

„Ich finde, es darf ein bisschen Facebook sein! Die ersten Wochen und Monate der Schwangerschaft habe ich nichts auf Facebook gepostet, da es für mich kein Medium war, um Freunde und Bekannte davon in Kenntnis zu setzen. Nach der Geburt unseres Kindes werde ich aber bestimmt einige Fotos ins Internet stellen, weil ich wahrscheinlich so stolz sein werde, dass ich mich sofort mitteilen will."

→ NELE, 27 JAHRE
→ PERSONALREFERENTIN
→ ZUM ERSTEN MAL SCHWANGER

NOCH WARTEN ODER GLEICH IN DIE KLINIK?

DIE

WIE LANGE NOCH? ICH PLATZE GLEICH ...

BADEWANNE ODER GEBÄR-HOCKER?

WAR DAS SCHON EINE WEHE?

HALLO, MEIN KLEINES WUNDER!

ALLES DRAN?

GEBURT

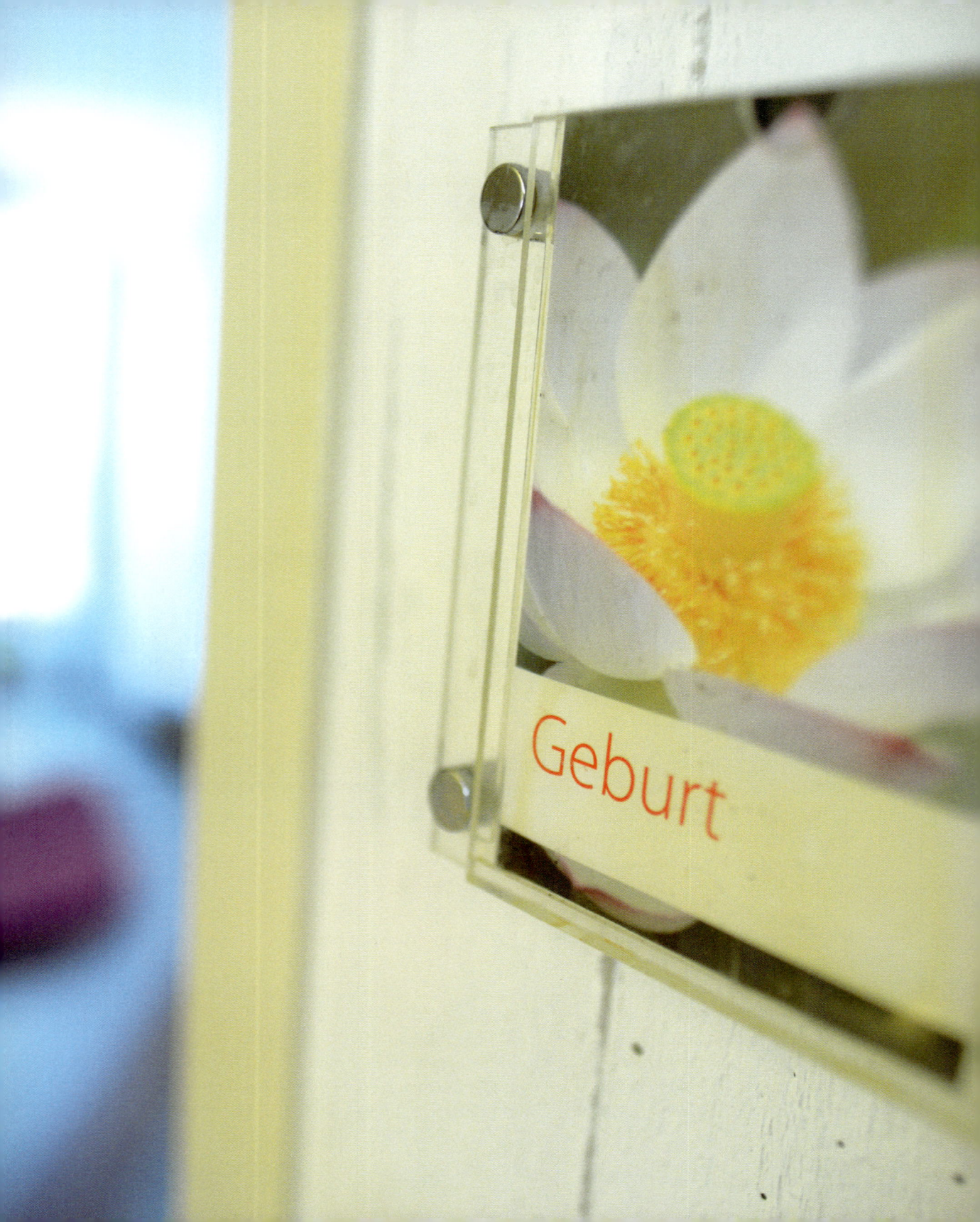

Geburt

In der Klinik

....

Die meisten Kinder werden im Kranken- oder in einem Geburtshaus auf die Welt gebracht. Hier kümmern sich Ärzte und Hebammen um Sie und sorgen für Ihrer beider Wohlergehen während der Geburt und danach.

DIE GEBURT IHRES BABYS, das Ziel und der Höhepunkt der Schwangerschaft, ist ein überwältigendes Erlebnis. Sie haben sich zehn Monate auf Ihr Kind gefreut, in wenigen Stunden werden Sie es endlich in den Armen halten. Vertrauen Sie auf die Fähigkeiten Ihres Körpers. Sie sind von Menschen umgeben, die Sie unterstützen und darüber wachen, dass Ihr Kind gesund das Licht der Welt erblickt. Freuen Sie sich darauf, Ihr Neugeborenes zu erleben, und genießen Sie die Momente des ersten Kennenlernens.

Die Geburt beginnt

Folgende Anzeichen zeigen Ihnen deutlich, dass es losgeht. Die Geburt beginnt

- mit Ziehen im Rücken oder über dem Schambein.
- mit Abgang von blutigem Schleim oder einem Schleimpfropf, was ein Zeichen für die Eröffnung des Muttermundes ist.
- mit regelmäßigen, wiederkehrenden Wehen, deren Abstände kürzer (weniger als 15 Minuten) und deren Dauer länger (mehr als 40–50 Sekunden) werden. Das krampfartige Zusammenziehen der Gebärmutter wird von zunehmenden Schmerzen begleitet, die unterschiedlich vom Rücken, vom Bauch oder tiefer unten vom Schambein ausgehen.
- bei etwa jeder 10. Geburt mit einem Blasensprung. Wehen setzen dann in der Regel nach einigen Stunden ein. Wenn bei Ihnen ein Kaiserschnitt geplant ist, wartet man die Wehentätigkeit nicht ab, sondern wird den Kaiserschnitt nach Ihrem Eintreffen in der Klinik durch-

führen. Geht das Fruchtwasser in größerer Menge schwallartig ab, ist es sehr eindeutig, dass ein Blasensprung erfolgt ist. Unsicherheit bleibt, wenn die Fruchtblase sich relativ hoch öffnet und der Kopf des Kindes nach unten den Abfluss behindert. Dann fließt das Fruchtwasser nur tröpfchenweise ab und kann vom Gefühl der Feuchtigkeit von Ausfluss oder Urin schlecht unterschieden werden. Eine pH-Messung, wie so oft empfohlen, hilft dem Laien wenig zur Unterscheidung. Beides, Scheidenmilieu und Urin, können ähnliche Werte wie das Fruchtwasser (pH 7,0–7,5) annehmen. Ihr Arzt hat im Zweifelsfall eine sichere Diagnostik.

Wann sollte ich in die Klinik fahren?

Wenn die Wehen alle 5–7 Minuten kommen, sollten Sie als Erstgebärende in die Klinik fahren. Bis zur eigentlichen Geburt kann es zwar noch Stunden dauern, aber richtig wohl werden Sie sich zu Hause nicht mehr fühlen. Niemand im Krankenhaus wird sich daran stören, wenn Sie tatsächlich zu früh kommen. Essen Sie jetzt möglichst nichts mehr. Trinken ist allerdings jederzeit möglich. Bei einem Blasensprung oder wenn Blut aus der Scheide fließt, sollten Sie umgehend in die Klinik fahren.

→ BLASENSPRUNG: WIE WERDE ICH IN DIE KLINIK TRANSPORTIERT?

Von Ihrer letzten Kontrolluntersuchung werden Sie wissen, ob der Kopf Ihres Babys bereits fest in Ihrem kleinen Becken liegt. Dann können Sie bei einem Blasensprung mit Zeit und Ruhe die Fahrt in die Klinik antreten. Bei noch hoch stehendem Kopf oder wenn Ihr Kind sich in Steißlage befindet, besteht ein kleines Risiko, dass die Nabelschnur nach unten vorfällt und die Durchblutung eingeengt wird. In diesem Fall sollten Sie sich mit leicht erhöhtem Becken liegend in die Klinik fahren lassen.

Es geht los – in der Klinik ankommen

Rufen Sie, wenn möglich, noch kurz vor der Abfahrt bei der Entbindungsstation an, dann werden Sie dort schon erwartet.

Möglicherweise liegen Ihre Unterlagen schon bereit, andernfalls wird die Hebamme Ihrem Mutterpass alle Informationen über Ihre bisherige Schwangerschaft und das Kind entnehmen. Bei einem geplanten Kaiserschnitt (S. 264) kommen Sie zur vereinbarten Zeit (ohne Wehen) in die Klinik und werden von Ihrer Hebamme aufgenommen.

Geht es wirklich los?

Ihre betreuende Hebamme wird zunächst feststellen, ob Ihre Einschätzung zutrifft. Dazu wird sie

- prüfen, wie häufig und wie regelmäßig die Wehen sind,
- erfragen, wie schmerzhaft sie sind,

- die Lage des Kindes und den Höhenstand des Kopfes ertasten und
- von der Scheide her untersuchen, wie weit der Muttermund (MM) gereift oder bereits eröffnet ist und ob die Fruchtblase noch intakt ist.

Abhängig vom Befund wird sie mit Ihnen die jetzt folgenden Vorbereitungen besprechen und bei Bedarf Ihren Arzt von Ihrer Ankunft informieren.

Notwendige Vorbereitungen

Hat die Aufnahmeuntersuchung durch die Hebamme ergeben, dass alles normal verläuft und noch ausreichend Zeit vorhanden ist, werden in Ruhe noch einige Vorbereitungen durchgeführt, wobei sich die Kliniken in manchen Dingen geringfügig unterscheiden:

- Möglicherweise dürfen Sie noch baden oder duschen (je nach Situation zur Entspannung, zur Schmerzerleichterung oder zur Förderung der Wehentätigkeit).
- Sie werden gebeten, die Blase zu entleeren, da eine volle Blase den Geburtsfortschritt behindert.
- Die Hebamme wird bei Ihnen Puls, Blutdruck, Temperatur und Gewicht kontrollieren.
- Dann erfolgt eine Blutabnahme zur Bestimmung der Blutgruppe (sofern noch nicht erfolgt) sowie von Hämoglobin und Hämatokrit. Außerdem wird eine Venenverweilkanüle gelegt. Diese erleichtert im späteren Verlauf der Geburt die Zufuhr von Schmerzmitteln oder – bei langen Geburten – eine Zufuhr von Kalorien oder Flüssigkeit.
- Schließlich wird etwa 30 Minuten lang ein CTG (in Seitenlage) abgeleitet, um sicherzugehen, dass es Ihrem Kind gut geht.

In den Stunden der Geburt dürfen Sie ohne Bedenken Getränke wie Wasser, Fruchtsaft, Tee, Kaffee oder Sportgetränke zu sich nehmen.

Die Dauer der Geburt

Sicherlich spüren Sie eine gewisse Ungeduld. Einerseits haben Sie den Moment, in dem es „losgeht", herbeigesehnt, andererseits wünschen Sie sich ungeduldig, dass alles bald vorbei ist. So ist „Wie lange wird es wohl dauern?" eine sehr häufig gestellte Frage.

Die Geburtsdauer ist definiert als die Zeit zwischen Beginn der Eröffnungswehen (nicht genau festzuhalten) und zur Geburt des Kindes. Die Dauer der Geburt ist individuell sehr unterschiedlich. Sie wird entscheidend von dem Verhältnis Größe des kindlichen Kopfes zum Geburtsweg (knöchernes Becken, Gebärmutterhals, Scheide und Beckenbodenmuskulatur) und von den Geburtskräften (Wehen) bestimmt.

Die Dauer der Geburt beträgt im Durchschnitt bei

- der erstgebärenden Frau etwa 12 Stunden (davon Austreibungsperiode bis zu 2 Stunden)
- der zweit- oder mehrgebärenden Frau etwa 8 Stunden (davon Austreibungsperiode 30–60 Minuten)

Der Geburtsfortschritt wird allerdings als viel aussagekräftiger angesehen als die absolute Dauer der Geburt in Stunden. Dabei betrachtet man:

- die Bewegung des Kindes (Höhenstand des vorangehenden Teils, meist Kopf) vom Beckeneingang bis zum Beckenboden (BB) sowie
- die Eröffnung des Muttermundes auf volle 10 cm. Das wird im sogenannten Partogramm festgehalten. Als guter Geburtsfortschritt wird die Muttermunderöffnung um etwa 1–1,2 cm pro Stunde bei Erstgebärenden und um 1,5 cm bei Mehrgebärenden angesehen.
- Eine Periduralanästhesie (S. 260), die Schmerzlinderung oder Schmerzfreiheit zum Ziel hat, verlängert in der Regel die Geburtsdauer, wobei besonders die Austreibungsphase bei fehlendem Mitpressen länger dauert. Generell sind Geburten länger geworden, wenn man sie mit den früheren Hausgeburten vergleicht. Man diskutiert den Einfluss der höheren Kindsgewichte.

→ WENN DIE GEBURT ZU LANGE DAUERT

Zu lange Geburten bergen Risiken wie Infektionen für Mutter und Kind und Sauerstoffmangel für das Kind. Da eine Geburt eine große körperliche Arbeit ist, führen überlange Geburten zwangsläufig zur Erschöpfung der Frau. Es gibt verschiedene Möglichkeiten, eine Geburt zu beschleunigen.

Nicht immer ist ein Kaiserschnitt notwendig. Man kann zunächst versuchen, die Wehentätigkeit anzuregen, beispielsweise durch

- einen Aufenthalt im warmen Wasser
- Herumlaufenlassen
- Positionswechsel (Schwerkraft im Stehen ausnutzen)
- eine Öffnung der Fruchtblase (bewirkt ein Tiefertreten des Kopfes) oder
- die Gabe von Oxytozin (Wehenhormon).

Im Kreißsaal – so angenehm wie möglich

Den Kreißsaal haben Sie schon bei der Klinikbesichtigung (S. 210) kennengelernt. Es gibt für die oft langen Stunden der Eröffnungswehen Möglichkeiten des Wechselns zwischen Ruhen auf einem breiten Bett (das später für die eigentliche Geburt des Kindes verkürzt oder für eine Zangen- oder Vakuumentbindung mit Beinhaltern umfunktioniert werden kann), Lagern auf Matten oder Knautschsäcken oder auch zum Entspannen in einer großen Badewanne. In jedem Raum finden sich natürlich auch die medizinisch notwendigen Dinge wie ein CTG, ein Blutdruckmessgerät, Ständer für Infusionen und Anschlüsse für Sauerstoff und Lachgas (wirkt schmerzlindernd).

Auch für Ihr Baby ist bestens gesorgt: Ein gut beheizter Platz für die erste Untersuchung sowie das Messen und Wiegen des Kindes befindet sich im Raum oder im Nachbarzimmer. Bei Anpassungsproblemen Ihres Kindes oder (vorsorglich) bei Risikogeburten wird ein Kinderarzt hinzugezogen, der alles Notwendige für eine Reanimation und Beatmung des Kindes vorfindet.

In den letzten Jahren gab es viele Veränderungen in den Kreißsälen mit dem Ziel, dem Kind einen sanften Übergang in das Leben zu ermöglichen, im engen Körperkontakt mit der Mutter, vom Vater sanft gestreichelt, gewärmt und vor grellem Licht geschützt. Hektik, grelles Licht, lautes Reden und schlagende Türen gehören heute der Vergangenheit an. So kann Ihr Kind in dieser sensiblen Phase ungestört Kontakt zu Ihnen aufnehmen, eine wichtige Grundlage für emotionale Stabilität und Vertrauen im späteren Leben.

Eine Wanne im Kreißsaal gibt es heute fast überall, in den Kliniken, im Geburtshaus und mit etwas Improvisation auch zu Hause. Baden wird von vielen Frauen sehr geschätzt, weil sie im warmen Wasser besser entspannen und die Schmerzen besser verarbeiten können. Der Schmerzmittelbedarf wird geringer, die Zahl der Dammschnitte und Kaiserschnitte nimmt ab. Die Geburtswannen sind größer als normale Badewannen, damit Ausstrecken und verschiedene Positionen möglich werden. Die Wassertemperatur liegt zwischen 34 und 36 °C. Die Überwachung des Kindes mit dem CTG ist mit wasserdichten Aufnehmern auf dem Bauch der Mutter möglich.

Der Aufenthalt in der Wanne ist nur für die Zeit der Eröffnung des Muttermundes oder auch bis zur Geburt des Kindes während der sogenannten Austreibungsphase möglich. Das Kind wird dann unter Wasser geboren, aber vor dem ersten Atemzug rasch aus dem Wasser gehoben und der Mutter oberhalb des Wasserspiegels auf den Körper gelegt. Diese Möglichkeit wählen allerdings nur wenige Frauen (< 2 %).

Die wichtige Rolle des Vaters

Wenn Sie als werdender Vater vielleicht bisher noch Zweifel über Ihre mögliche Rolle bei der Geburt hatten, können Sie jetzt im Kreißsaal sehr schnell Ihre wichtigsten Aufgaben für die kommenden Stunden erspüren: Vermitteln Sie Ihrer Partnerin Geborgenheit und das Gefühl, dass Sie gemeinsam alles viel leichter schaffen werden. Es ist erwiesen – und deshalb von Hebammen auch sehr geschätzt –, dass Geburten in harmonischer und verständnisvoller Zweisamkeit schneller und leichter verlaufen können. Helfen Sie mit herauszufinden, in welcher Position die Wehen am leichtesten zu ertragen sind. Seien Sie geduldig und nehmen Sie Ihre eigene Person zurück. Vielleicht haben Sie mit dieser eher passiven Rolle Probleme, zumal eigene Blutdruckschwankungen, Schwindel oder Schweißausbrüche auch das eigene körperliche Wohlbefinden infrage stellen können. Manche Väter leiden auch darunter, in ihren Augen hilflos ihrer Frau bei den Schmerzen zusehen zu müssen. Aber durch ihre Anwesenheit und Zusprache unterstützen sie ihre Frau so gut, dass 90 % der Frauen angeben, bei ihrer nächsten Geburt ihren Partner genauso in gleicher Weise gerne dabeihaben zu wollen.

Die Phasen der Geburt

Das Einsetzen der Wehen zeigt Ihnen unmissverständlich, dass Ihr Kind auf dem Weg ist. Bis es so weit ist, gilt es noch einige Stunden harte Arbeit zu verrichten. Bereits während den letzten Wochen der Schwangerschaft haben Sie einige Formen der Wehen kennengelernt. Ihre Gebärmutter hat sich schon vorbereitet. Unter der Geburt werden dann noch einmal verschiedene Wehentypen unterschieden:

- **Geburtswehen** sind rhythmisch wiederkehrende, 60 Sekunden lange, zunehmend schmerzhafte Wehen, die zur Geburt des Kindes führen. Man unterscheidet bei den Geburtswehen
  - Eröffnungswehen (führen zur vollständigen Eröffnung des Muttermundes)

- Austreibungswehen (verstärkte, rhythmische Wehen zur Austreibung des Kindes) und
- Presswehen (verstärkte Austreibungswehen durch aktives Mitpressen durch die Bauchdecke)

- **Nachgeburtswehen** setzen einige Minuten nach Geburt des Kindes ein und führen zur Lösung der Plazenta.

- **Nachwehen** sind in den ersten Wochenbettstagen häufig. Sie dienen der Blutstillung und fördern die Rückbildung der Gebärmutter. Sie sind bei Frauen, die bereits mehrere Kinder geboren haben, oft schmerzhafter als nach der Geburt des ersten Kindes.

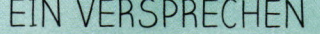

EIN VERSPRECHEN

Keine Frage, eine Geburt ist anstrengend. Sie werden vielleicht zwischendurch alles verfluchen, Ihren Mann, die Idee, Kinder bekommen zu wollen, im Speziellen, Kinder im Allgemeinen und die Hebammen und Ärzte sowieso. Das ist natürlich. Ihr Körper vollbringt Höchstleistungen und die Schmerzen, die bei der Eröffnung des Muttermundes entstehen, können ganz schön fies sein. Nehmen Sie Ihre Gefühle an, haben Sie kein schlechtes Gewissen und wandeln Sie Ihre Aggressionen in Energie und Kraft um, die Sie für die Geburt gut gebrauchen können. Wenn Ihr Kind da ist, werden alle Schmerzen völlig verflogen sein. Versprochen!

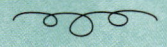

Die Geburt wird durch die natürlichen Vorgänge in folgende drei Hauptphasen eingeteilt:

- **erste Geburtsphase:** Eröffnungsperiode (mit Latenzphase und Aktivphase mit Übergangsphase)
- **zweite Geburtsphase:** Austreibungsperiode (mit früher Austreibungsperiode und Pressperiode)
- **dritte Geburtsphase:** Plazentar- oder Nachgeburtsperiode

Geht es dem Baby gut?

Die Geburt bedeutet auch für Ihr Baby eine große Anstrengung. Deshalb ist es wichtig, ständig zu kontrollieren, ob das Kind auch genügend Sauerstoff erhält. Dies erfolgt durch Kontrolle der Aufzeichnung der kindlichen Herzaktion und der Wehentätigkeit. In der Regel wird zu Beginn der Geburt ein Eintritts-CTG gemacht. Im Verlauf der Eröffnungsphase ab einer Öffnung des Muttermunds um 3 cm und in der Übergangsphase und Austreibungsperiode wird ein CTG angelegt. Mit den heutigen CTGs ist es Ihnen auch möglich im Raum umherzulaufen.

Die Eröffnungsperiode

Die Eröffnungsperiode ist die Zeit vom Geburtsbeginn bis zur vollständigen Eröffnung des Muttermundes. In dieser Zeit tritt der Kopf (oder der Steiß) des Kindes kontinuierlich tiefer. In der Latenzphase steht die Verkürzung des Gebärmutterhalses mit geringerer Eröffnung des Muttermundes im Vordergrund. Das ist die Phase, die bei Erstgebärenden besonders lange dauert. Dann führen kräftige Wehen in der Aktivphase zur raschen Eröffnung des äußeren Muttermundes. Die Wehen werden schmerzhafter, der Anästhesiearzt kann aber zu Beginn der Aktivphase eine PDA/ EDA (S. 260) zur Schmerzlinderung legen. Ist eine PDA nicht möglich, können auch kurzwirksame Opioide zur Schmerzlinderung über eine PCA (= patient controlled analgesia) angewandt werden. Hier können Sie über einen Knopfdruck die Dosis selbst auslösen, wobei eine Maximaldosis nicht überschritten werden kann. In der Übergangsphase fehlen meist nur ein oder zwei Zentimeter oder sogar nur wenige Millime ter bis zur vollständigen Eröffnung des Muttermundes. Diese vollständige Eröffnung, das Tieferschieben des Kindes in den Geburtskanal und der Druck des vorangehenden Kindsteiles auf den unteren Teil der Gebärmutter führen zu meist extrem schmerzhaften Wehen. Sie kommen jetzt alle 2 – 3 Minuten und können bis zu 90 Sekunden dauern. Bereits jetzt können Sie einen zwanghaften Drang zum Mitpressen spüren. Dem dürfen Sie aber erst nachgeben, wenn die Hebamme durch eine Untersuchung feststellt, dass der Muttermund vollständig aufgeweitet ist und der vorangehende Teil des Kindes zur Welt kommen wird. Dann dürfen Sie pressen.

→ HILFEN IN DER ERÖFFNUNGSPERIODE

Oft platzt die Fruchtblase in der Eröffnungsphase von selbst, was zu einer Geburtsbeschleunigung führt, da die so freigesetzten Prostaglandine die Wehen intensivieren und der Kopf Ihres Kindes tiefer tritt und mithilft, den Muttermund zu weiten.

Wenn die Fruchtblase noch nicht geplatzt ist und die Wehen nicht häufig oder stark genug sind, kann der Arzt oder die Hebamme mit einer Eröffnung der Fruchtblase bei etwa 4 – 5 cm Muttermunderweiterung diese Mechanis-

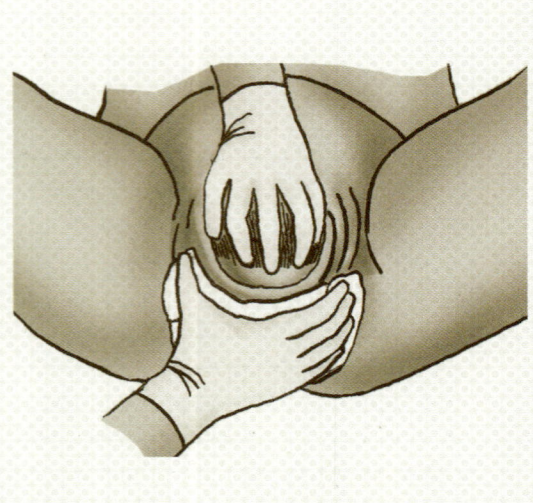

Was bewirkt der Dammschutz?

Beim Durchtritt des Kopfes und auch der Schultern durch die Scheide wird der Damm (Gewebe zwischen After und Scheide) maximal gedehnt und ist gefährdet, einzureißen. Die Hebamme wird den Damm schützen, indem sie Kopf und Schultern durch sanften Gegendruck auf den Kopf und mit einem sterilen Tuch auf den Damm- und Afterbereich langsam herausgleiten lässt und dafür sorgt, dass sich der Kopf nicht zu früh streckt. Während früher fast routinemäßig bei jeder Geburt ein Dammschnitt erfolgte, weiß man heute, dass dies bei guter Vorbereitung durch regelmäßige Dammdehnung, durch Massage und Einreiben von Ölen und einem guten Dammschutz in den meisten Fällen unnötig ist. Sollte doch ein Schnitt erforderlich sein, so wird dieser direkt nach der Entbindung in Lokalanästhesie genäht.

men ausnutzen und die Geburt vorantreiben. Es gibt allerdings auch Situationen, so z.B. bei der Steißlage, in denen man mit der Eröffnung zurückhaltend ist, weil man für das Kind die schützende und die den Geburtskanal weitende Hülle der Fruchtblase so lange wie möglich erhalten will. Auch eine für die Blutzirkulation gefährliche Einengung der Nabelschnur zwischen kindlichem Körper und mütterlicher Beckenwand tritt bei intakter Fruchtblase kaum auf. Mit verschiedenen Medikamenten kann man die Wehen verstärken (Oxytozin) oder hemmen (Tokolytika).

→ WENN SIE NOCH NICHT PRESSEN DÜRFEN …

… zum Beispiel, weil Ihr Kind noch nicht richtig eingestellt ist, wird Ihre Hebamme Sie anleiten, nicht in den Bauch zu atmen, sondern ganz flach zu atmen („hecheln") oder zu pusten. Manchmal hilft auch ein Positionswechsel, z.B. in die Vierfüßlerposition oder eine Beckenhochlagerung, um den Druck des Kindskopfes wegzunehmen und dem frühen Pressdrang entgegenzuwirken.

→ NABELSCHNURVORFALL

Ein Nabelschnurvorfall geschieht relativ selten und nur, wenn zwischen Kind und Becken eine große Lücke vorhanden ist. Gefürchtet ist dann die nicht ausreichende Sauerstoffversorgung des Kindes durch Kompression der Nabelschnur, meist während der Wehen und beim Tiefertreten des vorangehenden Teiles. Behandlungsmöglichkeiten sind die Beckenhochlagerung, die Wehenhemmung für ein mögliches Zurückschlüpfen der Nabelschnur und der Notfallkaiserschnitt.

→ GESTÖRTE SAUERSTOFFZUFUHR GEFÜRCHTET

Die Überwachung Ihres Babys während der Eröffnungs- und Austreibungsphase gilt in erster Linie der ausreichenden Sauerstoffversorgung. Bereits eine 4–5 Minuten lange Unterbrechung der Sauerstoffzufuhr kann geistige und motorische Entwicklungsstörungen verursachen. Nabelschnurvorfall, vorzeitige Lösung der Plazenta und die Blutdrosselung in der Gebärmuttermuskulatur durch zu häufige und zu intensive Wehen gehören zu den Hauptgründen.

Einem Nabelschnurvorfall kann man durch Beckenhochlagerung und einen Versuch der Reponierung der Nabelschnur begegnen. Bei der vorzeitigen Lösung muss die Geburt umgehend beendet werden, je nach Geburtsfortschritt ist das operativ mit der Vakuumglocke bzw. mit der Zange durch die Scheide möglich (S. 264) oder mit einem Kaiserschnitt, wenn der Muttermund noch nicht vollständig eröffnet ist. Zu intensive Wehen können medikamentös beeinflusst werden.

Die Austreibungsperiode

Die Austreibungsperiode beginnt mit der vollständigen Muttermunderöffnung und endet mit der Geburt des Kindes. Sehr druckstarke, lang anhaltende Wehen treiben das Kind durch den verbleibenden Geburtskanal in Richtung Beckenboden. Möglicherweise müssen Sie auch jetzt noch mal hecheln oder pusten, damit der Druck nicht zu groß wird und kein Gewebe einreißt. Erst wenn das Kind in der richtigen Position ist, was die Hebamme ertasten kann, dürfen Sie dem immer stärker werdenden Drang zum Mitpressen nachgeben.

Jetzt wird das Baby mit starkem Druck Richtung Scheidenausgang gepresst. Wenn Sie dazu noch bestimmte Positionen einnehmen, wie zum Beispiel Hocken, Vierfüßlerstand oder Liegen mit weit geöffneten und nach oben gezogenen Beinen (dadurch wird das Becken erweitert), reichen oft wenige Wehen in dieser Pressphase, bis Ihr Kind auf der Welt ist.

→ HILFEN IN DER AUSTREIBUNGSPERIODE

Geht die Geburt in dieser Phase trotz Lagerungsänderungen nicht vorwärts, so kann es sein, dass ein Kaiserschnitt durchgeführt werden muss oder, wenn der Kopf tiefer steht, das Baby mithilfe der Zange oder der Saugglocke (S. 264) geholt wird. Mit dem Einsatz dieser operativen Verfahren ist man zurückhaltend, solange es Mutter und Kind (CTG-Beurteilung) gut geht. Ist die Mutter erschöpft oder zeigt das CTG Warnsignale für Sauerstoffmangel, muss allerdings gehandelt werden.

Die Plazentar- oder Nachgeburtsperiode

Diese Phase dauert von der Geburt des Kindes bis zur Ausstoßung der Plazenta mit Nabelschnur und Eihäuten. Nachdem Ihr Kind geboren ist, löst sich nach einer 5–15 Minuten langen Wehenpause die Plazenta in der Regel spontan mit ein oder zwei kräftigen Nachgeburtswehen. Die Kontrolle, dass keine Plazenta- und Eihautreste zurückgeblieben sind, erfolgt durch sehr sorgfältige Betrachtung der Plazenta. Zurückgebliebene Stücke erschweren das Zusammenziehen der Gebärmutter und führen zu stärkeren Blutungen. Sie müssen sehr rasch mit einer Austastung entfernt werden. Anschließend werden Sie vorsorglich noch etwa zwei Stunden beobachtet, um einen möglichen Blutverlust frühzeitig zu bemerken.

→ HILFEN IN DER NACHGEBURTSPERIODE

Es gibt verschiedene Möglichkeiten, die Ablösung der Plazenta zu unterstützen, die Nachgeburtsperiode zu verkürzen und die Nachblutung zu verringern:

- Unterstützung der Ablösung durch Druck auf den Bauch
- Saugen des Babys an der Brust
- ein leichter Zug an der Nabelschnur
- das Leeren der Harnblase oder
- eine intravenöse Injektion eines synthetischen Oxytozins

Der normale Blutverlust liegt zwischen 200 und 400 ml.

Positionen während der Geburtsphasen

Heute können Sie Ihr Kind in der Position entbinden, die Ihnen am angenehmsten ist. Im Geburtsvorbereitungskurs lernen Sie die verschiedenen Möglichkeiten kennen:

- Bewegung: In der Eröffnungsperiode haben Sie vielleicht am wenigsten mit den Schmerzen zu kämpfen, wenn Sie herumlaufen oder im warmen Bad liegen. Auch häufiger Wechsel mag Ihnen guttun. Später, wenn die Austreibungsphase begonnen hat, wird die Hebamme Ihnen helfen, die Position zu finden, die für die Passage des Kindes am günstigsten ist.
- Hocke: Ein runder Rücken erweitert die Geburtswege ebenso wie eine Hockstellung. Beim Beckenausgang kann das bis zu 1,5 cm Durchmesser ausmachen, und jeder Zentimeter ist entscheidend.
- Aufrechte Position: In einer aufrechten Position werden die Wehen kräftiger und die Schwerkraft wird genutzt. Der tiefer tretende Kopf trägt durch den Druck auf den Muttermund auch in der Wehenpause – mehr als im Liegen – zur Eröffnung bei. Auch das Mitpressen am Schluss ist viel effektiver in aufrechter Position, z. B. sitzend, an Ihren Partner angelehnt, als in Rückenlage.

So bewältigen Sie die Schmerzen

Schon oft sind Überlegungen angestellt worden, warum die Geburt als einziges biologisches Ereignis in unserem Leben, das keinen eigentlichen Krankheitswert hat, von Schmerzen begleitet wird. Erklärungen wie Schmerzen als eine Folge der Zivilisation, als ein wichtiger Hinweis auf die bevorstehende Geburt oder als ein Signal zum korrekten Verhalten während der langen Geburtsstunden überzeugen nicht richtig, denn eine kurze Schmerzepisode würde diesen Zweck auch erfüllen. Und ohne Frage ist der Geburtsschmerz in der Regel ein sehr starker Schmerz.

Starke Schmerzen können Ihr Erleben der Geburt und die spätere Erinnerung daran trüben. Es hilft Ihnen sicher zu wissen, dass es ein breites Spektrum von Hilfen bei der Schmerzverarbeitung und eine wirksame Schmerzbehandlung gibt, für die Sie sich entscheiden können.

Sanfte Hilfen

Frauen, die über den Geburtsvorgang gut informiert sind und bei der Geburtsvorbereitung gelernt haben, wie mit Atemtechnik, Positionswechseln, körperlicher Bewegung oder Entspannungsbädern im warmen Wasser schmerzhaften Wehen begegnet werden kann, können starke Schmerzen viel leichter ertragen. Eine gelungene körperliche und psychische Entspannung führt zur Freisetzung körpereigener Substanzen (Beta-Endorphine) mit Anhebung der Schmerzschwelle.

Für manche Frauen bedeuten Akupunktur, Aromatherapie, Stimulation von Hautnerven im Bereich der unteren Rückenpartie (TENS) oder Massagen durch den Partner, die auch Nähe und Beistand vermitteln, weitere Hilfen.

- Durch Akupunktur werden bestimmte Hautbezirke mechanisch oder elektrisch gereizt. Man nimmt an, dass auch hierdurch Endorphine freigesetzt werden, die die Schmerzübertragung unterdrücken. Es gibt Hebammen, die sich auf die Behandlung mit Akupunktur spezialisiert haben.
- Bei der Aromatherapie wird die Beeinflussung des Riechzentrums im Gehirn

DIE SCHMERZWAHRNEHMUNG

Die Schmerzwahrnehmung ist erhöht:	Die Schmerzwahrnehmung ist niedriger:
wenn Sie sich allein und verlassen fühlen	wenn Sie von jemandem bei der Geburt begleitet werden, den Sie gernehaben wenn Sie den Fähigkeiten Ihres Arztes und Ihrer Hebamme vertrauen können
wenn Sie müde sind	wenn Sie die Geburt ausgeschlafen und ausgeruht beginnen
wenn Sie unruhig sind, ob zu Hause ohne Sie alles gut geht	wenn Sie frei von diesen Sorgen sind, weil Sie und Ihr Partner exakt geplant und organisiert haben, wer Kind(er) und Haustiere versorgt
wenn Sie hungrig oder durstig sind	wenn Sie Hunger und Durst mit flüssiger Nahrung stillen (Tee, Säfte, Eiscreme, Energydrinks)
wenn Sie verspannt das Kommende fürchten	wenn Sie durch einen Geburtsvorbereitungskurs über die Vorgänge und den Ablauf der Geburt gut informiert sind wenn Sie wissen, wie Sie sich durch Konzentration auf die Atmung vom Schmerz ablenken können
wenn Sie sich voller Mitleid selbst bedauern	wenn Sie das Baby als Belohnung für Ihr Aushalten verstehen und wissen, dass die Schmerzen nicht ewig dauern

durch konzentrierte ätherische Öle genutzt. Auf den Reiz hin werden Botenstoffe freigesetzt, die die Schmerzempfindung verändern. Zum Einsatz kommen beispielsweise Bergamotte (krampflösend) oder Lavendel (krampflösend, schmerzstillend).

- Vor allem im Ausland üblich: Die transkutane elektrische Nervenstimulation (TENS) blockiert mit Elektroden mit schwachen Stromimpulsen die Nervenweiterleitung über das Rückenmark und mildert so die Schmerzen. Die Elektroden werden auf den Hautsegmenten neben der Wirbelsäule, die beim Geburtsschmerz eine Rolle spielen, fixiert.

→ INFORMIEREN SIE SICH!

Bei der Anmeldung in der Geburtsklinik Ihrer Wahl oder bei der Besichtigung haben Sie eine gute Möglichkeit, sich im Kreißsaal nach den Möglichkeiten der üblichen Schmerzbekämpfung zu erkundigen und auch zu fragen, wer sie durchführt.

Schmerzlinderung durch Medikamente und Lachgas

Bei intensiven Geburtsschmerzen sind nur morphinähnliche Schmerzmittel (Opioide) wirksam. Sie werden entweder in einen Muskel (intramuskulär, i. m.) oder in eine Vene (intravenös, i. v.) gespritzt. Da sie Nebenwirkungen wie Schläfrigkeit, Übelkeit und Dämpfung des Atemzentrums (Atemdepression) haben, finden sie vor allem in der Eröffnungsperiode Anwendung. Da alle Substanzen auch gut durch die Plazenta gehen und alle Nebenwirkungen dann auch beim Kind auftreten können, sollten sie kurz vor der Geburt nicht zum Einsatz kommen.

Atemprobleme am Lebensbeginn und Schläfrigkeit beim Stillbeginn können die Folge sein. Krampflösende Mittel (Spasmolytika) kommen zudem zum Einsatz.

Lachgas (Stickoxydul) oder besser ein Lachgas-Sauerstoff-Gemisch, das Sie über eine Maske inhalieren können, wird neuerdings wieder zur Schmerzlinderung während der Geburt angewendet. Der Vorteil ist die kurz andauernde Wirkzeit und dadurch auch das Fehlen von Nebenwirkungen.

In der Austreibungsphase kann eine örtliche Betäubung im Dammbereich (Blockade des Pudendusnervs) mithilfe einer Injektion von der Scheide aus erreicht werden und so eine Schmerzstillung bewirken, insbesondere wenn die Saugglocke zum Einsatz kommt.

Was Sie selbst zur veränderten Schmerzwahrnehmung beitragen können

Die Schmerzintensität ist etwas sehr Subjektives, davon abhängig, in welcher Situation und unter welchen Umständen Sie den Schmerz wahrnehmen. Bis zu einem gewissen Grad haben Sie mit guter Vorbereitung einige der Faktoren, die Ihre Schmerzwahrnehmung erhöhen oder erniedrigen, selbst in der Hand. Sehen Sie hierzu die Tabelle „Die Schmerzwahrnehmung" auf S. 259.

Die Periduralanästhesie (PDA) und die Spinalanästhesie

Die rückenmarksnahe Anästhesie – so der Fachausdruck – ist heute die wirksamste Methode zur Schmerzlinderung. Bei der Periduralanästhesie (PDA) – auch Epiduralanästhesie (EDA) genannt – werden nach einer örtlichen Betäubung im Rücken ein Schmerzmittel und ein Betäubungsmittel mit einem Katheter in den sogenannten Peridural- oder Epiduralraum eingebracht, sodass die aus dem Wirbelkanal austretenden Nerven in der Schmerzweiterleitung blockiert werden. Bei der Spinalanästhesie erfolgt die Injektion am unteren Ende des Wirbelkanals direkt in den Spinalraum. Die Wirkung beginnt hier bereits nach 20 – 30 Sekunden, ist in wenigen Minuten voll ausgeprägt, hält aber mit 1 – 2 Stunden weniger lange an als die PDA.

Die Spinalanästhesie wird heute überwiegend für den Kaiserschnitt eingesetzt. Ein großer Vorteil der PDA ist, dass man die Schmerzen lindern oder ausschalten und dabei die Möglichkeit zum Mitpressen erhalten kann. Der Anästhesist kann die Medikamente entsprechend mischen und dosieren. Zunächst wird eine Hohlnadel in den Periduralraum geschoben. Über diese Nadel wird dann ein Plastikschläuchlein nachgelegt und belassen, sodass jederzeit Schmerz- und Betäubungsmittel nachgespritzt werden können.

Auch für den Kaiserschnitt, beim Einsatz der Zange oder der Saugglocke und beim Nähen des Dammschnitts ist diese Form der regionalen Schmerzausschaltung ausreichend.

Seien Sie beruhigt: Bei erfahrenen Anästhesisten sind die Nebenwirkungen wie Zittern, Kribbeln, Juckreiz, Muskelschwäche und Komplikationen wie kurzer Blutdruckabfall und Kopfschmerzen sehr selten.

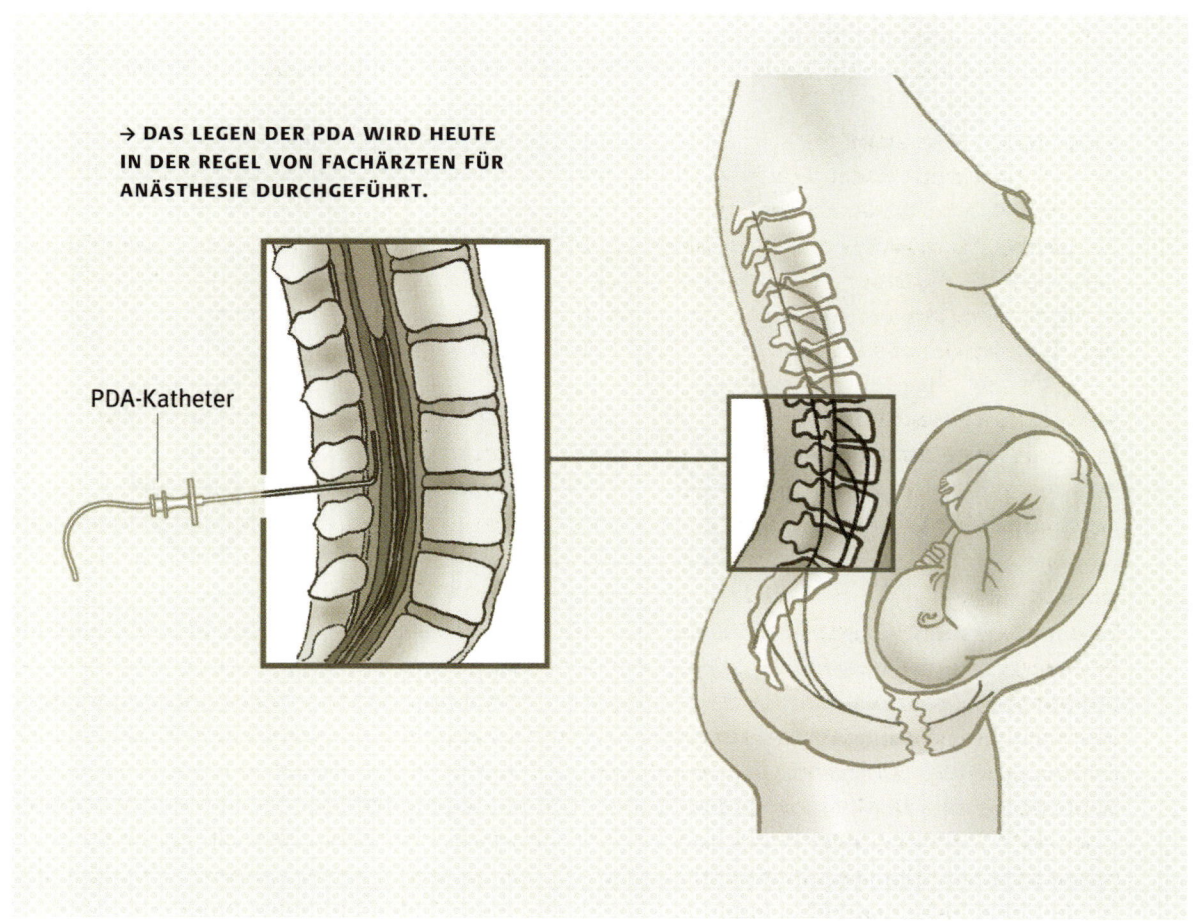

→ DAS LEGEN DER PDA WIRD HEUTE IN DER REGEL VON FACHÄRZTEN FÜR ANÄSTHESIE DURCHGEFÜHRT.

PDA-Katheter

Der Weg des Kindes durch den Geburtskanal

Die menschliche Geburt ist deutlich länger und schmerzhafter als die vieler Tierarten. Dies liegt vermutlich an dem festen Beckenboden (notwendig für den aufrechten Gang) und der äußerst genauen Übereinstimmung des Kindskopfes und des mütterlichen Beckens. Das menschliche Kind kann den Geburtskanal nur durch ganz bestimmte Bewegungen und Drehungen passieren. Besonders wichtig ist dabei, dass sich der Kopf des Kindes der mütterlichen Beckenform anpasst.

→ STEISSLAGE

Bei der Steißlage laufen dieselben Bewegungen in umgekehrter Reihenfolge ab. Der Kopf muss sich als letzter Teil

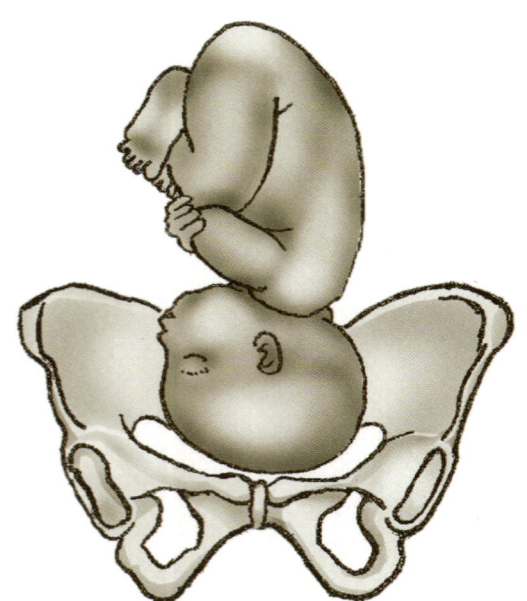

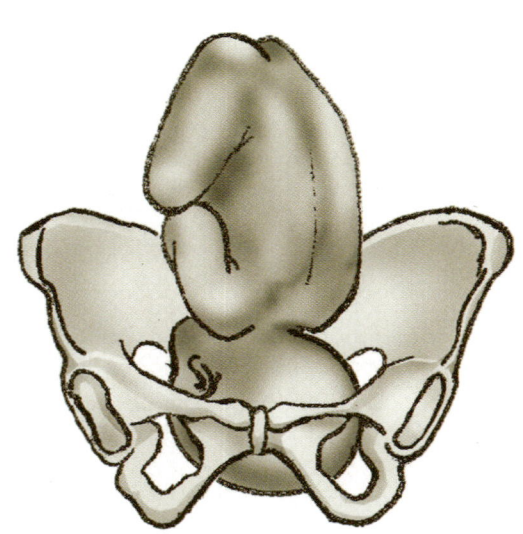

In den querovalen Eingang des mütterlichen knöchernen Beckens passt der längsovale Kopf des Kindes nur hinein, wenn diese beiden ovalen Formen durch eine Drehung des Kindes in Deckung gebracht werden. Dazu muss der kindliche Rücken von der Mutter aus gesehen links (sogenannte linke Längslage oder I. Lage) oder rechts (sogenannte rechte Längslage oder II. Lage) sein. Bei Kopflagen ist die I. Lage doppelt so häufig wie die II. Lage.

Durch die runde Beckenmitte passt der Kopf des Kindes am besten, wenn er sich auf die Brust beugt. Die hintere, die kleine Fontanelle wird zum tiefsten Punkt des vorangehenden Teils. Während der ovale Kopf tiefer tritt, versucht er sich dem längsovalen Beckenausgang anzupassen, was eine 90°-Drehung erfordert. Der Rücken des Kindes gelangt dadurch – in der Regel – auf die Bauchseite der Mutter. Das Kind guckt quasi auf die Wirbelsäule der Mutter.

im Geburtskanal an das Becken anpassen und Drehungen und Beugungen ausführen, wenn der Steiß bereits am Scheidenausgang ist. Die Leitung einer Steißgeburt auf dem natürlichen Weg erfordert sehr viel Erfahrung. Da die notwendige Aufdehnung des Geburtsweges anstelle des großen Kopfes durch das schmale und verformbare Becken schlecht erfolgt, muss gut abgeschätzt werden können, ob der Kopf rasch nachfolgen kann. Dies ist unbedingt notwendig, da die Nabelschnur zwischen Kopf und Beckenwand nicht lange komprimiert werden darf. Sonst besteht die Gefahr, dass die Blutzufuhr zum Kind unterbrochen wird. Bei Frauen, die noch nicht geboren haben, führen die Ärzte zur Vermeidung dieser Komplikationen immer häufiger vorsorglich eine Kaiserschnittentbindung durch.

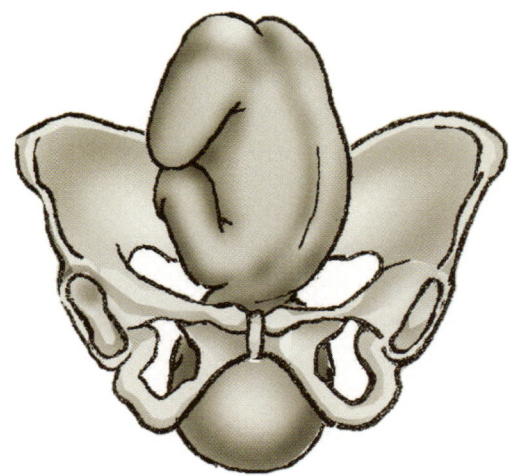

Um aus dem Geburtskanal herauszutreten, muss sich der gebeugte Kopf mit dem Hinterhaupt als tiefstem Punkt im Bogen um das Schambein bewegen. Das ist nur mit einer Streckung möglich. Mit seinem Nacken „stemmt" sich das Kind gegen das Schambein und streckt den Kopf, dann die Stirn und das Gesicht und schließlich das Kinn aus der Scheide.

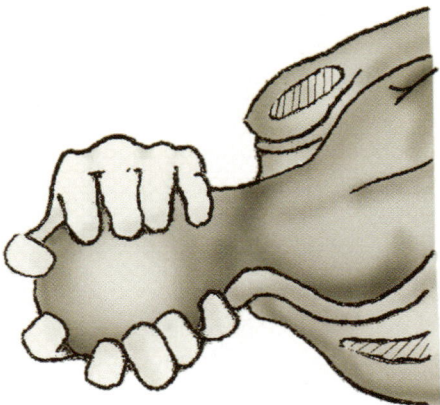

Damit die nachfolgenden Schultern (queroval) jetzt durch den längsovalen Ausgang passen, ist nochmals eine 90°-Drehung notwendig. Der Kopf dreht sich zur Seite. Die Hebamme umfasst den Kopf mit beiden Händen, entwickelt durch sanftes Herunterdrücken des Kopfes zunächst die obere Schulter unter dem Schambein, dann durch sehr vorsichtiges Heben die untere Schulter, was zu ihrem Namen „Heb-Amme" führte. Der Körper folgt dann ohne Probleme.

Operative Entbindungen

Wenn bei einer normal begonnenen Vaginalgeburt während der Entbindung die Gesundheit des Kindes oder die der Mutter gefährdet ist oder wenn bei einer sehr langen Geburt die Kräfte der Mutter nachlassen oder sich die Sauerstoffversorgung verschlechtert (erkennbar im CTG am Abfall der Herztöne), muss der Arzt entscheiden, die Geburt rasch zu beenden. Vom Geburtsfortschritt hängt ab, ob Ihr Baby vaginal-operativ oder durch Kaiserschnitt geholt wird.

Unterstützung mit der Zange oder der Saugglocke

Für die vaginale operative Entbindung wird die Zange (Forzeps) oder die Saugglocke verwendet. Die aus zwei Löffeln bestehende Zange wird sanft in die Scheide und an die Seiten des Babykopfes geschoben und verschlossen, die Saugglocke saugt sich mit leichtem Unterdruck (Vakuum) an dem kindlichen Kopf fest. Durch Zug an den Zangengriffen bzw. an der Kette der Saugglocke wird die Passage des Kopfes unterstützt. Beide Methoden werden eingesetzt, wenn

- der Muttermund vollständig geöffnet ist,
- die Fruchtblase gesprungen ist und
- der Kopf mindestens in Beckenmitte ist.

Manchmal lässt sich durch den Einsatz dieser Hilfsmittel ein Kaiserschnitt vermeiden, allerdings sollten sie nur in Kaiserschnittbereitschaft durchgeführt werden.

Der Kaiserschnitt

Bereits jedes dritte Kind kommt heute durch einen Kaiserschnitt auf die Welt. Der Kaiserschnitt hat seinen Schrecken als großer Eingriff mit Risiken für Blutungen, Infektionen und Thrombosen verloren. Früher konnte er nur eingesetzt werden, um eine akute Gefahr von Mutter und/oder Kind abzuwenden und nicht – wie heute mehrheitlich – vorsorglich, um eine Gefährdung gar nicht erst entstehen zu lassen. Manche Paare entscheiden sich heute auch selbst für den Kaiserschnitt (Wunschkaiserschnitt) anstelle einer Spontangeburt, nachdem sie die Vor- und Nachteile beider Entbindungsformen für sich abgewogen haben. Befürworter der Spontangeburt lehnen diese Tendenzen in Richtung Kaiserschnitt mitunter vehement ab und betonen die Vorzüge der Spontangeburt und des Erlebens auch dramatischer Geburtsstunden. Versorgt mit den richtigen Informationen und in Absprache mit Ihrem Arzt oder Ihrer Hebamme sollten Sie sich im Vorfeld der Geburt darüber Gedanken machen, ohne sich endgültig festzulegen. Manchmal kommt es dann doch ganz anders, als Sie es sich vorgestellt haben – und dann hören Sie am besten auf Ihre Hebamme oder Ihren Arzt.

Der geplante (primäre, elektive) Kaiserschnitt wird ohne oder kurz nach Beginn der Wehentätigkeit oder einem Blasensprung durchgeführt. Meist hat er medizinische Gründe, manchmal ist es der Wunsch der Eltern.

Gründe für eine absolute Notwendigkeit können sein:
- Quer- und Schräglage
- Missverhältnis Kopf/Becken, z. B. geschätztes Kindsgewicht über 4 500 g
- Plazenta vor dem Muttermund (Placenta praevia)
- vorzeitige Plazentalösung
- mütterliche Erkrankungen, u. a. Präeklampsie (S. 173), HIV (S. 52), Hepatitis B (S. 52)

Gründe für eine relative Notwendigkeit können sein:
- Zwillinge, Mehrlinge
- Beckenendlage bei einer Erstgebärenden
- Alter etwa ab 40 Jahren
- untergewichtige Kinder, Frühgeburten

Der sekundäre Kaiserschnitt wird bei Komplikationen während der Geburt durchgeführt. Gründe können sein:
- verdächtige Veränderungen der kindlichen Herzfrequenz

- fehlender Geburtsfortschritt, zu lange und erschöpfende Geburt
- Notfall, z.B. bei Nabelschnurvorfall oder Plazentalösung
- Kopfeinstellung (z.B. Gesichtslage), die eine weitere vaginale Geburt unmöglich macht

Die Vorbereitungen für einen Kaiserschnitt

Im Falle eines geplanten (primären) Kaiserschnitts kommen Sie nüchtern am Morgen von zu Hause oder von der Wochenbettstation, wo Sie die Nacht verbracht haben. Anästhesieärzte haben bereits mit Ihnen über die Form der Anästhesie gesprochen.

Die Hebamme hat die üblichen Aufnahmeuntersuchungen und eine vorsorgliche Blutabnahme durchgeführt.

- Eine Verweilkanüle wird in eine Vene eingelegt. Zum Schutz vor einem heftigen Blutdruckabfall wird eine größere Flüssigkeitsmenge infundiert.
- Die Schamhaare werden ein wenig rasiert.
- Ein Blasenkatheter wird eingelegt, damit sich die Blase nicht füllt und hochsteigt.
- Antithrombosestrümpfe und eine OP-Haube werden angezogen.
- Das CTG wird abgeleitet.
- Ihr Partner erhält grüne OP-Kleidung, -schuhe, Haar- und Mundschutz und zieht sich um.
- Die Hebamme bringt Sie in den OP und hilft beim Umlagern auf den OP-Tisch.
- Der Anästhesist legt die Spinalanästhesie.
- Ihr Partner ist jetzt bei Ihnen.
- Ihre Bauchhaut wird desinfiziert und mit sterilen Tüchern abgedeckt.

> ES IST ZWAR EINE OP UND KEINE SELBST-BESTIMMTE GEBURT, ABER AUCH EIN KAISERSCHNITT KANN EIN SEHR SCHÖNES GEBURTSERLEBNIS WERDEN.

Gibt es Gründe für einen notfallmäßigen Kaiserschnitt, gelingt es den meisten Kliniken, durch ein ausgeklügeltes Alarmsystem Ihr Kind innerhalb von 10–15 Minuten ab Feststellung eines Problems auf die Welt zu bringen. Wurden schon Zange oder Saugglocke angewendet und ist alles zum Kaiserschnitt vorbereitet, kann das Kind innerhalb von 1–2 Minuten auf die Welt geholt werden. Dem Fortschritt sei Dank.

Wie wird der Kaiserschnitt durchgeführt?

Heute wird fast überall ein sogenannter „sanfter Kaiserschnitt" durchgeführt. „Sanfter" und schonender als früher erfolgen das Durchtrennen oder Auseinanderdrängen der verschiedenen mütterlichen Gewebeschichten, bis man zum Baby gelangt, und das anschließende Wiederzusammenfügen. Im Gegensatz zu früheren Zeiten wird heute weniger geschnitten und genäht, dadurch entfallen viele Schmerzen. Weniger Gefäße und Nerven werden durchtrennt, sie werden nur zur Seite geschoben. Nach nur 5–10 Minuten ist das Kind auf der Welt. Das Kind wird abgenabelt, den Eltern gezeigt und nach der 1-Minute-Apgar-Beurteilung (S. 270) zugedeckt der Mutter auf die Brust gelegt. Die Mutter erhält oft als Infektionsprophylaxe ein Antibiotikum. Die Plazenta wird herausgenommen und auf Vollständigkeit überprüft, bevor die Gebärmutter verschlossen wird.

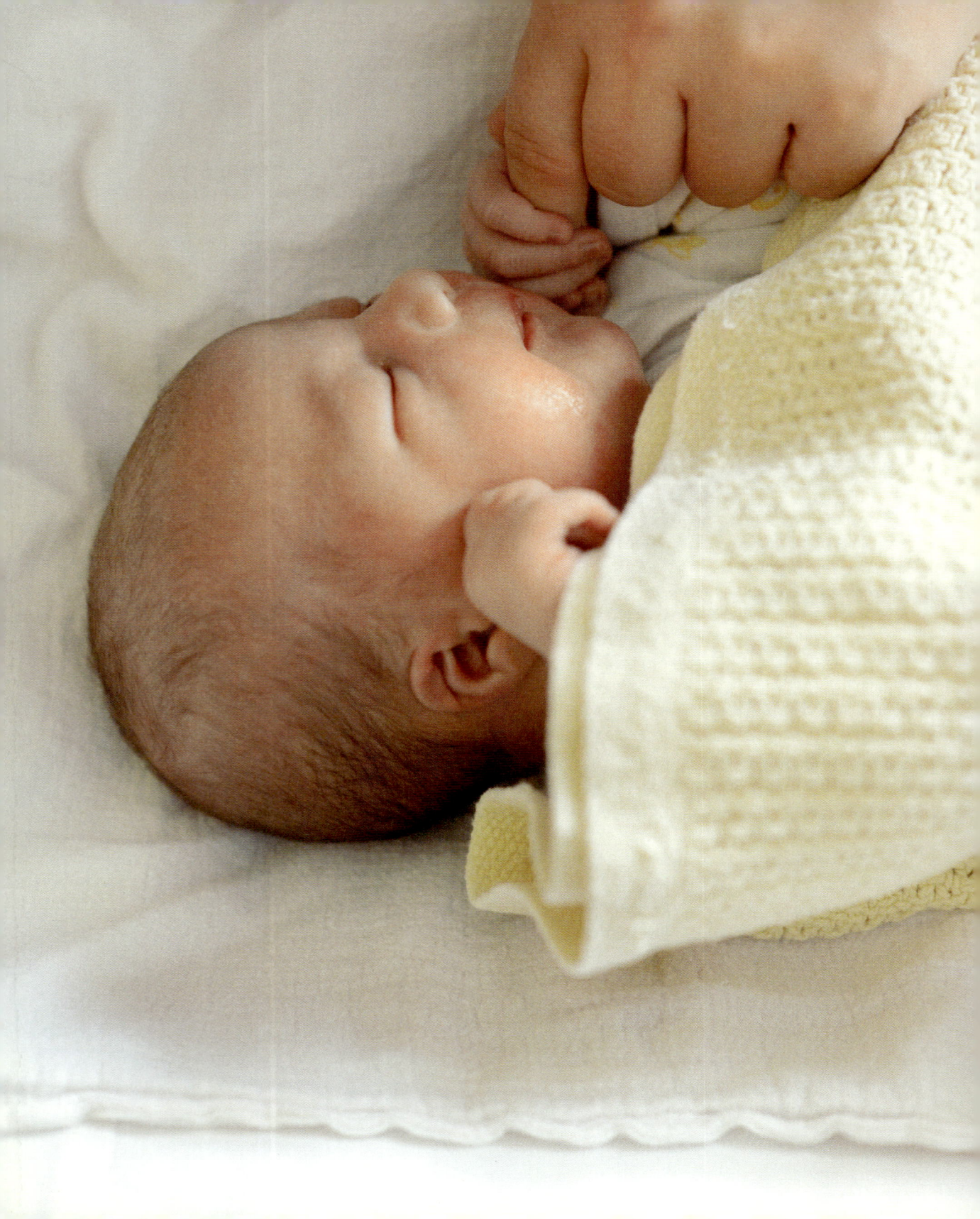

Sehnlichst erwartet: IHR BABY *ist da!*

Monatelang hat es gedauert, nun ist er da: der wohl schönste Moment Ihres Lebens. Sie halten das größte Wunder der Natur in den Armen und können Ihr kleines Glück endlich auf der Welt willkommen heißen.

FÜR VIELE PAARE ZÄHLT DAS zu den unvergesslichen Momenten im Leben: Der Augenblick, in dem Ihnen Ihr Kind auf Ihren Körper gelegt wird, wird Sie für alles entschädigen und Sie alles vergessen lassen. Sie haben es geschafft – Sie sind Mutter bzw. Eltern geworden!

Sie haben beim Kopfdurchtritt vielleicht bereits erste helle „Eh, Eh"-Laute Ihres Kindes vernehmen können und dann das kräftige Schreien. Alle Beteiligten im Raum hören dieses kräftige Schreien mit Freude, zeigt es doch, dass die Umstellung des Kindes auf die selbstständige Lungenatmung geglückt ist. Sie selbst, vielleicht zitternd mit der nachlassenden Anspannung, werden mit Ihrem Partner gemeinsam voller Glück weinend und lachend zugleich Ihr neugeborenes Kind umfassen. Ihr Partner oder die Hebamme wird die Nabelschnur zwischen zwei Klemmen durchtrennen, was weder Sie noch das Kind spüren, denn es hat keine sensiblen Nerven in der Nabelschnur. Diese enge Verbindung zwischen Ihnen und dem Kind hat jetzt seine Bedeutung verloren – neue, aber ganz andere Beziehungen werden sie ersetzen.

Der erste Atemzug – was löst ihn aus?

Eigentlich ist es gar nicht der erste, denn sonst könnte der Atemzug, mit dem sich die Lungen mit Luft zu füllen beginnen, gar nicht so vollendet gelingen. Sie haben vielleicht im Ultraschall gesehen, wie Ihr Kind schon im Mutterleib viele Wochen lang das Atmen durch regelmäßige Zwerchfell- und Lungenbewegungen trainiert. Ohne dies würde die Lunge sich gar nicht entwickeln und wachsen. Neu ist nach der Geburt nur, dass die eingeatmete Luft die Flüssigkeit in der Lunge verdrängt und dass die Atmung ununterbrochen und regelmäßig wird.

Ab jetzt kommt der lebenswichtige Sauerstoff (O_2) aus der Luft und nicht mehr über die Nabelschnur von der Mutter. Dazu trägt im Moment der Geburt ein richtiges Bombardement von Reizen bei: Kälte, Licht, Geräusche, die hohen Werte der Stresshormone (Catecholamine), die nachlassende Versorgung über die Nabelschnur und damit steigende CO_2- und fallende O_2-Werte. Die Belüftung der Lunge führt zur Eröffnung der Blutgefäße, die die Alveolen, die Lungenbläschen, wie ein Netz umspülen. Anders als vor der Geburt wirft jetzt die rechte Herzkammer ihr Blut in die geöffneten Gefäße der Lunge aus, das nach Beladung mit Sauerstoff zum Herzen zurückkehrt und dann von der linken Herzkammer in den Körperkreislauf geschickt wird.

Sie wissen bereits von den Entwicklungsschritten in der Schwangerschaft, dass die Lungen Ihres Kindes für den ersten Atemzug nicht nur durch trainierte Atembewegungen, sondern auch durch eine Auskleidung der kleinen Lungenbläschen mit Surfactant präpariert sind. Diese Lungenreife ist entscheidend für den Lebensanfang.

Das erste Kennenlernen

Diese ersten Minuten und Stunden nach der Geburt sind für Sie und Ihr Baby eine beglückende Erfahrung. Sie haben ein intensives Bedürfnis, Ihr Kind kennenzulernen. Sie streicheln und betasten das Neugeborene, und Sie betrachten es ausgiebig von Kopf bis Fuß. Sie erforschen seine Mimik und seine Körperbewegungen. Jede Regung des Kindes nehmen Sie wahr und machen einander darauf aufmerksam. Ihr Neugeborenes ist in den ersten Lebensminuten ungewöhnlich lange wach und aufmerksam, besonders empfänglich für Berührungen, Stimmen und Gerüche.

Mit seinem Verhalten gibt Ihr Baby Ihnen zu verstehen, dass es eine Beziehung zu Ihnen aufnehmen will. Die Pupillen sind ganz weit geöffnet, sodass die bei Geburt noch blauen Augen groß und dunkel wirken. Die weiten Pupillen sind Folge der bei Ihrem Kind während der Geburt stark angestiegenen Stresshormone (Catecholamine), so hoch wie wahrscheinlich niemals mehr in seinem Leben. Sie werden als ein Schutz vor Sauerstoffmangel in den Stunden der Geburt und als eine Hilfe beim Einsetzen der Atmung verstanden.

Ihr Baby macht erste robbende Bewegungen auf Ihrem Körper, indem es die Beine unter seinen Körper zieht. Von Ihnen oder der Hebamme sanft unterstützt, will es Richtung Brust – sofern Sie stillen möchten.

Wenn Wange oder Lippen Ihres Babys Ihre Brust berühren, beginnt das Kind nach der Brustwarze zu suchen. Allein die Körperwärme oder der Geruch der Brustwarze können diesen Suchreflex auslösen. Wenn der Säugling die Wärmeausstrahlung der Brust auf der Wange spürt, dreht er ihr den Kopf

zu. Suchen, Saugen und Schlucken sind Verhaltensweisen, die Ihr Kind vor der Geburt monatelang eingeübt hat. In der 34. Schwangerschaftswoche sind die Reflexmechanismen so weit entwickelt, dass ein Kind, das zu früh auf die Welt kommt, Nahrung aufnehmen kann. Jetzt, mit den ersten Saugversuchen kurz nach Geburt, sind es nur wenige Tropfen einer eiweißreichen Vormilch (Kolostrum), die aufgenommen werden. Sie sind aber wichtig für die Infektionsabwehr und die Anregung der Verdauungsvorgänge. Das Saugen selbst hat auch große Bedeutung für Sie. Es setzt bei Ihnen die vermehrte Freisetzung des Hormons Oxytozin und die Milchsekretion in Gang. Oxytozin unterstützt bereits während dieses ersten Saugens das Zusammenziehen der Gebärmutter und verringert die Nachblutung.

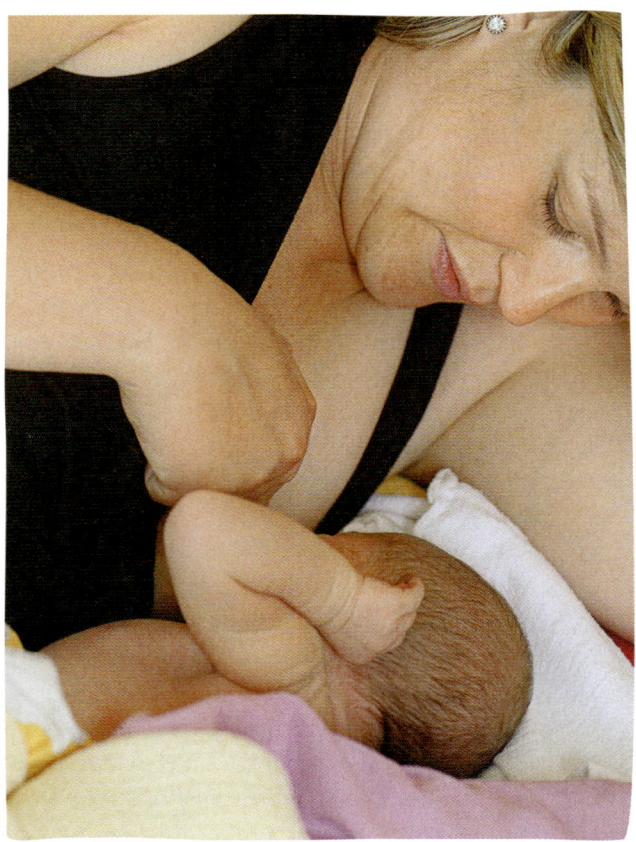

Endlich bist du da!

Für das liebevolle erste Kennenlernen, das gegenseitige Ansehen, Fühlen, Spüren, Riechen über den intensiven Hautkontakt in Wärme und Ruhe ist der Begriff „Bonding" geprägt worden. Es drückt die instinktiv entstehende Bindung zwischen Ihrem Kind und Ihnen und Ihrem Partner aus. Sie sind Mutter und Vater geworden und erleben dies voller Emotionen in dieser besonderen Stunde nach der Geburt. Für dieses kleine hilflose Wesen spüren Sie eine große Verantwortung und möchten es beschützen. Ihr Kind umgekehrt erfährt durch die Hautnähe und Ihre Körperwärme ganz sensibel eine Gewöhnung an Sie und eine Prägung zu großem Vertrauen. Heute weiß man, dass das Hormon Oxytozin nicht nur für die funktionellen Ereignisse an der Gebärmutter, die Kontraktionen und jetzt das Zusammenziehen der Muskulatur zur Blutstillung sowie für die Sekretion der Milch in der Brust verantwortlich ist, sondern seine Freisetzung auch die Zärtlichkeit und Zuneigung verstärkt, die den Aufbau der Bindung bedingen.

> **ALLE BABYAUGEN SIND AM ANFANG BLAU ODER, RICHTIGER, SIE ERSCHEINEN BLAU, WEIL SICH DIE FARBPIGMENTE ERST SPÄTER BILDEN.**

Trennung in den ersten Stunden

Leider ist es manchmal nicht möglich, dass Eltern und ihr Kind Zeit und Ruhe für ein erstes Kennenlernen nach der Geburt haben. Eine solche Situation kann eintreten, wenn Ihr Kind beispielsweise zu früh oder krank auf die Welt kommt und unmittelbar nach der Entbindung auf eine Kinderstation oder sogar in eine andere Klinik verlegt werden muss. Die Beziehung zwischen Ihnen und Ihrem Kind wird durch die gemeinsamen Erfahrungen, die Sie in den kommenden Wochen und Monaten machen werden, bestimmt.

Sorgenkinder wachsen Eltern oft ganz besonders ans Herz, vielleicht ein Ausgleich für die verwehrte Zeit des Kennenlernens unmittelbar nach der Geburt.

→ **WAS KANN ICH TUN?**

Wenn Ihr Kind direkt nach der Geburt verlegt wird, sollten Sie, sobald Sie sich von der Entbindung genügend erholt haben, möglichst viel Zeit bei Ihrem Baby verbringen. Lassen Sie sich vom Pflegepersonal auf der Säuglingsstation in die Handgriffe der täglichen Pflege Ihres Kindes einführen, wenn es sein Gesundheitszustand erlaubt. Immer mehr Kliniken integrieren heute die Angehörigen in die Pflege ihres Kindes. Begleiten Sie Ihr Kind in der Zeit in der Klinik.

Wie sieht unser Kind aus?

Die Spuren der letzten Wochen in der Gebärmutter mit relativ wenig Fruchtwasser oder eine lange Geburt sind in den ersten Stunden und Tagen oft nicht zu übersehen. Väter sind manchmal leicht enttäuscht, nicht gleich ein kleines Fotomodell zu sehen. Der Kopf mit den noch übereinanderschiebbaren Schädelknochen kann durch ein enges Becken ganz spitz oder asymmetrisch verformt sein. Dunkle Druckstellen bis in die Stirn hinein und eine völlig plattgedrückte kleine Nase lassen kaum ahnen, dass das Baby bereits einige Tage später ganz anders aussehen wird.

Ein richtiges blutunterlaufenes Häubchen auf dem Kopf entsteht oft bei der Entbindung mit der Saugglocke. Auch die Zange hinterlässt Druckspuren und Hautquetschungen. Stellenweise oder ganz ist die Haut noch mit der weißlichen Käseschmiere bedeckt, und manchmal dauert es, bis alle Hautbezirke rosig werden. Wem Ihr Baby ähnelt, ist daher oft erst in einigen Tagen festzustellen. Sowohl bei Mädchen wie bei Jungen können die Brüste als Folge der hohen Östrogenspiegel aus der Plazenta geschwollen sein.

Was passiert mit dem Baby im Kreißsaal?

Bei aller Bedeutung der innigen ersten Kontakte darf die wichtige Beurteilung des Gesundheitszustandes Ihres gerade geborenen Kindes nicht versäumt werden. Denn falls die Anpassung bei Atmung und Kreislauf nicht innerhalb einer Minute funktioniert, muss sehr rasch Hilfe geleistet werden. Aufgrund der großen Erfahrung der Hebammen und Ärzte reicht im ersten Moment meist eine Blickdiagnose beim kräftig schreienden Kind aus, sodass die

detaillierteren Untersuchungen zunächst in den Hintergrund treten können.

Die Untersuchung des Nabelschnurbluts ist heute Routine in jedem Kreißsaal. Sie erlaubt eine objektive Beurteilung des Zustandes Ihres Babys. Gemessen wird der pH-Wert, der Säuregrad des Blutes, und die Blutgaswerte werden bestimmt. Ein pH-Wert von 7,25 oder höher gilt als normal. Niedrigere Werte sprechen für kurz- oder langfristigen Sauerstoffmangel während der Geburt. Bei Werten unter 7,15 werden die Ärzte Kreislauf und Atmung besonders engmaschig beobachten.

Der Apgar-Test

Der Arzt oder die Hebamme beurteilen direkt 1 Minute nach der Geburt und noch mal im Alter von 5 bzw. 10 Minuten den allgemeinen Gesundheitszustand Ihres Kindes. Sie benutzen dazu den Apgar-Test (benannt nach einer amerikanischen Ärztin Virginia Apgar). Der Apgar in der 5. und 10. Minute kann leicht ermittelt werden, wenn das Kind auf Ihrem Körper liegt. Für fünf Untersuchungsbereiche gibt es maximal zwei Punkte, sodass insgesamt 10 Punkte erreicht werden können. Ein Punktewert von 8 oder mehr zeigt, dass es Ihrem Baby gut geht. Teilt Ihnen die Hebamme z.B. mit, dass Ihr Kind die Apgar-Werte 8/9/10 (1, 5 und 10 Minuten nach der Geburt) hat, so zeigt das, dass es Ihrem Kind von Beginn an gut ging und seine Funktionen sich in den ersten 10 Minuten stabilisiert haben.

APGAR-TEST

	2 Punkte	1 Punkt	0 Punkte
Herzschlag	> 100/Minute	< 100/Minute	fehlt
Atmung	regelmäßig, schreit	unregelmäßig, unzureichend	fehlt
Hautfarbe	ganzer Körper rosig	rosig, bläuliche Extremitäten	Körper blass, bläulich
Reflexe, Reaktionen	Schreien, Grimassen	wenig ausgeprägt	fehlt
Muskeltonus	kräftig	reduziert	schlaff

Die erste Vorsorgeuntersuchung (U1)

Kurze Zeit nach der Geburt wird Ihr Baby zum ersten Mal untersucht. Dieser ersten Untersuchung (in Deutschland U1 genannt) folgen weitere Untersuchungen (U2 bis U9 und J1) während der Babyzeit, der Kindheit und einmal in der Jugend zwischen 12 und 14 Jahren. Ihr Kind wird also regelmäßig untersucht und in seiner körperlichen und geistigen Entwicklung bis in die Schulzeit begleitet. Die Ergebnisse dieser Untersuchungen werden in einem gelben Vorsorgeheft notiert. Dies sollten Sie von nun an zu jedem Besuch beim Kinderarzt mitnehmen.

Die Bestimmung des pH-Wertes im Nabelschnurblut sowie die Apgar-Benotung sind bereits Teile der ersten Früherkennungsuntersuchung (U1). Diese heute bei jeder Geburt erhobenen Daten sind einerseits eine objektive Dokumentation, ob das Kind Einschränkungen der Sauerstoffversorgung bei der Passage durch den Geburtskanal erlebt hat, andererseits für den jetzt zuständigen Kinderarzt eine Beschreibung der Startsituation des Neugeborenen. Bei normalen Werten sind Anpassungsprobleme selten. Bei tiefen pH-Werten und niedrigen Apgar-Werten, insbesondere der 5- und 10-Minuten-Werte, wird das Kind engmaschig überwacht und behandelt. Bei der weiteren Untersuchung wird Ihr Kind gewogen, Körperlänge und Kopfumfang werden gemessen und notiert. Der Frauenarzt untersucht das Kind auf Auffälligkeiten und äußerlich erkennbare Fehlbildungen, kontrolliert die Körperöffnungen, ertastet die Intaktheit des Gaumens in der Mundhöhle, der Wirbelsäule und die korrekte Größe der sogenannten kleinen und großen Fontanelle (Lücken zwischen den knöchernen Schädelknochen). Bei Knaben wird untersucht, ob die Hoden im Hodensack liegen. 1 – 2 Tropfen Vitamin K werden Ihrem Baby zur Unterstützung der Blutgerinnung und zur Vorbeugung gefährlicher innerer Blutungen in den Mund geträufelt. Auf die früher gesetzlich vorgeschriebene Prophylaxe einer eitrigen Augenentzündung (Ansteckung bei der Mutter mit Gonorrhö) mit Augentropfen in den ersten Lebensminuten wird heute verzichtet. Vor der Verlegung auf die Säuglings- oder Wochenbettstation wird bei Ihrem Baby der Nabel versorgt. Der Nabelschnurrest wird auf 1 – 2 cm gekürzt, mit einer Klemme versorgt und verbunden. Die Temperatur wird gemessen. Restliche Blut- und Stuhlgangspuren werden abgewaschen und das Baby wird angezogen.

Sie werden informiert, welche Blutuntersuchungen bei Ihrem Kind in den nächsten Tagen vorgenommen werden, und erhalten ein Informationsblatt über die Durchführung eines Hörtests Ihres Kindes.

Die Betreuung der Mutter

Nach der Geburt des Kindes und der Plazenta bleiben Sie noch etwa zwei Stunden im Kreißsaal und werden in dieser Zeit von Hebammen sorgfältig betreut. Die Hebamme kontrolliert:

- den Höhenstand der Gebärmutter
- das gute Zusammenziehen der Gebärmutter
- die Pulsfrequenz
- den Blutdruck und
- den Blutverlust

Der Venenverweilkatheter wird gezogen, und es wird kontrolliert, ob Sie die Blase entleeren können. Dann dürfen Sie mit Ihrem Baby auf die Station.

Wichtig ist unmittelbar nach der Geburt, eine größere Blutung (> 500 ml) auf keinen Fall zu übersehen. Eine Blutung in das Innere der Gebärmutter würde sich am Höhenstand der Gebärmutter zeigen (normal: am Nabel). Hohe Herzfrequenz und niedriger Blutdruck sind ebenfalls Hinweise auf eine stärkere Blutung. Diese Kontrollen werden auch nach einer Schnittentbindung durchgeführt. Noch wichtiger ist hier, ob die Blase geleert werden kann. Wenn das narkosebedingt noch nicht gelingt, muss dies später erneut kontrolliert werden. Vom Anästhesiearzt haben Sie bereits im OP intravenös ein Schmerzmittel erhalten.

Die spannendste Frage vielleicht: Wie lief die Geburt?

ERFAHRUNGSBERICHTE ZUR GEBURT

....

„Lio kam 8 Tage nach dem Geburtstermin. Wir waren in einer Klinik für Frauen- und Geburtshilfe. Die Klinik hat Beleghebammen, d. h., wir kannten unsere Hebamme schon seit dem 4. Schwangerschaftsmonat. Morgens um 4 Uhr kamen die ersten Wehen. Um 8 Uhr sind wir in die Klinik gefahren. Bis der Kleine dann endlich da war, war es 22:15 Uhr. Da ich sehr gerne in der Badewanne liege, hatten wir uns für eine Wassergeburt entschieden. Leider war Lio aber so groß, dass der Druck im Wasser zu schwach war. Wir probierten alle möglichen Geburtspositionen aus und am Ende lag ich auf dem Rücken. Die Geburt hätte ich ohne die Unterstützung meines Freundes wahrscheinlich nicht durchgestanden. Unsere Hebamme war total fasziniert, dass ich in den ganzen 18 Stunden nach jeder Wehe immer noch lachen konnte, aber die Freude hat alles andere ausgeblendet."

→ **MAGDALENA, 25 JAHRE**
→ STUDENTIN
→ ZUM ERSTEN MAL MAMA

„Beide Geburten verliefen ähnlich und schnell. Unser Sohn kam in einem Geburtshaus, das unterirdisch mit einem Krankenhaus verbunden war, auf die Welt. Die Wehen gingen nachts los und am Morgen, nach einer knappen Stunde im Geburtshaus, kam er in der Badewanne auf die Welt. Bei unserer Tochter ging alles noch einen Tick schneller und unkomplizierter. Abends begannen die Wehen und kurz nach 1 Uhr in der Nacht kam sie in einer kleinen Frauenklinik mithilfe meiner persönlichen Hebamme auch mit einer Wassergeburt auf die Welt."

→ **SARAH, 26 JAHRE**
→ STUDENTIN
→ HAT ZWEI KINDER, VIER UND ZWEI JAHRE ALT

„DIE GEBURT UNSERER ZWILLINGE WAR EIN GEPLANTER KAISERSCHNITT. DIE GEBURT AN SICH WAR LEIDER RELATIV EMOTIONSLOS. DER KAISERSCHNITT IST UND BLEIBT EINE OPERATION. EINE GEBURT IM ENGEREN SINNE HATTE ICH NICHT. ICH HABE WOCHEN SPÄTER NOCH GENAU MIT DIESEM GEFÜHL KÄMPFEN MÜSSEN. MIR HAT DAS GEBURTSERLEBNIS GEFEHLT. MEINEN KINDERN ABER SCHEINBAR NICHT, SIE SIND PUTZMUNTER ZUR WELT GEKOMMEN UND SIND ZUFRIEDEN UND ENTSPANNT."

→ **JULIA, 31 JAHRE**
→ MARKETING-REFERENTIN
→ ZUM ERSTEN MAL MAMA

„Die Geburt von Johannes war leider nicht so schön. Sechs Wochen vor dem errechneten Geburtstermin bekam ich Frühwehen und musste ins Krankenhaus eingeliefert werden. Drei Tage später platzte die Fruchtblase. Ich bekam einen Kaiserschnitt unter Vollnarkose. Später erzählte mir die Kinderärztin, dass Johannes gar nicht auf natürlichem Wege hätte zur Welt kommen können, da er im Becken feststeckte. Der Kleine hatte die Geburt trotz allem zum Glück gut überstanden. Trotz der vielen Schmerzen und Probleme gehört der Tag von Johannes' Geburt zu den schönsten in meinem Leben. Wenn man sein Baby zum ersten Mal in den Armen hält, sind alle Qualen vergessen."

→ **CAROLINE, 34 JAHRE**
→ STEUERFACHANGESTELLTE
→ ZUM ERSTEN MAL MAMA

Die ersten TAGE nach der

WIR HABEN ES GESCHAFFT.

ICH BIN JETZT WIRKLICH MAMA!

WIE EIN WESEN VOM ANDEREN STERN.

DU BIST JA NOCH GANZ ZERKNAUTSCHT.

GEBURT

WOW, DIESE BRÜSTE, DIE GEFALLEN AUCH PAPA!

JETZT LERNEN WIR UNS ENDLICH KENNEN.

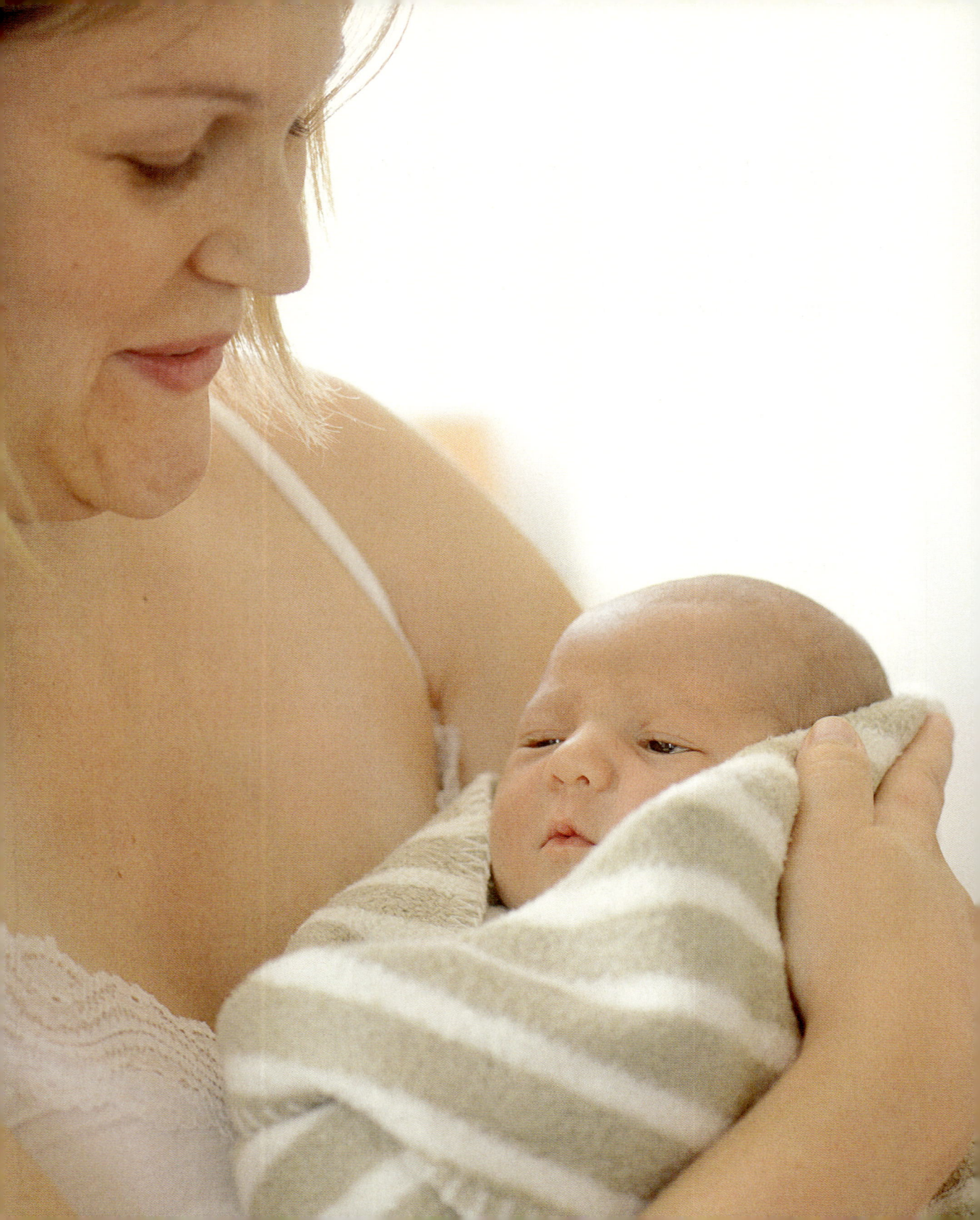

DAS LEBEN *mit dem Baby beginnt*

Nun beginnen die Momente des Glücks und des Kennenlernens als neue kleine Familie. Es ist immer wieder verblüffend, dass das kleine süße Ding, das so lange in Ihrem Bauch war, nun einen neuen Lebensabschnitt einläutet.

NACH DER LANGEN ZEIT der Schwangerschaft in froher, vielleicht manchmal auch ungeduldiger Erwartung und den Anstrengungen der Geburt beginnt nun ein neuer Lebensabschnitt. Sie sind jetzt Eltern und müssen Ihr Kind und auch sich selbst in dieser Elternrolle erst einmal kennenlernen. Das Wochenbett – die ersten acht Wochen nach der Geburt – ist eine Zeit der Umstellungen in vielerlei Hinsicht. In Ihrem Körper bilden sich die großen schwangerschaftsbedingten Veränderungen langsam zurück und das Stillen kommt in Gang.

Nach den aufregenden Stunden und der körperlichen Höchstleistung der Geburt wird jetzt die Anspannung nachlassen. Sie und Ihr Partner werden erschöpft und müde sein, aber sicher sehr glücklich. Unterschätzen Sie nicht, wie viel Ruhe Sie jetzt brauchen. Manchmal stellt sich der Schlaf trotz Müdigkeit in den ersten 24 Stunden gar nicht ein. Versuchen Sie gemeinsam mit Ihrem Partner, Ihr Alleinsein zu dritt zu schützen, egal ob in der Klinik oder schon zu Hause. Bitten Sie Ihre Verwandten und Freunde, den Besuch noch ein bisschen zu verschieben. Wenn Ihr Baby schläft, sollten Sie unbedingt auch Ruhe finden.

Die Betreuung in der Klinik

In der Klinik werden Sie auch in diesen Tagen die erfahrenen Betreuerinnen sehr schätzenlernen. Diese übernehmen die tägliche Kontrolle von Puls, Temperatur, Höhenstand der Gebärmutter, des Wochenflusses und der Heilungsvorgänge. Sie helfen Ihnen beim Aufstehen und bei der Körper- und Intimpflege. Sie haben permanent Ansprechpartnerinnen und Hilfen, wenn Sie bei noch nie erlebten körperlichen

Veränderungen und Beschwerden unsicher oder in Sorge sind. Recht häufig sind Probleme beim ersten Entleeren der Blase, da Blasenmuskel und Harnröhre bei der Passage des Kindes durch den Geburtskanal mit belastet wurden. Unterstützung brauchen Sie vielleicht auch beim ersten Stuhlgang, wenn Sie ihn mit großen Hemmungen wegen Schmerzen im Damm unterdrücken.

Säuglingsschwestern zeigen Ihnen und auf Wunsch auch Ihrem Partner, wie Sie mit Ihrem Baby richtig umgehen. Sie erhalten professionelle Hilfe beim Stillen. Wenn Sie es wünschen, kann Ihr Kind Tag und Nacht bei Ihnen sein (Rooming-in). In manchen Kliniken können Sie ein Familienzimmer nutzen, sodass auch Ihr Partner in den ersten Tagen bei Ihnen sein kann. Die erfahrenen Schwestern und Hebammen sind auch für Gespräche die richtigen Ansprechpartner, wenn Ihnen mal so richtig zum Heulen zumute ist.

Möglicherweise erfolgen jetzt noch spezielle Behandlungen: Wenn Sie rhesusnegativ sind, wird nach der Geburt die Rhesusprophylaxe mit einer intravenösen Immunglobulingabe wiederholt. So ist ein Kind in einer weiteren Schwangerschaft vor der Zerstörung seiner roten Blutkörperchen geschützt, wenn es rhesuspositiv wie sein

Vater ist. Hat sich am Anfang Ihrer Schwangerschaft herausgestellt, dass Sie ohne Röteln- oder Windpockenimmunität sind, erfolgt jetzt eine Impfung.

Wie lange wollen Sie in der Klinik bleiben?

Fast alle Kliniken gestatten es Ihnen heute, jederzeit nach Hause zu gehen, wenn es Ihnen und dem Baby gut geht. Nach einer ambulanten Geburt verlassen Sie die Klinik direkt aus dem Kreißsaal. Aber bedenken Sie, dass Sie nach der Entbindung eine Zeit der Erholung brauchen. Manchen Frauen gelingt die Erholung besser in der Klinik, vor allem, wenn zu Hause schon Geschwister warten.

Regulär erfolgt die Entlassung
- nach einer normalen Spontangeburt nach etwa 3 – 5 Tagen und
- nach einem Kaiserschnitt nach etwa 5 – 6 Tagen.

Die Abschlussuntersuchung

Bevor Sie nach Hause gehen, wird auf jeden Fall eine ausführliche Abschlussuntersuchung durch den Arzt erfolgen. Er wird nachschauen, ob die Rückbildungs- und Heilungsvorgänge normal verlaufen und Sie sich wohl genug und gewappnet fühlen, den neuen Alltag mit dem Baby zu Hause zu beginnen. Die wichtigsten Termine in den nächsten Wochen, nach 4 Wochen die Vorstellung Ihres Babys bei Ihrem Kinderarzt und in 6 – 8 Wochen die Nachuntersuchung bei Ihrem Frauenarzt, werden ebenso besprochen wie Ihre vielleicht lange Liste mit Fragen.

→ **WAS DARF ICH JETZT SCHON WIEDER MACHEN UND WAS NOCH NICHT?**

Die wichtigsten Fragen an Ihren Frauenarzt und seine wahrscheinlichen Antworten bei der Abschlussuntersuchung in der Klinik:
- Darf ich bereits wieder baden oder muss ich bis zum Ende des Wochenflusses duschen? – Kurzes Baden ist möglich. Viele Kliniken gestatten das bereits im Wochenbett in der Klinik.
- Wann darf ich wieder Sex mit meinem Mann haben? – Wenn Sie keine Schmerzen haben und Sie es beide möchten, bestehen keine Bedenken. Ein Kondom schützt Sie in dieser ersten Zeit nach der Geburt bei noch blutigem Wochenfluss vor einer Infektion.
- Ich gehe so gerne in unsere Sauna. Spricht etwas dagegen, dass ich das wieder gleich aufnehme? – Nein nichts, wenn Sie es gut ertragen und es Ihnen Freude macht.
- Ich möchte wieder rauchen. Geht das in der Stillzeit? – Am besten ist es natürlich, wenn Sie nach der Schwangerschaft gar nicht erst wieder mit dem Rauchen beginnen. Falls es aber nicht anders geht: Die Milch wird am wenigsten mit den Schadstoffen der Zigarette belastet, wenn Sie vor dem Stillen eine einstündige Rauchpause einlegen. Rauchen Sie aber nie im Raum, in dem Ihr Baby liegt.

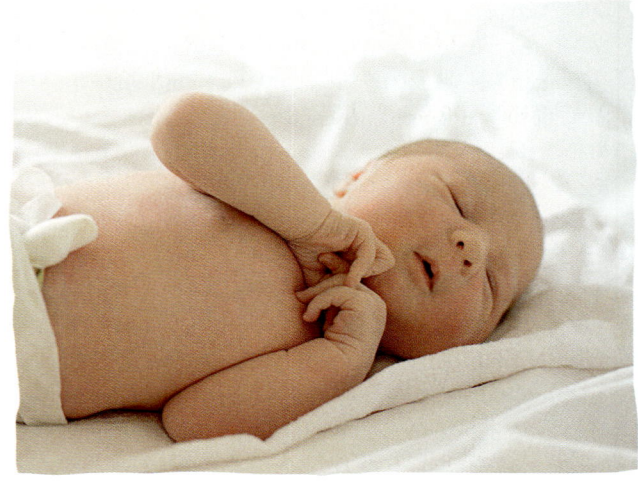

- Darf ich, solange ich stille, Alkohol trinken? – In Maßen ja, es ist zumindest viel weniger nachteilig für Ihr Kind als in der Schwangerschaft, da der Alkohol der Milch (= identisch mit Ihrem Blutalkoholgehalt) nur zu einem kleinen Teil vom kindlichen Magen-Darm-Trakt aufgenommen werden kann.
- Darf ich, um endlich mal wieder ein paar Stunden zu schlafen, eine Schlaftablette nehmen? – Ja, gegen eine gelegentliche Einnahme spricht nichts, es ist wie beim Alkohol. Aber sprechen Sie mit Ihrem Arzt darüber.

Auch zu Hause gut betreut

Egal, ob Sie direkt nach der Entbindung oder erst nach einigen Tagen in der Klinik nach Hause gehen, Sie und Ihr Kind können auch dort die Betreuung durch eine Hebamme in Anspruch nehmen. Tägliche Hausbesuche übernehmen die Krankenkassen in den ersten 10 Tagen nach der Geburt ohne Begründung, danach beim Vorliegen besonderer Probleme bis zur 8. Woche nach der Geburt weitere 16 Male. Die Krankenkassen in Deutschland übernehmen auch drei Beratungen bei Stillproblemen und tragen die Kosten für maximal 10 Stunden Rückbildungsgymnastik bis zum 9. Monat nach der Geburt (sofern die Kurse von Physiotherapeuten oder Hebammen geleitet werden).

Ihre Hebamme wird auch zu Hause täglich Ihren Puls, Ihre Temperatur, den Höhenstand der Gebärmutter, den Wochenfluss und die Heilungsvorgänge kontrollieren. Sie wird Ihnen bei Ihrer Körperpflege helfen, Sie beim Stillen beraten und Ihr Kind betreuen. Sie zeigt Ihnen auch die ersten Übungen für die Rückbildung.

Vermeiden Sie Überforderung – nicht zu viel Besuch!

Für Großeltern, Freunde und Arbeitskollegen gibt es nichts Schöneres, als den neuen Erdenbürger bei einem Besuch auf der Wochenbettstation oder direkt in den ersten Tagen zu Hause zu bestaunen. Jetzt ist es Ihre Aufgabe als Vater, dafür zu sorgen, dass Mutter und Kind – obwohl wohlauf, wie es so schön heißt – nicht mit zu viel gut gemeintem Besuch überfallen werden. Jetzt stehen das Ausruhen und das Stillen oder Babyfüttern im Mittelpunkt, und dafür brauchen Mutter und Kind ungestörte Mußestunden, die zwischen den Besuchern kaum erkämpft werden können. Am Anfang wird Ihre Frau pro Stillmahlzeit etwa 30 Minuten brauchen. Minimal wird sie Ihr Baby 6-mal anlegen, aber am Anfang können es auch 8- bis 12-mal sein, sodass allein etwa 5 volle Stunden in den ersten Tagen und Wochen für das Stillen gebraucht werden. Nächtlicher Schlafmangel, Erschöpfung, große hormonelle Veränderungen und zu häufige und lange Besuche bringen eine frischgebackene Mutter leicht an ihre Grenzen.

Am besten bitten Sie schon, wenn Sie die freudige Nachricht verkünden, darum, mit dem Besuch noch etwas zu warten und einen Besuchstermin anzukündigen. In der Klinik können Sie auch mit der Zimmernachbarin ein paar feste Ruhestunden am Tag absprechen, in denen nicht ständig die Tür aufgeht. Ein Schild „Nicht stören" an der Tür und ein abgestelltes Telefon wirken Wunder.

Ihr wichtigster erster Besuch: das Geschwisterchen

Ihr „großes" Kind wurde während der Geburt von den Großeltern oder Freunden gehütet und wartet vermutlich ganz sehnsüchtig darauf, endlich die Mama und das neue Geschwisterchen zu besuchen. Endlich ist es so weit! Widmen Sie sich dann ganz speziell Ihrem großen (Klein-)Kind. Die Trennung von Ihnen, das Gespür, dass etwas Aufregendes geschehen ist, der ungewohnte Raum in der Klinik und die so vermisste Mama im Bett liegend zu finden sind für ein Kind in den ersten 4 – 5 Lebensjahren sehr starke emotionale Erlebnisse. Und dann noch das Baby zum ersten Mal sehen, das bisher nur am Bauch gefühlt werden konnte! Wichtig ist, dass Sie jetzt nur für Ihr großes Kind da sind. Zeigen Sie ihm, wie sehr Sie es vermisst haben und wie sehr Sie sich freuen, wenn es jetzt zu Ihnen an Ihre Seite kommt.

Den Tränen nahe – der „Baby-Blues"

Fast jede zweite Frau, nach anderen Schätzungen sogar 80% der Frauen, erlebt kurz nach der Geburt ein Stimmungstief, den sogenannten Baby-Blues. Meist beginnt er um den dritten oder vierten Tag herum und hält einige Tage an. Sie werden sich wundern: Statt nach vollbrachter Geburt und mit gesundem Baby im Glück zu schwelgen, bemerken Sie eine ungewöhnliche Ruhelosigkeit und Gereiztheit an sich, die sich bis zum Heulen steigern kann. „Heultage" ist deshalb auch die treffende Bezeichnung für dieses Stimmungschaos nach einem der schönsten Momente im Leben. Sie fühlen sich erschöpft, mögen nicht mehr essen und können trotz großer Müdigkeit nicht mehr richtig schlafen.

Was sind die Ursachen des Baby-Blues?

Auch wenn man nicht so ganz genau weiß, was die Heultage hervorruft, so gibt es doch eine Reihe möglicher Ursachen. Im Vordergrund stehen die intensiven körperlichen Veränderungen, nämlich der drastische Hormonentzug (nachdem die Plazenta mit ihrer großen Hormonproduktion weggefallen ist) und die anderen körperlichen Einflüsse, wie die Umstellung auf das Stillen, die erlebten Schmerzen, die Müdigkeit und die Schlaflosigkeit. Hinzukommende psychische Belastungen, etwa ein Gefühl der Leere nach dem Höhepunkt der Geburt, die Ängste, mit dem Baby nicht zurechtzukommen und keine gute Mutter zu werden, oder die Überforderung durch eine nicht abreißende Besucherinvasion. Das alles kann dann wahre Tränenströme auslösen.

Das Beste, was man vom Baby-Blues berichten kann, ist, dass er meist nur ein paar Tage dauert. Dieser Baby-Blues hat dann nichts mit der viel selteneren, erst nach einigen Wochen auftretenden und länger anhaltenden echten Wochenbettdepression zu tun, bei der Sie ärztliche Hilfe in Anspruch nehmen sollten.

Was hilft gegen den Baby-Blues?

Versuchen Sie nicht, Ihre Niedergeschlagenheit zu verbergen. Sprechen Sie mit Ihrer Hebamme, dem Pflegepersonal, Ihrem Arzt und Ihrem Partner über Ihre Empfindungen, und lassen Sie sich trösten.

- Bekämpfen Sie Gefühle der Schuld und der Undankbarkeit mit dem Wissen, dass Sie in gewisser Weise gegen die Auswirkungen der körperlichen Veränderungen machtlos sind.
- Lassen Sie zu, dass Ihr Partner für die Faktoren „Müdigkeit" und „Überforderung" Abhilfe sucht.
- Geben Sie ohne schlechtes Gewissen Ihr Baby für einige Stunden ins Kinderzimmer und versuchen Sie zu schlafen. Schalten Sie dann das Telefon aus und bitten Sie, Besuche nicht zuzulassen.
- Lassen Sie Ihren Gefühlen freien Lauf. Wie am Anfang der Schwangerschaft liegen jetzt Lachen und Weinen ganz nahe beieinander.

Ihr Körper: noch verändert

Zehn Monate war Ihr Körper für die Versorgung Ihres Kindes zuständig. Viele Ihrer körperlichen Funktionen haben sich in dieser Zeit verändert. Nun braucht Ihr Körper auch eine gewisse Zeit, diese Veränderungen zurückzubilden und sich auf das Stillen vorzubereiten.

In den vergangenen Monaten konnten Ihre Arme ohne große Verschränkungen Ihren großen Babybauch umfas-

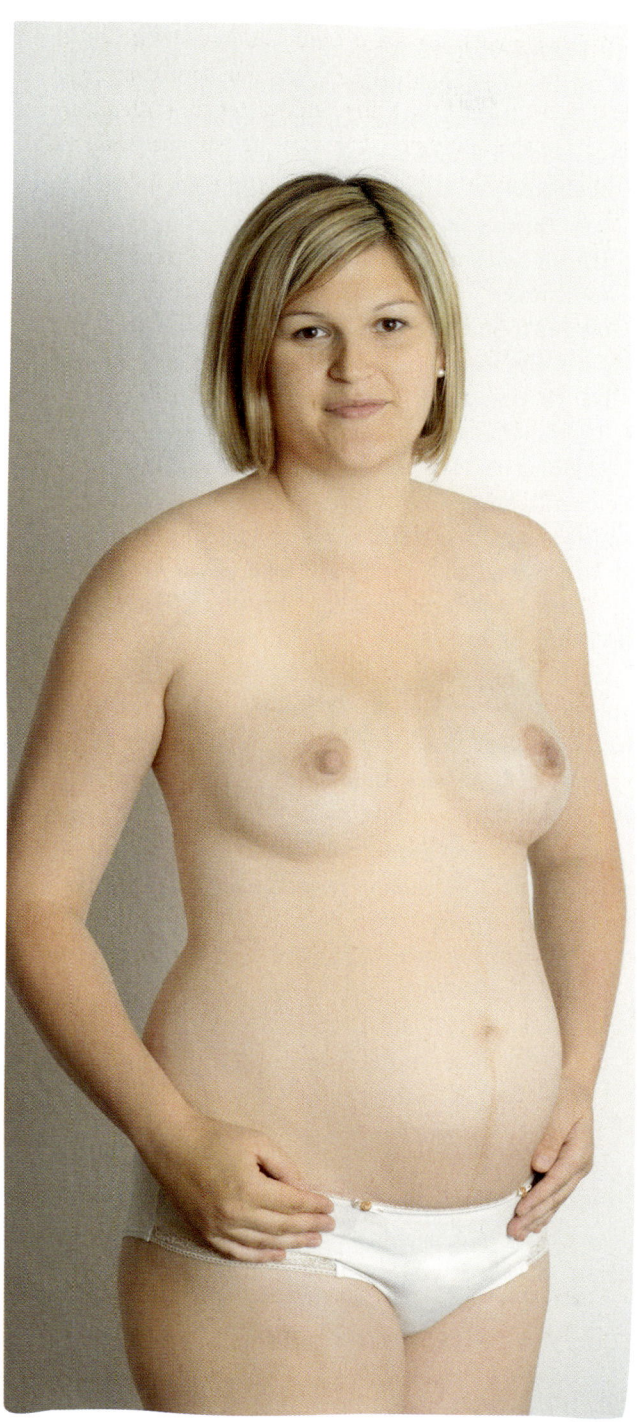

sen. Dieses fast symbolische Umarmen des Kindes hat auch Ihrem Partner Freude gemacht. Im Kreißsaal haben Sie nun gleich nach der Geburt zum ersten Mal dieses sehr eigenartige Gefühl erlebt, an der Stelle des prallen Bauches eine tiefe Kuhle zu tasten.

Ein eigenartiges Gefühl: Der Bauch ist „weg"!

Wie fremd fühlen Sie sich in Ihrer eigenen Haut. Noch sind die monatelang überdehnten Bauchmuskeln schlaff und Sie können ihnen nicht befehlen, sich zu verkürzen. Aber keine Sorge, dies ist ganz normal, und es wird nur einige wenige Tage dauern, bis sie Ihrem Willen zur Anspannung wieder gehorchen können. Das ist die erste Voraussetzung, dass sich die Bauchmuskeln langsam wieder verkürzen können und die Bauchdecke wieder die alte Form bekommen kann. Seien Sie nicht zu ungeduldig, dieser Prozess braucht eine gewisse Zeit – Sie können aber durch gute Gymnastik, die Ihnen Ihre Hebamme zeigen wird, mithelfen, die Zeit zu verkürzen.

Die Rückbildungsvorgänge an der Gebärmutter

Die Gebärmutter bildet sich nach der Geburt viel schneller als Ihr Bauch zu ihrer früheren Größe zurück und Gebärmutterhals und Muttermund verschließen sich. Unmittelbar nach der Geburt wiegt die Gebärmutter noch etwa 1 000 g. Bereits nach etwa 6 Wochen sind es nur noch rund 60 g. Nach ungefähr 10 Tagen sind Gebärmutterhals und Muttermund nur noch für den Wochenfluss durchlässig.

Am ersten Tag tastet man den höchsten Punkt der Gebärmutter, den Fundus, etwa in

Nabelhöhe. Nach einer Spontangeburt bewegt sich der Fundus, und damit die gesamte Gebärmutter, täglich etwa um einen Fingerbreit in Richtung Schambein. Diese Vorgänge laufen nach einem Kaiserschnitt etwas verzögert ab.

Die Nachwehen

Die Rückbildung der Gebärmutter erfolgt durch Zusammenziehen der Gebärmuttermuskulatur. Zunächst ist diese dauernd kontrahiert, dies lässt etwa am 4. bis 5. Tag nach. Diese Kontraktion kann man gut tasten. Wenige Stunden nach Geburt treten rhythmische Kontraktionen, die Nachwehen, auf, die sich quasi auf die Dauerkontraktion der Gebärmutter aufpfropfen. Sie halten 2–3 Tage an. Diese Nachwehen verkürzen die Muskelfasen und tragen zur Blutstillung bei, indem sie die Durchblutung der Gebärmutter drosseln. Wenn Sie Ihr erstes Kind bekommen haben, empfinden Sie diese Nachwehen kaum. Bei Mehrgebärenden, deren Gebärmutter überdehnt ist, können diese Nachwehen mit unangenehmen Schmerzen, die vom Rücken ausstrahlen, verbunden sein.

Für die Rückbildung der Gebärmutter ist es hilfreich, wenn Sie

- stillen, weil das beim Saugen des Kindes ausgeschüttete Oxytozin gleichzeitig zu Nachwehen führt,
- Blase und Darm regelmäßig entleeren (den Darm spätestens am 3. Tag nach der Geburt), weil das der Gebärmutter Platz verschafft, und
- durch sanfte Gymnastik, Bauchmassage im Uhrzeigersinn und durch möglichst häufiges Liegen auf dem Bauch die Bauchmuskulatur trainieren und die Bauchpresse kräftigen.

Die Wunden heilen

Die Stunden der Geburt haben an Ihrem Körper Spuren hinterlassen, kleine Verletzungen, sichtbare und unsichtbare, die erstaunlich schnell heilen:

- oberflächliche kleine Einrisse, leichte Abschürfungen oder Quetschungen am äußeren Muttermund, an der Scheide und am Damm, wie sie bei jeder Spontangeburt vorkommen
- die durch eine Naht versorgte Dammschnittwunde
- die Gewebedurchtrennungen und der Bauchschnitt beim Kaiserschnitt
- die Wundfläche im Inneren der Gebärmutter, die durch Ablösung der Plazenta und der Eihäute entstehen.

Die oberflächlichen Verletzungen verheilen durch Verklebungen und Haut- und Schleimhautneubildung schnell. Das gilt in der Regel auch für die mit Naht versorgte Gebiete im Damm. Das Nahtmaterial löst sich selbst auf und muss nicht entfernt werden.

Die Kaiserschnittbauchwunde ist bereits nach wenigen Stunden verklebt, sodass Sie bereits am nächsten Tag duschen dürfen. Wenn die Narkose nachlässt und in den ersten zwei Tagen noch Schmerzen auftreten, so fragen Sie nach einem Schmerzmittel. Meist werden am 5. Tag nach dem Eingriff Klammern oder Nähte entfernt.

Im Innern der Gebärmutter bewirken mehrere natürliche Prozesse die Heilung:

- Die Muskulatur zieht sich zusammen (das hilft bei der notwendigen Blutstillung).
- Die vielen Gefäße, die nach Ablösung der Plazenta in die Gebärmutter ragen, werden durch Blutplättchen (Thrombozyten) verschlossen.
- Zellen, die die verbliebenen Gewebstrümmer verdauen, wandern ein.

Die Wundheilung im Inneren der Gebärmutter ist beendet, wenn eine neue Schleimhaut die Gebärmutter wieder auskleidet. Das ist nach etwa 4–6 Wochen der Fall.

Tipps bei Beschwerden an der Dammnaht

Der Damm kann noch einige Tage spannen und unangenehme Beschwerden machen.

Das hilft:

* Sitzen Sie auf Sitzringen (oft im Krankenhaus zu erwerben, ein Kinderschwimmring geht auch) oder kühlenden Eisbeuteln.
* Vermeiden Sie möglichst für einige Tage das Sitzen auf Ihrer gesamten Sitzfläche, verlagern Sie das Gewicht wechselnd auf den einen oder anderen Sitzbeinhöcker, indem Sie am Bett-, Stuhl- oder Sesselrand sitzen.
* Nehmen sie lauwarme Sitzbäder mit entzündungshemmenden Substanzen, z.B. Kamille, oder benutzen Sie entsprechende Salben.
* Verhindern Sie Entzündungen durch sorgfältige Intimpflege, z.B. durch morgendliches und abendliches Abspülen des Scham- und Dammbereichs mit dem Duschschlauch mit lauwarmem Wasser. Danach sollten Sie den Dammbereich vorsichtig durch Abtupfen mit einem Tuch oder gegebenenfalls mit einem Föhn trocknen, da Feuchtigkeit die Heilung behindert.

Der Wochenfluss

Der Wochenfluss (Lochien) ist zunächst überwiegend blutig und periodenstark, weil bis etwa zum 6. Tag nach der Geburt die Blutstillung noch unvollkommen ist. Er besteht aus Blut und Wundsekreten, die bei der Abheilung der Gebärmutter anfallen. Dann wird er laufend dünnflüssiger, bräunlicher und geringer in der Menge. Ende der 3. Woche versiegt der blutige Anteil ganz. Der Wochenfluss ist dann wässrig, grauweiß und hat einen leicht faden Geruch. Zwischen der 4. und 6. Woche hört er ganz auf. Nach einem Kaiserschnitt ist die Menge des Wochenflusses meist geringer und die Dauer kürzer, weil nach der Lösung der Plazenta das Gebärmutterinnere ausgetastet wird, um sicherzugehen, dass keine Gewebereste zurückbleiben.

Während dieser Zeit kann der Wochenfluss leicht von Keimen besiedelt werden. Benutzen Sie zunächst sehr saugfähige Vorlagen, die Sie häufig wechseln. Viele Ärzte raten von Tampons ab. Aber wenn Sie Tampons vorziehen, ist ebenfalls sehr häufiger Wechsel notwendig, damit kein Flüssigkeitsstau entsteht. Geben Sie dem Pflegepersonal oder Ihrer Hebamme Bescheid, wenn Sie den Eindruck haben, dass der Wochenfluss einen für Sie auffallenden Geruch annimmt.

Der Milcheinschuss

In der Regel erfolgt 2–3 Tage nach der Geburt der Milcheinschuss. Die Brüste fühlen sich prall und hart an und können sich rasch bis unter die Achselhöhlen vergrößern. Eher knabenhafte Frauen erleben mit Freude zum ersten Mal große, schöne Brüste. Die Milchfülle kann aber auch schmerzen. Wenn Sie Ihr Kind nach der Geburt regelmäßig angelegt haben und Ihr Kind jetzt durch hungriges Trinken die Brüste entleert, sind die Beschwerden in ein oder zwei Tagen vorbei. Warme Umschläge und eine leichte Massage mit ausstreichenden Bewegungen in Richtung Brustwarzen erleichtern den Milchfluss. Mit kühlenden Kompressen (Quark oder zerhackte Eiswürfel) kann die Milchbildung kurzzeitig verringert werden. Nach einigen wenigen Tagen hat sich bei regelmäßigem Stillen die richtige Milchmenge entsprechend dem Bedarf eingependelt. Ein gut sitzender Still-BH mit saugfähigen Stilleinlagen ist für viele Frauen eine angenehme Hilfe.

Weitere Informationen zum Stillen finden Sie im Kapitel „Das Stillen" (S. 297).

Nahezu alle größeren Kliniken haben heute diplomierte Stillberaterinnen, Fachfrauen, die Ihnen vor und nach der Geburt für Informationen und Unterstützung beim Stillen zur Verfügung stehen.

Wenn Sie nicht stillen können oder möchten, müssen Sie Hebammen und Ärzte spätestens bei der Geburt darüber informieren, sodass es gar nicht erst zum Milcheinschuss kommt. Haben Sie keine Hemmungen, Ihre Entscheidung zu äußern.

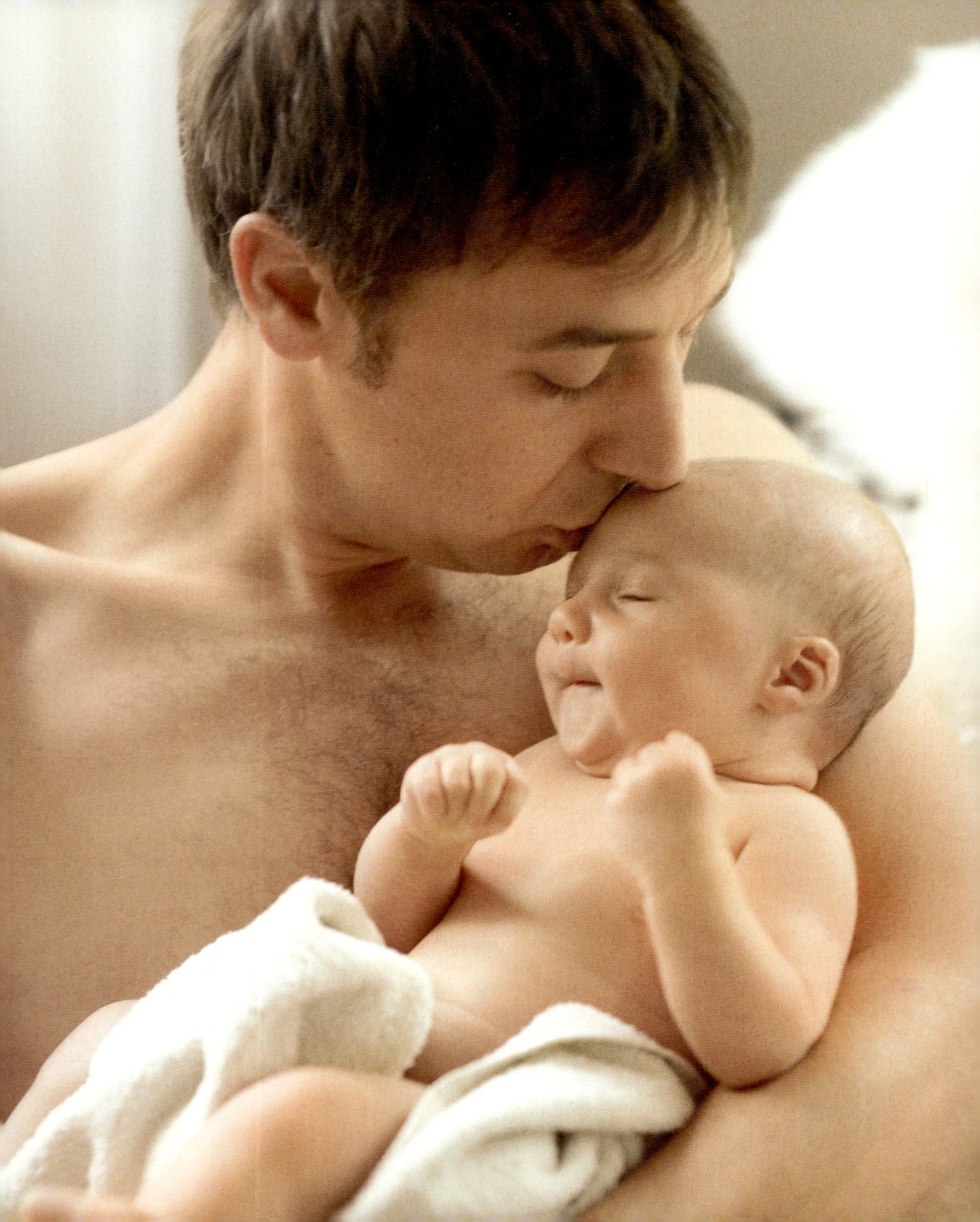

WIE GEHT ES *Ihrem Baby?*

· · · · · · · · · · · · · ·

Nun beginnt die Zeit, in der Sie ganz intensiv eine Familien werden und sich aneinander gewöhnen. Wenn Sie ein paar Dinge beachten, kann Ihr kleiner Nachwuchs sanft und behütet auf der Welt aufgenommen werden.

IN DIESEN ERSTEN TAGEN NACH DER GEBURT werden Sie jeden Moment nutzen, die Regungen Ihres Babys zu beobachten, ihm beim Schlafen und Aufwachen zuzusehen, seinen Lauten zuzuhören und seine Körpernähe und jeden Moment zu genießen.

Wenn es Ihr erstes Kind ist, wird vieles für Sie und Ihren Partner aufregend neu sein: Wie hält man ein solch kleines Wesen richtig? Wie wird es gepflegt, gebadet, gestillt oder gefüttert? Keine Angst, nach einigen Tagen der Anleitung werden Sie sich viel sicherer fühlen, und später zu Hause kommt Ihre Hebamme und unterstützt Sie.

Ihr Kind bringt schon einiges mit auf die Welt. Lange vor der Geburt hat Ihr Baby eine Reihe von Fähigkeiten entwickelt. Es kann hören und sich bewegen. Direkt nach der Geburt meldet es sich laut zu Wort und fordert Ihre ganze Aufmerksamkeit. Freuen Sie sich darauf, was Ihr Kind schon alles kann.

Bereits im Mutterleib konnte Ihr Baby hören, und jetzt richtet es sich nach der menschlichen Stimme. Das Neugeborene kann, wenn auch noch unscharf, sehen und hat ein besonders großes Interesse am menschlichen Gesicht. Es hat überdies einen gut entwickelten Geruchssinn.

Wie schwer und wie groß ist Ihr Baby?

Alle Angaben zum Gewicht und zur Größe Ihres Kindes, die Sie während der Schwangerschaft erhalten haben, beruhen auf Schätzungen und Erfahrungswerten. Anhand von Daten der Ultraschalluntersuchungen lassen sich diese Werte heute ganz gut abschätzen. Nun ist Ihr Baby auf der Welt und zum ersten Mal gewogen und gemessen worden. Die Bandbreite der ermittelten Werte ist dabei enorm.

Ein gesundes Neugeborenes kann 2 800–4 000 g wiegen und 48–54 cm lang sein. Der Kopfumfang liegt in etwa bei 34 cm. Ihr Arzt wird diese Werte im gelben Untersuchungsheft Ihres Kindes auf der letzten Seite in die Perzentilenkurven eintragen.

Ihr Baby lernt Sie kennen

Einige Wochen nach der Geburt erkennt Ihr Kind Sie untrüglich an Ihrem Körpergeruch wieder. Ihr Säugling spürt mit 1–2 Monaten, ob er von der Mutter, vom Vater oder von einer fremden Person aufgenommen und gehalten wird.

Bereits neugeborene Kinder zeigen Unterschiede in ihrem Beziehungsverhalten. Das eine Kind drückt sich vor allem mit seiner Gesichtsmimik aus, ein anderes mit verschiedenen und unterschiedlich oft geäußerten Lauten. Manche Kinder interessieren sich vor allem für das Gesicht von Vater und Mutter, andere hören besonders aufmerksam auf die elterlichen Stimmen. Ist Ihr Kind ein Augenkind, dann werden Sie sich intuitiv darauf einstellen. Andere Eltern sprechen vermehrt mit ihrem Kind, weil sie spüren, dass es besonders an ihrer Stimme interessiert ist. Alle Kinder mögen es, gehalten, herumgetragen und gestreichelt zu werden.

Ihr Baby teilt sich Ihnen mit

Ihr Neugeborenes verfügt nicht nur über recht gut entwickelte Wahrnehmungssinne, es kann seine Befindlichkeit auch mitteilen. Beobachten Sie Ihr Kind genau: Sein Gesichtsausdruck verändert sich schon, je nachdem, ob es nun aufmerksam, erschreckt oder müde ist. Dabei wechselt es auch seine Kopfhaltung und den Ausdruck seiner Augen. Interesse, Unbehagen, Ekel und Erschrecken sind Ausdrucksformen, die dem Säugling angeboren sind. Ihr Baby kann mit seiner Mimik bereits verschiedene Gefühle zum Ausdruck zu bringen:

- Es macht ein zufriedenes zugewandtes Gesicht, wenn es sich wohlfühlt.
- Es schaut bekümmert, wenn es an verschluckter Luft leidet.
- Gerät etwas Saures auf seine Zunge, drückt sein Gesicht Ekel aus.

Ihr Baby kann sich auch mit einigen wenigen einfachen Lauten ausdrücken. Die Laute können Wohlbefinden signalisieren oder Missbehagen, das schließlich in Schreien übergeht. Seine innere Verfassung und die Bereitschaft, mit der Umgebung Kontakt aufzunehmen, drückt Ihr Kind zudem mit seiner Körperhaltung sowie mit

> „DIESER MOMENT, WENN IHR BABY SIE DAS ERSTE MAL ANLÄCHELT, IST DAS GRÖSSTE GLÜCK AUF ERDEN ..."

seinen Arm- und Beinbewegungen aus. Der Volksmund spricht von einem „Engelslächeln", wenn ein Kind im Schlaf beide Mundwinkel hochzieht. Das Engelslächeln ist ein Vorläufer des eigentlichen Lächelns.

Beim wachen Kind ist ein Lächeln frühestens mit 2–4 Wochen zu beobachten. Dieses erste Lächeln tritt oft spontan ohne einen äußeren Anlass auf. Man hat den Eindruck, dass das Kind lächelt, weil es sich wohlfühlt. Mit etwa 6–8 Wochen reagiert ein zufriedenes Kind auf den Anblick eines freundlichen menschlichen Gesichts mit einem Lächeln.

Bereits das Neugeborene kann nachahmen. Die folgenden Mundstellungen einer anderen Person macht es mehr oder weniger zuverlässig nach: den Mund öffnen, die Zunge herausstrecken und die Lippen spitzen.

Die Reflexe

Ein Säugling weist eine Vielzahl von sogenannten Reflexreaktionen aus. Reflexreaktionen sind Verhaltensweisen, die durch einen bestimmten Reiz zuverlässig ausgelöst werden.
Einige dieser Reflexreaktionen sind für den Säugling geradezu lebenswichtig:

- Wird der Säugling mit dem Gesicht nach unten abgelegt, dreht er den Kopf zur Seite. Dieser Reflex stellt sicher, dass die Nasenatmung erhalten bleibt.
- Die Such-, Saug- und Schluckreflexe gewährleisten die Nahrungsaufnahme.
- Der Hustenreflex verhindert, dass seine Atemwege durch einen Fremdkörper verengt werden.
- Der sogenannte Moro-Reflex ist eher als stammesgeschichtliches Relikt anzusehen. Wird ein Neugeborenes unsanft abgelegt und fällt dabei sein Kopf nach hinten,

streckt das Kind ruckartig seine Arme aus und zieht sie sogleich wieder an. Gelegentlich machen auch die Beine die Bewegung der Arme mit. Die Moro-Reaktion ist für das Neugeborene unangenehm, häufig schreit es. Die ursprüngliche Bedeutung der Moro-Reaktion lässt sich im Zoo bei neugeborenen Menschenaffen beobachten, die von ihren Müttern herumgetragen werden. Bewegt sich die Affenmutter, fällt der Kopf des Jungen etwas nach hinten und löst die Moro-Reaktion aus. Diese bewirkt, dass das Junge die Mutter verstärkt umklammert. Damit stellt die Moro-Reaktion sicher, dass das Junge nicht von der Mutter fällt. Für uns Menschen ist der Moro-Reflex ein Zeichen, mit dem Säugling, dem die Kopfkontrolle noch weitgehend fehlt, sorgsam umzugehen: Langsam aufnehmen und keine raschen Bewegungen machen.

- Der Greifreflex stellt ein weiteres stammesgeschichtliches Relikt dar. Drücken wir auf die Innenfläche der Hände oder auf den vorderen Teil der Fußsohle, beugen sich die Finger bzw. die Zehen. Der Greifreflex bewahrt das Affenjunge ebenfalls davor, von der Mutter zu fallen. Beim Menschenkind wird der Greifreflex zunehmend schwächer, wenn der Säugling aktiv zu greifen beginnt.

Der Stuhlgang Ihres Babys

Den ersten Stuhl entleert Ihr Baby einige Stunden bis spätestens 2 Tage nach der Geburt. Dieser Stuhl ist geruchlos, von dunkelgrüner bis schwärzlicher Farbe und wird deshalb auch Kindspech (Mekonium) genannt. Er enthält Verdauungssäfte, Darmzellen und feste, geschluckte Bestandteile aus dem Fruchtwasser. Dann folgen 1–2 Tage lang Mischstühle aus Mekoniumresten und erster aufgenommener Nahrung. Ab dem 5. Tag bestimmt die Art der Ernährung Häufigkeit, Konsistenz, Farbe und Geruch des Stuhls:

Gestillte Kinder haben anfänglich einen weichen, gelblichen, süß bis süß-sauer riechenden Stuhl. Danach wird der Stuhl gelb bis grün, bleibt weich, oft dünnflüssig. Sie haben zunächst weniger, dafür häufiger Stuhl als mit der Flasche ernährte Kinder. In der Regel können Sie am Beginn mit mindestens 6 nassen und mindestens 2 Stuhlwindeln täg-

lich rechnen. Später, nach wenigen Wochen, wird die Muttermilch so gut verdaut, dass mehrere Tage ohne Stuhlgang vergehen können.

Mit der Flasche ernährte Kinder haben einen festeren, geformten Stuhl von weißlicher bis gelbbrauner Farbe, der häufig etwas faulig riecht. Ein Flaschenkind sollte möglichst einmal pro Tag Verdauung haben. Harter Stuhl, Schreien bei der Stuhlentleerung oder sogar Blutspuren auf dem Stuhl sind Hinweise darauf, dass die Flaschenmilch mit zu viel Milchpulver angemacht wurde.

Die Nabelpflege

Mit der richtigen Nabelpflege können Sie das komplikationslose Eintrocknen des Nabels unterstützen.

- Der zunächst noch nässende Nabel wird mit einer sterilen Mullkompresse abgedeckt.
- Etwa nach zwei Tagen wird die Nabelklemme entfernt.
- Reinigen Sie nun den Nabelschnurstumpf bei jedem Windelwechsel mit sterilem Wasser und mit einem Wattestäbchen, und lassen Sie ihn unbedeckt trocknen.
- Die Wegwerfwindeln sollten den Nabel nicht bedecken, damit keine feuchte Kammer entsteht, die zu einer Infektion führen könnte.

Die 2. Vorsorgeuntersuchung (U2)

Zwischen dem 3. und 10. Lebenstag (in der Regel also noch im Krankenhaus) findet eine gründliche Untersuchung des Kindes durch einen Kinderarzt statt. Diese zweite Früherkennungsuntersuchung wird wieder in das gelbe Untersuchungsheft eingetragen:

- Bei dieser Untersuchung werden Haut, Kopf und Sinnesorgane, die Gliedmaßen, die Körperproportionen und das Genitale untersucht.
- Atmung, Herzfrequenz und Temperatur werden gemessen. Auch wird auf Anzeichen für niedrigen Blutzucker (z. B. Zittrigkeit) geachtet.
- Der Arzt wird den Bauch Ihres Babys abtasten, um zu sehen, ob Vergrößerungen von Leber und Milz vorliegen.

- Das Nervensystem und die Motorik werden begutachtet. Ihr Kinderarzt wird einige Bewegungen mit Ihrem Kind machen, um seine Reaktionen zu testen.
- Auch die Vollständigkeit der Wirbelkörper wird festgestellt. Dazu tastet der Kinderarzt den Rücken Ihres Kindes behutsam ab.
- Mit einem speziellen Handgriff oder mit Ultraschall wird überprüft, ob die Hüftgelenkspfannen richtig ausgebildet sind. Bei einem Verdacht auf eine Fehlstellung der Hüfte wird eine Spreizbehandlung mit der Breitwickelmethode begonnen und eine Nachuntersuchung mit der

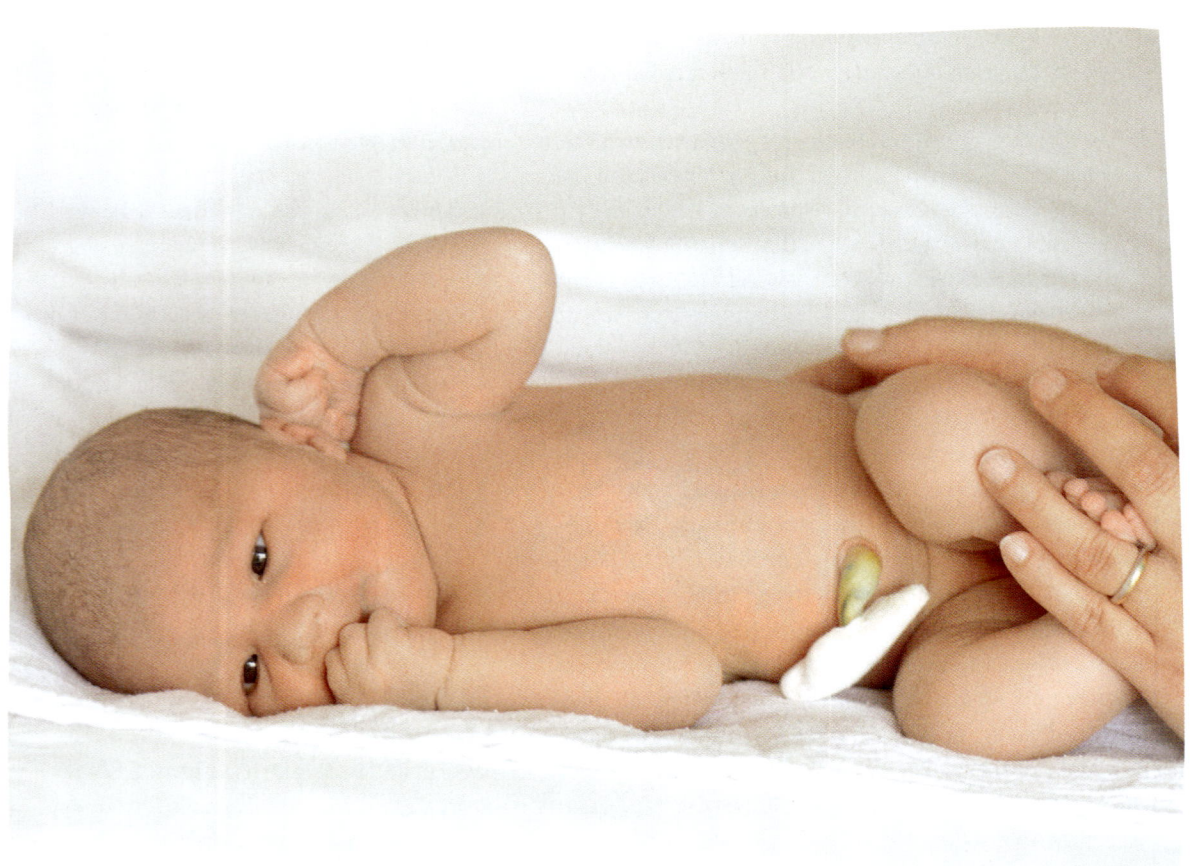

- dann aussagekräftigeren Ultraschalluntersuchung in 4 Wochen beim Kinderarzt geplant.
- Am 4. Tag erfolgt meist die Abnahme einer kleinen Blutmenge durch einen Stich in die Ferse zur Untersuchung (Screening bei allen Neugeborenen) auf angeborene Stoffwechsel- oder Hormonstörungen.
- Der Arzt wird Sie fragen, ob es Trink- und Verdauungsprobleme gibt.

Gelbsucht – sehr häufig nach der Geburt

Mehr als die Hälfte aller Neugeborenen entwickelt in den ersten Lebenstagen eine leichte Gelbsucht. Das ist ganz normal, es handelt sich nicht um eine Krankheit. Das drückt auch die medizinische Bezeichnung „physiologische Neugeborenengelbsucht" aus. Das hat folgende Ursache: Im Blut des Neugeborenen befinden sich noch aus der Zeit vor der Geburt (mit relativ niedrigen Sauerstoffwerten) mehr rote Blutkörperchen, als nach der Geburt benötigt werden. Diese werden nun abgebaut und auch der darin enthaltene rote Farbstoff, das Hämoglobin, muss abgebaut werden. Als Abfallprodukt entsteht dabei ein neuer Farbstoff, das gelbe Bilirubin, das normalerweise in der Leber weiter abgebaut wird. Die noch unreife Leber des Neugeborenen kann die große Menge anfallenden Bilirubins noch nicht verarbeiten, der Farbstoff sammelt sich im Blut und in allen anderen Körperflüssigkeiten. Haut und Schleimhäute färben sich gelb, was besonders gut im Weiß der Augen zu sehen ist. Da die Unreife der Leber zum Abbau des erhöht anfallenden gelben Bilirubins die Hauptursache dieser Form der Gelbsucht ist, ist sie bei Frühgeborenen noch häufiger. Ihre Leberfunktion ist im Vergleich zu reif geborenen Kindern noch weniger zum Abbau des Farbstoffes in der Lage. Beim am Termin geborenen Kind ist die Reife etwa nach zwei Wochen vorhanden.

In niedrigen Konzentrationen ist dieses Bilirubin harmlos, in hohen Konzentrationen kann es jedoch Nervenzellen im Gehirn schädigen. Diese Neugeborenen-Gelbsucht wird durch den Mangel an Flüssigkeit und Nahrung noch verstärkt, der zu Beginn des Stillens auftreten kann. Deshalb sind paradoxerweise gestillte Kinder in den ersten Lebenstagen besonders betroffen, weil durch die erst langsam in Gang kommende Milchbildung die kindliche Darmtätigkeit noch nicht optimal zum Ausscheiden des gelben Farbstoffes beiträgt. Die Therapie ist in der Regel einfach. Ihr Baby wird mit intensivem blauem Licht (Wellenlänge 460 nm) bestrahlt oder für einige Tage auf eine Lichtmatte gelegt. Durch dieses Licht wird das Bilirubin in der Haut abgebaut werden. Die Augen Ihres Kindes müssen zum Schutz gegen das Licht abgedeckt werden. Oft reichen 24 Stunden, manchmal dauert es 3 Tage, bis sich die Werte wieder normalisieren. Eine wirksame Therapie, die für Ihr Kind ein Segen ist.

Anpassungsprobleme bei der Atmung

Selten bei Kindern, die am Termin geboren werden, häufiger bei Kindern, die einige wenige Wochen vor dem Geburtstermin das Licht der Welt erblicken, oder bei Terminkindern, deren Mütter einen Schwangerschaftsdiabetes hatten, sind meist vorübergehende Atemnotprobleme. Hier ist die noch fehlende Lungenreife durch Surfactantmangel und/oder fehlende Resorption der Lungenflüssigkeit schuld, dass nach gutem Start Atemschwierigkeiten mit typischen Symptomen deutlich werden:

- hohe Atemfrequenz
- Nasenflügelbewegungen
- Einziehungen von Brustkorb und Brustbein
- leichtes Stöhnen bei der Ausatmung

Zur Beobachtung und Behandlung werden diese Kinder für einige Tage auf die Säuglingsstation verlegt.

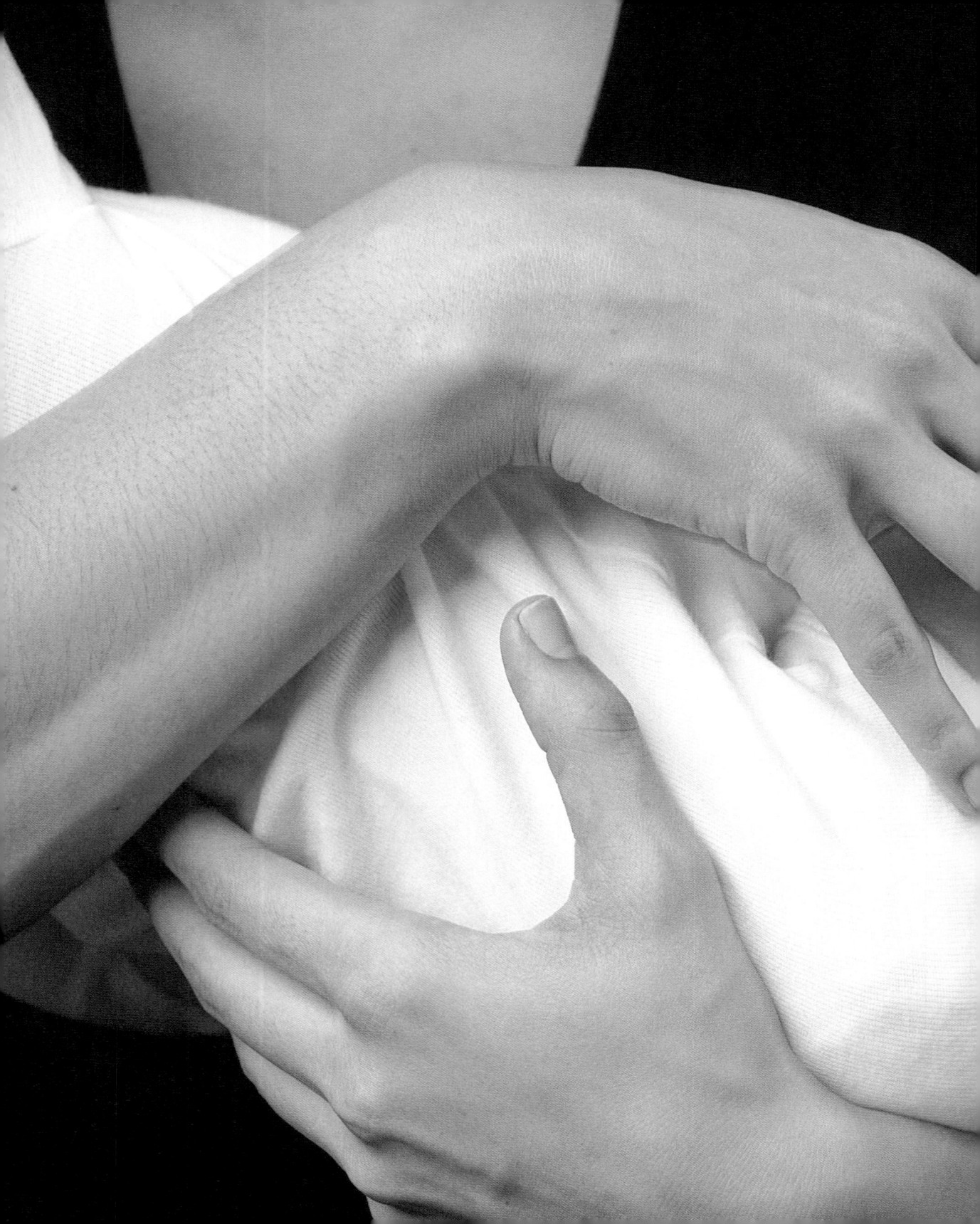

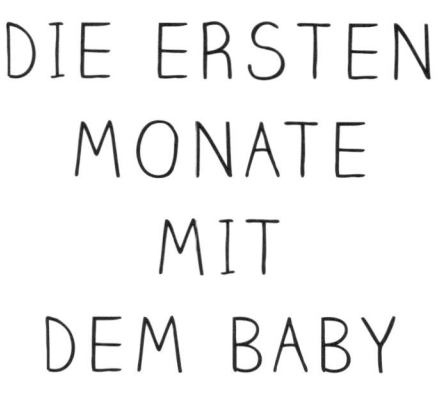

DIE ERSTEN MONATE MIT DEM BABY

Herzlich willkommen zu Hause mit Ihrem Baby! Freuen Sie sich auf die gemeinsame Zeit und alles, was nun auf Sie zukommt.

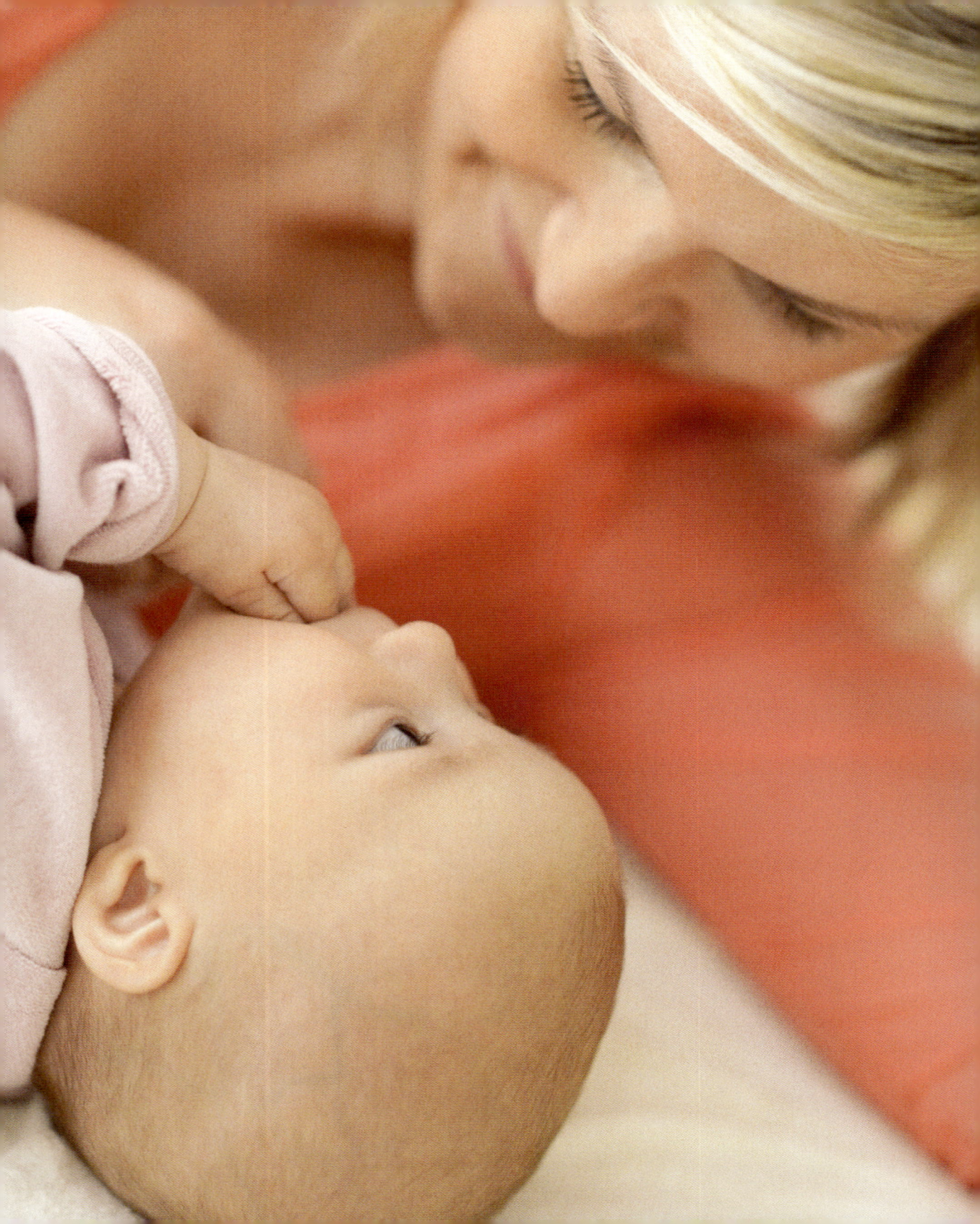

Ihr Baby WÄCHST UND LERNT schnell

Von nun an wird ein kleiner Wurm Ihr Leben ganz schön auf den Kopf stellen. Gerade in den ersten Tagen und Monaten wird Ihr Kind rasante Entwicklungsschritte machen, über die Sie nur staunen können.

IM ERSTEN LEBENSJAHR entwickelt sich Ihr Kind von einem mehr oder weniger hilflosen und abhängigen Neugeborenen zu einem Kleinkind, das vielleicht am ersten Geburtstag schon seine ersten Schrittchen macht, die ersten Worte spricht und sich auf den Weg begibt, die Welt zu erkunden.

Ihr Kind baut Bindungen zu seinen wichtigsten Bezugspersonen auf, die ihm Schutz und Rückhalt geben. Dabei macht jedes Baby diese Entwicklung in seinem eigenen Tempo durch. Begleiten Sie Ihr Kind und freuen Sie sich jeden Tag, mit ihm die Welt neu zu entdecken.

Das Kopfwachstum

Das Kopfwachstum Ihres Babys ist in den ersten Lebensmonaten sehr ausgeprägt: Der Kopfumfang nimmt jeden Monat um etwa 1 cm zu, darüber geben die Perzentilenkurven im gelben Untersuchungsheft Auskunft. Der Kopf verändert auch deutlich seine Form. Während des Geburtsvorgangs war der Kopf Ihres Kindes starken Druckkräften ausgesetzt, dabei erhielt er eine typische Form: Die Stirn ist abgeflacht und der Hinterkopf ausgezogen (S. 269). Bei den meisten Kindern liegt auch eine sogenannte Geburtsgeschwulst vor, eine Verdickung der Kopfhaut, die jene Stelle des Kopfes markiert, die der vorangegangene Teil im Geburtskanal war. Keine Sorge, diese Geschwulst verschwindet innerhalb von Tagen oder wenigen Wochen. Vielleicht warten Sie mit dem Foto für die Geburtsanzeige einige Tage ab.

ÜBERSICHT: WANN LERNT IHR BABY WAS IM ERSTEN JAHR?

	0–3 Monate	4–6 Monate	7–9 Monate	10–12 Monate
Grobmotorik	Kopfkontrolle im Liegen	Kontrolle im Sitzen Drehen	frei sitzen Robben	Kriechen
Feinmotorik	Händchen in den Mund und betasten	Greifen mit der ganzen Hand	Scherengriff zwischen Zeigefinger und Daumen	Pinzettengriff
Spielverhalten		orales Erkunden	manuelles Erkunden	visuelles Erkunden
Sprache	einfache Laute	Lachen und Quietschen	Laute nachahmen	erste Wörter (frühestens)
Sozialverhalten	Lächeln		Fremdeln	

Auch die Gesichtshaut Ihres Babys kann in den ersten Tagen nach der Geburt etwas verletzt und gerötet aussehen. Das Köpfchen wird durch den engen Geburtskanal gepresst und steckt dort unter Umständen längere Zeit fest. Kein Wunder, dass sich die zarte Babyhaut von diesen Strapazen erst erholen muss. Im Verlauf des ersten Lebensjahres entwickelt jedes Kind seine eigene Kopfform, die vor allem durch familiäre Merkmale geprägt ist. Zusätzlich wirkt die Schwerkraft in den ersten Lebensmonaten auf die weichen Schädelknochen ein. Frühgeborene Kinder haben oft einen besonders schmalen, hohen und nach hinten ausgezogenen Kopf, weil sie ihn immer auf die Seite drehen.

Zwei Lücken im Kopf? – Die Fontanellen

Die Schädelnähte, die Berührungslinien zwischen den Schädelknochen, bleiben im 1. Lebensjahr zunächst noch geöffnet, weil das Gehirn sehr schnell wächst. An der Kreuzungsstelle zweier Schädelnähte bildet sich etwas oberhalb der Stirn im vorderen Drittel des Mittelscheitels eine Lücke, die sogenannte große Fontanelle. Weiter hinten kann man auch noch eine kleine Fontanelle ertasten. Die hintere kleine Fontanelle schließt sich in den ersten Monaten nach der Geburt. Die große vordere Fontanelle bleibt noch länger geöffnet. Aber auch wenn hier die Schädelknochen noch fehlen, schützt eine kräftige Knochenhaut das darunterliegende Gehirn. Bei jeder Vorsorgeuntersuchung wird Ihr Kinderarzt nach diesen Lücken tasten. Im Alter von 12–30 Monaten werden die Fontanellen geschlossen sein. Sie brauchen keine Angst zu haben, Ihr Baby an der Fontanelle zu berühren. Die Haut des Babys und die Hirnhäute sind fest und es kann nichts Schlimmes passieren. Kleinen Kindern, z. B. dem Geschwisterchen des neuen Babys, sollte man aber dennoch sagen, dass sie dem Köpfchen des Babys besonders Sorge tragen. Eine stark eingesunkene Fontanelle kann ein Zeichen dafür sein, dass Ihr Baby zu wenig Flüssigkeit im Körper hat und vielleicht sogar dehydriert ist. Eine Fontanelle, die sich nach außen wölbt oder sehr straff ist, kann ein Zeichen für das Vorliegen einer Gehirnstörung sein. Dann sollten Sie schnell einen Arzt aufsuchen und um eine Abklärung bitten.

Wann wachsen die Haare?

Die Kopfbehaarungen bei Babys sind sehr unterschiedlich ausgebildet. Manche Kinder haben direkt nach der Geburt schon einen richtigen Wuschelkopf, andere einige wenige spärliche Härchen. Die Haare fallen in den ersten Lebensmonaten häufig aus und wachsen danach umso dichter und kräftiger nach. Einige Kinder behalten bis ins fortgeschrittene Kleinkindalter ihre fusseligen Babyhaare, bis sich die Kopfbehaarung verdichtet. Bei einigen Kindern verändert sich die Haarstruktur mit der Zeit deutlich. Ein kleiner Lockenkopf kann mit der Zeit glatte Haare bekommen. Babys, die mit dunklen Haaren auf die Welt gekommen sind, können mit der Zeit einen Blondschopf entwickeln. Bei Säuglingen, die überwiegend auf dem Rücken liegen und oft ihren Kopf hin- und herbewegen, kann eine kahle Stelle am Hinterkopf entstehen.

Asymmetrien

Einige Kinder haben eine Lieblingsseite, auf die sie ihr Köpfchen beim Liegen drehen. In vielen Fällen verschwindet die Bevorzugung einer Seite irgendwann von ganz alleine, aber selten liegt auch eine Tonusstörung der Halsmuskulatur zugrunde, die durch eine ungünstige Lage im Mutterleib oder einen schwierigen Geburtsverlauf verursacht sein kann. Wenn Sie feststellen, dass Ihr Baby in der Bauch- oder Rückenlage sein Köpfchen immer nur auf eine Seite dreht und sich mit der anderen Seite schwertut, sollten Sie bei der nächsten U-Untersuchung Ihren Kinderarzt darauf ansprechen. Gegebenenfalls wird er Ihnen eine Überweisung zum Physiotherapeuten ausstellen. Der Physiotherapeut oder Osteopath hilft Ihrem Baby mit geeigneten Maßnahmen, die der Einseitigkeit entgegenwirken. Auch Sie werden wahrscheinlich für zu Hause eine Auswahl an spielerischen Interaktionen und Bewegungsübungen von Ihrem Therapeuten mit auf den Weg bekommen und wirksame Tipps für den Alltag erhalten, mit denen Sie Ihr Baby unterstützen können. Schaut Ihr Baby bevorzugt auf eine Seite, können sie es mit einem Glöckchen oder einem interessanten, bunten Spielzeug ablenken und seinen Blick sanft in die andere Richtung lenken. Oder sie platzieren die Krabbeldecke oder das Körbchen in Ihrer Wohnung so, dass Ihr Kind genau dann das lustige Mobile oder das interessante Ölbild an der Wand sieht, wenn es den Kopf auf die nicht bevorzugte Seite dreht.

Die Gewichtsentwicklung in den ersten Wochen

Alle Babys verlieren in den ersten Lebenstagen an Gewicht, jedoch unterschiedlich viel, denn Nahrungsaufnahme und Verdauung kommen nur langsam in Gang. Das ist kein Grund zur Beunruhigung. Es ist ganz normal, dass ein Neugeborenes in den ersten Lebenstagen mehr Kalorien verbraucht, als es sich zuführen kann, und dass es mehr Flüssigkeit ausscheidet, als es aufnimmt.

Die meisten Kinder verlieren in den ersten Lebenstagen 3–6 % ihres Geburtsgewichts. Ein mit 3 000 g geborenes Baby kann also mit seinem Gewicht auf 2 800 g absinken. Erst wenn Ihr Kind in den ersten Tagen mehr als 10 % an Gewicht verliert, sollten Sie sich überlegen, ob Sie zufüttern sollen. Es kann auch durchaus vorkommen, dass ein Kind während der ersten 1–2 Wochen kaum an Gewicht zunimmt. Es ist nicht ungewöhnlich, dass Kinder erst nach 5–10 Tagen so viel Nahrung aufnehmen können, dass ihr Wachstum wieder einsetzt und sie an Gewicht zunehmen. Diese Gewichtszunahme ist von Kind zu Kind sehr individuell, größere Abweichungen vom Durchschnittswert sind häufig. Während manche Kinder in einem Monat lediglich 500 g an Gewicht zulegen, nehmen andere bis zu

1 000 g zu. Die durchschnittliche wöchentliche Gewichtszunahme beträgt in den ersten 3 Lebensmonaten zwischen 80 und 300 g.

Fragen Sie Ihre Hebamme, wie sie die Entwicklung Ihres Babys einschätzt. Die Hebamme wird Ihr Baby regelmäßig wiegen und sie hat große Erfahrung darin zu beurteilen, ob sich Ihr Baby normal entwickelt oder ob Wachstum und Gewichtszunahmen wirklich ungenügend sind. Bleibt das Gewicht während 3 Wochen konstant oder nimmt sogar noch weiter ab, sollten Sie mit dem Baby Ihren Kinderarzt aufsuchen.

Körperlänge und Kopfumfang nehmen ebenfalls rasch zu: die Körperlänge etwa 1 Millimeter pro Tag, der Kopfumfang etwa 1 Zentimeter pro Monat.

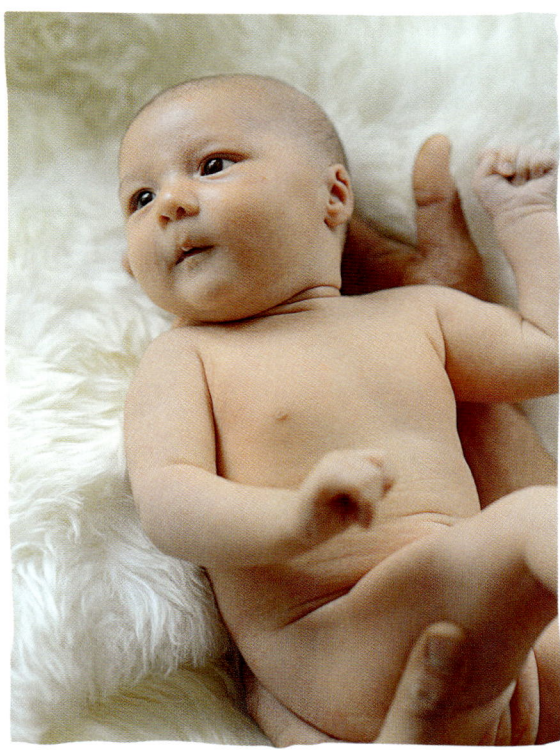

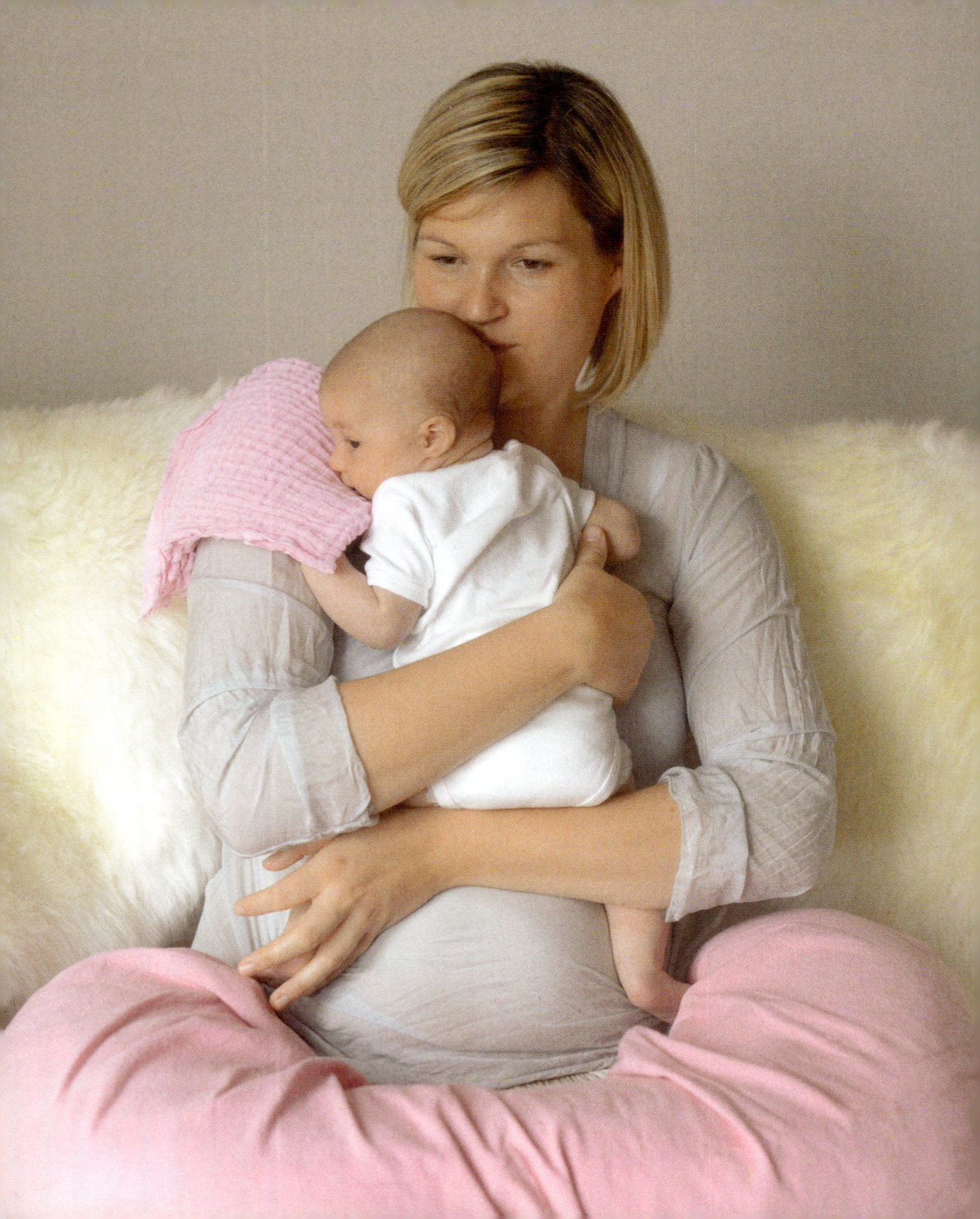

Die ERNÄHRUNG *Ihres Babys*

. . . .

Mit der richtigen Ernährung wächst und gedeiht
Ihr Kind und ist glücklich und zufrieden – egal, ob Sie
es stillen können oder nicht.

NACH DER GEBURT MUSS SICH IHR BABY an die neuen Lebensbedingungen anpassen. Atmung und Kreislauf bewältigen die Umstellung bereits in den ersten Minuten nach der Geburt. Verdauung, Stoffwechsel und Ausscheidung brauchen dazu viele Tage und Wochen.

Nahrungsaufnahme und Verdauung funktionieren in den ersten Lebenstagen noch nicht voll. Für diese Zeit hat die Natur vorgesorgt: Das Kind kommt mit einer großen Nährstoff- und Energiereserve in Form eines Fettpolsters in der Unterhaut und eines Kohlenhydratdepots (Glykogen in der Leber) auf die Welt. Davon kann das Baby in den ersten Lebenstagen zehren. Es braucht also noch nicht sehr viel zu trinken.

Die Reflexe sichern die Ernährung

Die für die Nahrungsaufnahme notwendigen Fähigkeiten bringt Ihr Kind schon bei der Geburt mit. Verschiedene Reflexverhaltensweisen stellen die Nahrungsaufnahme sicher:

Der Suchreflex: Wenn Wange oder Lippen Ihres hungrigen Babys die Brust berühren, beginnt es ganz automatisch nach der Brustwarze zu suchen. Ihr Säugling orientiert sich an der Wärme und am Geruch der mütterlichen Brust. Bereits nach wenigen Wochen kann ein Kind den Geruch seiner eigenen Mutter von demjenigen anderer Mütter zuverlässig unterscheiden.

Der Saugreflex: Berühren die Lippen des Babys die Brustwarze, saugt das Kind die Brustwarze und den Warzenhof tief in die Mundhöhle und hält sie mit Ober- und Unterkiefer fest. Es drückt die Brustwarze gegen den Gaumen und streicht die Milchzisternen der Brustdrüsen von hinten nach vorne aus. Der Saugreflex lässt sich auch mit einem Schnuller oder Finger auslösen. Damit der Säugling die Brustwarze oder den Sauger besser zu umfassen vermag, bildet sich an der Oberlippe ein kleines Saugpolster. Saugbewegungen sind nicht immer ein Hungersignal. Babys saugen auch an ihren Händchen, wenn sie müde sind oder weil sie die Händchen kennenlernen wollen.

Der Schluckreflex: Der Schluckreflex ist bei der Geburt bestens eingeübt und mit den Saug- und Atembewegungen abgestimmt. Beim Trinken macht Ihr Baby 10 – 30 Saugbewegungen und schluckt dabei 1- bis 4-mal. Nach 1 – 2 Schluckbewegungen macht es einen Atemzug. Der Säugling ist fähig, gleichzeitig zu saugen und zu schlucken sowie durch die Nase zu atmen.

Das Stillen

Nach dem Zweiten Weltkrieg gingen fast überall in der westlichen Welt durch den rasch möglichen Griff zu industriell gefertigter Babynahrung die Stillkultur und die Stillbereitschaft verloren. Hierbei spielte sicherlich auch eine Rolle, dass durch den Trend zur Kleinfamilie das Erfahrungswissen und die Hilfen von Müttern und Großmüttern zum Thema Stillen nicht mehr schnell abrufbar waren. Aber fast alle Frauen können ihr Kind oder ihre Kinder ausreichend stillen, und heute wollen es auch immer mehr Frauen. Nicht zuletzt, weil der Einsatz der La Leche Liga und später der WHO und der UNICEF-Initiative „10 Schritte zum erfolgreichen Stillen" mit der Unterstützung durch die Nationalen Stillkommissionen Früchte zu tragen beginnen. Stillen hat für beide, Mutter und Kind, große Vorteile. Dennoch sollte die Entscheidung einer Frau oder des Paares gegen das Stillen als eine ganz persönliche Entscheidung respektiert werden.

Muttermilch – ein Wunder der Natur

Die Natur hat es sehr schön eingerichtet: Der mütterliche Körper kann so viel Milch bilden, wie gebraucht wird. Auch Zwillinge, sogar Drillinge können satt werden. Die Zusammensetzung der Milch passt sich genau an das an, was Ihr Kind braucht, durch die ganze Stillzeit hindurch.

Und auch wenn Ihr Baby früher auf die Welt kommt, bekommt es genau die Inhaltsstoffe, die wichtig für es sind.

- Etwa 3 Tage wird die leicht verdauliche Vormilch, das Kolostrum (mit vielen Immunglobulinen zum Infektschutz) gebildet,
- für die nächsten 10 Tage wird Übergangsmilch mit steigendem Fett- und Kohlenhydratanteil gebildet und
- schließlich die reife Frauenmilch, die ganz spezifisch auf die Bedürfnisse des menschlichen Babys abgestimmt ist.

Mindestens 100 Substanzen enthält die Muttermilch, die in der Kuhmilch nicht vorhanden sind. Und während einer Stillmahlzeit wird dem Baby quasi ein 3-Gänge-Menü angeboten:

- als erste Portion die wässrige, fettarme und durstlöschende Vordermilch,
- dann 2 – 3 Minuten nach dem Anlegen die energiehaltigere Hauptmilch
- und schließlich beim Wechsel auf die andere Brustseite eine Mischung aus Vorder- und Hauptmilch.

Die Milchbildung und -freisetzung

Schon während der Schwangerschaft werden die Voraussetzungen für die Milchbildung in den Brüsten geschaffen. Säckchenförmige Ausbuchtungen, die Alveolen, die sich zu

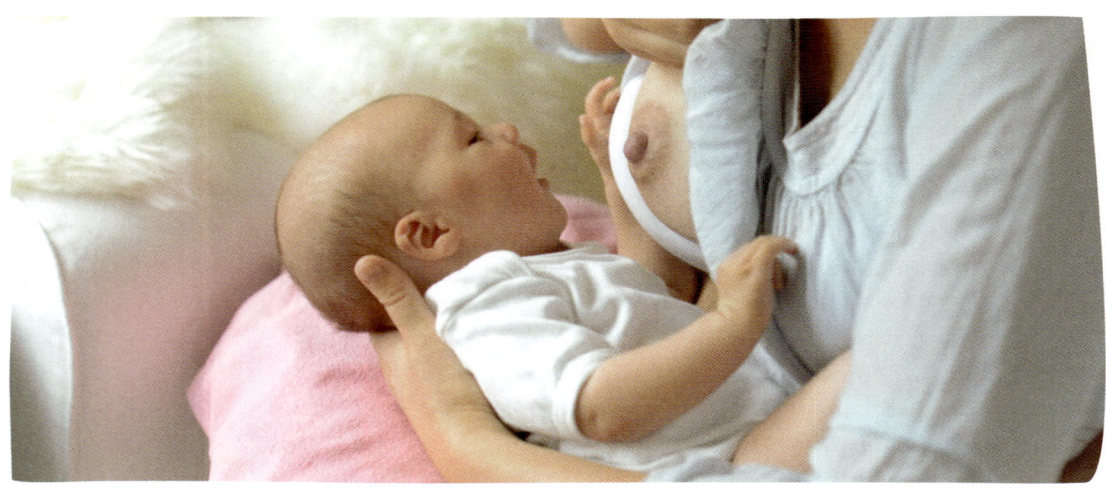

traubenförmigen Drüsenkörpern ausgebildet haben, besitzen eine innere Zellschicht, die Milch bilden kann. In der Schwangerschaft, wenn die Milch noch gar nicht gebraucht wird, verhindern die Hormone der Plazenta aber die Milchbildung. Nur etwas gelb-karottenfarbige Vormilch, das Kolostrum, kann sich vor der Geburt in den Milchgängen, die sternförmig zur Brustwarze ziehen, ansammeln. Die Milch wird erst durch ein einzigartiges, reflexartiges Zusammenspiel von Ihnen und Ihrem Baby nach der Geburt gebildet und für das Kind verfügbar gemacht.

Das intensive Saugen des Babys an der Brustwarze

- bewirkt in Ihrem Körper die Ausschüttung von Prolaktin (Milchbildungsreflex). Dieses Prolaktin kann jetzt seine Wirkung an den Milchzellen entfalten. Bis die erste Milch fließt, dauert es nach dem Wegfall der Plazenta 2 – 3 Tage,
- führt gleichzeitig zur Freisetzung von Oxytozin. Dieses Hormon steuert die Kontraktion der Gebärmuttermuskulatur und sorgt beim Stillen dafür, dass die Milch über die großen Milchgänge zur Brustwarze befördert wird (Milchejektionsreflex oder Let-down-Reflex),
- sorgt für einen weiteren mütterlichen Reflex, die Aufrichtung der Brustwarze (Erektionsreflex). Dieser erleichtert Ihrem Kind das Umfassen der Brustwarze.

Je länger und intensiver Ihr Baby an der Brust saugt und trinkt, umso mehr fließt die Milch und wird wieder neu gebildet. Die Nachfrage bestimmt das Angebot!

Und dass Ihre eigenen Emotionen und Gefühle in diesem wunderbaren Regelkreis einen großen Anteil haben, zeigt die Tatsache, dass bereits allein das Weinen Ihres Kindes bei Ihnen zur Ausschüttung der für das Stillen so wichtigen Hormone Prolaktin und Oxytozin führt.

Genießen Sie das Stillen

Sie werden bald merken, wie schön das Stillen auch für Sie ist, wenn Sie und Ihr Kind „gelernt" haben, ganz aufeinander einzugehen. Das deutsche Wort „Stillen" für Brustfütterung drückt wunderbar aus, dass es mehr als nur Ernährung ist, nämlich auch Nähe, Wärme, Beruhigung und zärtliches Umsorgen. Es wird eine Herausforderung für Sie

bedeuten, diese vielen Stunden am Tag für ein ungestörtes Zusammensein freizuhalten. Später werden Sie nur noch das Glück der Zweisamkeit in Erinnerung haben, das viel zur Bindung und Zuneigung zu Ihrem Kind beigetragen hat.

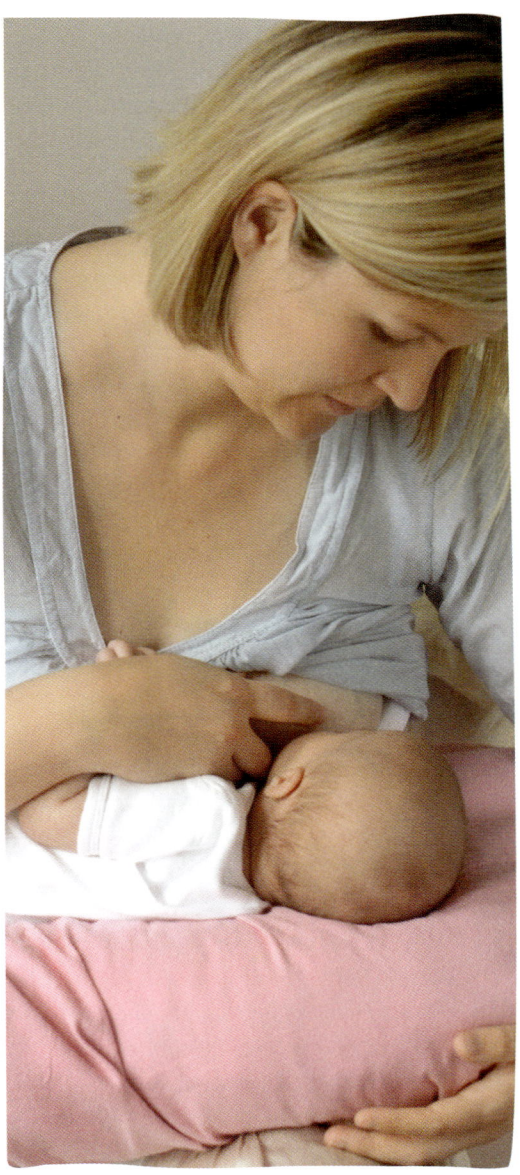

So gelingt das Stillen

Ein gesundes Neugeborenes braucht keinerlei Zufütterung, wenn es selbst den Zeitpunkt der Nahrungsaufnahme bestimmen kann, d.h., wenn gestillt wird, wenn es hungrig schreit. Nach einigen Wochen stellt sich automatisch ein Stillrhythmus mit längeren Pausen ein. Muttermilch kann 6 Monate lang die alleinige Ernährung sein. Alles, was ein Kind in dieser Zeit zum Gedeihen und Wachstum braucht, ist in der Muttermilch enthalten.

Beachten Sie Folgendes:

- Es ist wichtig, dass Sie Ihr Baby gleich nach der Geburt und danach häufig anlegen, denn dies und später die regelmäßige und vollständige Entleerung der Brüste sind die wirksamsten Stimuli für die Milchbildung. Der Bedarf bestimmt die gebildete Menge!
- Legen Sie Ihr Kind in den ersten Lebenstagen immer an beide Brüsten an. Eine 10 – 15-minütige Stilldauer an einer Brustseite ist zu empfehlen. Ihre Stillberaterin oder Hebamme wird Ihnen zeigen, wie Sie bequem liegen oder sitzen und wie Sie Ihr Kind richtig halten, ohne selbst zu ermüden. Am Anfang sollten es mindestens sechs Stillmahlzeiten am Tag sein. Manche Babys brauchen aber viel häufigere Mahlzeiten. Sie ermüden schnell an der Brust und hören mit dem Saugen auf. So kann Ihr Kind auf 8 – 12 Stillmahlzeiten pro Tag kommen, was sich leicht zu fünf Stunden Stillen oder mehr summieren kann. Rechnen Sie diese Zeit in Ihren Tagesablauf mit ein.
- Sie werden bald ein Gespür dafür bekommen, wann Ihr Kind satt ist. Wenn die Milch gut fließt und Ihr Kind kräftig saugt, werden 90 % der Milch bereits in den ersten fünf Minuten an beiden Seiten getrunken und Sie brauchen nicht in Sorge zu sein, wenn Ihr Kind nach weiteren fünf Minuten das Interesse am Trinken verliert. Ein nach dem Stillen ruhiges Kind und 6 – 8 nasse Windeln pro Tag sind ein gutes Zeichen, dass Ihr Kind genug zu sich nimmt.
- Nach dem Stillen sollten Sie Ihr Kind hochnehmen, damit Luft, die beim Trinken in den Magen gelangt ist, entweichen kann. Schütteln Sie Ihr Kind dabei nicht zu heftig, sonst kommt gleich noch Milch mit dem „Bäuerchen" mit.

Hilfe bei Stillproblemen

Richtiges Stillen muss beim ersten Kind erlernt werden. Der Teufelskreis – falsches Anlegen und Halten des Kindes, oberflächliches, ineffektives und zu langes Saugen, wunde Brustwarzen, hungriges und schreiendes Kind, mangelhafte Brustentleerung, Milchstau, Schmerzen, unglückliche und demotivierte Mutter – ist schnell entstanden. Lassen Sie sich nicht entmutigen. Mit einigen Anfangsschwierigkeiten haben viele Frauen zu kämpfen.

Hebammen oder Stillberaterinnen können Ihnen zeigen, wie

- das Kind Brustwarze und Warzenhof voll mit den Lippen umschließt,
- Sie geduldig warten sollten, bis die Milch ausreichend fließt (wenn die Brust sich entleert und weniger prall ist, kann Ihr Kind den Warzenhof besser umfassen),
- Sie die Brustwarze beim Stillende schonen, indem Sie den Unterdruck durch sanftes Hineinschieben eines Fingers in den Mundwinkel lösen und
- Sie nach dem Stillen etwas Milch auf der wunden Brust an der Luft trocknen lassen.

Nicht immer klappen Stillen und Abpumpen (S. 303) auf Anhieb. Wenn Sie nicht wissen, was Sie tun sollen,

- wenn die Milch nicht richtig fließt,
- wenn Brüste und entzündete Brustwarzen schmerzen,
- wenn Sie meinen, dass Ihr ständig schreiendes Baby nicht satt wird, oder
- gezeigt bekommen wollen, wie man Milch abpumpt,

dann lassen Sie sich helfen! Fast jedes große Krankenhaus hat heute Stillberaterinnen, die Sie auch von zu Hause aus kontaktieren können. Die Krankenkassen übernehmen die Kosten dieser Beratung, zumindest für einige Male.

Und wenn ich nicht stillen kann?

Immer wieder gibt es aber Gründe, aus denen es mit dem Stillen nicht klappen will. Für manche „bricht dann eine Welt zusammen", und sie fürchten, dass ihre Beziehung zum Kind darunter leiden könnte. Auch der Einfluss der Öffentlichkeit und die Betonung der Vorteile des Stillens führen dazu, dass Frauen, die nicht stillen können, ein schlechtes Gewissen bekommen. Aber keine Sorge: Eine Mutter, die ihr Kind mit der Flasche aufzieht, kann zu ihrem Kind eine genauso tiefe Beziehung aufbauen wie eine stillende Mutter. Ein Vorteil der Ernährung mit der Flasche ist, dass nicht nur die Mutter, sondern auch der Vater und andere Bezugspersonen das Kind füttern können.

Zu Hause stillen – nicht zu früh aufgeben!

In der Klinik schien alles viel einfacher. Immer war gleich jemand da, wenn Sie das Gefühl hatten, beim Stillen ein Problem zu haben. Zu Hause sieht das ganz anders aus. Darf es jetzt hier zu Hause so schmerzen?

Holen Sie sich rasch Rat von Ihrer Hebamme, die Ihnen helfen wird. Wunde Brustwarzen sind der häufigste Grund für Schmerzen, und Schmerzen sind die häufigste Ursache für frühzeitiges Abstillen. Werfen Sie die Flinte nicht zu schnell ins Korn. Mit etwas mehr Übung bessert sich alles meistens sehr schnell. Wichtig für das Stillen ohne Schmerzen sind das richtige Anlegen und das richtige Saugen.
Das richtige Anlegen:

- Die Mutter sitzt oder liegt bequem. Beim Sitzen empfiehlt sich ein Rückenkissen und Bodenkontakt der Füße.
- Das Baby liegt eng am Körper der Mutter, Bauch an Bauch. Rücken und Kopf des Kindes werden sanft gestützt.
- Die Nase des Babys berührt die Brust leicht, muss aber frei zum Atmen bleiben und darf nicht gegen die Brust gepresst werden.

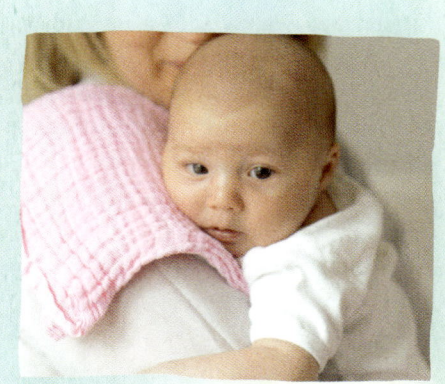

SPEIKINDER – GEDEIHKINDER

Nach der Mahlzeit rinnt den meisten Säuglingen häufig ein feines Bächlein Milch aus den Mundwinkeln oder etwas Milch kommt im Schwall wieder hoch, und manchmal ist das auch gar nicht so wenig. Aber machen Sie sich keine Sorgen, dieses Aufstoßen beeinträchtigt sein Gedeihen nicht, kann aber zu Unannehmlichkeiten führen wie Flecken auf den Kleidern der Eltern. Das heftige Aufstoßen können Sie verhindern, wenn Sie Ihr Kind nach einer Mahlzeit herumtragen und ihm sanft auf den Rücken klopfen. Schützen Sie Ihre Kleidung dabei mit einem Handtuch oder einer Stoffwindel. Solange Ihr Kind wach ist, können Sie es anschließend mit leicht hochgelagertem Oberkörper auf den Bauch legen. Das Aufstoßen hört bei den meisten Kindern nach wenigen Wochen auf. Es kann jedoch auch bis zu einem Jahr anhalten. Geht das Aufstoßen in Erbrechen über, sollten Sie mit Ihrem Kind den Kinderarzt aufsuchen.

Das richtige Saugen:

- Das Baby umfasst mit weit geöffnetem Mund die Brustwarze und den Warzenhof („Mund voll Brust"). Durch Abstützen der Brust von unten mit der Hand, Daumen auf der einen, Finger auf der anderen Seite (C-Griff), und Druck des Daumens auf das Brustgewebe können Sie dem Baby das Erfassen der Brust zudem erleichtern.
- Durch sicht- und hörbares Schlucken können Sie feststellen, dass Milch fließt.
- Legen Sie bei Anzeichen für Hunger (Unruhe, Weinen) das Baby sehr bald an, da zu gieriges Saugen einen zu starken Unterdruck erzeugt und das Trinken erschwert wird.
- In der Regel lässt das Baby die Brust von alleine los, wenn es satt ist. Schläft es saugend ein, lösen Sie vorsichtig das Vakuum, indem Sie einen Ihrer Finger in den Mundwinkel des Kindes einführen, damit die Brustwarze nicht mechanisch geschädigt wird.

Brustentzündung (Mastitis)

Vielleicht haben Sie es von Freundinnen schon mal gehört: Eine Brustentzündung ist sehr unangenehm und schmerzhaft. Voraussetzung für das Entstehen der Brustentzündung sind Verletzungen (kleine Einrisse, Schrunden) im Bereich der Brustwarzen und Besiedlung der Brustwarze mit Keimen. Zu 90 % sind diese Keime Staphylokokken, die sich zwischen oder in den Milchgängen und Milchdrüsen ausbreiten. Ein Milchstau begünstigt die Keimbesiedlung, da die Milch einen idealen Nährboden für das Keimwachstum darstellt. Fieber, lokale Rötung und Schmerzen, am häufigsten im oberen

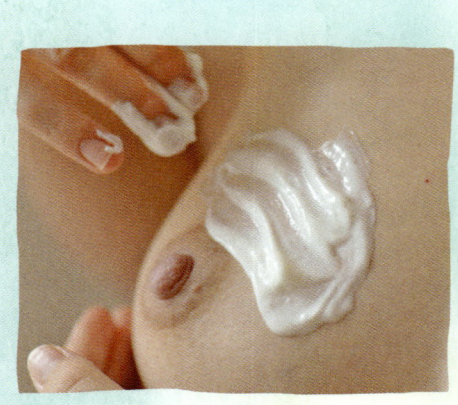

WIE HÄUFIG SIND SCHMERZEN AM ANFANG?

Trösten Sie sich: Mehr als 90 % der Frauen klagen am Anfang über Schmerzen beim Stillen. Die Brustwarzen sind anfangs viel empfindlicher als sonst, das liegt an der verstärkten Durchblutung des Brustwarzenbereiches. Bevor die Milch richtig fließt, führt auch Sog in den Milchgängen durch das Saugen zur Verstärkung der Beschwerden. Fließt die Milch richtig, nimmt die Elastizität des Gewebes rasch zu, und die Schmerzen verschwinden in wenigen Tagen – vorausgesetzt, es wird richtig gestillt.

äußeren Quadranten der Brust, sind die wichtigsten Zeichen für eine Brustentzündung. Die Behandlung mit Antibiotika, eventuell mit Schmerzmitteln, und Brustentleerung durch konsequentes Weiterstillen oder vorübergehendes Abpumpen der Milch führen meist zur raschen Besserung und Linderung der Schmerzen.

Bekommt mein Kind genug Milch?

Hunger und Sättigungsgefühle sind bei Kindern sehr unterschiedlich ausgeprägt. Der eine Säugling schreit kräftig, wenn er Hunger hat, ein anderer meldet sich kaum. Das Schreien ist ein hilfreicher Indikator für das Hungergefühl Ihres Kindes. Aber nicht immer schreit ein Säugling, wenn er hungrig ist. Die meisten Kinder sind nach einer Mahlzeit 2–4 Stunden zufrieden. Es gibt aber Kinder, die hungrig werden und dennoch zufrieden und ruhig sind. Sie haben ihren Stoffwechsel auf ein Sparprogramm eingestellt.

Und es gilt auch: Nicht immer hat Ihr Baby Hunger, wenn es schreit. Es kann schreien, wenn es ein Bedürfnis nach Nähe hat, sich langweilt, müde ist oder sich unwohl fühlt. Ihr Kind möchte also nicht unbedingt gefüttert werden, wenn es schreit. Noch kann sich Ihr kleiner Nachwuchs nur mit Schreien mitteilen und äußern, dass ihm etwas fehlt. Sie werden als Mutter schnell ein Gefühl dafür entwickeln, was Ihr Baby möchte. Wenn Sie unsicher sind, ob Ihr Kind genügend Nahrung erhält, können Sie es vor und nach dem Stillen wiegen. Falls die Milchmenge zu klein ist, sollte das Kind einige Tage lang häufiger gestillt werden. Maßgebend ist nicht die einzelne Mahlzeit, sondern die Milchmenge, die Ihr Kind pro Tag erhält. Stagniert das Gewicht über Wochen, sollten Sie mit Ihrem Kinderarzt sprechen.

Ausblick: das Abstillen

Wenn Sie Ihr Baby langsam auf Fläschchen- oder Beikostfütterung umstellen wollen, werden Sie abstillen. Das bedeutet, dass die bereits in Gang gekommene Milchbildung unterdrückt wird. Man spricht auch von sekundärem (natürlichem) Abstillen. Ihr Baby saugt dann seltener an der Brust. Dadurch wird die Milchbildung langsam reduziert. Sie können das durch weitere Maßnahmen, wie kalte Umschläge, Brüste fest binden, Trinken von Salbei- oder Pfefferminztee unterstützen. Soll oder muss das Abstillen rasch erfolgen, kann es auch medikamentös unterstützt werden. Hierzu gibt es Tabletten, die die Prolaktinbildung hemmen und somit dazu führen, dass die Milchbildung nachlässt.

Milch abpumpen – etwas mehr Unabhängigkeit in der Stillzeit

Das Stillen selbst kann Ihnen niemand abnehmen, Ihr Baby muss aber trotzdem nicht auf die Milch verzichten, wenn Sie nicht zu Hause sind. Sie können sich gut einige freie Stunden mit Ihrem Partner oder ganze Tage Unabhängigkeit für den Beruf schaffen, indem Sie die Milch abpumpen und das Füttern mit dem Fläschchen in andere Hände geben.

Am Arbeitsplatz haben Sie gemäß Mutterschutzgesetz ein Anrecht auf Stillpausen, die nicht nachgearbeitet werden müssen. Die Stillpausen können auch dazu dienen, die Milch für den nächsten Tag abzupumpen, wenn Sie Ihr Kind nicht an der Arbeitsstätte stillen können.

Das Abpumpen selbst hält die Milchbildung aufrecht. Am einfachsten geht es mit einer elektrischen Pumpe, die Sie für die Stillzeit in der Apotheke leihen können. Wenn Ihr Arzt Ihnen ein Rezept schreibt, bezahlt die Krankenkasse die Leihgebühren.

→ SO FUNKTIONIERT ES

Die Benutzung der Milchpumpe ist schnell erlernt. Bereiten Sie Ihre Brüste mit einem feuchtwarmen Umschlag und streichender Massage von außen in Richtung der Brustwarze hin vor, und setzen Sie erst dann den Pumpentrichter mit einem zunächst niedrigen Sog an. Nach einer Pumpzeit von je 3–4 Minuten sollte ein Wechsel auf die jeweils andere Brust erfolgen. Nach 20 Minuten müssten die Brüste ausreichend entleert sein. Sehr wichtig ist, dass Sie alle Teile der Pumpe immer gut reinigen und desinfizieren, um eine Keimbesiedlung zu vermeiden.

Sie werden es schnell merken: Die Stimulation des Milchflusses durch die Pumpe ist nicht so effektiv wie das Saugen Ihres Babys. Hier ein paar Tipps, damit die Milch auch weiter gut fließt:

● Denken Sie beim Abpumpen intensiv an Ihr Kind.

● Betrachten Sie ein Bild Ihres Kindes.

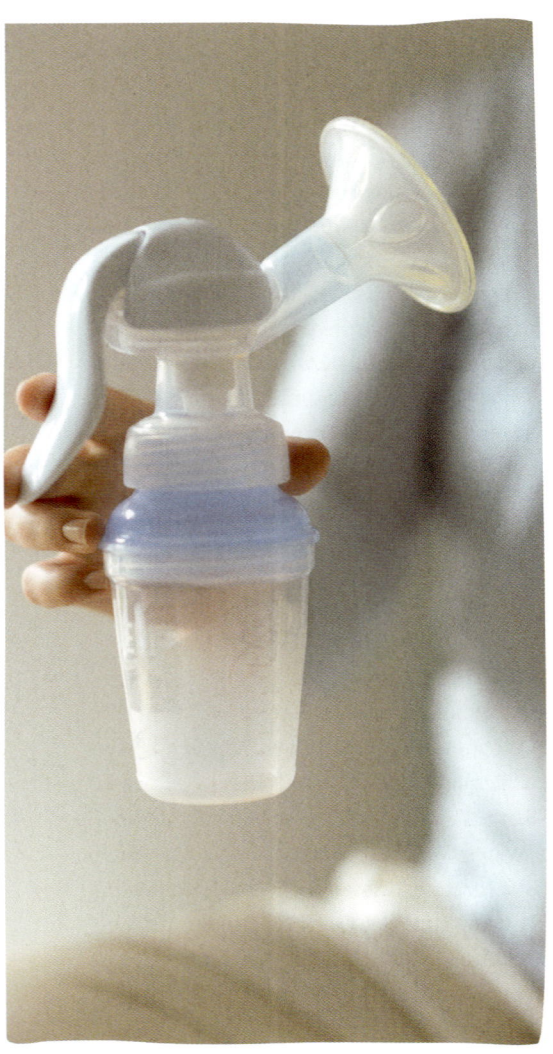

● Die Milch sollte nur kurz bei Raumtemperatur aufbewahrt werden.

● Nach dem Abpumpen kühlen Sie die Milchflasche in kaltem Wasser.

● Spätestens nach 6 – 8 Stunden sollte die Milch gefüttert werden.

● Bei +4 bis +6 °C (Kühlschrank, an der Rückwand nahe beim Kühlaggregat) ist die Muttermilch 72 Stunden haltbar.

● Eingefroren bei –18 bis –20 °C ist Muttermilch 6 Monate lang in der Tiefkühltruhe haltbar.

Ernährung mit der Flasche

Nicht jede Frau kann oder möchte ihr Kind stillen. Es gibt einige wenige medizinische Gründe, aus denen vom Stillen eher abgeraten wird. Dazu gehören verschiedene mütterliche Erkrankungen, die Notwendigkeit, Medikamente einzunehmen, deren Wirkstoffe dem Kind schaden könnten, oder ein starker Alkohol-, Drogen- oder Nikotinmissbrauch. Auch psychische Probleme der Mutter können ein Stillhindernis sein, z. B. die Angst vor der eigenen körperlichen Veränderung oder mangelndes Vertrauen in die eigene Stillfähigkeit.

Auf dem Markt gibt es heute eine ganze Reihe von Milchnahrungen. Lassen Sie sich hier von Ihrer Hebamme beraten. Für Säuglinge aus Allergikerfamilien gibt es eine breite Palette von hypoallergener Säuglingsnahrung. Wenn Sie bereits in der Klinik mit der Flasche gefüttert haben, so fragen Sie nach der verwendeten Milch, damit Sie diese zu Hause weiterverwenden können.

Gelingt ein Abwechseln zwischen Brust und Flasche?

Ihr Kind trinkt aus der Flasche ganz anders als an der Brust. An der Milchflasche wird der Flaschensauger von der Zunge ebenfalls ausgepresst. Zusätzlich erzeugt der Säugling in der Mundhöhle einen Unterdruck, um der Flasche die Milch zu entziehen. Weil der Trinkvorgang an der Brust und der an der Flasche verschieden ist, kann der Säugling nicht ohne Weiteres von der Brust zur Flasche wechseln und umgekehrt. Mit Geduld ist eine Umstellung aber bei den meisten Kindern möglich.

So bereiten Sie ein Fläschchen

Säuglingsmilch ist ganz einfach zuzubereiten. Halten Sie sich an die Angaben der Hersteller, die Sie auf der Packung finden. Sie können sich den Alltag erleichtern, wenn Sie

- täglich eine Portion Wasser abkochen und in einer extra dafür angeschafften Thermoskanne bereithalten. So ersparen Sie sich das mehrmalige Wasserkochen.
- die gesamte Tagesmenge am Morgen zubereiten. Sie Milch kann verschlossen im Kühlschrank bis zu 24 Stunden aufbewahrt werden. Eine angetrunkene Flasche darf aber nicht wiederverwendet werden.

Die Trinkmenge

Gestillte Kinder trinken von Mahlzeit zu Mahlzeit unterschiedlich viel. Was ziemlich konstant bleibt und deshalb ein recht zuverlässiges Maß ist, ist die tägliche Trinkmenge. Das Kind soll die Menge selbst bestimmen können. Es ist nicht notwendig, das Baby nach jeder Mahlzeit oder auch jeden Tag zu wiegen. Wiegen Sie Ihr Kind einmal pro Woche, damit Sie sicher sind, dass es an Gewicht zunimmt.

Mit der Flasche ernährte Kinder trinken je nach Tageszeit unterschiedlich viel. Die tägliche Trinkmenge ist jedoch immer etwa gleich groß. Kinder, die mit der Flasche ernährt werden, erhalten im ersten Lebensmonat 5 Mahlzeiten pro Tag. Die Milchmenge pro Tag und nicht die einzelne Mahlzeit ist das zuverlässige Maß, um den Nahrungsbedarf eines Kindes richtig einzuschätzen.

Die tägliche Trinkmenge ist bei gleichaltrigen Kindern unterschiedlich groß. So trinken die meisten Kinder im Alter von einem Monat zwischen 500 und 600 ml Milch pro Tag. Einige Kinder benötigen jedoch bis zu 800 ml, andere kommen mit etwa 400 ml aus. Die tägliche Trinkmenge hängt wenig vom Körpergewicht ab. Schwere und große Kinder trinken nicht notwendigerweise mehr als leichte und kleine.

DIE ERNÄHRUNG IN DEN ERSTEN DREI LEBENS-MONATEN (NACH WOOD UND MITARBEITER 1981, FOMON UND MITARBEITER 1964, WACHTEL 1990)

Alter (Monate)	1 Monat	2 Monate	3 Monate
Brust-mahlzeiten	5 – 10	5 – 8	5 – 8
Flaschen-mahlzeiten	5 – 6	5	4 – 5
Trinkmenge (ml/kg)	150 – 210	140 – 190	130 – 190
Trinkmenge pro Tag (ml)	400 – 800	600 – 900	600 – 1 000
Gewichts-zunahme (g/Woche)	80 – 300	80 – 300	80 – 300

Die Trinkmengen sind von Kind zu Kind verschieden, weil ihr Stoffwechsel und ihre Verdauung unterschiedlich arbeiten und die Kinder ungleich schnell wachsen. Die Kinder trinken auch unterschiedlich rasch. Während einige Kinder innerhalb von 5 Minuten die Flasche leer trinken, brauchen andere wesentlich länger. Spätestens nach 20 Minuten lässt die Trinkbereitschaft in der Regel so stark nach, dass die Mahlzeit beendet werden kann.

Ihre Ernährung während der Stillzeit

Wenn Sie sich bereits in der Schwangerschaft ausgewogen ernährt haben, müssen Sie kaum etwas ändern. Sie dürfen ein wenig mehr Nahrung pro Tag (etwa 200 – 300 kcal) zu sich nehmen, denn die Milchproduktion bedeutet körperliche Arbeit und braucht Energie.

Wie in der Schwangerschaft steigt in der Stillzeit der Bedarf an Eiweiß, Kalzium, Spurenelementen und Vitaminen. Wenn Sie gerne Milch trinken, haben Sie es einfach. Bereits zwei große Gläser Milch pro Tag (etwa ein halber Liter) decken den zusätzlichen Eiweiß- und Kalziumbedarf. Trinken Sie zusätzlich möglichst weitere zwei Liter Mineralwasser, Säfte oder Kräutertee. Meiden Sie leere Kalorien, also Süßes und Fettes. Wählen Sie unbedingt Nahrungsmittel, die reich an Eiweiß, Vitaminen und Eisen sind, wie z. B. Vollkornbrot, magerer Käse, Joghurt, mageres Fleisch, Eier, Fisch,

Gemüse, Früchte, Kartoffeln, Pflanzenöl, Nüsse und Salate. Die Empfehlungen, sich in der Stillzeit richtig zu ernähren, gelten besonders Ihrem eigenen Körper, weil ihm für die Milchbildung wertvolle Substanzen entzogen werden.

Beeinflusst meine Ernährung die Milchzusammensetzung?

In welcher Weise der Geschmack der Milch und die Zusammensetzung von dem, was Sie essen, beeinflusst wird, ist kaum wissenschaftlich belegt und umstritten. Ob tatsächlich das tägliche Glas Orangensaft für den wunden Po Ihres Babys verantwortlich ist oder Ihre Vorliebe für Kohl Blähungen bei Ihrem Kind bewirken kann, ist bisher nicht wissenschaftlich nachgewiesen. Die Milchzusammensetzung

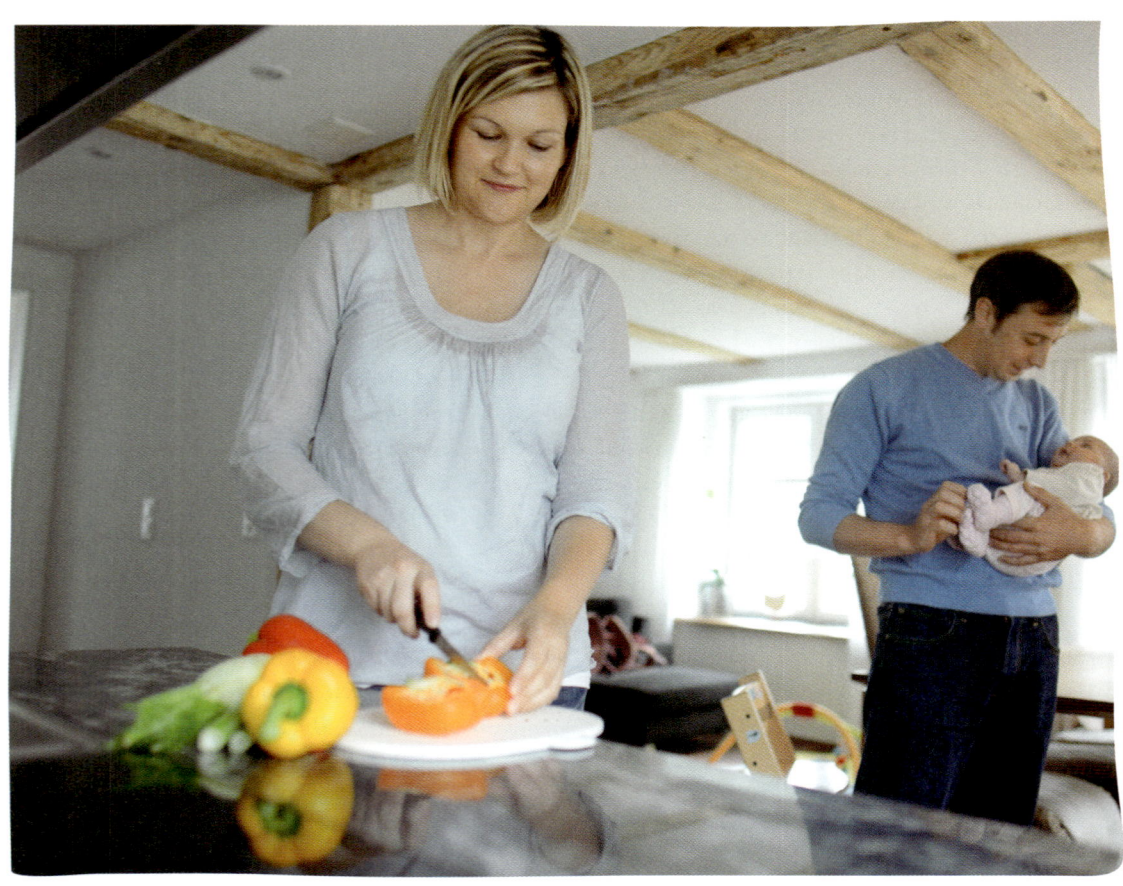

ist bei normaler Mischkost erstaunlich unabhängig von Ihrer Nahrungsauswahl.

Aber eins ist sicher: Wenn Sie zu wenig und zu unausgewogen essen und zu wenig trinken, nimmt die Milchmenge in jedem Fall ab.

Eisenmangel ist in den Wochen nach der Geburt sehr häufig, da

- fast jede zweite Frau durch den hohen Eisenbedarf in der Schwangerschaft und bei der Geburt entleerte Eisenspeicher hat,
- durch den Blutverlust bei der Geburt und beim Wochenfluss dem Körper weiteres Eisen verloren geht (zwei Drittel unseres Eisenbestandes im Körper befinden sich in den roten Blutkörperchen!),
- durch das Stillen auch Eisen für die Milch gebraucht wird.

Leider wird der Eisenmangel meist zu spät erkannt. Einer der Haupthinweise auf Eisenmangel, eine große Müdigkeit, wird falsch gedeutet. Als Ursache wird eher der gestörte Schlaf durch das Baby angenommen. Ein ausgeprägter Eisenmangel hat aber viele Nachteile. Er reduziert die Blutbildung und führt zur Blutarmut. Eisenmangel hemmt auch die Milchbildung. Und er verstärkt die ohnehin große Müdigkeit und Abgeschlagenheit in diesen Wochen.

→ WAS HILFT?

Eisenmangel, einmal erkannt, ist gut zu behandeln. Wie auch in der Schwangerschaft können Sie täglich Eisentabletten (mit den möglichen Nebenwirkungen Verstopfung und Übelkeit) nehmen oder sich eine einmalige intravenöse Eisenspritze geben lassen. Mit einer bewussten Auswahl von Lebensmitteln, die einen hohen Eisengehalt haben, wie z.B. rotes Fleisch, Hafer, Weizenvollkorn, grüne Gemüse usw., können die Eisenspeicher auch über die Nahrung aufgefüllt werden.

Stillen schützt vor Fettpolstern

… und zwar beide, Mutter und Kind. Bereits seit langer Zeit ist erwiesen, dass Stillen das Kind vor Übergewicht in seinem späteren Leben schützt. In einer neuen Untersuchung wurde nun dieser günstige Einfluss des Stillens auf die Bildung des Körperfetts auch in der Kindheit bestätigt.

Und für die Mutter kann der günstige Einfluss sogar mit Zahlen untermauert werden. Für die Herstellung von 1 Liter Milch wird Energie gebraucht, rund 1 000 kcal (etwa 4 000 Kilojoule) müssen aufgewendet werden. Werden diese Extrakalorien nicht zusätzlich mit der Nahrung aufgenommen, können die in der Schwangerschaft angesammelten Fettdepots zur Energiegewinnung dienen. Für Frauen in gutem Ernährungszustand ist das eine Möglichkeit, die Fettpolster aus der Schwangerschaft zum Schmelzen zu bringen.

Aber Vorsicht, das darf nicht abrupt durch Hungerkuren oder radikale Diäten geschehen. Zu sehr ist zu fürchten, dass die Milchqualität darunter leidet. Es wäre schlimm, wenn Eiweiß, Kalzium, Spurenelemente und Vitamine nicht ausreichend zur Verfügung stünden. Da das Körperfett Speicherort für Schadstoffe ist, wird auch diskutiert, dass beim schnellen Fettabbau das Freisetzen der Schadstoffe die Milch belasten könnte.

ÜBRIGENS:

AUSSCHLIESSLICHES STILLEN HILFT AUCH BEI EISENMANGEL, DA BEI AUSBLEIBENDER PERIODENBLUTUNG DER MONATLICHE EISENVERLUST ENTFÄLLT.

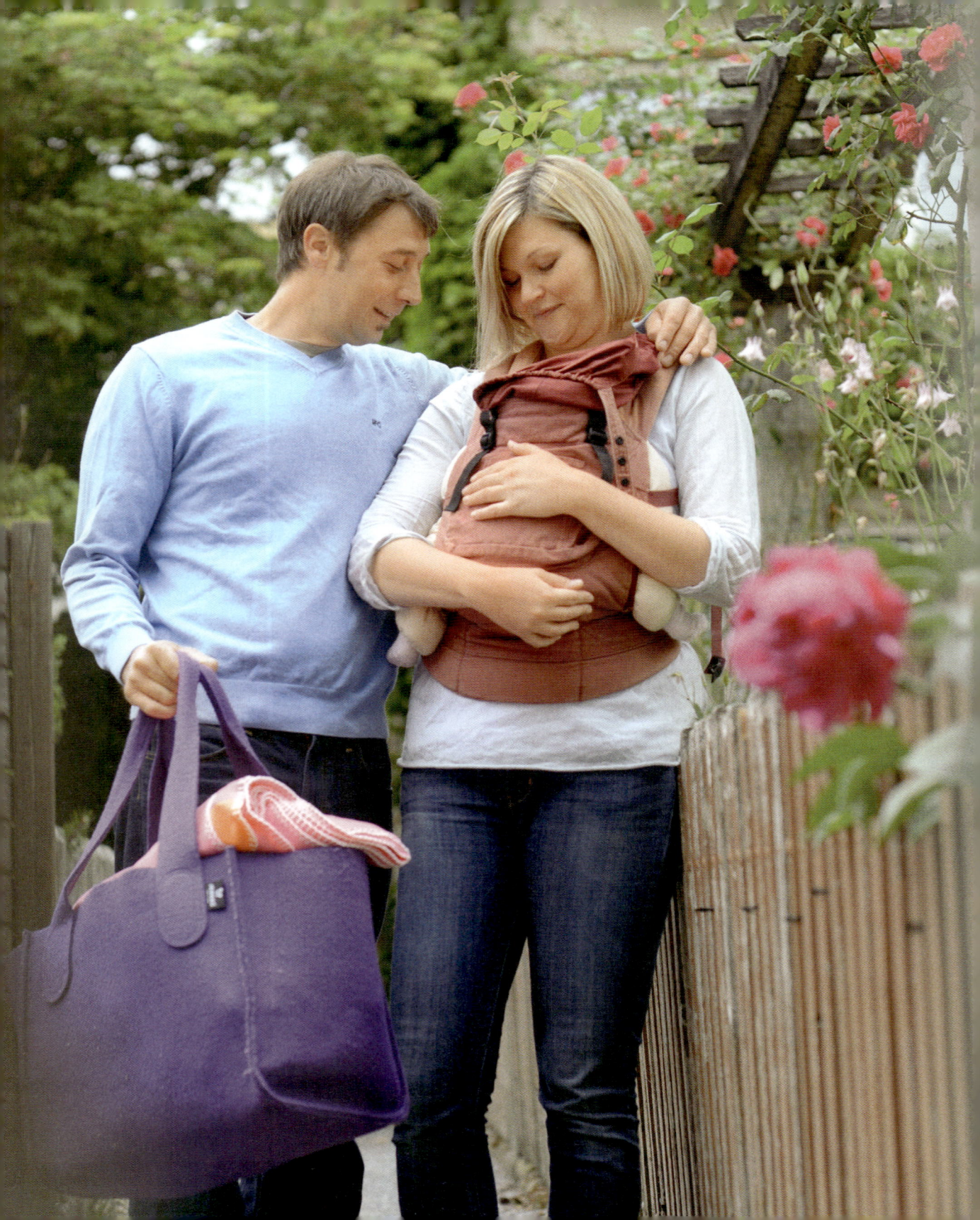

Der tägliche UMGANG mit Ihrem Baby

Wenn Sie endlich zu Hause sind, haben Sie alle Zeit, um eine kleine Familie zu werden – genießen Sie jede Minute mit dem kleinen Nachwuchs und bauen Sie sich Ihre eigene kleine Familienwelt.

ELTERN HABEN HEUTZUTAGE eine mehr körperliche Beziehung zu ihrem Kind als in früheren Jahren. Mütter und zunehmend auch Väter tragen ihre Kinder je nach Alter vorne, auf dem Rücken oder seitlich mit sich herum. Babytragen, Kängurutaschen und Tragetücher lösen den Kinderwagen immer mehr ab. Die Kinder werden häufiger als früher von den Erwachsenen in den Armen und auf dem Schoß gehalten.

Immer mehr Eltern spüren, dass die körperliche Nähe wesentlich zum Wohlbefinden ihres Kindes beiträgt. Dies gilt ganz besonders für die ersten Lebensmonate, in denen die Beziehung zwischen Kind und Eltern wie nie mehr später durch einen intensiven Körperkontakt geprägt wird. Das Kind erlebt Mutter und Vater vor allem dadurch, dass es von ihnen berührt, aufgenommen und herumgetragen wird. Diese Erfahrungen sind weit nachhaltiger als diejenigen, die das Kind über seine Augen und sein Gehör macht.

Auch nachts bestehen weit mehr Körperkontakt und Nähe zwischen Kind und Eltern als früher. Nicht nur Säuglinge, auch Kleinkinder schlafen immer öfter im elterlichen Schlafzimmer. Was nicht bedeutet, dass das Kind im Bett der Eltern schlafen muss. Oft liegt es im eigenen Bett in der Nähe der Eltern.

Ihr Baby möchte getragen werden

Früher war es selbstverständlich, dass man den Säugling mit sich herumtrug. Ihn stundenlang in einem Bettchen liegen zu lassen ist eine Erfindung des Industriezeitalters. Traghilfen ermöglichen es Ihnen, Ihr Baby vermehrt in Ihren Alltag einzubeziehen und es bei zahlreichen Tätigkei-ten bei sich zu haben. Herumgetragen werden ist eine wichtige Form des Körperkontaktes. Ihr Baby mag es, wenn es berührt und bewegt wird.

So tragen Sie Ihr Baby

Babytragetücher, die Sie selbst nach einiger Übung leicht binden können, oder Tragesitze, die Sie in vorgegebener Passform mit verstellbaren Gurten am Körper befestigen, ersetzen nicht den Kinderwagen, sind aber eine gute Ergänzung. In den ersten Monaten sollten Sie Ihr Baby vor Ihrem Bauch tragen. In der Wohnung haben Sie Ihr Kind bei der Hausarbeit ständig bei sich, auch wenn die Einschränkungen Ihrer Beweglichkeit beim Bücken und Beugen manchmal von Nachteil sind.

Wichtig ist für junge Babys, dass der Kopf – beispielsweise durch das Tragetuch – gut gehalten wird.

Das Gesicht muss nicht Mutter oder Vater zugewandt sein. Kinder ab 6 Monaten interessieren sich viel mehr für die Umgebung als für das Gesicht der Eltern.

Die meisten Babys lieben es, so getragen zu werden, und werden ruhiger am Körper der Eltern. Die Sorge, dass längeres Tragen für die Wirbelsäule schädlich ist, konnte wissenschaftlich nicht bestätigt werden. Im

Gegenteil: Für eine gesunde Entwicklung der Hüftgelenke ist die abgespreizte Stellung der Beine beim Tragen richtig.

Sollten Sie eine andere Tragehilfe als ein Tuch oder einen Tragesack verwenden wollen, müssen Sie darauf achten, dass der Schritt breit genug ist. Notfalls sollten Sie ein kleines Handtuch zusätzlich unter den Po Ihres Kindes schieben, um die etwa 180-Grad-Abspreizung in den Hüftgelenken zu erreichen. Sie müssen Ihr Kind mit der Hand oder dem Arm so stützen, dass es seine Beinchen in der richtigen Stellung um Ihren Körper legen kann.

Das Pucken

Manche schreienden Kinder können sich gut beruhigen, wenn man sie für einige Zeit eng wickelt. Dabei verwendet man eine ganz spezielle Wickeltechnik (das sogenannte Pucken), bei der der Säugling eng in ein weiches Tuch gewickelt wird. Allerdings sollte man dies nur für kurze Zeit tun, da im Hinblick auf die Hüftentwicklung eher zum breiten Wickeln geraten wird.

Die Pflege Ihres Babys

Wenn Sie nicht schon einen Säuglingspflegekurs besucht haben oder erfahrene Eltern sind, werden Sie nun viele neue Handgriffe lernen. Wichtig bei allem ist, dass Sie das Köpfchen Ihres Babys gut stützen, damit es nicht nach hinten fällt.

Das Wickeln

Das Wichtigste beim Wickeln ist: Es darf nicht zu kalt im Raum sein, damit sich das Baby nicht erkältet. Wenn das Baby nackt ist, fühlt es sich bei 28–29 °C Umgebungstemperatur am wohlsten. Machen Sie es wie

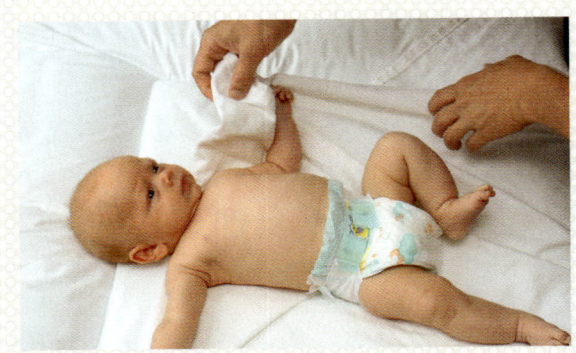

1. *Nehmen Sie ein großes Moltontuch, schlagen Sie die oben liegende Ecke ein und legen Sie Ihr Kind mittig darauf.*

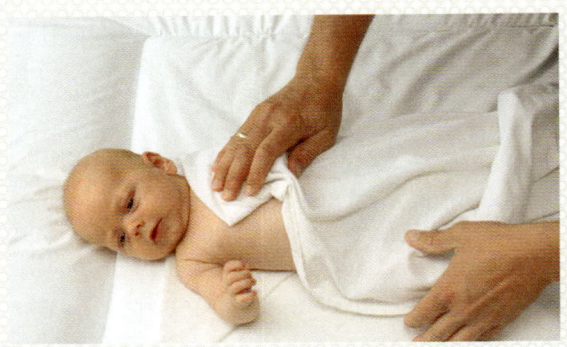

2. *Schlagen Sie die eine Seite um Ihr Kind und schieben Sie den Rand unter den Körper.*

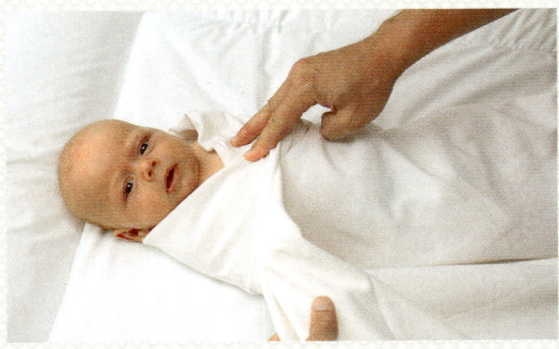

3. *Schlagen Sie nun die andere Ecke über dem Bauch Ihres Kindes zusammen.*

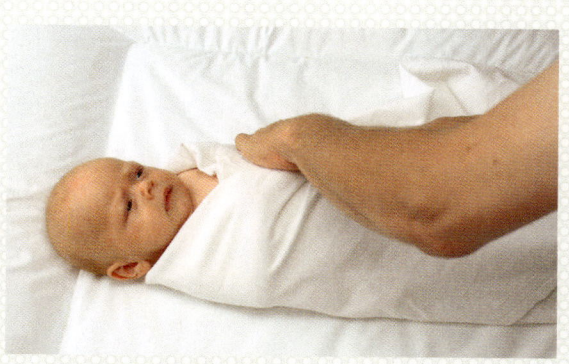

4. *Stecken Sie das lose Ende in die Tuchfalte.*

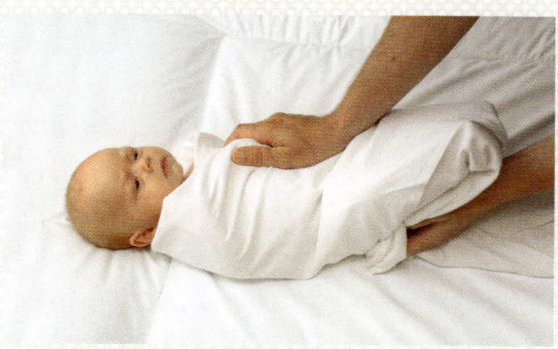

5. *Schlagen Sie nun das Tuch unten nach hinten um.*

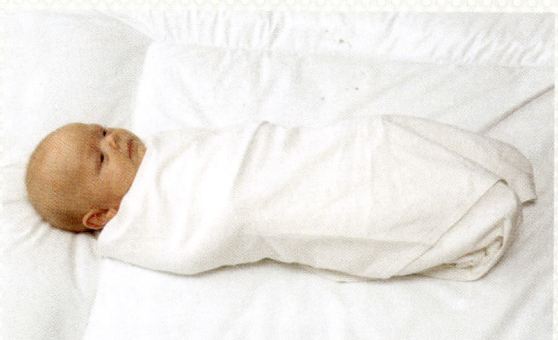

6. *Fest umschlossen von einem Tuch fühlt sich Ihr Kind wohl und geborgen.*

in der Klinik und montieren Sie über dem Wickelplatz eine Wärmelampe. Halten Sie fünf Minuten Ihren Unterarm darunter, um zu testen, ob es zu warm wird. Wenn Ihr Baby beim Wickeln schreit, hat es entweder Hunger oder es ist ihm unangenehm kalt. Bei richtiger Temperatur lieben Babys das nackte Strampeln. Nutzen Sie diese Momente und streicheln und massieren Sie Ihr Kind.

Damit Sie keine Rückenschmerzen bekommen, ist es wichtig, dass der Wickeltisch die richtige Höhe hat. Praktisch ist es, wenn Sie Windeln, Creme und neue Kleidung griffbereit aufbewahren können.

→ WELCHE WINDELN WOLLEN SIE BENUTZEN?

Ob Sie künftig waschbare Stoffwindeln oder Einmalwindeln verwenden, ist eine Frage der Einstellung, der verfügbaren Zeit und des Geldbeutels. Ein großer Vorteil der Wegwerfwindeln ist, dass sie sehr saugfähig sind und die äußerste Schicht an der Babyhaut trocken bleibt. Die Säuglingsschwester oder Ihre Hebamme zeigen Ihnen aber auch gerne, welche Falt- und Wickelmethoden es bei Stoffwindeln gibt. Egal welche Windeln

ACHTUNG!

LASSEN SIE IHR BABY KEINE SEKUNDE UNBEAUFSICHTIGT, WEIL ES BEREITS VON ANFANG AN DURCH SEINE EIGENEN BEWEGUNGEN VOM WICKELTISCH FALLEN KANN.

Sie benutzen, Sie müssen sie häufig, möglichst alle 2 – 3 Stunden, wechseln, damit Ihr Baby nicht wund wird. Um einer Hüftgelenksdysplasie vorzubeugen, sollte das Baby möglichst breit gewickelt werden: die Beinchen abgewinkelt und gespreizt.

→ FOLGENDE PUNKTE SOLLTEN SIE BEIM WICKELN BEACHTEN:

- Vorsicht, wenn Sie die Windel wegnehmen! Viele Babys spüren die Kühle und reagieren prompt: Sie pieseln.
- Achten Sie beim Anlegen der neuen Windel darauf, dass Sie das Bündchen nicht ein- oder ausknicken. Es dient als Auslaufschutz.
- Fixieren Sie die Windel mit den Klettverschlüssen, und zwar so, dass die Windel nicht zu eng anliegt.

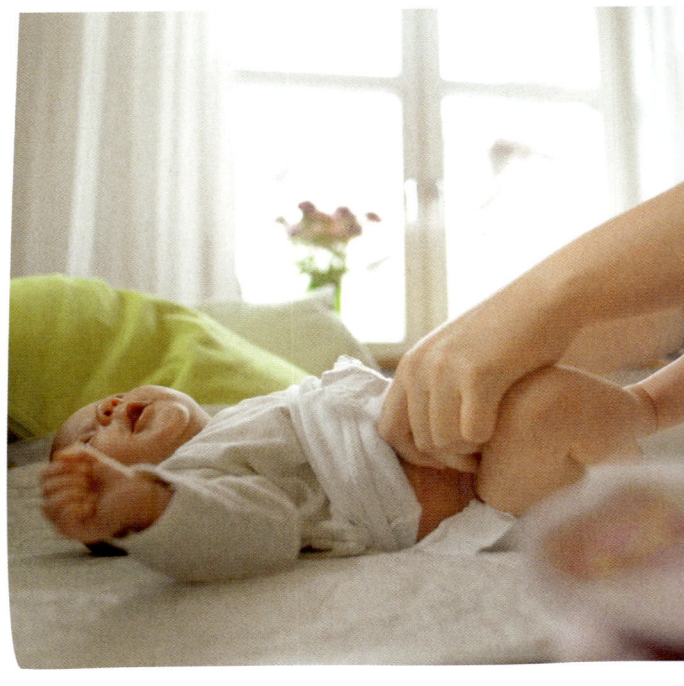

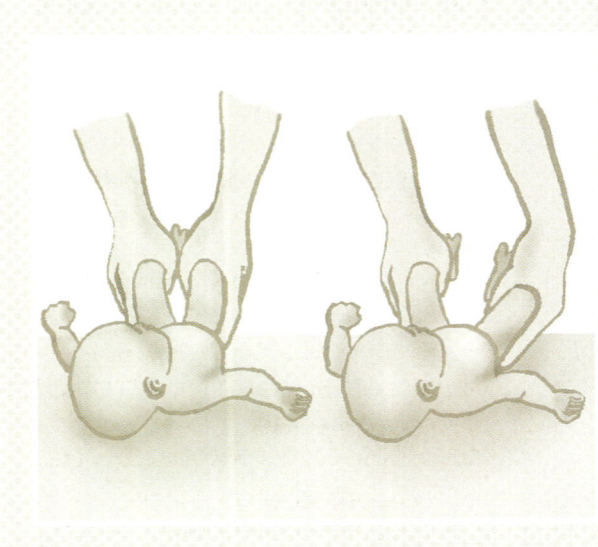

→ HÜFTGELENKSDYSPLASIE

Unter Hüftgelenksdysplasie wird im Säuglingsalter eine unzureichende Entwicklung des Hüftgelenks verstanden. Das Pfannendach ist noch nicht so weit ausgebildet, dass der Gelenkkopf des Oberschenkelknochens im Gelenk festgehalten wird. Es besteht die Gefahr, dass der Gelenkkopf aus der Gelenkspfanne springt (Luxation). Um einer Luxation vorzubeugen, sollen Säuglinge mit möglichst abgewinkelten und abgespreizten Beinen gewickelt werden. Das Vorliegen einer Hüftgelenksdysplasie wird mit dem sonografischen Screening im Neugeborenenalter frühzeitig erfasst.

Das Baden

Das Baden Ihres Babys dient mehr dem Wohlbefinden Ihres Kindes als der notwendigen Reinigung. Daher müssen Sie Ihr Kind nicht täglich baden, einmal in der Woche reicht völlig aus. Eine schöne Erfahrung ist es, wenn Sie und Ihr Partner Ihr Baby gemeinsam unter Anleitung in der Klinik oder mit der Hebamme zu Hause zum ersten Mal baden können. Wichtig hier und zu Hause ist, dass das Badegefäß sehr gut gereinigt (in der Klinik desinfiziert) wird. Das Wasser sollte möglichst keine Badezusätze enthalten und die Badetemperatur sollte relativ hoch – um 37 °C – sein. Sowohl in Bauch- wie in Rückenlage muss das Baby auf Ihrem Arm sicher ruhen und festgehalten werden.

Der Schlaf Ihres Babys

Der menschliche Schlaf ist aus zwei Bausteinen aufgebaut, dem REM-Schlaf (auch aktiver Schlaf genannt) und dem Non-REM-Schlaf (auch ruhiger Schlaf genannt). Im REM-Schlaf atmet Ihr Kind unregelmäßig und bewegt unter den geschlossenen Augenlidern seine Augen rasch hin und her. REM steht für den englischen Begriff „rapid eye movements", was „schnelle Augenbewegungen" bedeutet. Im Non-REM-Schlaf atmet Ihr Kind ruhig und regelmäßig und bewegt sich kaum. Die beiden Grundformen des Schlafes bilden sich schon im Verlauf der Schwangerschaft heraus: Sie sind im Alter von 30 Schwangerschaftswochen bereits nachweisbar.

VORSICHT BEIM NÄGELSCHNEIDEN

DIE FINGERNÄGEL IHRE BABYS SIND AM ANFANG NOCH GANZ WEICH UND SOLL-TEN IN DEN ERSTEN WOCHEN – WENN ÜBER-HAUPT – NUR GANZ VORSICHTIG UND NICHT ZU KURZ GESCHNITTEN WERDEN, SONST KÖNNTE DAS NAGELBETT VERLETZT WERDEN.

Wie schlafen wir?

Alle Organfunktionen bei Mensch, Tier und Pflanzen werden durch biologische Rhythmen bestimmt, die von einer inneren Uhr abhängen. Die innere Uhr läuft in einem 24-Stunden-Rhythmus, man spricht von den sogenannten zirkadianen Rhythmen (lat. „rings um den Tag"). Die Merkmale der inneren Uhr bestimmen jene Eigenschaft, die uns zum Morgen- oder Abendtyp macht. Der Morgentyp wacht in der Regel morgens frühzeitig auf, erreicht sein Leistungsmaximum bereits am frühen Morgen und geht in der Regel relativ früh am Abend ins Bett. Der Abendtyp hingegen wacht tendenziell am Morgen später auf, ist erst am Nachmittag und Abend voll leistungsfähig und geht relativ spät ins Bett.

Auch der Schlafbedarf der Menschen ist sehr unterschiedlich. Schon unter Einjährigen gibt es Kinder, die bis zu 7 Stunden weniger Schlaf benötigen als andere Kinder dieses Alters. Diese Unterschiede bleiben im Laufe des Lebens erhalten. Ein Säugling, der wenig schläft, wird auch als Kleinkind und Schulkind wenig schlafen.

Der Schlafzyklus Ihres Babys

Nach der Geburt wechseln sich aktiver und ruhiger Schlaf sowie Wachsein Ihres Kindes regelmäßig während des Tages und der Nacht ab. Neugeborene und junge Säuglinge wechseln während dieser Zeit rasch vom Wachzustand in den aktiven REM-Schlaf und anschließend in den ruhigen Non-REM-Schlaf. So entsteht ein regelmäßiger Ablauf, der sogenannte Schlafzyklus. Beim Säugling dauert ein Schlafzyklus etwa 50 Minuten, beim erwachsenen Menschen beträgt er etwa 90 Minuten.

Die Entwicklung des Schlafrhythmus

In den ersten Lebenswochen sind Schlafen und Wachsein beim Neugeborenen unregelmäßig über Tag und Nacht verteilt. Mit etwa 2–4 Wochen beginnt sich eine gewisse Regelmäßigkeit einzustellen. Das Baby schläft abends immer etwa zur gleichen Zeit ein und wacht nachts etwa zur gleichen Zeit auf. Abends tritt eine längere Wachphase auf. Dies ist dann auch die Zeit, in der die Kinder gerne schreien (S. 318). Zwischen dem 3. und 4. Lebensmonat hat sich bei den meisten Kindern ein regelmäßiger Schlaf-wach-Rhythmus eingestellt.

Für Eltern ist es wichtig zu wissen, dass sowohl der Schlafbedarf ihres Kindes wie auch sein zirkadianer Rhythmus persönliche Merkmale sind, die sie nicht verändern können. Ihr Kind schläft dann am besten und bereitet Ihnen am wenigsten Probleme, wenn Sie sich auf sein individuelles Schlafverhalten einstellen.

Können wir den Schlafrhythmus des Babys beeinflussen?

Häufig erhalten erschöpfte Eltern unsinnige Ratschläge, wie etwa, einen Säugling nachts schreien zu lassen in der Hoffnung, er werde früher durchschlafen. Auch angereicherte Flaschennahrung durch Breie als letzte Mahlzeit führen nicht zu einem früheren Durchschlafen. Diese gut gemeinten Ratschläge berücksichtigen nicht, dass das Durchschlafen ein Reifungsprozess ist, der durch äußere Maßnahmen nicht beschleunigt werden kann. In ihrer Verzweiflung verlangen Eltern auch einmal Medikamente, das heißt Schlaf- und Beruhigungsmittel. Auch diese fördern den Prozess des Durchschlafens nicht, dämpfen aber die Aufmerksamkeit, wenn Ihr Kind wach ist.

Können Sie als Eltern also auf die Entwicklung hin zu einem regelmäßigen Schlaf-Wach-Rhythmus mit Durchschlafen keinen Einfluss nehmen? Müssen Sie einfach versuchen, diese Zeit zu überstehen? In gewissem Sinne ja. Die meisten Kinder entwickeln in den ersten Lebensmonaten ihren zirkadianen Rhythmus und passen ihren Schlafrhythmus dem Tag-Nacht-Wechsel an. Bei vielen Kindern geht das rasch und problemlos. Sie haben einen starken inneren Drang zur Regelmäßigkeit. Ohne das Dazutun der Eltern melden sie sich bald immer etwa zur gleichen Zeit und wollen gestillt oder gefüttert werden. Auch die Schlafzeiten regulieren sich rasch. Die Kinder beginnen nachts während 6–8 Stunden am Stück zu schlafen. 70 % der Kinder schlafen mit 3 Monaten, 90 % mit 5 Monaten durch, wobei man bedenken muss, dass man von „Durchschlafen" spricht, wenn das Baby sechs Stunden am Stück schläft.

Und wenn unser Kind keinen eigenen Rhythmus findet?

Manche Kinder haben Schwierigkeiten, selbstständig einen Rhythmus zu finden:

- Während mehrerer Monate melden sie ihre Hunger- und Schlafbedürfnisse immer wieder zu anderen Tages- und Nachtzeiten an.
- Die Einschlaf- und Aufwachzeiten ändern sich von Tag zu Tag.
- Die Kinder schaffen es nicht, durchzuschlafen.
- Eltern berichten über vermehrtes Quengeln am Tag.

Diese Kinder brauchen die Unterstützung ihrer Eltern, um ihren regelmäßigen Schlaf-wach-Rhythmus zu finden. Als Erstes sollten Sie versuchen, die Ernährungs- und Schlafzeiten unter Berücksichtigung der bisherigen kindlichen Gewohnheiten möglichst regelmäßig zu gestalten. Die Erfahrung zeigt, dass die Kinder rasch, normalerweise in 1–2 Wochen, den von den Eltern vorgegebenen Rhythmus übernehmen und nachts länger schlafen. Wenige Kinder brauchen trotzdem länger, um einen eigenen Rhythmus zu entwickeln.

ALTER IN WOCHEN

UHRZEIT

→ **DIE ENTWICKLUNG DES SCHLAF-WACH-RHYTHMUS**

Der Schlaf-wach-Rhythmus Ihres Babys verändert sich mit der Zeit. Jede Zeile entspricht einem Tag. Die Schlafenszeiten sind als grüne Striche eingetragen, die Lücken sind die wachen Zeiten. In den ersten Wochen wechseln sich die Zeiten unregelmäßig ab; je älter das Kind wird, desto deutlicher strukturiert läuft der Tag ab. Mit 15 Wochen braucht dieses Kind nur noch zwei Tagesschläfchen und schläft nachts lange am Stück. Wenn Sie sich ein Bild über den Schlaf-wach-Rhythmus Ihres Babys machen wollen, dann fertigen Sie doch einfach ein solches Protokoll an.

So können Sie sich helfen:

- Stellen Sie Ihr Babybettchen neben das Elternbett. Dann ist es für Sie nicht so anstrengend aufzustehen.
- Legen Sie sich nach Möglichkeit auch tagsüber hin, um den versäumten Schlaf nachzuholen.
- Bei Kindern, die nachts die Flasche bekommen, ist eine Absprache zwischen beiden Eltern sinnvoll. Wenn sich die Eltern die Nächte aufteilen, kann jeder einmal durchschlafen.

Manche Mütter haben das Gefühl, sie müssten jetzt, wo sie keiner Berufstätigkeit mehr nachgehen und „nur" noch Hausfrau und Mutter sind, allein mit diesem nächtlichen Stress fertigwerden. Der Ehemann soll am

Morgen ausgeruht zur Arbeit gehen. Dabei vergessen sie, dass auch der Alltag mit einem Baby anspruchsvoll und ermüdend ist und durchaus mit einer außerhäuslichen Tätigkeit verglichen werden kann. Zudem erleben es manche Väter als befriedigend, wenn sie in die Pflege, auch die nächtliche, des Kindes miteinbezogen werden.

Schlafen Flaschenkinder besser?

Es gibt Hinweise, dass Flaschenkinder nachts in einem früheren Alter durchschlafen als gestillte Kinder. Dafür wird eine Reihe von Gründen genannt: Beim Stillen nach Verlangen bekommt das Kind die Brust rund um die Uhr, wann immer es danach verlangt. Wenn es tagsüber also nicht genug getrunken hat, wird es auch nachts die Brust verlangen. Dies ist in den ersten Wochen dem Bedürfnis der Kinder am besten angepasst. Solange sich Mutter und Kind wohlfühlen, drängt sich keine Änderung auf. Sind Sie aber nach einiger Zeit erschöpft und möchten am nächtlichen Trinkverhalten Ihres Kindes etwas ändern, empfehlen wir, die Zeitabstände zwischen den Stillmahlzeiten auf 3–4 Stunden auszudehnen und darauf zu achten, dass das Baby seinen Kalorienbedarf möglichst tagsüber deckt. Dadurch werden auch die Stillabstände nachts länger, und das nächtliche Stillen fällt schließlich ganz weg.

Wo soll das Baby schlafen?

Vor der Geburt haben Sie sicher eine Wiege oder ein Körbchen hergerichtet und das Kinderzimmer liebevoll ausgestattet. Ist das Kleine einmal da, fühlen Sie sich vielleicht sicherer, wenn Sie Ihr Kind zum Schlafen bei sich haben. Zudem ist es für Sie als Mutter am einfachsten, wenn Sie das Kind in Reichweite haben und zum Stillen nicht aufzustehen brauchen.

Idealerweise schläft der junge Säugling in den ersten Lebensmonaten im eigenen Bettchen im Elternzimmer. Viele junge Paare entscheiden sich für einen sogenannten Babybalkon. Vom Gitterbett wird eine Seite entfernt und so an das Elternbett gerückt, dass die Mutter das Kind bequem zum Stillen zu sich nehmen kann und das Baby nach der Mahlzeit zurücklegen kann. Und seien Sie unbesorgt: Ein Säugling in den ersten Monaten kann noch nicht „verwöhnt" werden. Auch wenn Ihr Baby in der ersten Zeit im Elternzimmer schläft, können Sie es später immer noch an ein eigenes Zimmer gewöhnen.

Beachten Sie bei der Einrichtung des Schlafplatzes Ihres Babys Folgendes:

- Wenn Ihr Kind in einem Gitterbettchen schläft, dürfen die Gitterstäbe nicht mehr als 7 cm auseinanderliegen. Bei größerem Abstand besteht die Gefahr, dass das Kind seinen Kopf durch die Stäbe zwängt und sich verletzt.
- Statt einer Bettdecke sollten Sie einen Schlafsack verwenden.
- Die Unterlage sollte glatt und nicht zu weich sein.
- Ihr Kind sollte nicht zu warm angezogen sein.
- Auch Kuscheltiere und Schaffelle oder Decken, unter die das Baby rutschen könnte, gehören nicht in ein Kinderbettchen.
- Die Umgebungstemperatur sollte 17–19 °C betragen.
- Eltern sollten in einer Wohnung mit einem Baby nicht rauchen. Vor allen Dingen sollte das Schlafzimmer unbedingt rauchfrei gehalten werden.

Mit dem Baby in einem Bett?

Früher war es selbstverständlich, dass Säuglinge und kleine Kinder bei oder sogar mit den Eltern, vor allem mit der Mutter, schliefen. In den letzten 150 Jahren hat sich dieser Brauch in der westlichen Welt geändert. Mit dem Beginn des Industriezeitalters änderten sich Lebensrhythmus, Arbeitsstil und Wohnkultur der Menschen. Kinder werden tagsüber für mehrere Stunden abgelegt und schlafen am Tag und auch nachts häufig allein. Dies hat unterschiedliche

Gründe. Viele Eltern fürchten um ihre Partnerschaft. Wieder andere haben Angst, ihr Kind im Schlaf zu erdrücken, oder sie wollen einfach lieber alleine schlafen. Wenn Sie mit Ihrem Kind in einem Bett schlafen möchten, so gelten die obigen Empfehlungen bezüglich Matratze, Temperatur und Kleidung dann auch für das Elternbett. Zudem dürfen Sie keinesfalls unter Alkohol- oder Medikamenteneinfluss stehen, wenn Ihr Baby mit Ihnen schläft.

→ PLÖTZLICHER KINDSTOD

Eigentlich will man hiervon gar nicht sprechen, dem plötzlichen Kindstod, dem unerwarteten und nicht erklärbaren Versterben eines scheinbar gesunden Säuglings (engl. SIDS, Abkürzung für sudden infant death syndrome). Aber immer wieder mal hört man doch davon. Dieses Ereignis, das Baby nach dem vermuteten Schlaf tot im Bettchen zu finden, gehört für die betroffenen Eltern zu den unfassbarsten Ereignissen. Der plötzliche Kindstod ist die häufigste Todesursache zwischen dem 14. Tag und dem Ende des 1. Lebensjahres (etwa 4 : 10 000). Die eigentliche Ursache für das plötzliche Versterben ist trotz intensiver Forschung nach wie vor unklar. Störungen der Atemregulation im Schlaf und scheinbar leichte Infektionen des Kindes (die Häufigkeit steigt in den Wintermonaten) scheinen mitbeteiligt zu sein. Studien haben gezeigt, dass Kinder, die gestillt werden, ein geringeres Risiko haben, und auch der Schnuller soll präventive Wirkung haben. Auch eine günstige Schlafumgebung mindert das Risiko.

Dazu gehören:

- Schlafen in Rückenlage
- ein rauchfreies Schlafzimmer
- keine Überwärmung des Kindes
- keine lose Decken oder Kissen im Bett, die zur Überdeckung des Gesichts führen können

Wahrscheinlich müssen zahlreiche Faktoren zusammentreffen, um zum plötzlichen Kindstod zu führen. Lassen Sie Ihr Kind am besten im eigenen Bettchen in Ihrem Schlafzimmer schlafen.

> "IHR KIND KOMMT GUT GERÜSTET AUF DIE WELT – VERTRAUEN SIE IHREM BABY UND FOLGEN SIE SEINEM RHYTHMUS UND SEINEN BEDÜRFNISSEN."

Fester Rhythmus oder Laisser-faire?

Das haben Sie vielleicht auch schon gehört: Am besten ist es, wenn man mit seinem Baby von Anfang an einen strikten Tagesablauf einhält und diesen – wenn nötig auch unter Inkaufnahme von Schreien – gleich nach der Geburt durchsetzt. So lernt das Baby einen festen Rhythmus, und der Tag wird für alle Beteiligten besser planbar.

Das klingt erst mal logisch und erscheint leicht umsetzbar. Aber ist das die richtige Lösung? Wissen Sie als Eltern im Voraus, was wann für Ihr Kind gut ist? Denn letztlich bestimmen dann Sie, wann Ihr Baby schläft, isst oder spielt, egal ob es gerade müde ist, Hunger hat oder zum Spielen aufgelegt ist.

Die Erfahrung zeigt, dass ein Großteil der Kinder selbstständig einen regelmäßigen Rhythmus entwickelt und je nach Entwicklungstempo früher oder später auch durchschläft – und zwar ohne Gebrüll. Wenn Sie als Eltern die Entwicklungsschritte Ihres Kindes beobachten und seinen Entwicklungsfähigkeiten vertrauen, dann müssen Sie nur dann eingreifen, wenn Ihr Kind Ihre Hilfe wirklich benötigt. Sich so auf die Bedürfnisse des Kindes einzustellen wird leider oft als Verwöhnung angesehen.

Viele, vor allem Großeltern, haben große Bedenken, dass ein Kind verwöhnt werden könnte. Aber erst in der zweiten Hälfte des ersten Lebensjahres entwickelt ein Kind ein Erinnerungsvermögen und damit verbunden eine Erwartungshaltung, die ein Verwöhnen überhaupt erst möglich macht.

Deshalb: Wenn Sie Ihrem Baby in den ersten Monaten geben, was es verlangt, können Sie es nicht verwöhnen. Wenn Ihr Baby weint, weil es Nähe sucht, dann sollten Sie es aufnehmen, auch wenn es Ihnen vielleicht nicht so gelegen kommt. Verzichten Sie auf Kuscheleinheiten, wenn Ihr Baby nicht danach verlangt, Sie aber gerade Lust darauf haben. Genauso ist es mit der Nahrungsaufnahme: Das Baby sollte so viel trinken, wie es selbst möchte. Sie sollten ihm keine Nahrung aufzwingen, beispielsweise weil die Flasche noch nicht ganz leer getrunken ist.

Diese Vorgehensweise lässt sich auf einen ganz einfachen Nenner bringen: Was Ihr Baby verlangt, bekommt es, aber nichts darüber hinaus. Dann werden Sie es ganz bestimmt nicht „verwöhnen", dafür aber Ihre Nerven schonen, weil Ihr Baby weniger weinen wird. Außerdem ist es sehr spannend und eine tolle Erfahrung, wenn Sie sich auf Ihr Baby und seinen Rhythmus einlassen, seine Entwicklung miterleben und jeden Tag gemeinsam Neues entdecken.

Wenn Ihr Baby schreit

Alle jungen Säuglinge schreien, die einen mehr, die anderen weniger. Meistens ist das Schreien Ausdruck eines momentanen Bedürfnisses, das von den Eltern befriedigt werden soll. Das Schreien wird auch als angeborenes Kommunikationsmittel angesehen, um nach der Geburt die Versorgung sicherzustellen und die Mutter-Kind-Beziehung zu sichern.

Kinder schreien aus verschiedenen Gründen: aufgrund körperlicher Bedürfnisse wie Hunger, Müdigkeit, Überreiztheit, einer nassen Windel, Schmerzen oder weil sie sich nach sozialen Interaktionen wie Körperkontakt, Nähe von vertrauten Personen und sozialem Spiel sehnen. In den nächsten Wochen werden Sie lernen, die Art und Weise, wie Ihr Kind schreit, zu verstehen und dementsprechend zu reagieren. In den allermeisten Fällen beruhigt sich Ihr Kind dann wieder.

Untröstlich schreiende Kinder

Leider gibt es auch Situationen, in denen Ihr Kind ohne ersichtlichen Grund schreit. Dieser Form des Schreiens wird in der Säuglingsforschung seit vielen Jahren große Aufmerksamkeit geschenkt. Mitunter nimmt dieses Schreien ein Ausmaß an, das für die Eltern kaum zu ertragen ist und die Eltern- bzw. Mutter-Kind-Beziehung sehr belastet. Doch wann ist ein Baby ein sogenanntes „Schreibaby"? Eine Regel besagt, dass Säuglinge, die während drei aufeinanderfolgender Wochen an drei Tagen in der Woche mehr als drei Stunden pro Tag schreien, sich im Übrigen aber gesund und normal entwickeln, als Schreibabys gelten. Typisch ist auch, dass diese Babys überwiegend am späteren Nachmittag und am Abend schreien.

Heute geht man davon aus, dass etwa 15–20 % der Kinder im Verlauf der ersten Lebensmonate diese Kriterien erfüllen, alle Kinder aber Phasen von untröstlichem Schreien durchmachen. Es liegt somit nahe, dass Kinder, die untröstlich schreien, einfach die Spitze des Eisbergs sind und dass dieser Erscheinung kein eigentliches Krankheitsbild zugrunde liegt. Früher wurde das vermehrte Schreien als „Dreimonatskoliken" bezeichnet und hauptsächlich der Ernährung zugeschrieben. Studien haben aber gezeigt, dass

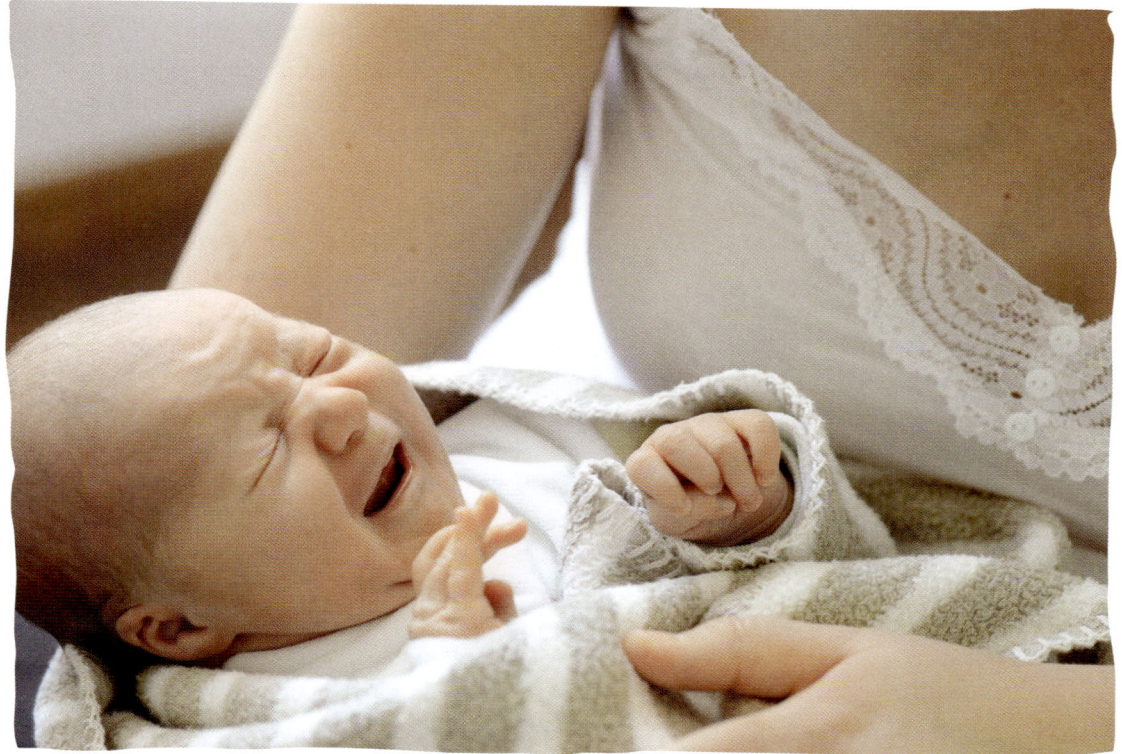

das vermehrte Schreien nichts mit der Ernährung zu tun hat und dass Schreien durch Änderungen in der Ernährung auch nicht vermindert werden kann.

Die schwierige Suche nach den Ursachen

In den ersten drei Lebensmonaten macht das kindliche Gehirn eine ausgesprochen rasche Entwicklung durch. Die Kinder entwickeln in dieser Zeit ihren Tag-Nacht-Rhythmus und passen ihr Schlaf-wach-Verhalten dem Hell-dunkel-Wechsel an. Kindern, die in ihrer Entwicklung unreifer sind, fällt es schwer, die Übergänge zwischen Schlaf und Wachsein zu regulieren und damit auch für die Mutter lesbar zu machen. Mit zunehmender Reife gelingt ihnen dies besser, und das Schreien nimmt ab. Dass die Reifung des Gehirns ursächlich eine Rolle spielt, dafür spricht die Tatsache, dass früh geborene Kinder entsprechend ihrem errechneten Geburtstermin schreien. So haben Kinder, die sechs Wochen zu früh auf die Welt kommen, den Schreigipfel mit 12 Wochen und hören erst mit 5 – 6 Monaten damit auf.

Auch der Umgang mit dem Säugling scheint eine Rolle zu spielen. In Kulturen, in denen der Säugling einen engen Körperkontakt zu seinen Bezugspersonen hat, viel getragen und häufig gestillt wird, schreien die Kinder zwar gleich oft über den Tag verteilt, die einzelnen Schreiphasen sind jedoch kürzer.

In neueren Untersuchungen wird der Wechselwirkung zwischen kindlichem und mütterlichem Verhalten mehr Aufmerksamkeit geschenkt. Vielen Eltern gelingt es meist, einen Zusammenhang mit dem kindlichen Schreien zu deuten und die richtige Maßnahme zum passenden Zeitpunkt und in der angemessenen Dosierung zu treffen. Dabei helfen den Eltern ihr intuitives Verhalten, ihre Erfahrung und Wissen zum Beispiel darüber, dass Kinder gleichen Alters unterschiedlich reif sein können, dass sie bezüglich ihres Temperaments verschieden sind, d.h. sich leichter aufregen, sich weniger gut beruhigen können oder Mühe haben, sich an neue Situationen anzupassen. Je besser Eltern und Kind miteinander vertraut sind, desto einfacher wird es für die Eltern zu spüren, mit welcher Maßnahme sie ihr Baby in einer bestimmten Situation beruhi-

gen können und wie rasch sie reagieren müssen, bevor die Situation gänzlich eskaliert.

Suchen Sie rechtzeitig Hilfe!

Kinder, die untröstlich schreien, können Eltern an den Rand der Verzweiflung bringen. Auch dann, wenn Sie mit dem Kinderarzt schon alles besprochen haben, dieser das Baby in jeder Beziehung für gesund erklärt hat und Sie die unterschiedlichsten guten Ratschläge erfolglos umgesetzt haben. Sie fühlen sich hilflos und beginnen, an Ihren elterlichen Kompetenzen zu zweifeln.

Manche Eltern erleben Situationen, in denen sie das Kind am liebsten schütteln möchten, damit es endlich still ist. Tun Sie das nie! Sie können Ihr Kind so schwer verletzen, dass es langfristig schwere gesundheitliche Schäden davonträgt oder sogar stirbt.

Legen Sie das Kind in schwierigen Situationen in sein Bettchen und holen Sie Hilfe, z.B. bei einer der vielen Schreiambulanzen. Auch wenn Sie sich als Eltern ganz sicher sind, dass Sie Ihrem Kind nie etwas antun würden, sollten Sie sich frühzeitig eine psychische und körperliche Überforderung eingestehen und rechtzeitig nach Entlastungsmöglichkeiten suchen.

So helfen Sie Ihrem Kind

Kein Ratschlag kann so gut sein wie die alltäglichen Erfahrungen, welche die Eltern mit ihrem Baby machen. Trotzdem hier einige Hinweise, wie sich Eltern auf das Schreien einstellen können:

- Kinder, die viel schreien, haben häufig Mühe, einen regelmäßigen Rhythmus aufzubauen. Sie brauchen die Unterstützung der Eltern, die ihnen geordnete Tagesstrukturen vorgeben. Dazu gehören regelmäßige Ess- und Schlafzeiten nach tendenziell eher kurzen Wachzeiten von 3–4 Stunden, um eine Überreiztheit zu vermeiden.
- Bleiben Sie bei Ihrem Kind, sprechen Sie leise mit ihm, oder singen Sie ihm ein Lied vor.
- Geben Sie Ihrem Kind Körperkontakt (Hand auf den Bauch, Arme und Beine halten).

- Versuchen Sie, Ihrem Kind einen Schnuller oder Ihren Finger zum Saugen anzubieten.
- Auch das zeitweise Aufnehmen, Im-Arm-Halten und Tragen über den Tag verteilt helfen dem Kind, seine Rhythmen besser zu organisieren.
- Die aktive Beschäftigung mit dem Kind, wenn es wach ist, und das rasche Reagieren, wenn es zu schreien oder nörgeln beginnt, wirken sich ebenfalls positiv aus.

Diese Maßnahmen helfen, das Ausmaß des Schreiens zu verringern, ganz verhindern können sie es bedauerlicherweise aber nicht.

> *MANCHE KINDER HABEN EIN EXTREM GROSSES SAUGBEDÜRFNIS. HABEN SIE KEIN SCHLECHTES GEWISSEN, WENN SIE IHREM BABY DEN SCHNULLER ERLAUBEN.*

Pro und kontra: der Schnuller

Babys saugen nicht nur, wenn sie hungrig sind. Sie saugen auch, um sich zu beruhigen, aus Langeweile oder um in den Schlaf zu finden. Sie nutzen dazu den Daumen, die anderen Finger, kleine Tücher und vor allen Dingen den Schnuller (den Nuggi in der Schweiz). Säuglinge vom Saugen abzuhalten ist weder sinnvoll noch für die Eltern machbar. Eine Erhebung bei Schweizer Kindern zeigt, dass in den ersten 2 Jahren 80 % der Kinder den Schnuller erhalten. Und daran scheiden sich die Geister. Die Argumente dafür oder dagegen sind zahlreich und unterschiedlich gewichtig:

Pro – für einen Schnuller spricht:

- Schreiende Kinder sind mit einem Schnuller leicht zu beruhigen.
- Können die Kinder den Schnuller im Bettchen selbst wiederfinden (etwa mit 6 Monaten), so ist er eine gute Beruhigungs- und Einschlafhilfe.

- Ein kiefergerechter Schnuller verhindert meistens Gebissveränderungen (offener Biss), wie sie beim Daumenlutschen leicht vorkommen.
- Das Saugbedürfnis Ihres Babys wird befriedigt.
- Das Schnullerlutschen lässt sich, wenn es später beim Kleinkind gewünscht wird, eher als das Daumen- oder Fingerlutschen abgewöhnen.
- Nach den Ergebnissen der Forschung zu den Ursachen des plötzlichen Kindstodes ist der Gebrauch des Schnullers ein Schutzfaktor.

Kontra – gegen einen Schnuller spricht:

- Jedes noch so süße Baby wird mit einem Schnuller im Mund verunstaltet.
- Im ersten Jahr geht ein Schnuller im Gegensatz zu Daumen und Fingern häufig verloren. Sie als Eltern sind gefordert, Ihrem Kind den Schnuller wiederzugeben (leider auch nachts). Das mag übrigens auch der positive Schnullereffekt beim plötzlichen Kindstod sein.
- Weil das Saugen an der mütterlichen Brustwarze so verschieden vom Lutschen am Schnuller aus Latex oder Silikon ist, fürchten die Fachleute der Stillförderung Nachteile für das Stillen durch die sogenannte Saugverwirrung des Kindes. Wenn es also beim Trinken an der Brust Probleme gibt, sollten Sie den Schnuller so lange nicht geben, bis sich das Stillen zwischen Ihnen und Ihrem Baby richtig eingespielt hat.

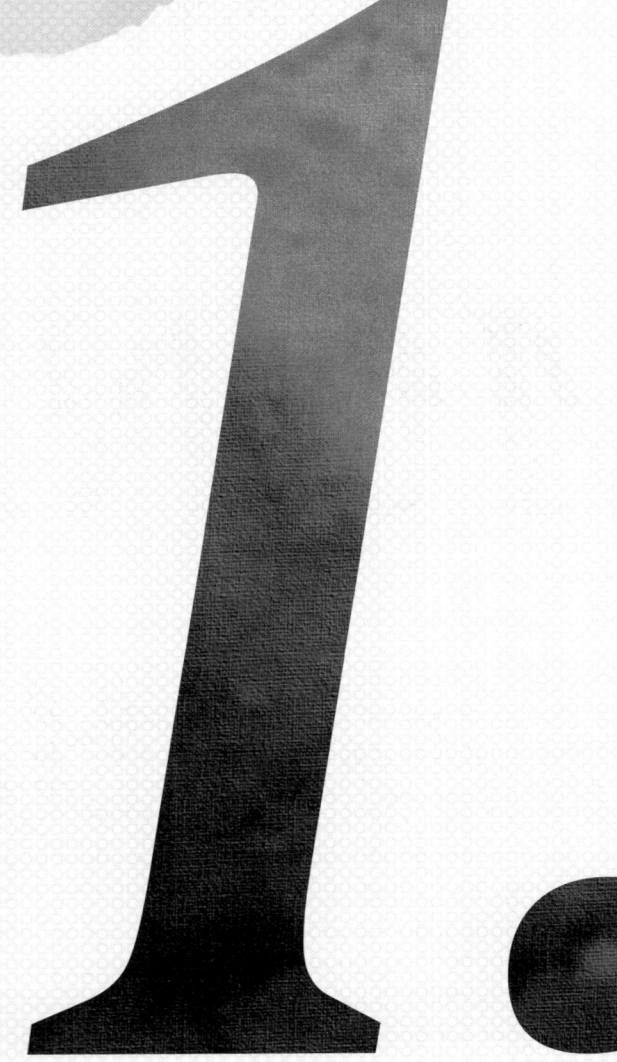

MONAT

mit dem *BABY*

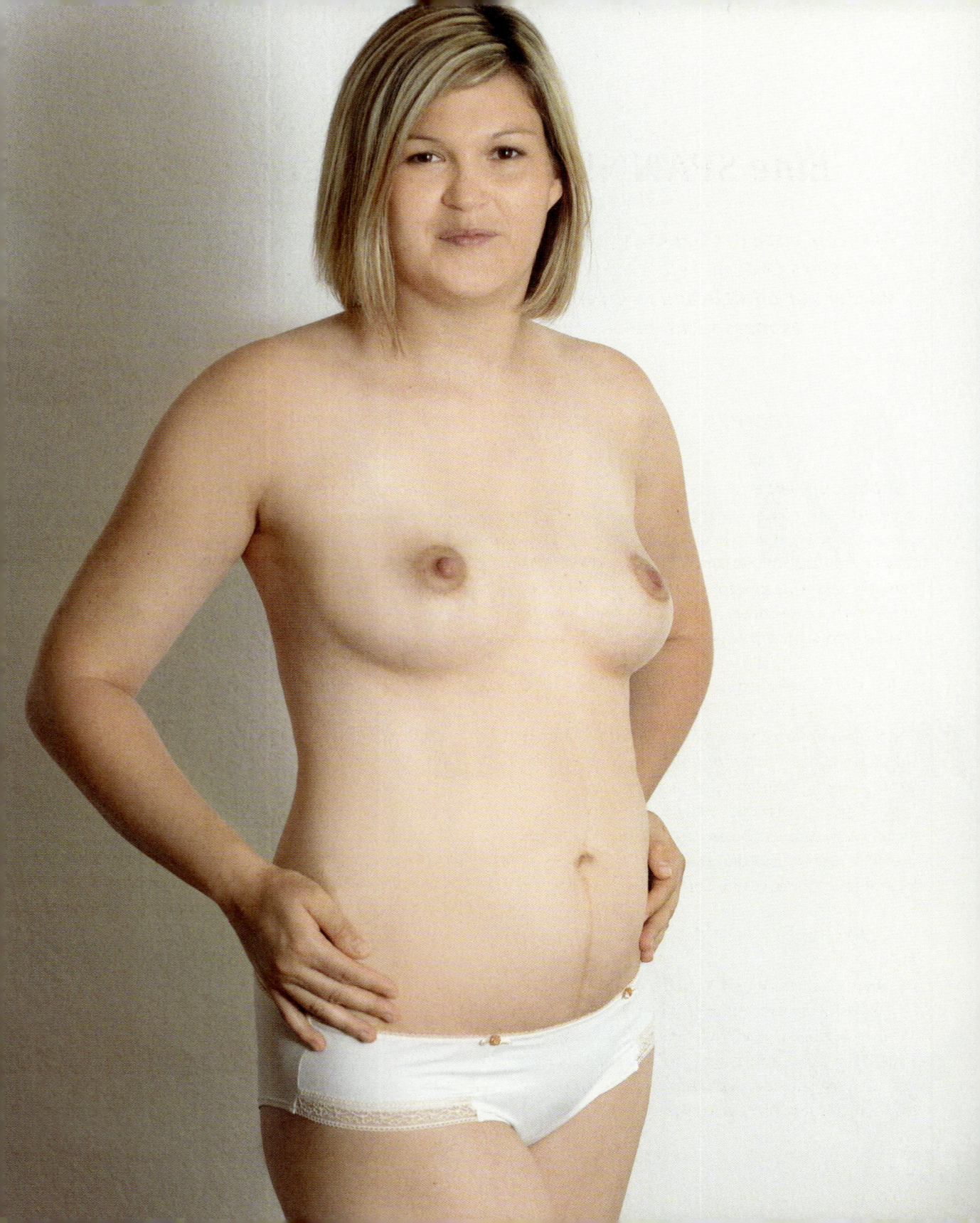

Eine SPANNENDE ZEIT beginnt

Wenn Sie nach der Geburt wieder zu Hause sind, wird sich durch Ihr Baby einiges ändern. Selbstverständlich sollen machen Dinge aber auch wieder zur alltäglichen Routine zurückkehren. Lassen Sie sich dabei Zeit, es muss nicht gleich alles wie am Schnürchen klappen.

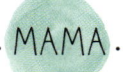

MAMA

Endlich zu Hause

Sicherlich haben Sie sich riesig darauf gefreut, mit Ihrem Baby nach Hause zu kommen. Ihr Partner hat jetzt wahrscheinlich Urlaub, und Sie haben ihn an Ihrer Seite. Sie können gemeinsam die große Aufgabe angehen, Ihr Baby verantwortlich zu versorgen, beim ersten Kind noch ohne Routine und fast noch ohne Kenntnis der Gewohnheiten Ihres Babys.

Nach Hause zurückgekehrt, haben Sie jetzt 7 – 8 Wochen vor sich, die ganz der Familie gehören sollten. Auch wenn Sie es wollten, dürfen Sie in diesen Wochen nicht arbeiten. Dieser gesetzliche Mutterschutz ist sehr sinnvoll, denn Ihr neues kleines Familienmitglied wird Sie rund um die Uhr beschäftigen. Sie brauchen Energie und ein gutes Nervenkostüm, um die körperlichen und seelischen Umstellungen nach der Geburt und die großen Anforderungen dieser kommenden Wochen durch das Baby zu verkraften.

Die körperliche und emotionale Umstellung

Bei der großen Freude, endlich mit Ihrem Kind und Ihrem Partner das Familienleben zu Hause in der ersehnten Intimität zu beginnen, gibt es in diesen Wochen immer noch einige körperliche Belastungen. Die Umstellung Ihres Körpers und Ihrer Gefühle auf „nicht mehr schwanger" wird noch eine Weile in Anspruch nehmen.

Diese erste Zeit nach der Geburt kann für Sie sehr belastend sein. Die eigene Lebenssituation hat sich mit einem Schlag völlig verändert. Sie sind nicht mehr nur ein Paar, sondern eine Familie. Sie, die Mutter, vorher engagiert in einer herausfordernden Tätigkeit, sind jetzt allein zu Hause, „nur" noch verantwortlich für einen jungen Säugling. Trotzdem kommen Sie vor lauter Wickeln, Baden und Füttern den ganzen Tag nicht vom Fleck, von den durchwachten Nächten ganz zu schweigen. Wie schafft man es nur, zwischen Windelwechseln, Herumtragen, Füttern und anderen Haushaltsaufgaben zu sich zu finden?

Zur chronischen Übermüdung und großer Erschöpfung können so noch Unzufriedenheit und Versagensgefühle dazukommen. Die Tränen fließen dann oft häufiger als früher, obwohl Sie doch allen Grund zum Glücklichsein haben. Und statt Unterstützung bekommen Sie oft auch noch das Unverständnis der Umgebung zu spüren.

Deshalb ganz wichtig: Überfordern Sie sich nicht und gönnen Sie sich immer wieder kleine Pausen.

- Sie können unmöglich gleichzeitig eine perfekte Mutter, gute Hausfrau, Partnerin und Gastgeberin sein. Verschieben Sie Besuche auf später, wenn Sie und Ihr Partner für alles rund um das Baby mehr Routine haben.
- Suchen Sie bald eine stundenweise Betreuungsmöglichkeit für Ihr Kind und gönnen Sie sich Pausen von der Babybetreuung. Nutzen Sie die Zeit für einen schönen Spaziergang mit Ihrem Partner, ein Spiel mit Ihrem größeren Kind, für einen Friseurbesuch oder einen Einkaufsbummel.
- Passen Sie sich dem Rhythmus des Kindes an, wenn der Rest der Familie das zulässt, und versuchen Sie zu ruhen oder zu schlafen, wenn das Baby schläft. Stellen Sie die Haustürklingel und das Telefon dann einfach ab.
- Gehen Sie mit dem Baby an der frischen Luft spazieren. Sauerstoff und Bewegung vertreiben Ihre Müdigkeit.
- Nehmen Sie Rat und Hilfe an, von der Mütterberatung, Ihrer Hebamme, dem Kinderarzt, anderen Müttern. Mutter oder Schwiegermutter helfen sicher gerne einige Stunden aus – und danach sieht die Welt wieder besser aus.
- Lernen Sie, loszulassen und anderen die Verantwortung zu übertragen. Ihr Partner wird nach einiger Zeit das Baby in vielen Bereichen ebenso gut versorgen wie Sie.

Vieles ist noch nicht so, wie Sie es gerne hätten

Das Spannen oder gar Schmerzen im Dammbereich beim Sitzen und Gehen werden zwar geringer, können Sie aber noch einige Zeit begleiten. Der Wochenfluss und der häufige, notwendige Wechsel der Vorlagen können lästig werden. Die Lochien nehmen zwar in der Menge ab, werden aber frühestens nach 4 Wochen ohne Blut- und Gewebebeimengungen zu einem etwas stärkeren klaren Ausfluss. Starkes Schwitzen (auch nachts) kann Sie sehr stören. Auf diese Art und Weise wird ein Teil des vermehrt eingelagerten Körperwassers langsam ausgeschieden. Auch die Fähigkeit Ihrer Blase, den Urin zurückzuhalten, kann anfangs noch eingeschränkt sein.

Sie sind vielleicht auch mit sich selbst unzufrieden, denn Ihr Anblick im Spiegel von Kopf bis Fuß enttäuscht Sie möglicherweise ebenso wie das Ergebnis auf der Waage. Sie haben kaum Taille, eine schlaffe Bauchdecke und ungewohnt große Brüste. Vermutlich haben Sie seit der Geburt erst 5–6 kg abgenommen, hatten sich aber mehr erhofft. Etwas Geduld: Das eingelagerte Gewebewasser braucht einige Wochen zum Ausschwemmen, und es kann einige Monate dauern, bis das große Blutvolumen sich wieder normalisiert. Die anderen Probleme bekommen Sie mit Rückbildungsgymnastik (S. 328) gut in den Griff.

Die Eierstöcke pausieren

In der Regel treten in den ersten 4–5 Wochen nach der Geburt – auch wenn nicht gestillt wird – weder ein Eisprung, der zu einer neuen Schwangerschaft führen kann, noch eine Regelblutung auf. In den ersten drei Wochen besteht in den Eierstöcken sogar eine absolute Ruhepause. Auf Signale aus den mütterlichen höheren Hirnzentren und der Hypophyse wird nicht reagiert. Körpereigene Opiate (Endorphine), die durch Schmerzen oder große Emotionen rund um die Geburt gebildet wurden, blockieren die Signale. Erst nach einigen Wochen beginnen die ersten Eizellen wieder in den Eierstöcken heranzureifen. Wenn Sie stillen, wird dieser Prozess noch weiter hinausgezögert. Die bei jedem Stillgang ansteigenden Prolaktinwerte blockieren die Hormonausschüttung aus der Hypophyse und damit den Monatszyklus in den Eierstöcken und an der Gebärmutterschleimhaut. Die Periodenblutung bleibt dann wie in der Schwangerschaft über Monate aus.

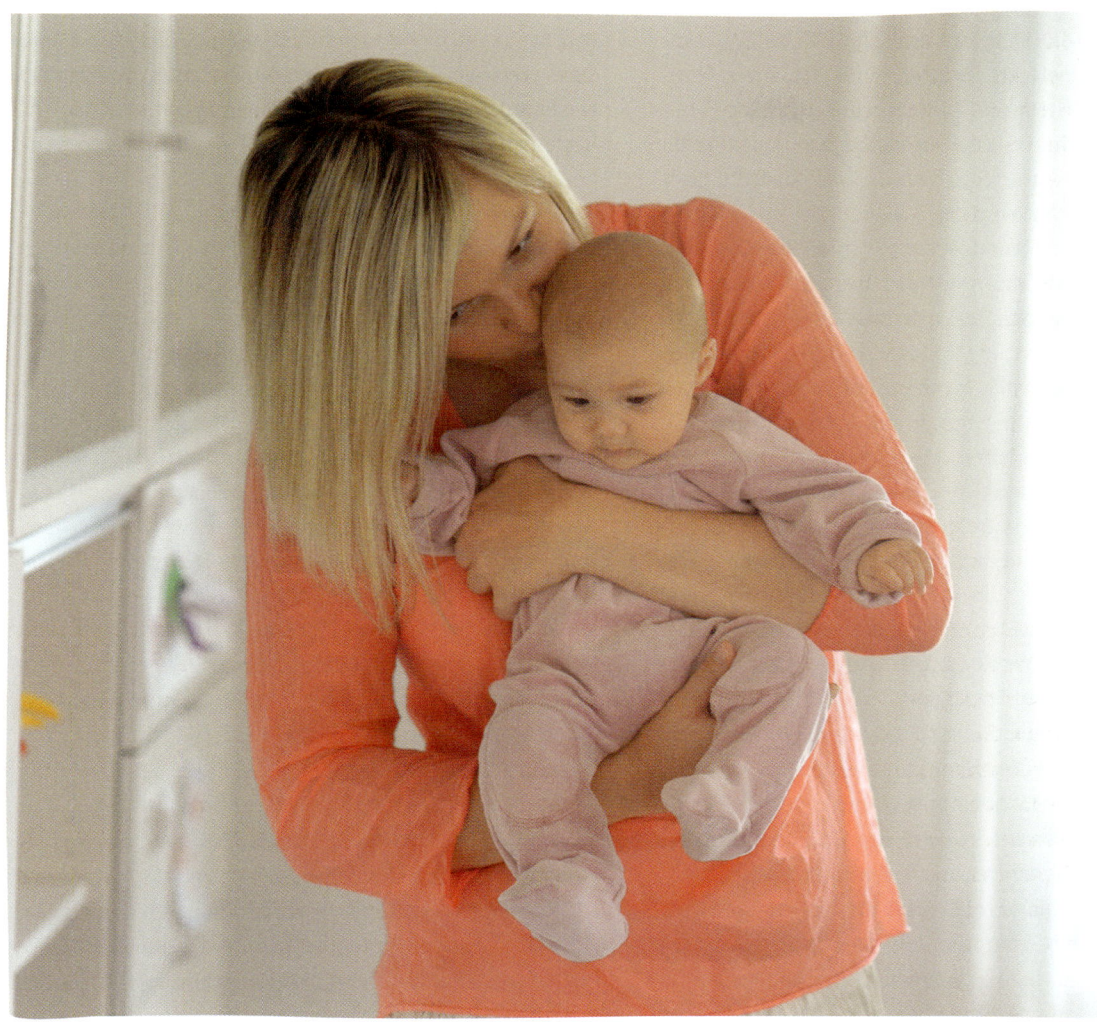

→ KANN ICH SCHWANGER WERDEN, WÄHREND ICH STILLE?

Diese Frage beschäftigt viele Frauen. Eine ausreichende Sicherheit der Verhütung während des Stillens bzw. durch das Stillen ist nur unter bestimmten Voraussetzungen gewährleistet:

- Ihr Baby erhält nur Muttermilch und keinerlei andere Nahrung und wird an der Brust gestillt (sogenanntes ausschließliches Stillen).
- Ihr Baby wird Tag und Nacht nach Bedarf gestillt.
- Die Zeitabstände zwischen den Mahlzeiten müssen gleichmäßig und dürfen nicht größer als vier Stunden sein.
- Das Baby darf nicht älter als sechs Monate sein.
- Eine Periodenblutung darf bisher nicht aufgetreten sein.

Wenn Sie auf Nummer sicher gehen wollen, verhüten Sie besser zusätzlich per Kondom oder mit einer stillfreundlichen Pille.

Rückbildungsgymnastik – so kommen Sie wieder in Form

Während der Schwangerschaft und bei einer Spontangeburt (kaum bei einem Kaiserschnitt) wird der Beckenboden massiv überdehnt. Diese Muskelplatte besteht aus mehreren Schichten und liegt zwischen dem Schambein und dem untersten Ende der Wirbelsäule (Kreuzbein). Nach der Geburt müssen Sie lernen, diese Muskelverbände durch Übungen so zu trainieren, dass sie ihre Aufgaben wieder voll erfüllen können. Andernfalls können später Probleme beim dichten Verschluss der Blase und des Darms (Inkontinenz), bei der Körperhaltung (nur ein fester Beckenboden kann das während der Schwangerschaft ausgebildete Hohlkreuz wieder normalisieren) und bei der Position der Organe (z. B. Gebärmuttersenkung) im kleinen Becken auftreten.

Das Gleiche gilt für die Bauchmuskulatur, die so überdehnt sein kann, dass sich zwischen den beiden geraden Bauchmuskeln ein spürbarer Spalt (Rektusdiastase) ausbildet. Sie werden dankbar merken, wie sich durch ganz auf die Bauchmuskeln zugeschnittene Übungen das unangenehme Gefühl der Schlaffheit und Leere des Bauchs bessert.

Wann darf ich mit der Rückbildung anfangen?

Sie können und sollen sehr bald nach der Entbindung mit einer behutsamen Gymnastik beginnen. In der Klinik werden Sie durch eine geschulte Physiotherapeutin zu speziellen Übungen angeleitet. Ganz sanft wird zunächst liegend begonnen, mit Atemübungen und kreisenden Fuß- und Armbewegungen den Kreislauf wieder zu kräftigen. Schon bald können Sie mehr machen. Zu Hause übernimmt dann die Hebamme diese Übungsanleitung.

Besondere Aufmerksamkeit gilt dabei der weiteren Kräftigung

- der Beckenbodenmuskulatur,
- der Bauchmuskulatur und
- der Rückenmuskulatur.

Die körperliche Belastung wird von Tag zu Tag gesteigert. Versuchen Sie unbedingt, auch zu Hause diese täglichen Übungen zu einer Art „Ritual" zu machen und sie fest in Ihren Alltag zu integrieren. Mit den Übungen für die Venen, den Beckenboden und die Tiefenmuskulatur können Sie in den ersten Tagen nach der Geburt beginnen.

Unterstützen Sie Ihren Beckenboden im Alltag

Im Alltag wird bei verschiedenen Tätigkeiten, z. B. beim Husten oder beim Heben Ihres Babys, der Beckenboden heftig beansprucht. Jetzt, kurz nach der Entbindung, wird Ihnen das besonders auffallen.

So können Sie sich helfen:

- Auf dem WC: Wenn Sie beim Stuhlgang pressen, drücken Sie die inneren Organe gegen den Beckenboden und diesen damit nach unten. Sie halten den Atem an, pressen und erhöhen so den Druck auf den Beckenboden noch zusätzlich. Vermeiden Sie also beim Stuhlgang starkes Pressen. Das geht nicht? Doch, bewegen Sie das Becken und versuchen Sie beim Ausatmen zu „schieben". Und wenn es nicht klappt, versuchen Sie es nach einem Spaziergang noch mal. Helfen Sie Ihrer Verdauung mit ballaststoffreicher Kost.
- Beim Husten: Auch jedes Mal, wenn Sie husten oder niesen, üben Sie Druck auf Ihren Beckenboden aus. Wieder pressen Sie die Luft und Ihre inneren Organe nach unten – gegen den Beckenboden. Ist der Beckenboden noch geschwächt, kann er nicht mit voller Kraft dagenhalten. Versuchen Sie, vom Beckenboden aus gegenzuhalten. Halten Sie den Oberkörper aufrecht: Bauch- und Rückenmuskeln helfen mit.

- Wenn Sie Ihr Baby heben wollen: Bevor Sie Ihr Baby hochheben, sollten Sie den Beckenboden aktivieren und alle Muskeln in diesem Bereich anspannen. Achten Sie darauf, dass Ihr Beckenboden sich nicht herausdrückt. Auch hierbei sollten Sie Ihren Oberkörper aufrecht halten und mithelfen lassen.

Rückbildungsgymnastik

→ GUT FÜR IHRE VENEN

Wichtig sind gleich nach der Geburt Übungen, die den Blutfluss in den Beinvenen zurück zum Herzen fördern und so einem Blutstau und einer im Wochenbett gefürchteten Venenthrombose vorbeugen. Dazu stellen Sie in Rückenlage beide Beine nebeneinander an. Dann heben Sie ein Bein hoch und bewegen den Fuß im Fußgelenk kräftig auf und ab (Dauer: 3 × 10-mal, dazwischen je eine kurze Pause). Wechseln Sie dann die Seite.

→ GUT FÜR IHRE BECKENBODEN- UND TIEFENMUSKULATUR

Beim ersten Zurücklocken lernen Sie, Ihre Bauch- und Beckenbodenmuskeln über die Atmung zu aktivieren. Legen Sie sich auf den Rücken und winkeln Sie die Beine an.

- Legen Sie Ihre Hände auf den Unterbauch. Atmen Sie durch die Nase ein und durch den Mund („haa") aus. Falls Sie ungestört sind, atmen sie hörbar auf „sch", „ch" oder „pf" aus, dann wird Ihr Zwerchfell schön aktiviert. Fühlen Sie nach, wie sich Ihr Unterbauch durch das Atmen hebt und senkt. Dann verstärken Sie diese Bewegung, indem Sie beim nächsten Ausatmen Ihr Schambein zum Bauchnabel ziehen. Stellen Sie sich vor, wie Ihr sicher noch großer Bauch dabei unter Ihren Händen in sich zusammenschrumpft, um dann beim Einatmen wieder Platz zu geben.
- Stellen Sie sich die Beckenbodenmuskeln vor, die rund um Ihre Harnröhre, Ihre Scheide und Ihren After liegen. Konzentrieren Sie sich zunächst auf die Muskulatur am Eingang Ihrer Scheide. Beim nächsten Ausatmen stellen Sie sich vor, wie Sie diese Muskeln zuschnüren können, beim Einatmen lösen Sie die Spannung wie-

der. 10-mal vorstellen, 10-mal sanft probieren. Das Gleiche machen Sie mit den Schnürmuskeln um die Harnröhre und um den After: 10-mal vorstellen, 10-mal wirklich probieren. Am Anfang wird sich der ganze Beckenboden eher wie eine einzige gedehnte Masse anfühlen. Wenn Sie schon etwas häufiger geübt haben, werden Sie klitzekleine Bewegungen in der Muskulatur fühlen – ein schönes Gefühl, wenn diese Muskeln sich zurückmelden. Diese Übung können Sie auch sehr schön auf der Seite liegend ausführen, wenn Ihr Baby z. B. im Bett neben Ihnen liegt.

→ DIE BECKENBODEN-REHA

Da Ihr Beckenboden und Ihre Gebärmutter in den letzten Monaten und während der Geburt extrem belastet worden sind, ist es jetzt wichtig, so oft es geht für eine Entlastung zu sorgen.

- Legen Sie sich auf den Bauch, der Unterbauch liegt dabei auf einem großen Kissen (so, dass auch die Brust nicht gedrückt wird). Beim nächsten Ausatmen drücken Sie das Schambein in das Kissen, sodass Sie Ihre Unterbauchmuskulatur aktivieren. Versuchen Sie, Ihren Unterbauch mithilfe Ihrer Bauchmuskulatur langsam ein ganz kleines bisschen vom Kissen zu heben und beim Einatmen wieder zu entspannen.
- Gehen Sie auf die Knie und stützen Sie den Oberkörper mit den Ellenbogen ab. Der Kopf ruht auf den Händen oder auf einem kleinen Kissen. Die Knie sind beckenbreit auseinander, den Bauch und den Rücken dürfen Sie etwas hängen lassen und entspannen.

Diese Lage ist schon ohne Üben Balsam für den Beckenboden! Bleiben Sie nach Möglichkeit einige Minuten in dieser Position.

Zusätzlich können Sie auch noch üben: Fühlen Sie nach, wie Ihr Bauch herunterhängt. (Ja, das ist am Anfang nicht schön, aber gleich kommt die Abhilfe!) Beim nächsten Ausatmen beginnen Sie, vom Schambein beginnend, Ihren Bauch nach oben zu heben und dort über die nächsten 3 ruhigen Atemzüge zu halten. Dann dürfen Sie die Spannung langsam wieder lösen.

Achten Sie bei dieser Übung darauf, dass sich Ihr Rücken beim Heben des Bauchs überhaupt nicht mitbewegt!

Die Bauchmuskeln:
Jetzt geht's ans Eingemachte!

Wenn Sie wieder zu Hause sind, können Sie die Übungen langsam steigern und die Bauchmuskeln trainieren. Bei allen Bauchmuskelübungen jetzt oder auch später im Fitnessstudio gilt: Ihr Beckenboden muss immer gegen den Bauchdruck, der bei der Übung entsteht, gewinnen können. Das bedeutet, dass Sie von unten immer aktiv gegenhalten müssen.

Die folgende Übung können Sie nach einer normalen Entbindung etwa zwei Wochen nach der Geburt versuchen. Nach einem Kaiserschnitt sollten Sie 5–6 Wochen damit warten.

→ ÜBUNG 1: GUT FÜR IHRE VENEN

Wichtig sind auch gleich nach der Geburt Übungen, die den Blutfluss in den Beinvenen zurück zum Herzen fördern und so einem Blutstau und einer im Wochenbett gefürchteten Venenthrombose vorbeugen. Dazu stellen Sie in Rückenlage beide Beine nebeneinander an. Dann heben Sie ein Bein hoch und bewegen den Fuß im Fußgelenk kräftig auf und ab (Dauer: 3 × 10 Mal, dazwischen je eine kurze Pause). Wechseln Sie dann die Seite.

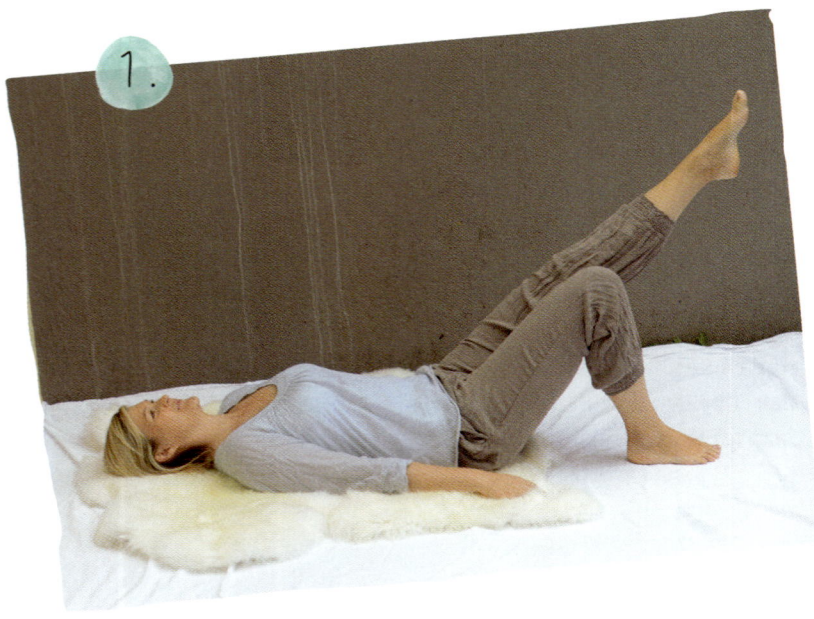

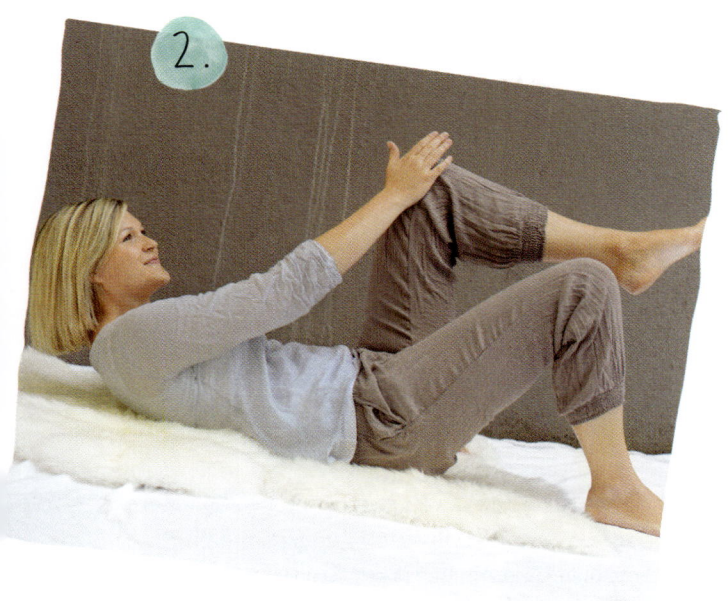

→ ÜBUNG 2: GUT FÜR IHRE SCHRÄGEN BAUCHMUSKELN

- Sie liegen auf dem Rücken. Schlagen Sie das rechte Bein über das linke, das rechte Knie guckt dabei nach außen. Nun bauen Sie zuerst eine (Gegen-)Spannung im Beckenboden auf, also ziehen Sie Ihren Beckenboden nach oben hoch. Dann ziehen Sie mit Ihrer linken Hand zu Ihrem rechten Knie und drücken dagegen. Ihr Schulterblatt löst sich dabei von der Unterlage. 6-mal drücken Sie jeweils für einige Sekunden gegen Ihr Knie, dann kurze Pause. Die Übung insgesamt 18-mal machen, dann kurz lang ausstrecken und die Seite wechseln. Beachten Sie bei dieser Übung, dass sich Ihr Bauch und Ihr Beckenboden dabei überhaupt nicht nach außen drücken.

→ ÜBUNG 3: ETWA 4 WOCHEN NACH DER ENTBINDUNG KÖNNEN SIE DAS BAUCHMUSKELTRAINING STEIGERN

- Sie liegen wieder auf dem Rücken. Schlagen Sie das rechte Bein über das linke, das rechte Knie guckt dabei nach außen. Legen Sie Ihren Kopf in Ihre verschränkten Hände. Nun bauen Sie zuerst eine (Gegen-)Spannung im Beckenboden auf, ziehen also Ihren Beckenboden nach oben hoch. Dann kommen Sie mit dem Oberkörper langsam nach oben, sodass Ihre linke Schulter zum rechten Knie zieht. Ziel ist, dass sich das Schulterblatt irgendwann von der Unterlage löst. Wiederholen Sie diese Übung 3-mal. Strecken Sie sich dann lang aus und machen Sie dasselbe andersherum (also schlagen Sie das linke Bein über das rechte usw.).

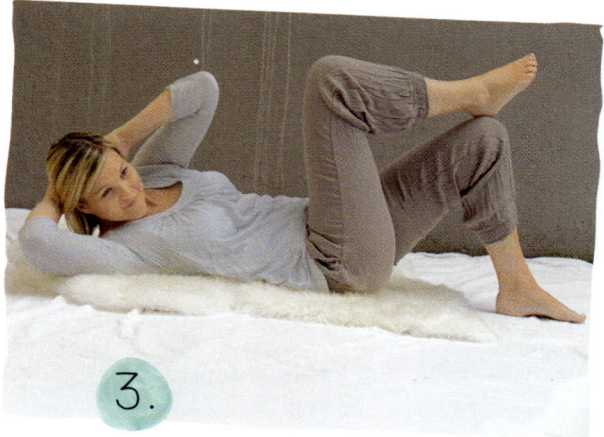

Das richtige Maß für Alkohol, Medikamente und Nikotin

So wie während der Schwangerschaft alles, was Sie zu sich genommen haben, durch die Nabelschnur Ihr Baby erreichte, gelangen schädliche Substanzen jetzt durch die Muttermilch zu Ihrem Kind. Dennoch gelten nicht mehr die absoluten Tabus.

Sie können jetzt durchaus wieder

- ein Glas Sekt oder Wein am Abend trinken. Alkohol geht zwar in die Milch über, doch durch die Magen-Darm-Passage beim Kind erreicht die kindliche Blutkonzentration nicht einmal ein Zehntel des mütterlichen Wertes.
- kurzfristig zur Schmerzstillung oder mal zum notwendigen Durchschlafen, wenn Ihr Partner das Baby hütet, zu einer Tablette greifen. Ein möglichst wenig milchgängiges Medikament können Ihnen Ihre Hebamme oder auch Ihr Hausarzt empfehlen.
- wenn es denn sein „muss", einige Zigaretten pro Tag rauchen. Bitte rauchen Sie aber nie im Raum oder in der Gegenwart des Babys und halten Sie vor dem Stillen eine etwa einstündige Rauchpause ein. Dann bleibt die Nikotinkonzentration in der Milch niedrig. An die 20 Zigaretten täglich werden allerdings die Milchmenge und -qualität sehr negativ beeinflusst.

Die Wochenbettdepression

Jede zweite Frau, wenn nicht sogar mehr, erlebt wenige Tage nach der Geburt ein vorübergehendes Stimmungstief. Die richtige Wochenbettdepression ist viel seltener, aber mit 10–15 % nicht selten genug, um nicht für viele Betroffene ein gravierendes Problem zu sein. Es ist wichtig, eine Depression frühzeitig zu erkennen, auch für die Angehörigen, denn die Heultage (Baby-Blues) vergehen ganz von alleine, aber eine richtige Wochenbettdepression ist eine Erkrankung und braucht eine professionelle Behandlung.

→ WIE WIRD EINE WOCHENBETTDEPRESSION AUSGELÖST?

Eine Wochenbettdepression tritt später, etwa ab der 3. Woche nach der Geburt, auf und dauert viel länger als der Baby-Blues, manchmal bis zu einem halben Jahr. Die Ursache dieser schweren seelischen Erkrankung ist nach Meinung der Fachleute eine Mischung aus körperlichen, psychischen und eventuell auftretenden sozialen Faktoren. Dazu können gehören:

- emotionale Anspannung durch das große Lebensereignis Geburt
- die Auswirkungen des Hormonmangels nach Wegfall der Plazenta und durch die Ruhe in den Eierstöcken
- Partnerprobleme
- Überforderung oder Schlafmangel
- finanzielle Sorgen
- Angst vor der Verantwortung als Mutter

→ WORAN ERKENNT MAN EINE WOCHENBETTDEPRESSION UND WIE BEHANDELT MAN SIE?

Eine Wochenbettdepression äußert sich durch eine Reihe von Symptomen, z.B.:

- Antriebslosigkeit
- Müdigkeit
- Reizbarkeit
- Kopfschmerzen und Schwindel
- deutlicher Gewichtsverlust
- Angst vor Kurzschlusshandlungen
- Schuldgefühle gegenüber dem Baby

Bei einer leichten Form der Depression kann die tatkräftige Unterstützung der Familie oder von Freunden Besserung bringen, z.B. durch Übernahme von Alltagsaufgaben und Betreuung des Babys. Bei anhaltender Niedergeschlagen-

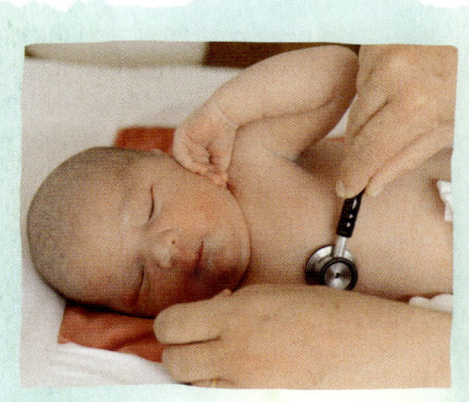

HEBAMMEN – DIE WICHTIGE UNTERSTÜT-ZUNG FÜR ZU HAUSE

Die Krankenkasse bezahlt bis zum 10. Tag nach der Geburt tägliche Hebammen-Hausbesuche, egal ob die Geburt zu Hause oder in der Klinik stattgefunden hat. Weitere 16 Beratungen – telefonisch oder als Besuch – bis zum Ende des Wochenbetts (Ende der 8. Woche nach der Geburt) werden von den Kassen getragen, wenn die medizinische Notwendigkeit begründet wird. Und schließlich zahlen die Kassen danach noch drei Beratungen, wenn es Stillprobleme gibt. Ohnehin steht es Ihnen natürlich frei, darüber hinaus ganz privat mit Ihrer Hebamme Hilfen zu vereinbaren.

Nutzen Sie die Hilfen dieser erfahrenen Fachfrauen! Lassen Sie sich zeigen, ob Sie richtig stillen oder wie Sie das Fläschchen zubereiten, einen wunden Po beim Baby und schmerzende Brustwarzen bei sich vermeiden oder wie Sie es beim Baden richtig machen. Hebammen gehören zu den selten gewordenen Berufsgruppen, die Sie notfalls auch in der Nacht anrufen können.

heit sollten Sie professionelle Hilfe in Anspruch nehmen. Gute Erfolgsaussichten der Behandlung bestehen bei einer Psychotherapie, eventuell auch als Gruppentherapie. Auch die Gabe von Antidepressiva kann helfen (Stillen ist weiterhin möglich). Familienangehörige und Partner sollten sich gut informieren, um zu verstehen, wie wichtig und notwendig professionelle Hilfe und Unterstützung sind.

······························ KIND ·····························

Ihr Baby lernt jeden Tag Neues

Nach der Geburt ist Ihr Kind motorisch weit hilfloser als vor der Geburt. Im Mutterleib konnte es sich im Fruchtwasser recht mühelos bewegen. Nun werden seine Möglichkeiten durch die Schwerkraft so weit eingeschränkt, dass es nur mit Mühe den Kopf heben und auf die Seite drehen kann.

Eine echte Fortbewegung gelingt Ihrem Kind noch nicht. Trotzdem werden Sie bemerken, dass es seine Position im Bettchen verändert. Weil es seine Arm- und Beinbewegungen, die es bereits vor der Geburt gemacht hat, fortsetzt, kann es sich im Bettchen, vor allem nach oben, bewegen.

Die Kontrolle des Kopfes

In den ersten drei Monaten wird Ihr Baby lernen, als Erstes seine Kopfhaltung zu kontrollieren. Wenn Sie das Neugeborene aufnehmen, stützen Sie unwillkürlich seinen Kopf. Täten Sie es nicht, würde der Kopf nach hinten fallen. Dem Baby fehlt die Kraft, den schweren Kopf gegen die Schwerkraft anzuheben. Es werden noch Wochen und für einige Kinder sogar Monate vergehen, bis das Baby ausreichend Kraft hat und auch motorisch so weit entwickelt ist, dass es seinen Kopf gegen die Schwerkraft anheben kann.

Im Sitzen kann Ihr Baby seinen Kopf nur für wenige Sekunden aufrecht halten, dann fällt der Kopf nach hinten oder nach vorne. Den Körper kann es ebenfalls nur kurz aufrecht halten; es verliert die Körperkontrolle nach kurzer Zeit. Erst im Alter von drei Monaten wird Ihr Kind seinen Kopf im Sitzen aufrecht halten und seitwärts drehen können. An der Schulter der Mutter gelingt ihm das bereits mit wenigen Wochen, insbesondere dann, wenn es sich für seine Umgebung interessiert.

Die Körperhaltung Ihres Babys

In Bauchlage hält Ihr Neugeborenes den Kopf seitlich. Gelegentlich hebt es den Kopf an und dreht ihn auf die andere Seite. Die meisten Kinder haben eine Neigung, den Kopf häufiger auf die rechte als auf die linke Seite zu drehen. Diese asymmetrische Kopfhaltung der Neugeborenen drückt wahrscheinlich die Dominanz der linken Hirnhälfte aus, die sich in den folgenden Jahren als Rechtshändigkeit manifestieren wird.

Ihr Baby hat seine Arme und Beine überwiegend gebeugt, so wie es während der letzten Monate vor der Geburt bereits der Fall war. Die Beine liegen unter dem Körper, und das Gesäß ist häufig angehoben. In den folgenden Monaten werden sich die Gliedmaßen immer mehr strecken, bis Ihr Baby mit sechs Monaten Arme und Beine oft ganz streckt und seinen Rumpf sogar überstreckt.

In Rückenlage macht es die umgekehrte Entwicklung durch. Das Neugeborene hält Arme und Beine in einer halb gestreckten Haltung. Bis zum dritten Lebensmonat nimmt der Säugling eine deutliche Beugehaltung ein. Mit sechs Monaten ist die Beugehaltung so ausgeprägt, dass Ihr Kind die Zehen in den Mund nehmen kann.

Die Hände Ihres Babys sind meist locker gefaustet. Versuchen Sie, ein Händchen zu öffnen, spüren Sie einen großen Widerstand. Wenn Sie Ihren Finger in seine Hand legen, wird Ihr Baby ihn kräftig festhalten, allerdings benutzt es dabei den Daumen nicht.

Die Entwicklung des Gehörs

In der Vergangenheit war man überzeugt, dass neugeborene Kinder nicht hören können. Heutzutage wissen wir, dass das Gehör (S. 163) schon in der Schwangerschaft gut ausgebildet und bei der Geburt funktionsbereit ist. Die Hörschwelle liegt in den ersten Lebenstagen nur wenig höher als im Erwachsenenalter. Das Gehör ist bei der Geburt viel besser entwickelt als das Sehvermögen. So hat Ihr Kind bereits in den ersten Lebensstunden ein auffallendes Interesse an der menschlichen Stimme. Sprechen Sie zu ihm, so bekommt es einen aufmerksamen Gesichtsausdruck, zeigt vermehrt Körperbewegungen und versucht, auch eigene Töne zu bilden. Weder Geräusche noch Musik oder Klänge ziehen die Aufmerksamkeit des Babys so auf sich wie eine menschliche Stimme. Die Stimme der Mutter ist wegen der höheren Stimmlage, des Tonfalls und des Ausdrucks für Ihr Baby besonders anziehend. Generell wecken Frauenstimmen eher das Interesse des Kindes als Männerstimmen, vielleicht weil es mit der weiblichen Stimme schon in der Schwangerschaft vertraut wurde. Ob Wörter oder Laute zu hören sind und was sie genau bedeuten, ist unwichtig. Die menschliche Stimme, nicht das Wort, spricht zum Kind. Die Melodie und auch die Lautstärke drücken Gefühle aus. Nach einigen Wochen kann Ihr Kind eine freundliche von einer zornigen Stimme unterscheiden. Die Stimme einer vertrauten Person ist für Ihr Kind weit ansprechender als der Klang einer fremden Stimme. Ihr Kind beginnt auch, Ihnen auf den Mund zu schauen und auf Ihre Lippenbewegungen zu achten, wenn Sie sprechen.

Ihr Baby wendet sich nicht nur einer Stimme oder einem Geräusch zu, es kann sich auch abwenden und nicht mehr hinhören. Diese Fähigkeit, störende akustische Reize zu ignorieren, ist insbesondere für einen ungestörten Schlaf von großer Bedeutung. Sie brauchen sich also, wenn Ihr Baby einschlafen soll, nicht auf Zehenspitzen in der Wohnung zu bewegen. Im Gegenteil, Ihr Baby kann auch schlafen, wenn es im Hintergrund Geräusche gibt.

Der Hautsinn

Die Beziehung zwischen Eltern und Baby wird in den ersten Lebensmonaten überaus stark durch den Körperkontakt bestimmt. Säuglinge genießen es, wenn sie berührt, gestreichelt und bewegt werden. All diese Aktivitäten tragen zum körperlichen Wohlbefinden des Babys bei und bereichern die Beziehung zwischen Kind und Eltern. Beim Wickeln und Baden ergeben sich besonders intensive Kontakte, die auch der Vater nutzen sollte, um mit dem Baby vertraut zu werden. Alle diese gemeinsamen körperlichen Erfahrungen können Sie auf Ihre Weise ausbauen und zu beglückenden Erlebnissen machen.

In den letzten Jahren haben Babymassagen, die in fernöstlichen Ländern Tradition haben, Eingang in unsere Kultur gefunden und sind sehr populär geworden, Sie können sich in Kursen über Massagetechniken informieren. Auch dies ist eine wunderbare Gelegenheit für den Vater, sich in das körperliche und seelische Wohlbefinden seines Kindes einzufühlen.

Das erste Spiel

Ihr neugeborenes Baby freut sich, wenn Sie, Ihr Partner oder eine vertraute Person sich ihm zuwenden, große Augen machen, zu ihm sprechen und auf es eingehen. Es versucht sich immer auch mitzuteilen, indem es sich mimisch ausdrückt, Arme und Beine bewegt oder Töne von sich gibt und sich freut, wenn sein Spielpartner darauf antwortet.

Wie unverwechselbar und einmalig das Wechselspiel zwischen den Eltern und ihrem Kind ist, wird dann offensichtlich, wenn eine fremde Person mit dem Säugling spielt. Das Kind reagiert zurückhaltender, sein Verhalten ist weniger gut auf das der fremden Person abgestimmt. Dadurch wirkt das Wechselspiel weniger harmonisch und ist von kürzerer Dauer als das Spiel mit den Eltern oder einer vertrauten Person.

Die Kommunikation mit Ihrem Baby

Sie als Eltern haben eine angeborene Fähigkeit, sich intuitiv auf die begrenzten Fähigkeiten Ihres Babys einzustellen und Ihr Verhalten seinen Bedürfnissen anzupassen. Solch intuitives Verhalten zeigen nicht nur Mütter und Väter, sondern alle Erwachsenen und älteren Kinder, die Erfahrung im Umgang mit Säuglingen haben.

KEINE ANGST VOR DEM VERWÖHNEN!

Die ersten Tage und Wochen mit Ihrem Baby sind voller Zauber, Sie genießen es, mit Ihrem Kind zu spielen, aber manchmal gibt es auch schwierige Situationen. Vielen Mamas tut es fast körperlich weh, wenn ihr Baby weint und aus unerfindlichen Gründen offensichtlich unglücklich ist. Hören Sie auf Ihr Bauchgefühl und seien Sie für Ihr Baby da. In den ersten Lebensmonaten schreien Babys nicht aus Berechnung oder weil sie die Eltern ärgern wollen. Sie brauchen die körperliche Nähe ihrer Mama, um Selbstvertrauen und Sicherheit zu gewinnen und später auch eigene Strategien zur Beruhigung entwickeln zu können.

Ihr elterliches Verhalten im Umgang mit Ihrem Baby weist charakteristische Merkmale auf:

- Sie werden unwillkürlich Ihren mimischen, körperlichen und sprachlichen Ausdruck übertreiben. Ihre Mimik wird überdeutlich, Ihre Mundpartie ist besonders ausdrucksvoll und Ihre Augen sind groß.
- Ihr elterliches Verhalten ist vereinfacht, verlangsamt und wiederholt sich vielfach. Als Mutter nicken Sie mit dem Kopf, Ihr Gesicht drückt freudiges Erstaunen aus. Sie benutzen nur einige wenige Laute, die Sie langsam und mehrfach in erhöhter Stimmlage wiederholen.

- Sie spiegeln das kindliche Verhalten. Sie ahmen den Gesichtsausdruck des Kindes nach, wiederholen die Laute, die es macht. Das Interesse Ihres Kindes bleibt länger erhalten, wenn Sie bei der Nachahmung Stärke und Ausdruck variieren. Indem Sie dem Baby seine eigenen Gefühle spiegeln, zeigen Sie ihm Ihre Zuwendung.

→ SPRECHEN SIE MIT IHREM BABY

Im Verlauf des Tages gibt es zahlreiche Gelegenheiten für Sie, mit Ihrem Baby zu plaudern: beim Füttern, beim Wechseln der Windeln, beim Baden oder beim Zubettbringen. Auch wenn Ihr Kind die Bedeutung der Worte noch nicht versteht, ist es wichtig, dass es immer wieder Ihre Stimme hört. Der emotionale Ausdruck Ihrer Sprache ist für Ihr Baby das Wesentliche, Ihr Baby möchte seine Gefühle teilen und Zuwendung erfahren.

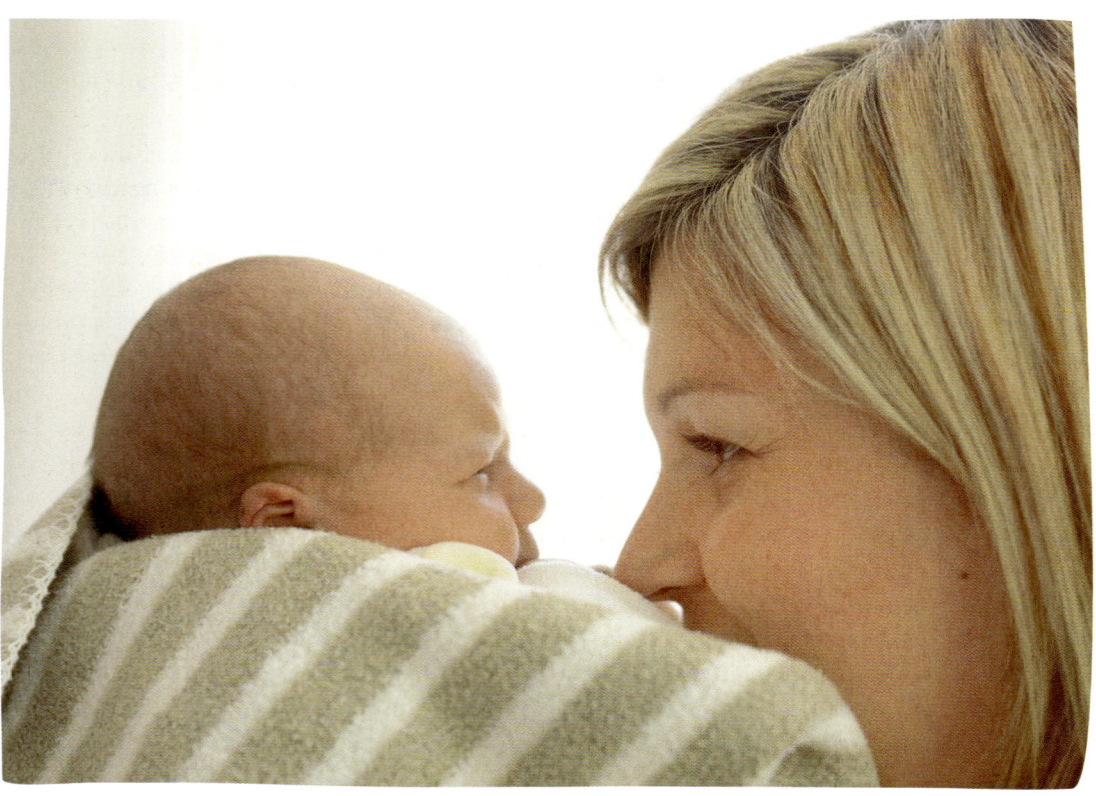

Das Urvertrauen Ihres Kindes

Ein wichtiges Grundbedürfnis jedes Kindes ist, sich an seine Eltern zu binden. In den ersten Lebensmonaten wird die Grundlage für das sogenannte Urvertrauen (nach Erikson) gelegt. Ihr Kind spürt, dass seine Bedürfnisse durch Mutter und Vater zuverlässig befriedigt werden: Wenn es Hunger hat, wird es ernährt, wenn es sich unwohlfühlt oder nicht einschlafen kann, stehen ihm die Eltern bei. Ihr Kind erlebt, dass es der Umwelt nicht hilflos ausgeliefert ist und dass Sie als Eltern in Ihrem Verhalten beständig und voraussagbar sind. Diese Erfahrungen stellen die ersten Grundlagen für das Vertrauen in diese Welt dar.

So können Sie Ihrem Kind zu einem Gefühl von Geborgenheit verhelfen:

- Beim Füttern und bei der Körperpflege haben Sie und Ihr Kind viel Zeit, sich gegenseitig kennenzulernen und Gefühle auszutauschen. Aus den alltäglichen Handlungen entsteht eine Beziehung, die durch gemeinsame körperliche Erfahrungen geprägt wird. Die Tiefe der Bindung, die dabei entsteht, ist abhängig davon, wie umfassend Sie sich zeitlich und in Bezug auf die verschiedenen Bedürfnisse Ihres Kindes auf das Kind einlassen. So können Sie z.B. nach einem Bad Ihr Baby nicht sofort anziehen, sondern noch massieren. Der intensive Körperkontakt, die Wärme und die weichen, ruhigen Bewegungen tun ihm gut.
- Damit ein Kind sich an Mutter und Vater binden kann, muss es lang andauernde und stabile Erfahrungen mit ihnen machen können. Diese Erfahrungen sollten möglichst umfangreich sein und alle Lebensbereiche umfassen. In diesen spielerischen Begegnungen stimmen Eltern und Kind nicht nur ihre Verhaltensweisen aufeinander ab, bei ihnen entstehen auch Erwartungen, wie sich der andere in bestimmten Situationen verhalten wird. Dieses innige Kennenlernen und die individuellen Erwartungen machen die Einmaligkeit der Kind-Eltern-Beziehung aus. In den ersten Lebensmonaten bestehen die gemeinsamen Erfahrungen vor allem aus Zusammensein und Körperkontakt. Das Kind schläft beispielsweise im Arm des Vaters. Das Wichtigste, was ein Baby in diesem Alter braucht, ist Nähe.
- Ein Baby kann nicht nur mit Mutter und Vater, sondern auch mit anderen Personen, beispielsweise mit den Großeltern, Bindungen eingehen, sofern es mit ihnen zuverlässig und zeitlich ausreichende Erfahrungen machen kann. Es ist auch fähig, sich auf das unterschiedliche Verhalten von Mutter, Vater und anderen Erwachsenen einzustellen.

Die 3. Vorsorgeuntersuchung (U3)

Dieser Besuch beim Kinderarzt (zwischen der 4. und 6. Lebenswoche) ist vielleicht der erste, den Sie von zu Hause mit dem Kinderwagen antreten. Lassen Sie sich von Ihrer Hebamme oder den Ärzten in der Klinik einen Kinderarzt empfehlen, der seine Praxis möglichst in Ihrer näheren Umgebung hat. Fragen Sie dazu auch Nachbarn mit kleinen Kindern. Die Mütterberatungsstelle kann Ihnen bei der Suche nach einem erfahrenen Arzt ebenfalls behilflich sein.

Für diese und alle weiteren Untersuchungen sollten Sie den im Untersuchungsheft vorgeschlagenen Zeitraum möglichst genau einhalten und den Termin frühzeitig vereinbaren. Bei der jetzigen Untersuchung – der U3 – z.B. ist das wichtig, um eine Fehlstellung der Hüftgelenke frühzeitig zu erkennen. Sie kann jetzt oft noch sehr einfach durch breites Wickeln oder durch eine Spreizbehandlung korrigiert werden.

Vor diesem ersten Besuch beim Kinderarzt sollten Sie sich eine Liste dessen machen, was alles Sie den Kinderarzt fragen wollen. Beispielsweise, wenn Sie Zweifel haben, ob Ihr Kind gut sieht oder hört.

Was wird bei Ihrem Baby untersucht?

Nach einem Gespräch zum Kennenlernen wird der Arzt

- den Ernährungszustand und das Gewicht Ihres Kindes überprüfen,
- feststellen, ob die Entwicklungen altersgerecht sind,
- überprüfen, ob die Reaktionen Ihres Babys dem Alter entsprechen,
- Augenreaktionen und Hörvermögen Ihres Kindes testen,
- die Hüftgelenke untersuchen, entweder mit einem speziellen Handgriff oder mit Ultraschall,
- sehen, ob Ihr Baby eine gelbe Hautfarbe hat,
- Ihrem Baby nochmals Vitamin-K-Tropfen (S. 271) verabreichen.

Sie erhalten ausführliche Informationen über das Impfprogramm und die erste Impfung beim nächsten Besuch in acht Wochen (zusammen mit der U4), über die Ernährung Ihres Babys, Ratschläge zur sicheren Schlafumgebung und zur Vermeidung von Unfällen.

Schreiben Sie sich vor dem Arzttermin unbedingt alle Fragen und Sorgen auf, damit Sie nichts bei der Besprechung vergessen.

EIN DATE IN DER STILLPAUSE

SCHON EIN ODER ZWEI STUNDEN ALLEIN MIT DEM PARTNER ETWAS ZU UNTERNEHMEN TUT IHNEN BEIDEN UND IHRER BEZIEHUNG GUT.

Sie sind jetzt Eltern – Ihre Partnerschaft verändert sich

Ihr Baby hat nun mit all seinen Bedürfnissen Priorität, das wissen Sie und Ihr Partner beide. Mit Organisationstalent, Verständnis für den anderen, Humor und viel Kraft und Motivation können Sie diesen ersten Anfang gut gestalten. Genießen Sie die Zeit als neugeborenes Elternpaar.

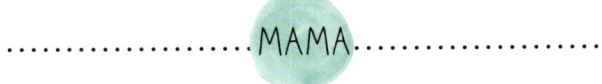

MAMA

Und keine Sorge – Sie hätten es sich vorher vermutlich gar nicht vorstellen können, dass Sie eigene Ressourcen mobilisieren können, von denen Sie vielleicht gar nichts ahnten. Fähigkeiten, die Sie noch nie in diesem Ausmaß an sich kennengelernt haben, werden Ihnen helfen. Ihre Zuneigung und Bindung zu Ihrem Baby werden wachsen, und ein ganz natürlicher Beschützerinstinkt wird sich herausbilden. Dies bestimmt Ihren fast selbstlosen mütterlichen Einsatz. Das Hormon Oxytozin (wohl zu Recht auch „Glückshormon" oder „Kuschelhormon" genannt) hat nach Ansicht der Wissenschaft daran einen großen Anteil, weil es nicht nur die Muskeln in der Gebärmutter und in der Brustdrüse steuert, sondern auch Ihr Verhalten gegenüber Ihrem Baby und Ihrem Partner. Vertrauen, Ruhe und Zuneigung sind emotionale Zustände, die offenbar durch Oxytozin verstärkt werden.

Achten Sie auf Ihre Beziehung

Die Ankunft des Babys verändert schlagartig auch die Beziehung zwischen Ihnen und Ihrem Partner. Sie beide müssen Ihr Leben jetzt den veränderten Gegebenheiten anpassen, denn Ihr Kind beansprucht Sie beide mit seinem Lebensrhythmus am Tag und in der Nacht. Bemühen Sie sich, loslassen und delegieren zu lernen. Nehmen Sie Unterstützung bei der Betreuung (S. 63) des Kindes und im Haushalt an, beispielsweise durch Ihre Mutter oder Schwiegermutter, oder suchen Sie sich eine professionelle Hilfe für einige Stunden in der Anfangszeit.

→ SEXUALITÄT

Sie und Ihr Partner machen sich wahrscheinlich Gedanken um das erste intime Zusammensein nach der Geburt, unter Umständen mit sehr unterschiedlicher Intensität und unterschiedlichem Verlangen. Am einfachsten ist es natürlich, wenn Sie beide Lust verspüren und nicht Schmerzen im Scheidenbereich, Ängste um den Heilungsprozess oder übergroße Müdigkeit bei Ihnen eine Abneigung hervorrufen.

Aus medizinischer Sicht gibt es kaum Argumente gegen sehr früh nach der Geburt aufgenommenen Verkehr, es sei denn, es ist bei der Geburt zu umfangreichen Scheiden- und Dammverletzungen gekommen. Nach einer Kaiserschnittentbindung gibt es diesen Vorbehalt gar nicht. Hier sollten aber die Positionen beim Verkehr kurz nach der Entbindung ähnlich wie in den letzten Wochen der Schwangerschaft gewählt werden, um die Bauchnaht zu schonen.

Bei noch blutigem Wochenfluss und zu dieser Zeit noch nicht fest verschlossenem Muttermund können Sie durch die Benutzung eines Kondoms die Gebärmutter vor einer aufsteigenden Infektion schützen. Wenn Sie stillen, kann es sein, dass beim Orgasmus etwas Milch aus Ihren Brüsten tropft. Auf den Zusammenhang zwischen dem Zusammenziehen der Gebärmuttermuskulatur (hier beim Orgasmus) und der Muskulatur der Milchgänge über die Wirkung des Hormons (S. 80) Oxytozin wurde schon hingewiesen.

Geschwister und Eifersucht

Die Ankunft eines Babys ist für die Geschwister ein einschneidendes Erlebnis. Man weiß heute, dass Kinder zwischen 1½ und 5 Jahren richtige Verlustängste erleiden, wenn ein neues Baby hinzukommt, um das sich offenbar alles dreht. Die Kinder fürchten, die Liebe der Eltern nun zu verlieren, denn sie wissen noch nicht, dass die Elternliebe mit jedem neuen Baby wächst. Wichtig ist jetzt, dass Sie die Ängste Ihres Kindes, wie auch immer sie sich ausdrücken, als solche verstehen und richtig damit umgehen. Begegnen Sie ungewohntem Trotz, Unartigkeiten, aggressivem Verhalten, gar Rückschritten mit Einnässen oder dem Wunsch, auch wieder Windeln zu tragen oder einen Schnuller zu bekommen, mit viel Verständnis und Zuneigung. Sie können Ihr „großes" Kind auch bitten, Ihnen bei der Babypflege, beim Baden, Wickeln und bei der Babywäsche zu helfen. Vermitteln Sie ihm, dass Sie es nicht alleine schaffen würden. Und unternehmen Sie mit Ihrem großen Kind von Zeit zu Zeit etwas ohne das Baby.

Wenn es Ihnen gelingt, Ihrem Kind in seiner besonderen Gefühlslage Sicherheit zu geben, wird sich bald eine liebevolle Beziehung zu dem kleinen Geschwisterchen aufbauen und Sie werden Beobachter heftiger Liebkosungen sein. Aber ganz wichtig: Lassen Sie ein Geschwisterkind, das jünger als etwa fünf Jahre ist, niemals mit einem Neugeborenen unbeaufsichtigt allein. Es kann diese Verantwortung noch nicht tragen.

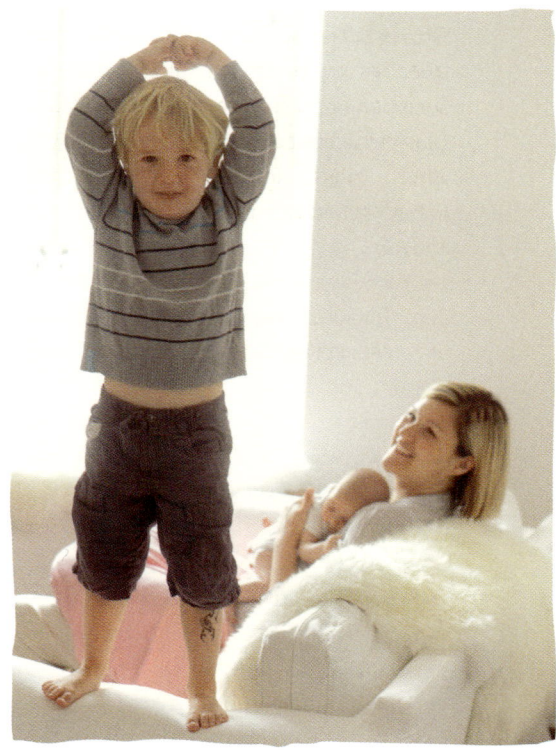

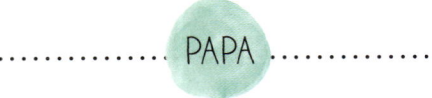

Die Väter von heute

Wie schön, wenn Sie als frischgebackener Vater die ersten Wochen mit Ihrem Baby zu Hause verbringen können. In manchen Bundesländern in Deutschland nahmen 2012 bereits 30 % der Väter die Elternzeit in Anspruch. Wenn man bedenkt, dass es nur wenige Jahre her ist, dass diese Zeit als „Wickelvolontariat" verspottet wurde, ist das ein großer Erfolg. Kinderbetreuung ist nicht mehr eine ausschließliche Aufgabe der Mütter, genauso wie die Mütter heutzutage auch ihren Beitrag zum Lebensunterhalt der Familie leisten.

Immer mehr Väter stellen Anträge, die Firmen haben weniger Vorbehalte, manche sprechen sogar von Wettbewerbsvorteilen. Denn durch das Stressmanagement zu Hause erwerben die Väter sogenannte „Soft Skills", also Kompetenzen im zwischenmenschlichen Bereich und im Umgang mit anderen Menschen, die vor allem für die Teamarbeit von Bedeutung sind und von denen die Unternehmen profitieren können.

Je selbstbewusster die Väter von heute werden und bei ihren Arbeitgebern für ihr Recht auf Zeit mit der Familie eintreten, desto wichtiger wird es für Unternehmen, sich als modern und zukunftsweisend zu präsentieren und dafür zu sorgen, dass sowohl Männer als auch Frauen Zeiten eingeräumt bekommen, in denen sie sich vermehrt um die Familie kümmern können, ohne dass sie in ihrer Karriere beeinträchtigt werden. Und nicht zuletzt bedeuten Väter, die in der Elternzeit einspringen und

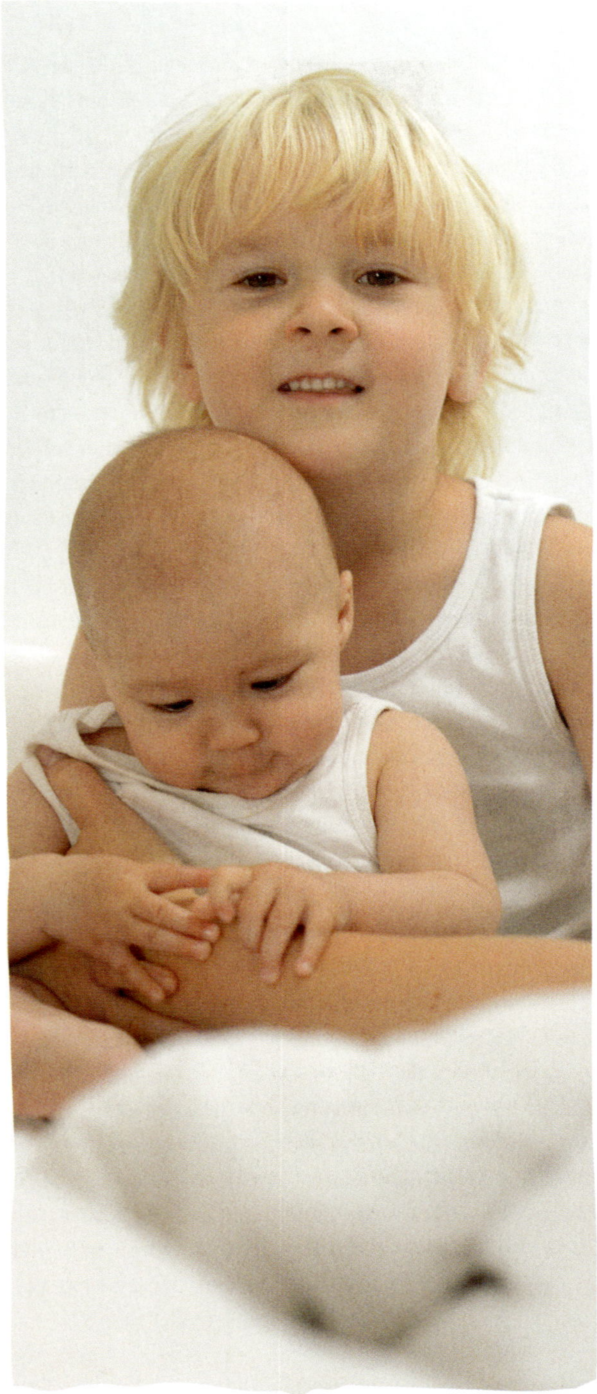

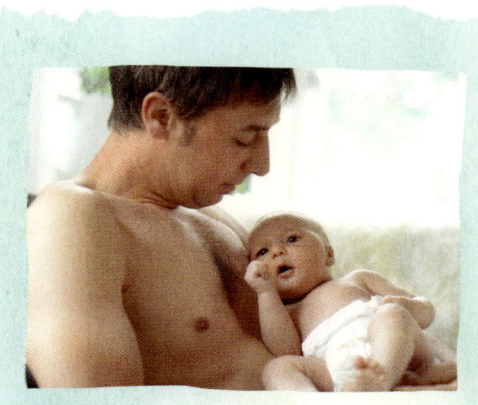

GELEBTE VATERSCHAFT UND HORMONE

Lieber Vater, Sie kennen es nun schon, auch Ihre Gefühlswelt gerät durch das Kind aus den Fugen. Erinnern Sie sich daran, als Ihre Frau Ihnen von der guten Nachricht erzählt hat, oder an die Stunden während der Geburt? Heute wird vermutet, dass Hormone oder hormonähnliche Botenstoffe unsere Gefühle steuern. Für die gemeinsamen Wochen mit dem Baby gibt es auch für den Vater erste wissenschaftliche Beweise. In den ersten Monaten nach der Geburt sinkt beim Vater der Spiegel der typisch männlichen Hormone (Testosteron), und die Menge der eher weiblichen Hormone (Östrogene) steigt für einige Monate an. Ob das direkt eine Folge der Zärtlichkeit zum Kind ist, muss noch untersucht werden. Nachgewiesen werden konnte aber, dass der Haut- und Körperkontakt zum Baby auch bei Vätern, wenngleich in geringerem Ausmaß als bei Müttern, das Hormon Oxytozin ansteigen lässt, das bekanntlich Glücksgefühle auslöst.

sich abwechselnd mit der Mutter um das Baby kümmern oder eine Zeit lang in Teilzeit arbeiten auch, dass die beruflich qualifizierte Mutter möglicherweise auch früher wieder zurück in den Beruf kehrt und für den Chef keine „verlorene Arbeitskraft" ist.

Wenn in Ihrer Familie der frischgebackene Vater keine Elternzeit in Anspruch nehmen will (warum eigentlich nicht?) oder kann, weil die Familie z. B. dringend auf das Vollzeitgehalt des Vaters angewiesen ist, bedeutet das natürlich nicht, dass er vollkommen auf die ersten kostbaren Wochen mit seinem Nachwuchs verzichten muss.

Vielleicht kann der Papa einen Teil seines Jahresurlaubs so legen, dass er die wichtigen ersten Wochen mit dem neuen Baby gemeinsam mit Mama und Kind zu Hause verleben kann.

Das bedeutet nicht nur geteilte Pflichten, sondern auch geteilte Freuden und eine wichtige Basis für eine ganz zärtliche Beziehung zu Ihrem Kind. Die wissenschaftliche Forschung zeigt, dass die Zeit, die ein Vater mit seinem Baby verbringt, für die Enge der emotionalen Bindung entscheidend ist. Wenn Sie und Ihre Frau gemeinsam lernen, die Reaktionen Ihres Kindes zu deuten, und es gemeinsam oder abwechselnd versorgen, stehen Sie niemals außerhalb der Liebesbeziehung zwischen der Mutter und dem Kind, die sich so schnell durch Körperkontakte, Baden, Massieren, Füttern und Kosen entwickelt. Ihr Selbstverständnis, alles genauso zu können, und vielleicht auch das Resultat, genauso erschöpft zu sein, werden viel zum gegenseitigen Verständnis in dieser Zeit beitragen. Und natürlich das Wichtigste: Von Anfang an sind Sie ebenfalls eine wichtige Bezugsperson für Ihr Kind.

Wie ist der Alltag zu dritt, gibt es denn überhaupt schon einen?

ERFAHRUNGSBERICHTE 1. LEBENSMONAT

....

"Die ersten zwei Wochen waren sehr anstrengend. Vor allem für meinen Freund. Da unser Kind einen so großen Kopf hatte, ist bei der Geburt mein Steißbein angebrochen, und so konnte ich die ersten 14 Tage nur liegen und der Papa musste viel mehr machen. Komischerweise machte mir der Schlafmangel nichts aus. Nach ein paar Wochen versuchten wir, einen Rhythmus zu finden und Rituale einzubauen. Wir merkten aber schnell, dass es gar nicht so einfach ist. Jetzt, nach 11 Monaten, hat Lio das erste Mal acht Stunden am Stück geschlafen. Das war die reinste Erholung für uns."

→ **MAGDALENA, 25 JAHRE**
→ STUDENTIN
→ ZUM ERSTEN MAL MUTTER

"In den ersten Tagen nach Pauls Geburt hatte ich nur Glücksgefühle. Am fünften Tag hatte ich dann den typischen Baby-Blues und habe nur geweint. Ich habe mich mit allem überfordert gefühlt und daran gezweifelt, dass ich in der Lage bin, ein Baby zu versorgen und großzuziehen. Dies waren aber zum Glück nur die Hormone, und dieser Zustand hat nur einen Tag angehalten. Ich hatte in den ersten Wochen zwei heftige Brustentzündungen mit jeweils einwöchigem Krankenhausaufenthalt. In dieser Zeit war die Unterstützung durch meinen Mann sehr wichtig."

→ **ALINA, 29 JAHRE**
→ POLIZISTIN
→ HAT BEREITS EIN KIND UND NUN DAS ZWEITE

DEN ERSTEN MONAT NACH DER GEBURT VON JOHANNES HABE ICH ALS SEHR ANSTRENGEND EMPFUNDEN. DAS SCHLIMMSTE FÜR MICH WAR DIESER NEUE RHYTHMUS, DER EINFACH NICHT GENUG SCHLAF BRACHTE. UND AUCH SONST KANN MAN VIELES NICHT MEHR SO MACHEN, WIE MAN ES GERNE HÄTTE. DER TAGESABLAUF WIRD KOMPLETT UMGEWORFEN UND VON EINEM KLEINEN NEUEN WESEN BESTIMMT.

→ **CAROLINE, 34 JAHRE**
→ STEUERFACHANGESTELLTE
→ ZUM ERSTEN MAL MUTTER

„Um ehrlich zu sein, hatte ich große Angst vor den ersten Wochen nach der Zwillingsgeburt. Obwohl mein Mann vier Wochen Urlaub hatte, befürchtete ich, dass wir schnell an unsere Grenzen stoßen würden. Aber zum Glück kam alles ganz anders: Wir kamen von Anfang an mit der neuen Situation prima zurecht. Das Wichtigste ist, stets Ruhe zu bewahren. Wichtig ist es auch, als Paar ruhig miteinander umzugehen, keinen Stress auszuüben und Prioritäten zu setzen."

→ **JULIA, 31 JAHRE**
→ MARKETING-REFERENTIN
→ ZUM ERSTEN MAL MUTTER

2.

LANGSAM KEHRT ROUTINE EIN.

WIR GROOVEN UNS SO EIN.

ICH FÜHL' MICH WIEDER WIE EIN MENSCH.

ENDLICH WIEDER
EIN BISSCHEN
BEWEGUNG.

DU WIRST
IMMER
MUNTERER.

MONAT
mit dem BABY

JETZT BLOSS
NICHT DIE VERHÜ-
TUNG VERGESSEN.

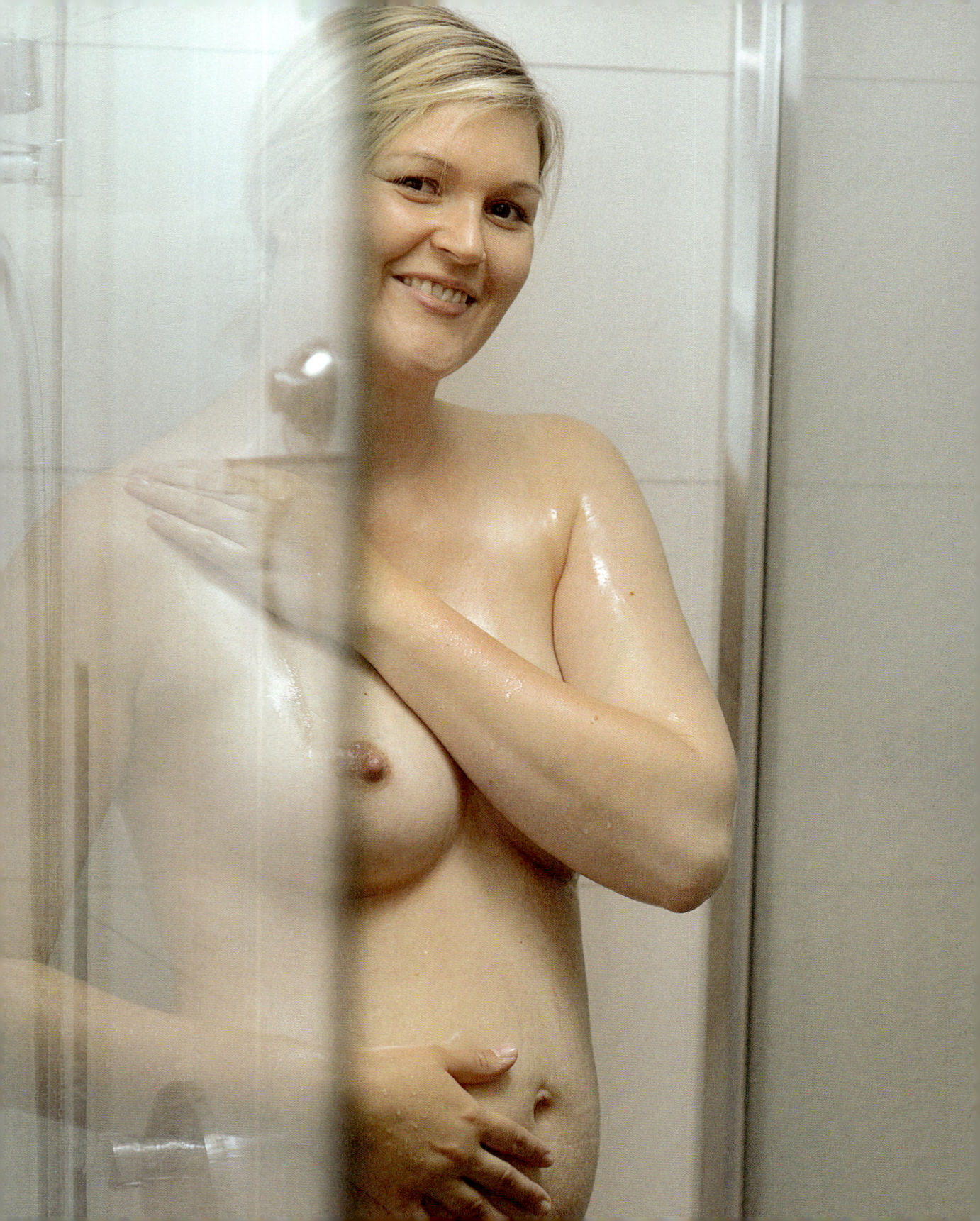

Der ALLTAG *kehrt zurück*

· · · · · · · · · · · · · ·

Als neu gegründete Familie müssen alle Familienmitglieder Rücksicht aufeinander nehmen und noch viel lernen. Wichtig ist nun, dass Sie sich selbst und Ihrer Intuition vertrauen, dann klappen Eltern- und Familiensein ganz von allein.

· 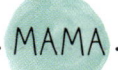 ·

NUN LIEGT DIE GEBURT SCHON EINEN MONAT zurück und Sie werden vielleicht noch immer staunen, wie grundlegend Ihr Baby Ihr Leben umgekrempelt hat. Vorbei sind langes Ausschlafen, ausgiebiges Zeitunglesen beim Frühstück oder abendliches Ausgehen ohne große Organisationen. Ihr Baby hat von Ihrer Zeit und genauso von Ihrem Herzen Besitz ergriffen. Sie und Ihr Partner genießen Ihre Rolle als Eltern immer mehr und die vielen Veränderungen, die der kleine Nachwuchs mit sich bringt, machen Sie zu einer Familie.

Sie fühlen sich wieder wohl in Ihrem Körper

Langsam wird alles leichter, im wahrsten Sinne des Wortes gilt das auch für Ihren Körper. Rund 3 kg Gewicht haben Sie im zurückliegenden Monat verloren, wenn Sie sich ganz normal ernährt haben. Durch Schwitzen und vermehrte Urinausscheidung sind die Wassereinlagerungen aus den letzten Wochen der Schwangerschaft verschwunden, die für einige Extrapfunde verantwortlich waren. Auch der Wochenfluss hat ein wenig zum Gewichtsverlust beigetragen.

Und auch sonst hat Ihr Körper sich verändert:

- Die Gebärmutter hat nach sechs Wochen ihre frühere Größe wieder erreicht, das ist unabhängig davon, ob Sie stillen oder nicht.
- Die Hautnaht des Kaiserschnitts ist schon seit 2–3 Wochen verheilt, die Muskulatur ist spätestens jetzt ebenfalls fest verheilt.

- Der Gebärmutterhals ist jetzt seit etwa drei Wochen fest verschlossen und nur noch für den Wochenfluss durchgängig.
- Der vor der Geburt grübchenförmige Verschluss des äußeren Muttermundes bleibt nach der Geburt spaltförmig (daran erkennt ein Arzt, dass eine Frau schon einmal geboren hat).
- Bei der anfangs weiten und schlaffen Scheide nach der Vaginalgeburt kommen nach ungefähr 3–4 Wochen die queren Fältelungen zurück und verengen sie ebenso wie der zurückkehrende Tonus der Muskelumhüllung.
- Der Wochenfluss hört nach sechs Wochen meist ganz auf.

Ihre Hormone

Die Veränderungen in Ihrem Hormonhaushalt sind jetzt sehr groß. Wenn Sie nicht stillen bzw. nicht ausschließlich Tag und Nacht Ihr Baby mit allen Mahlzeiten an der Brust ernähren, beenden die Eierstöcke jetzt ihre Ruhepause. Erste Follikel im Eierstock wachsen heran, die Östrogene in steigender Menge produzieren. Der regelmäßige monatliche Zyklus mit Aufbau der Gebärmutterschleimhaut und Abbau in Form der Regelblutung beginnt wieder. Die Follikel entwickeln anfänglich aber noch nicht die Größe, die für einen Eisprung notwendig ist. Meist erfolgen die erste und oft auch noch die nächsten Regelblutungen anovulatorisch (= ohne Eisprung). Eine Schwangerschaft kann dann nicht eintreten. Verlassen Sie sich aber nicht darauf, wenn Sie auf keinen Fall schwanger werden wollen. In der Regel tritt die erste Periodenblutung 5–6 Wochen nach der Geburt bei Frauen auf, die nicht stillen. Voll stillende Frauen haben etwa nach 6 Monaten ihre erste Blutung, selten schon (ohne Eisprung) 7–8 Wochen nach der Geburt.

Der lästige Haarausfall

Im zweiten oder dritten Monate nach der Geburt stellen sehr viele Frauen fest, dass ihre Haare vermehrt auszufallen beginnen. Manche Frauen erleben voller Kummer, dass sie büschelweise Haare verlieren. Ein Trost ist, dass sich in der Regel dieser Haarausfall nach 2–3 Monaten normalisiert. Weder Haarkuren oder Vitamine noch die so häufig zu lesenden Empfehlungen, auf häufiges Haarewaschen oder -färben zu verzichten, helfen – weil all das nicht die Ursache des Ausfalls ist.

> ES IST ZUM HAARE RAUFEN! JETZT FÜHLEN SIE SICH GERADE WIEDER GUT, UND AUSGERECHNET DANN GEHEN IHNEN DIE HAARE AUS.

Normalerweise verlieren Sie etwa 100 Haare pro Tag, denn die Haare werden in einem Zyklus ständig erneuert. Das Haar befindet sich mehrere Jahre in der Wachstumsphase (Anagen-Phase). Danach tritt es für einige Monate in die Übergangsphase (Katagen-Phase) und anschließende Ruhephase (Telogen-Phase) ein, die schließlich zum Ausfallen des Haares führt. In der Schwangerschaft bewirken die Östrogene, dass dieser natürliche Wechsel vom Wachsen zum Ausfallen verzögert wird. Es überwiegt die Wachstumsphase. In den Monaten nach der Geburt, wenn die Östrogene nach Wegfall der Plazenta abrupt in ihrer Konzentration sinken, dreht sich das Bild. Vorübergehend, bis wieder ausreichend Östrogene in den Eierstöcken produziert werden, überwiegt die Ruhephase. Es kommt zum Ausfall der quasi in der Schwangerschaft „zurückgehaltenen" Haare.

Die Nachsorgeuntersuchung

Ihre erste Nachuntersuchung wird in der Regel 6–8 Wochen nach der Entbindung vereinbart. Nehmen Sie ruhig Ihr Baby mit. Es macht allen Mitarbeitern der Praxis Freude, Ihr Baby erstmalig außerhalb Ihres Bauchs kennenzulernen. Machen Sie sich eine kleine Liste der Fragen oder Sorgen, zu denen Sie sich Rat holen möchten.

Wie in der Schwangerschaft geht es auf die Waage, der Blutdruck wird gemessen, Blut für eine Hämoglobinbestimmung wird abgenommen, und der Urin wird untersucht, um einen Harnwegsinfekt, eine Nierenfunktionsstörung oder einen Diabetes nicht zu übersehen. Ihre Ärztin oder Ihr Arzt wird mit Ihnen besprechen, wie es Ihnen und Ihrem Kind in den zurückliegenden Wochen ergangen ist, ob Sie sich wieder fit fühlen oder ob Sie etwas bedrückt. Sie werden berichten, ob das Stillen gut geht oder ob Sie abgestillt haben und was der Kinderarzt bei der Vorsorgeuntersuchung (U3) zu Ihrem Baby gesagt hat. Zu diesem Termin gehört auch eine ausführliche gynäkologische Untersuchung von Scheideneingang, Damm und Brüsten – eventuell der Kaiserschnittnarbe – und der Gebärmutter von der Scheide aus. Ist alles in Ordnung und gut verheilt, steht jetzt einer intensiveren Gymnastik- oder Sportbetätigung nichts mehr im Wege.

Ein wichtiges Thema: Schwangerschaftsverhütung

An manchen Tagen wissen Sie nicht mehr, wo Ihnen der Kopf steht. Nichts wäre für Sie jetzt unpassender als ein weiteres Baby. Die Möglichkeiten der Schwangerschaftsverhütung stehen daher wahrscheinlich ganz oben auf Ihrem Merkzettel der Besprechungspunkte. Wenn Sie stillen, scheidet das am meisten gebrauchte Verhütungsmittel, die klassische Antibabypille, aus. Die Östrogene der Pille reduzieren die Milchmenge und belasten das Kind mit Hormonen, die sich auch in der Milch finden. Gleiches gilt für die hormonhaltigen Vaginalringe, das Verhütungspflaster

DIE TEMPERATURMESSUNG ALS VERHÜTUNGSMETHODE VERSAGT!

DIE SONST RELATIV ZUVERLÄSSIGE METHODE, ÜBER DEN TEMPERATURANSTIEG FESTZUSTELLEN, DASS ODER OB EIN EISPRUNG ERFOLGT IST, VERSAGT IN DEN WOCHEN NACH DER GEBURT. DER GERINGE TEMPERATURUNTERSCHIED VON 0,2 °C IST NUR MESSBAR, WENN SIE EINE RUHIGE NACHT HATTEN. WENN SIE IN DER NACHT ABER MEHRMALS HERAUSMÜSSEN, UM DAS BABY ZU VERSORGEN, IST DIESE METHODE NICHT ANWENDBAR.

und die Pille danach.

In der Stillzeit sind die folgenden Verhütungsmittel am besten geeignet:

- Die Mini-Pille, die keine Östrogene, sondern nur ein Gestagen in niedriger Konzentration enthält. Die Mini-Pille hindert die Spermien am Eintritt in die Gebärmutter. Die meisten Pillen dieser Art verhindern nicht den Eisprung. Sie müssen daher ganz regelmäßig eingenommen werden.
- Die Spirale, auch die Hormonspirale (mit Gestagen) kann Ihr Arzt, wenn Sie es wünschen und wenn die Gebärmutter bereits ihre frühere Größe erreicht hat, gleich bei Ihnen einsetzen.
- Das Kondom.
- Barrieremethoden wie Diaphragma oder Portiokappe sind gut geeignet, müssen aber nach einer Geburt genau angepasst werden.

Wieder in Form kommen – bleiben Sie in Bewegung!

Nichts wünschen Sie sich sicher mehr, als so auszusehen wie vor der Schwangerschaft. Wie gerne würden Sie Ihre schönen früheren Kleidungsstücke wieder tragen, nur passen Sie leider noch nicht hinein.

Wie schnell Sie Ihr Ausgangsgewicht erreichen und Ihre Taille und ein fester Bauch zurückkehren, hängt von vielen Dingen ab, u. a.:

- von der Gewichtszunahme in der Schwangerschaft
- von Ihrer Fähigkeit, Ihre Ernährung jetzt sehr kalorienbewusst zu gestalten
- von Ihrer Bereitschaft, jetzt, nachdem alles verheilt ist, konsequent Rückbildungsübungen auszuführen

- von Ihrem Alter (20-Jährige sind da z.B. 40-Jährigen gegenüber im Vorteil)
- von der Anzahl Ihrer Schwangerschaften und
- von Ihrem sportlichen Training während und vor der Schwangerschaft.

Alles zusammen wird bestimmen, wann Sie wieder in Ihre Lieblingsjeans passen. Wenn das bereits in wenigen Wochen der Fall sein soll, müssen Sie sich viel bewegen. Die größte Disziplin braucht es, täglich konsequent einmal 30–40 Minuten oder mehr-

mals 10 Minuten alleine bzw. nur mit dem Baby zusammen Gymnastikübungen durchzuführen, die Sie sich von Ihrer Hebamme haben zeigen lassen und die Sie jetzt mehr und mehr in der Intensität steigern. Oder Sie beginnen zu joggen, zu schwimmen, Rad zu fahren oder Tennis zu spielen, also Sportarten zu betreiben, die viele Muskelgruppen bewegen und trainieren. Vielleicht sind Sie motivierter und haben mehr Spaß, in einer Gruppe zu turnen, im Fitnessstudio oder in einem speziellen Rückbildungskurs, den übrigens die Krankenkasse zahlt. Melden Sie sich rechtzeitig dazu an und treffen Sie gleichzeitig Mamas mit Babys im gleichen Alter wie Ihr eigenes – wie praktisch.

KIND

Ihr Baby wächst und gedeiht

Ihr Baby macht erste Versuche, verschiedene Laute wie „ä", „a", „o" oder „u" zu bilden. Aus dem Lachen kann ein lustiges Gurren werden, an dem Sie Ihre Freude haben werden. Auch das Schreien Ihres Babys kennen Sie jetzt schon gut. Es wird differenzierter und zeigt Ihnen deutlich die Stimmung, in der Ihr Kind ist.

Ihr Baby sieht nun auch immer besser. Halten Sie Ihrem Kind im Abstand von 30–40 cm einen Gegenstand hin, so kann es diesen verfolgen, meist geht der ganze Kopf dabei mit. Die Bewegungen eines Mobiles über dem Bett oder dem Wickeltisch verfolgt es mit Aufmerksamkeit. Die Augenbewegungen sind dabei aber noch nicht voll koordiniert, mitunter schielt Ihr Kind leicht.

Ihr Baby mag es besonders, wenn Hören und Sehen zusammenkommen, z.B., wenn Sie sich mit ihm im Zwiegespräch gegenseitig betrachten und Laute austauschen.

Wie schwer und wie groß ist Ihr Baby?

Im zweiten Monat ist die Gewichtszunahme mit bis zu 850 g am höchsten. In den ersten Monaten verläuft das Wachstum aber von Kind zu Kind sehr unterschiedlich. Größere Abweichungen von den Durchschnittswerten sind häufig. Im gelben Vorsorgeheft Ihres Kindes finden Sie die Perzentilenkurven, die beschreiben, wie sich in einem bestimmten Alter die Körperwerte verteilen. Ihr Kinderarzt trägt die Werte Ihres Kindes ein.

Auch die Körperlänge Ihres Kindes nimmt weiterhin kontinuierlich zu, etwa 3,5 cm im Monat. Wundern sich also nicht, wenn Ihr Kind schnell aus den schönen ersten Stramplern herauswächst. Säuglinge lassen sich nur ungern messen, und die Messungen sind oft sehr ungenau. Längenmessungen sind daher im 1. Lebensjahr nicht sehr aussagekräftig. Wenn Ihr Kind regelmäßig zunimmt, ist auch sein Längenwachstum aller Wahrscheinlichkeit nach normal.

Die Körperhaltung Ihres Babys

In diesen Wochen verschwindet die Beugehaltung von Armen und Beinen immer mehr. In Rückenlage können Sie jetzt beobachten, dass Ihr Baby ein Bein streckt und das andere beugt. Es kann auch den Kopf immer mehr in der Mitte halten. Die Hände sind nicht mehr gefaustet, sondern liegen offen mit angewinkelten Armen neben dem Körper. Geben Sie Ihrem Kind einen Gegenstand in die Hand, wird es diesen festhalten, kann ihn aber wegen des Greifreflexes noch nicht loslassen. Manchmal nimmt Ihr Baby die ganze Hand oder auch nur ein Finger in den Mund. Es kann die Arme schon anheben, aber noch nicht zur Mittellinie zusammenführen. Legen Sie Ihr Kind auf den Bauch, so kann es den Kopf kurz, wenn auch leicht schwankend, anheben.

Bitte lächeln!

Ist das Kind 6–8 Wochen alt, können Sie sich über das erste soziale Lächeln freuen. Der Anblick eines Gesichts ruft bei Ihrem Kind, wenn es zufrieden ist, zuverlässig ein Lächeln hervor.

Dieses erste soziale Lächeln ist noch unspezifisch. Ihr Baby lächelt fremde und vertraute Personen gleichermaßen an. Selbst mit einer Maske oder einem gemalten Gesicht können Sie dieses Lächeln her-

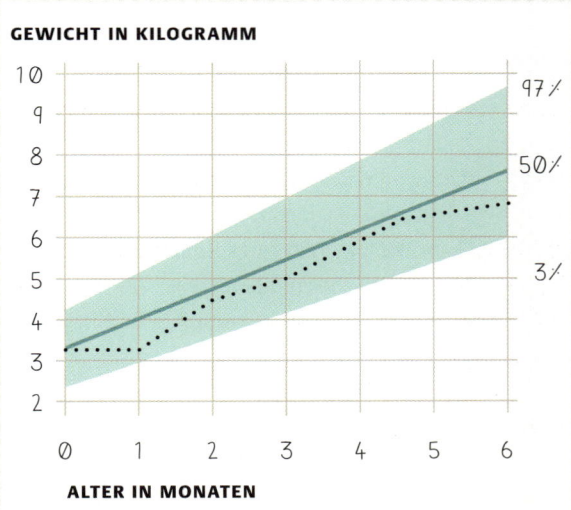

GEWICHT IN KILOGRAMM

ALTER IN MONATEN

→ ALLES IM GRÜNEN BEREICH?

Der Kinderarzt wird das Wachstum und das Gewicht Ihres Kindes in einem Diagramm notieren. Die darin enthaltenen Perzentilenkurven geben an, wie die Gewichtsentwicklung von Kindern voranschreitet, ausgehend von einem Ausgangsgewicht. Die 50. Perzentile, der sog. Median, ist der Wert, bei dem 50% der Kinder schwerer und 50% der Kinder leichter als dieser Wert sind, er entspricht also am ehesten der Norm. Ist Ihr Kind bei der Geburt eher klein und leicht, liegt sein Gewicht vielleicht auf der 10. Perzentile, das heißt, nur 10% aller Kinder sind noch leichter. Nun sollte es mindestens entlang der vorgegebenen 10%-Kurve an Gewicht zunehmen und mit seinem Gewicht nicht weiter nach unten fallen. Falls dies geschieht, machen Sie Ihren Kinderarzt darauf aufmerksam.
Im hier dargestellten Diagramm folgt das Gewicht des Babys mehr oder weniger dem Normbereich, was auf ein konstantes und damit normales Wachstum hinweist.

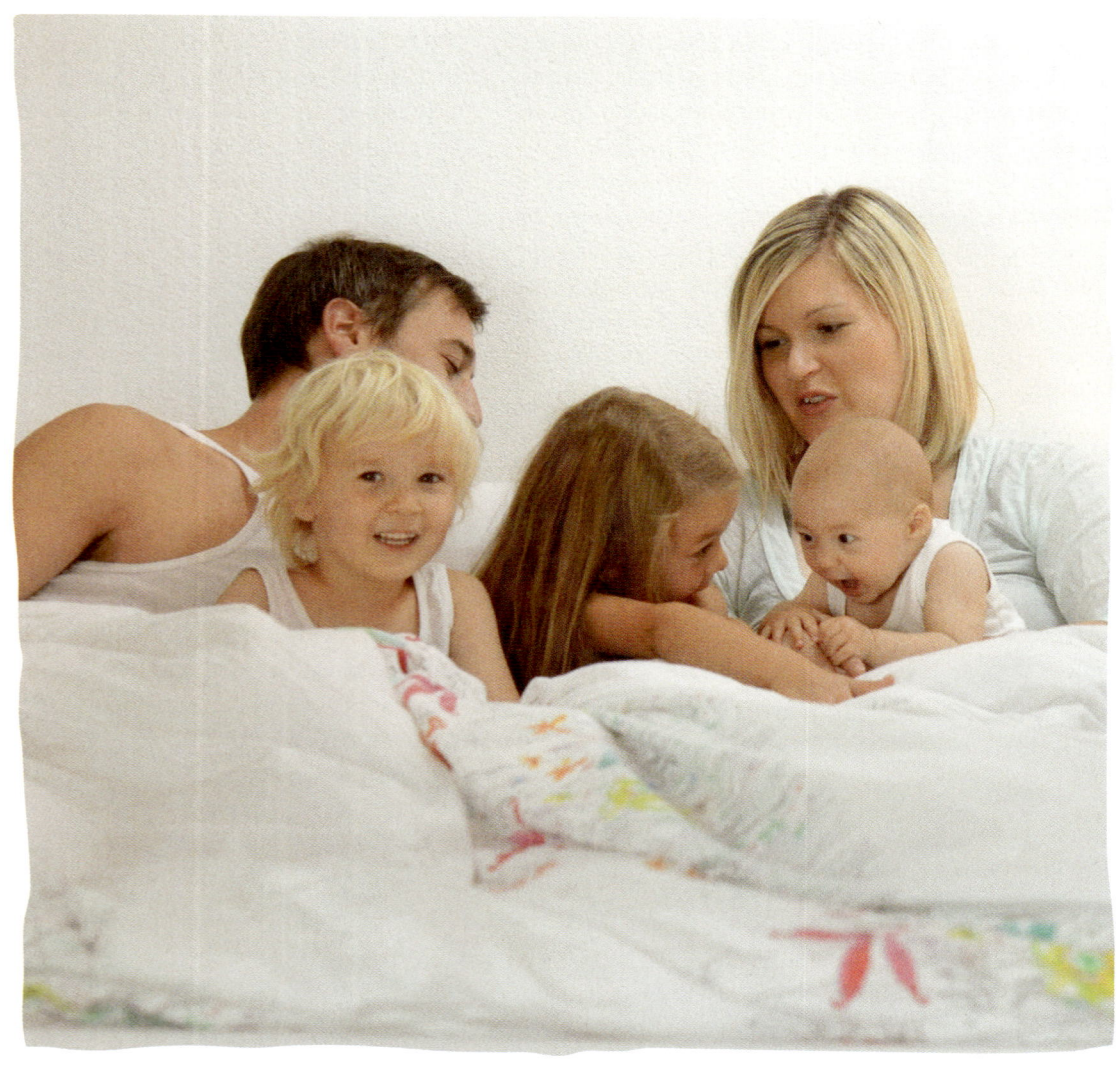

vorrufen. Anfänglich sind die Augen- und Augenbrauenpartien des Gegenübers für das Auslösen des Lächelns besonders bedeutsam, 2 – 3 Monate später spielt auch die Mundpartie eine Rolle. Zwischen 4 und 6 Monaten lächelt Ihr Baby fremde Personen zunehmend weniger und schließlich überhaupt nicht mehr an. Mit 6 – 9 Monaten reagiert das Kind immer mehr auf den mimischen Ausdruck seines Gegenübers und lächelt nur noch ein freundliches Gesicht an.

Das soziale Spiel

Ihr Baby ermüdet rasch in seinem Bemühen, die Umwelt wahrzunehmen und sich ihr mitzuteilen. Deshalb ist die Zeit, in der Ihr Baby zum Spielen bereit ist, begrenzt. Besonders aufnahmebereit ist es nach den Mahlzeiten und in den Morgen- und Abendstunden. Diese Zeit sollten Sie für das gemeinsame Spiel nutzen. Manchmal ist Ihr Baby auch wach und will nicht spielen, will aber dennoch nicht allein sein.

Es möchte vielleicht Körperkontakt mit einer vertrauten Person haben oder einfach nur in Ihrer Nähe sein. Sie als Eltern sollten daher Ihr eigenes Verhalten bezüglich Ausdruck und Tempo den Wahrnehmungsfähigkeiten des Säuglings anpassen:

- Spüren Sie, wie viel Zeit Ihr Baby braucht, um sich mitzuteilen, und
- Warten Sie geduldig, bis Ihr Kind mit seinem mimischen Ausdruck oder mit Tönen antwortet.

Immer wenn Sie die körperlichen Bedürfnisse Ihres Kindes befriedigen, können Sie mit Ihrem Baby spielen, z.B. nach dem Füttern, beim Wechseln der Windeln oder beim Zubettbringen. Dabei lernen Sie nach und nach, Ihre Verhaltensweisen aufeinander abzustimmen. Dieses innige Kennenlernen und die individuellen Erwartungen machen die Einmaligkeit der Kind-Eltern-Beziehung aus.

→ FINDEN SIE DAS RICHTIGE MASS

Im Spiel mit dem Baby das richtige Maß zu finden ist eine Herausforderung für die Eltern. Ein Mangel an Zuwendung beeinträchtigt sein Wohlbefinden. Ein Zuviel an Zuwendung kann es überfordern. Drängen Sie Ihrem Kind das Spiel auf, so verbleibt ihm keine Zeit, sich zu erholen. Sie werden es merken, wenn Ihr Kind zum Spiel bereit ist. Es wendet sich Ihnen von selbst zu. Überforderte Kinder reagieren je nach Temperament unterschiedlich. Das eine Kind wendet Blick und Körper von der Bezugsperson ab. Ein anderes wird unzufrieden, fängt an zu niesen, zu gähnen, zu weinen oder schläft ein.

→ VERTRAUEN SIE AUF IHRE INTUITION

Idealerweise ist das soziale Spiel mit Ihrem Säugling also ein Wechselspiel: Phasen von Interesse und Zuwendung wechseln sich mit Phasen der Erholung ab. Die Bereitschaft zum sozialen Spiel und das Bedürfnis nach Erholung sind dabei von Kind zu Kind unterschiedlich ausgeprägt. Niemand kann Ihnen sagen, wie viel und welche Art von Spiel Ihr Kind braucht. Der beste Ratgeber ist Ihre eigene Einfühlungs- und Beobachtungsgabe. Sie spüren, wann Ihr Kind zum Spiel bereit ist und wann es müde wird und Erholung braucht. Sie sollten sich auf Ihre Intuition verlassen. Und sie sollten sehr darauf achten, dass Sie sich ausreichend Zeit für Ihr Kind nehmen. Zeit ist ein sehr kostbares Gut geworden!

Ihr Baby spielt mit den Händen

Das liebste Spielzeug Ihres Babys sind seine Händchen. Bereits im 4. Schwangerschaftsmonat nimmt das ungeborene Kind seine Fingerchen in den Mund und saugt daran. Es erstaunt daher nicht, dass das Kind bei der Geburt dieses Verhalten recht gut beherrscht.

Dabei saugt Ihr Kind aus verschiedenen Gründen an den Händchen:

- Das Baby hat Hunger.
- Das Baby möchte sich selbst beruhigen.
- Das Baby möchte seine Hände kennenlernen. Dabei befühlt es die Finger mit seinen Lippen und seiner Zunge.

Das Erkunden von Gegenständen mit dem Mund wird in den nächsten Wochen immer wichtiger werden. Wenn Ihr Kind mit 4 – 5 Monaten beginnt, Gegenstände zu ergreifen, werden diese sofort zum Mund geführt. Der Mund und nicht die Augen ist das erste Wahrnehmungsorgan, um Gegenstände zu erforschen. Erlauben Sie Ihrem Kind also dieses intensive Saugen an seinen Händchen, dieser Entwicklungsschritt ist nötig, damit es später nach und nach auch alle anderen Sinne zur Erforschung seiner Umwelt einsetzen kann.

Wie viel Mutter oder Vater braucht ein Baby?

In der Schwangerschaft waren Sie sich so sicher, dass es nur gute Planung und Organisationstalent braucht, um Familie und Beruf gut unter einen Hut zu bringen. Jetzt, nachdem Ihnen beiden das Kind so sehr ans Herz gewachsen ist, kommt eine ganz neue Sorge hinzu: Wird unser Kind uns vermissen?

Die Zeiten haben sich geändert

Die Familienstrukturen sowie die Rolle und Bedeutung von Kindern haben sich in den vergangenen 50 Jahren stark verändert. Die Geburt eines Kindes ist heute meist eine bewusste Entscheidung, die die Eltern in ihre persönliche und gemeinsame Zukunfts-

planung integrieren. Auch in der Familie haben sich die Rollen von Vater und Mutter innerhalb von zwei Generationen tief greifend verändert. Die Gesellschaft hat sich vielerorts an unterschiedliche Betreuungsmuster gewöhnt, sodass Paare, die beide in Teilzeit berufstätig sind und sich die Betreuung der Kinder teilen, keine Seltenheit mehr sind. So können Sie zunehmend auch Väter auf den Spielplätzen antreffen. Andere Familien entscheiden sich für eine außerfamiliäre Betreuung, während sie ihrer Arbeit nachgehen. Welche Lösung die einzelne Familie schließlich wählt, ist nicht nur von ihren persönlichen Vorlieben geprägt, sondern ist auch wesentlich von den beruflichen, familiären und lokalen Bedingungen abhängig. Allen Eltern gemeinsam ist aber die Sorge um eine qualitativ hochwertige Betreuung ihres Kindes. Dabei kommt es bei einer guten Betreuung darauf an, die psychischen und körperlichen Bedürfnisse des Kindes ausreichend zu befriedigen. Das

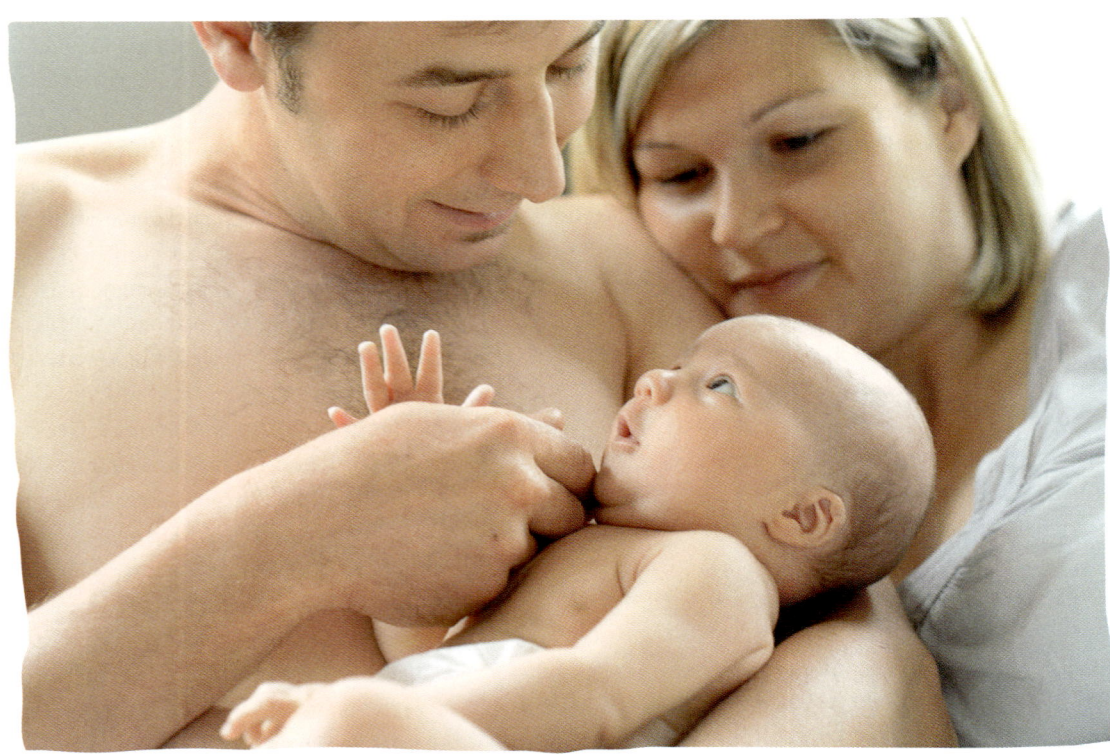

Kind muss die notwendigen Erfahrungen bezüglich Entwicklung und Sozialisierung machen können. Die Qualität und Kontinuität der Betreuung sollten durch Bezugspersonen, das heißt Personen, die dem Kind umfassend vertraut sind, gewährleistet werden.

Die Entscheidung

Am Ende dieses zweiten Monats mit dem Baby endet die Zeit Ihres Mutterschutzes, und damit beginnt möglicherweise Ihre stunden- oder tageweise Trennung von Ihrem Baby, sofern Sie nicht die Elternzeit in Anspruch nehmen. Vor der Geburt haben Sie und Ihr Partner die verschiedenen Möglichkeiten Ihrer Berufstätigkeit und der Babybetreuung sicher oft und lange diskutiert, sich vielleicht für die Berufstätigkeit entschieden und alles sehr rational organisiert. Jetzt, nach acht Wochen mit dem Baby, das Ihnen nun so nahe ist und das bereits ganz unterschiedlich auf Sie oder Ihren Partner reagiert, zweifeln Sie möglicherweise auf der ganz emotionalen Ebene die Richtigkeit Ihrer Entscheidung an. Sie bekommen Angst, dass Sie Ihrem Kind durch Trennung und Fremdbetreuung Kummer und Schaden zufügen könnten. Diese Ängste und Sorgen sind verständlich. Wenn Sie können, stellen Sie Ihre ursprünglichen Pläne ruhig noch einmal infrage. Vielleicht waren Sie ursprünglich fest davon überzeugt, Ihr Baby schon ganz früh einer sehr einfühlsamen Tagesmutter anzuvertrauen, und jetzt, da Ihr Baby da ist, bekommen Sie Skrupel und können sich gar

nicht mehr vorstellen, Ihr Kind in den nächsten 3 Jahren jemand anderem anzuvertrauen. Vielleicht geht es Ihnen genau andersrum: Sie dachten, Sie seien die geborene Vollblutmutter, und merken aber schon nach 6 Wochen mit Ihrem Baby, dass Ihnen Ihr Job furchtbar fehlt und Sie doch schneller wieder arbeiten möchten, als Sie es ursprünglich geplant hatten. Alles, was zu Ihnen und Ihrer Familie passt, ist richtig und möglich. Wenn Sie als Eltern zufrieden und ausgeglichen sind, wenn Sie in Vollzeit die ersten Jahre mit Ihrem Nachwuchs zu Hause verbringen, ist das wunderbar. Wenn Sie glücklich sind in Ihrem Beruf und Ihr Kind gut betreut wissen bei einer Tagesmutter, in einer Kinderkrippe oder bei Oma und Opa, dann ist das genauso gut und richtig. Hören Sie in sich hinein und finden Sie heraus, was für Sie und Ihre Familie das Beste ist.

Elternzeit

In Deutschland hat die Familienpolitik in den letzten Jahren viele Verbesserungen bewirkt, die Eltern gestatten, ohne Verlust Ihres Arbeitsplatzes für eine gewisse Zeit für die Betreuung ihres Kindes freigestellt zu werden. Elternzeit kann von jedem Elternteil allein oder auch gemeinsam genommen werden.

Folgendes ist wichtig zu wissen:
- Die Elternzeit beginnt frühestens mit der Geburt, wenn der Vater sie nimmt, und am Ende des Mutterschutzes, wenn die Mutter sie wählt.
- Beide Elternteile können die Elternzeit individuell bis zum abgeschlossenen 3. Lebensjahr ihres Kindes in Anspruch nehmen, parallel oder nacheinander. Diskutieren Sie mit Ihrem Partner sorgfältig,

ELTERNZEIT ANMELDEN!

SIE MÜSSEN SICH LAUT GESETZ ERST 7 WOCHEN VOR ENDE IHRER MUTTERSCHUTZZEIT FESTLEGEN UND IHREM ARBEITGEBER MITTEILEN, OB UND WIE LANGE SIE ELTERNZEIT NEHMEN WOLLEN.

wer, wann und wie lange Elternzeit beantragt. Eine nachträgliche Verlängerung muss von Ihrem Arbeitgeber genehmigt werden.

- Sie können die drei Jahre Elternzeit entweder komplett während der ersten drei Lebensjahre nehmen oder bis zu zwei der drei Jahre zwischen dem 3. und 8. Lebensjahr Ihres Kindes nehmen. Dies gilt für Kinder, die ab Juli 2015 geboren werden/wurden. Der Arbeitgeber muss Ihrer Entscheidung zustimmen.
- Wenn Sie sich für die Elternzeit entscheiden, beantragen Sie auch das Elterngeld rechtzeitig. Es wird nur für drei Monate rückwirkend gezahlt.
- Wenn Sie sich für das Basiselterngeld entscheiden, beziehen beide Eltern zusammen maximal 14 Monate lang Elterngeld. Je nachdem, wie viel Sie vor der Geburt des Babys netto verdient haben, erhalten Sie monatlich zwischen 300 und maximal 67 % des letzten Nettogehalts (maximal 1 800 Euro).
- Während der Elternzeit ist für jeden eine Erwerbstätigkeit von bis zu 30 Stunden wöchentlich gestattet.
- Eltern, die in Teilzeit arbeiten, können auch das sogenannte Elterngeld Plus wählen, das ihnen eine verlängerte Auszahlung eines geringeren Elterngeldbeitrags ermöglicht. Wenn beide Eltern zwischen 25 und 30 Stunden in Teilzeit arbeiten und parallel vier Monate Elternzeit nehmen, kann sich die Auszahlungsdauer auf bis zu 28 Lebensmonate des Kindes erstrecken.
- Für Zwillinge gab es früher doppeltes Elterngeld, dieser Anspruch wurde im Jahr 2015 abgeschafft.

Kinderkrippe – ja oder nein?

Es gibt kaum ein Thema im Bereich der Kindererziehung, das so heftig diskutiert wird wie dieses. Der Blick auf die Fakten ist oft durch eigene, teils voreingenommene Meinungen verstellt. Glaubenskriege sind ums Kind, um Kinderkrippen und Fremdbetreuung entbrannt, und viele Aspekte werden nicht korrekt voneinander getrennt. Da muss zum Ersten die ganz persönliche Entscheidung der Eltern für ihr eigenes Lebensmodell der Vereinbarkeit von Beruf und Familie gesehen werden. Zweitens muss ein Staat entscheiden, ob und wie viele Mittel er für die Kinderbetreuung zur Verfügung zu stellen bereit ist, um beiden Elternteilen eine gleichberechtigte Berufstätigkeit zu ermöglichen. Und drittens – vielleicht am wichtigsten – muss alles aus der Perspektive des Kindes überlegt werden. Die Diskussion ist nicht zu trennen von der Tatsache, dass in Deutschland bei der Zahl der Krippen und der kindgerechten personellen Voraussetzungen – Ausbildung und Betreuer-Kinder-Verhältnis – noch ein großer Verbesserungsbedarf besteht. Es ist aber zu erwarten, dass die derzeitigen politischen Zielsetzungen und Umsetzungen hier sehr bald zu einer entscheidenden Änderung – und Besserung – führen können.

Und nicht zuletzt muss das Kindeswohl betrachtet werden. Hier gilt es die Nachteile und den Nutzen der Krippen- bzw. der Fremdbetreuung im Vergleich zur (oft idealisierten) Betreuung zu Hause gegeneinander abzuwägen. Vor allem für sozial schwache Familien gilt der Vorteil der Förderung der Kinder in den Krippen als eindeutig belegt.

Einige Fakten, die das Problem von der Seite des Kindes her beleuchten, helfen Ihnen vielleicht etwas bei der Entscheidungsfindung:

- Die Mehrheit der Entwicklungspsychologen ist der Ansicht, dass bereits ein Säugling Beziehungen zu verschiedenen Bezugspersonen eingehen kann und dass er in der Lage ist, sich auf das unterschiedliche Verhalten von Mutter, Vater und anderen Bezugspersonen einzustellen.
- Es ist eine überholte Annahme, dass allein die sichere Bindung zur Mutter die entscheidende Basis für eine

gesunde Persönlichkeitsentwicklung des Kindes ist.

- Damit ein Säugling eine Beziehung zu anderen Personen aufbauen kann, braucht er allerdings lang dauernde und stabile Erfahrungen mit diesen Personen. Er braucht ein bestimmtes Maß an Beständigkeit.

- Langzeit-Nachuntersuchungen bei fremdbetreuten Kindern zeigen, dass der entscheidendste Einfluss für die Entwicklung des Kindes die familiäre Harmonie im eigenen Zuhause ist. In der Regel gilt: Glückliche Eltern haben glückliche Kinder.

Mit diesen Angaben soll keinesfalls der Eindruck erweckt werden, alle Kinder müssten in einer Krippe betreut werden. Es gibt Mütter, die es vorziehen, nicht zu arbeiten, und die es sich auch finanziell leisten können, zu Hause zu bleiben. Für sie kann es eine große Befriedigung sein, ihr Kind zu betreuen, und für das Baby ist es sehr positiv, immer dieselbe Bezugsperson um sich zu haben. Für Eltern, denen ein familiäres und eher übersichtliches Umfeld besonders wichtig ist, könnte auch eine Tagesmutter die richtige Wahl sein. Tagesmütter betreuen bis zu fünf Kinder gleichzeitig, meist in ihrer eigenen Wohnung, und führen mit den Kindern fast so etwas wie ein ganz normales Familienleben. Gemeinsame Ausflüge und Bastelaktionen gehören genauso zum Programm wie gemeinsame Haushaltsaktivitäten, gemeinsames Kochen und Essen sowie Freispielzeiten. Tagemütter sind unterschiedlich qualifiziert. In vielen Städten gibt es Tagesmütterbörsen oder -vereine, bei denen man sich nach einer geeigneten Kandidatin erkundigen kann. Wie bei der Kita gilt auch hier: Es muss für alle Seiten passen. Dem einen ist ein extrem strukturierter Tagesablauf wichtig, dem anderen, dass die Kinder viel Zeit für freies Spiel und Aufenthalte draußen haben. Übrigens gibt es inzwischen auch Tagesväter. Und viele Städte zahlen seit dem Anspruch auf einen Betreuungsplatz auch einen Großteil der Kosten für die Betreuung bei einer Tagesmutter.

→ WIE SIEHT EINE GUTE BETREUUNG IN EINER KINDERTAGESSTÄTTE AUS?

Der Katalog der Kriterien für die Qualität der Betreuung in einer Kindertagesstätte, wie sie Kinderärzte fordern, ist lang.

Wenn Sie die Möglichkeit haben, für Ihr Kind unter mehreren Institutionen zu wählen, prüfen oder erfragen Sie, wie nahe man dort diesen idealen Voraussetzungen ist:

- Bei Kindern, die jünger als 18 Monate alt sind, sollte eine Betreuerin für zwei bis drei Kinder da sein.

- Eine personelle Kontinuität der Betreuung sollte gesichert sein.

- Die Betreuerinnen sollten eine gute fachliche Ausbildung haben.

- Auf jede nicht ausgebildete Hilfsperson sollte zumindest eine ausgebildete Betreuerin kommen.

- Es sollte ein kindorientiertes Konzept bezüglich Betreuung und Entwicklungsförderung existieren.

- Die Leitung der Tagesstätte sollte pädagogisch qualifiziert sein.

- Möglichkeiten zur Fort- und Weiterbildung sollten bestehen.

- Die Bereitschaft zu einer engen Zusammenarbeit mit der Familie sollte vorhanden sein.

- Auch nicht unwichtig: Die finanzielle Grundlage der Tagesstätte sollte gesichert sein.

- Regelmäßige Aktivitäten an der frischen Luft sollten angeboten werden, auch wenn es keinen Hof oder Garten gibt.

Wie viel Papa darf es sein?

ERFAHRUNGSBERICHTE 2. LEBENSMONAT

. . . .

„Als mein Mann wieder angefangen hat zu arbeiten, war es zunächst sehr anstrengend so allein mit Kind. Aber die Routine kommt dann doch. Und wenn der Papa abends nach Hause kommt, freut er sich auf seine Tochter und kümmert sich liebevoll um sie, sodass ich etwas Zeit für mich habe. Ich gehe jeden Abend nach dem letzten Mal Stillen zu Bett, und mein Mann bringt die Kleine zu mir, wenn sie eingeschlafen ist. Das ist ein festes Ritual zwischen Papa und Tochter."

→ **ELENA, 40 JAHRE**
→ SOZIALPÄDAGOGIN/
ERZIEHERIN,
→ ZUM ERSTEN MAL MUTTER

„Es ist sehr wichtig, einen Partner an seiner Seite zu haben, der nachts auch aufsteht und genauso engagiert ist wie die Mutter. Mein Mann unterstützte mich, wo er konnte – ob beim Wickeln, Herumtragen oder im Haushalt. Außerdem hat er mir gegenüber sehr viel Verständnis aufgebracht und mir viel Kraft gegeben."

→ **ALINA, 29 JAHRE**
→ POLIZISTIN
→ HAT BEREITS EIN KIND UND NUN DAS ZWEITE

"ICH HABE DAS GLÜCK, DASS DER PAPA NACHMITTAGS OFT DAHEIM IST. ER ARBEITET VORMITTAGS UND ABENDS, DADURCH HABEN WIR VIELE FAMILIENNACHMITTAGE, UND DIE ZWEI HABEN AUCH MAL EINEN PAPA-SOHN-NACHMITTAG. ICH FINDE ES TOLL, WIE ER MIT LIO UMGEHT, UND FINDE ES SEHR SCHÖN, DASS LIO SO VIEL VON SEINEM PAPA HAT UND DER NICHT DEN GANZEN TAG ARBEITEN MUSS."

→ **MAGDALENA, 25 JAHRE**
→ STUDENTIN
→ ZUM ERSTEN MAL MUTTER

„Da wir Zwillinge haben, ist mein Mann von Anfang an stark mit eingebunden. Ich kann leider nicht stillen, sondern gebe die Flasche. So kann mein Mann immer mit füttern. Außerdem steht mein Mann morgens vor mir auf und wickelt als Erstes beide Kinder. So hat er morgens ein bisschen Zeit mit seinen Kindern, bevor er zur Arbeit geht. Wenn mein Mann abends nach Hause kommt, spielt er noch mit den Jungs und macht beide bettfertig. Wir geben dann gemeinsam die Flasche als Abendritual."

→ **JULIA, 31 JAHRE**
→ MARKETING-REFERENTIN
→ ZUM ERSTEN MAL MUTTER

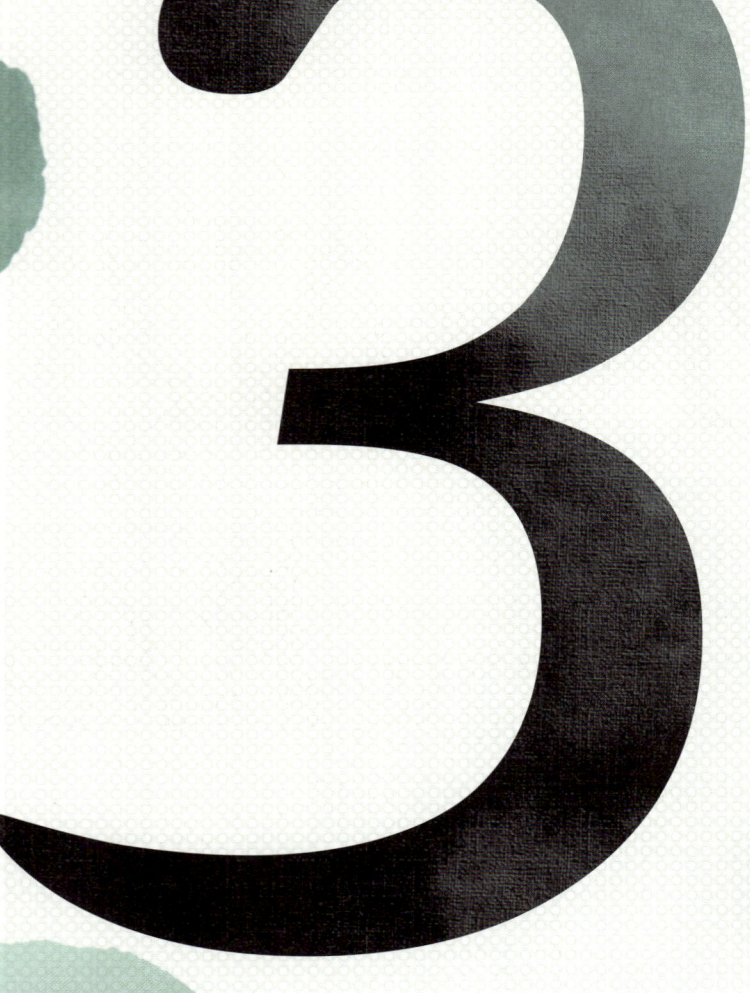

DIE WELT WIRD IMMER BUNTER FÜR DICH.

MONAT
mit dem BABY

ELTERN WERDEN, PAAR BLEIBEN – GANZ SCHÖN SCHWIERIG.

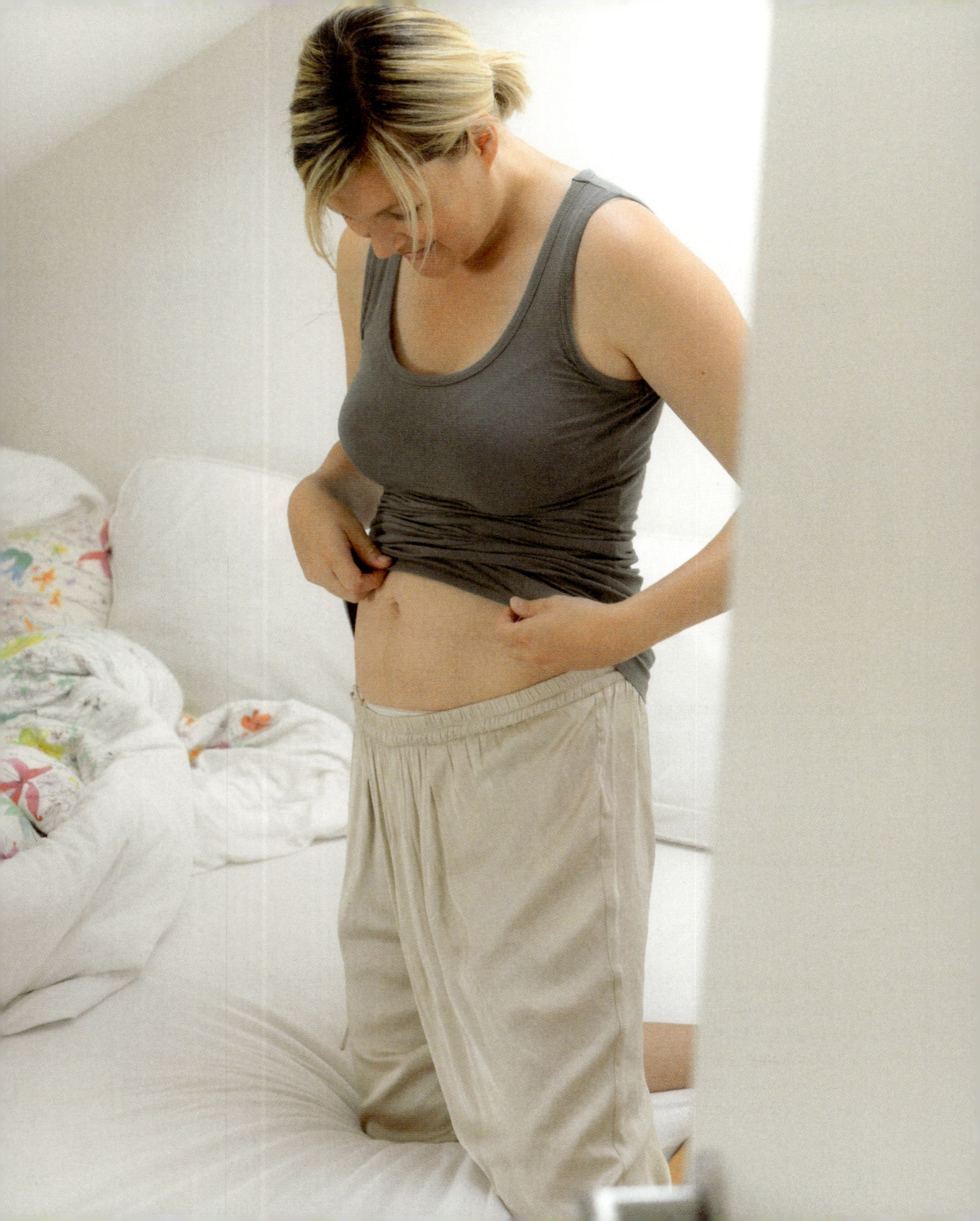

Eine FAMILIE *werden*

Glücklich vor sich hin glucksend liegt Ihr Baby auf seiner Krabbeldecke, lächelt Sie an und reckt Ihnen seine kleinen Händchen entgegen. Nun haben Sie sich aneinander gewöhnt und auch der Alltag außerhalb der eigenen Familie findet wieder Einzug in Ihr Leben.

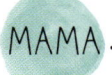

MAMA

SIE VERSTEHEN IHR BABY nun immer besser und können auf seine Bedürfnisse eingehen. Die Abläufe des Alltags haben sich eingespielt. Langsam können Sie sich deshalb auch vorstellen, dass nicht der ganze Tag von Stillen, Füttern, Baden, Windeln und Wäschewaschen „aufgefressen" wird. Sie bekommen wieder Energie, Beruf und Freizeitaktivitäten zu organisieren und etwas mehr an sich und Ihren Partner zu denken.

Ihre Kräfte kehren zurück

Vielleicht denken Sie schon wieder an Ihren Beruf? Mit dem Beruf kommt noch ein weiterer Aufgabenbereich auf Sie zu. Der Spagat, alles zu schaffen, muss gelingen, egal ob Ihre Berufstätigkeit erwünscht oder ein wirtschaftliches Muss ist. Vieles ist zu organisieren, und auch Ihr Anspruch an Ihr eigenes Äußeres wird sich ändern, wenn Sie wieder mit Kollegen oder Kunden zusammen sein werden.

Wann sehe ich endlich wieder so aus wie früher?

An sich denken bedeutet jetzt für Sie auch, über die übrig gebliebenen Extrapfunde nachzudenken. Sicher fragen Sie sich, wie lange die Rückkehr zum Ausgangsgewicht am Beginn der Schwangerschaft dauert. Ideal- oder Normkurven, wie Sie sie von den Wochen der Schwangerschaft kennen, gibt es für die Monate nach der Geburt nicht.

In der Schwangerschaft war eine gewisse Gewichtszunahme unbedingt notwendig, damit das Baby sein (genetisch) vorbestimmtes Gewicht erreichen konnte. Eine Begrenzung nach oben war wünschenswert und wichtig, damit es nicht zu Komplikationen kommt. Allerdings sind bei guter Schwangerschaftsbetreuung einige Kilos oberhalb der idealen 13–14-kg-Zunahme in der Schwangerschaft weniger heikel als früher gedacht.

Für die Rückkehr zum Normalgewicht nach der Geburt jedoch ist jedes überflüssige Kilo aus der Schwangerschaft die alles entscheidende Last. Wie die meisten Studien zeigen, nehmen in den ersten sechs Wochen alle Frauen etwa gleich viel ab, um die 6–8 kg. Danach dauert es in der Regel umso länger, je mehr Schwangerschaftspfunde Sie verlieren müssen. Nach einem halben bis anderthalb Jahren nach der Geburt wiegen die meisten Frauen 1–2 kg mehr als vor der Schwangerschaft. Betrug die Gewichtszunahme in der Schwangerschaft mehr als 18 kg, sind nach anderthalb Jahren oft noch 8 kg übrig.

So werden Sie Ihre Kilos los:

- Fangen Sie wieder mit regelmäßigem Sport an. Ihr Beckenboden kann nun langsam wieder belastet werden und auch Ihnen wird es guttun, 1- bis 2-mal pro Woche alleine rauszukommen und sich zu bewegen. So hat der Papa das Baby dann auch mal ganz für sich.
- Bewegen Sie sich doch einfach mehr mit Kind. Schnappen Sie sich den Kinderwagen und erledigen Sie die täglichen Aufgaben zu Fuß an der frischen Luft, statt das Auto zu nehmen. So lernen Sie vielleicht Ihre Stadt auch noch einmal ganz neu kennen.
- Wenn Sie mit Ihrem Baby viel zu Hause sind, ist der Kühlschrank immer in greifbarer Nähe. Haben Sie immer einen großen Vorrat an Obst und Gemüse vorrätig. Gemüse-Sticks mit einem leckeren Magerquark-Dip können Sie den ganzen Tag über essen.
- Auch wenn es schwer ist, mit einem Säugling zu Hause regelmäßige Mahlzeiten einzuhalten, sollten Sie sich die Ruhe dafür gezielt suchen. Vielleicht essen Sie eine Weile regelmäßig erst um 14 Uhr zu Mittag, weil ihr kleiner Sonnenschein dann schläft. Versuchen Sie zu vermeiden, sich den ganzen Tag lang nur von Naschereien zu ernähren.

Der Wiedereinstieg in den Beruf

Acht Wochen nach der Geburt Ihres Kindes endet der Mutterschutz, die Zeit, in der ein Beschäftigungsverbot gilt. Viele Mütter möchten nun gerne wieder arbeiten. Wenn Sie jetzt schon wieder mit einer Berufstätigkeit begonnen haben oder sich sehr danach sehnen, stellen sich oft Schuldgefühle gegenüber Ihrem Baby ein: Auf der einen Seite möchten Sie wieder freier und unabhängiger sein und Ihren Beruf ausüben, auf der anderen Seite fällt Ihnen die zeitweise Trennung von Ihrem Kind sehr schwer, und die Organisation der Babybetreuung und des Haushalts wird schnell zu einer kaum zu bewältigenden Aufgabe. So groß hätten Sie sich die Doppelbelastung nicht vorgestellt, wenn Sie morgens nach mehrfach unterbrochenem Nachtschlaf völlig übermüdet das Haus verlassen.

Diese ersten schwierigen Tage und Wochen nach dem Wiedereinstieg in den Beruf, wenn Sie das Gefühl haben, dass Ihnen alles über den Kopf wächst, sind leider ein häufiger Anlass, das Stillen zu beenden. Dies wiederum verstärkt in Ihnen das Gefühl, sich als schlechte Mutter zu fühlen. Sprechen Sie mit Freundinnen, die die schwierige Anfangszeit schon bewältigt haben. Ihre Hebamme kann Ihnen erklären, wie Sie die Versorgung Ihres Kindes mit Muttermilch sicherstellen können. Eine gute Möglichkeit kann das Abpumpen (S. 303) von Muttermilch sein.

Denken Sie an Ihre Partnerschaft

Paare, die diese Wochen als einfach empfinden, haben ein Ausnahmebaby, das pflegeleicht bereits viele Stunden am Stück schläft, oder viele Heinzelmännchen, die helfen. Wenn Sie beides nicht haben, sollten Sie und Ihr Partner sich ganz bewusst so häufig wie möglich, aber wenigstens einmal pro Woche, ein „Aus" vom Alltag organisieren, einen Abend nur für Sie beide. Freuen Sie sich auf einen Abend zu zweit mit einem Spaziergang, einem Besuch bei guten Freunden oder ab und zu auch mal einem Kino- oder Restaurantbesuch. Sie haben sich so viel zu sagen! Die ersten Monate mit dem Baby sind eine krisenanfällige Zeit für Ihre Partnerschaft, erst recht, wenn Sie auch noch mit der wiederaufgenommenen Berufstätigkeit belastet sind. Es kann eine Zeit dauern, bis jeder in der neuen kleinen Familie seinen Platz gefunden hat. Hören Sie sich gegenseitig zu, und nutzen Sie die Zweisamkeit solcher Abende, gemeinsam über das Gelingen Ihrer kleinen Familie zu sprechen. Nur wer über seine Sorgen und Bedürfnisse mit dem Partner spricht, kann erwarten, dass Dinge sich ändern.

→ **ABGEBEN WILL GELERNT SEIN**

Vielleicht gehören Sie zu den wenigen Frauen, denen der Beginn nicht schwerfällt, die meisten Mütter müssen erst lernen, Ihr Kind einem Babysitter zu überlassen. Am wohlsten werden Sie sich fühlen und ohne Sorge ausgehen oder berufsbedingt abwesend sein, wenn es jemand mit Erfahrung ist, der Ihr Kind hütet: Ihre Mutter, Ihre Schwiegermutter, eine gute Freundin mit eignen Kindern oder jemand, der beruflich Umgang mit Säuglingen hat. Laden Sie einen neuen Babysitter zu sich nach Hause ein, damit Ihr Kind ihn kennenlernen kann und Sie sich ein Bild davon machen können, wie er mit Ihrem Baby umgeht. Planen Sie bei neuen Personen bei den ersten Anlässen viel Zeit ein, um Besonderheiten Ihres Babys und Ihre eigenen Vorstellungen von der Betreuung zu besprechen. Seien Sie – besonders bei den ersten Malen – erreichbar, falls es Rückfragen oder ein Problem gibt.

KIND

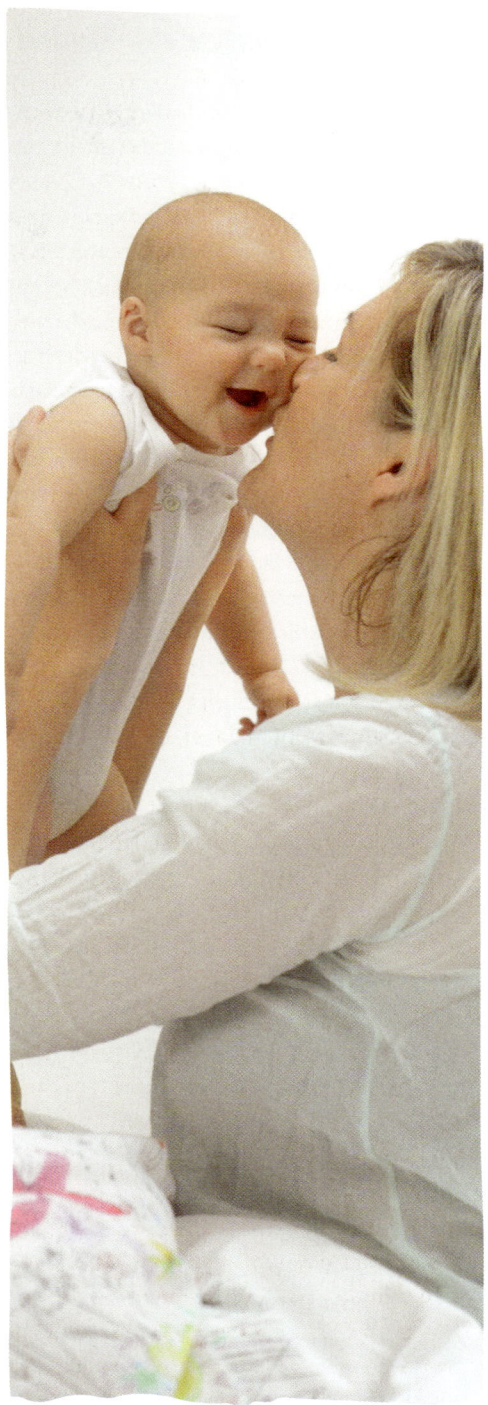

Ihr Baby – glücklich und zufrieden

Im dritten Lebensmonat hat sich Ihr Baby in dieser Welt bereits recht gut eingerichtet. Die meisten Kinder in diesem Alter wirken sehr zufrieden.

Jetzt beginnt sich Ihr Baby vermehrt für seine Umgebung, vor allem die soziale, zu interessieren. Dies wird ihm ermöglicht, weil es nun auch in die Weite einigermaßen scharf sehen kann. Ihr Baby kann Sie jetzt mit den Augen verfolgen, wenn Sie in der Wohnung herumgehen. Damit wird es für Sie auch einfacher, den Kontakt mit Ihrem Kind aufrechtzuerhalten. Sie können mit ihm auch auf Distanz durch Ihr Blickverhalten, Handbewegungen und vor allem auch durch die Sprache kommunizieren. Ihr Baby möchte daher auch immer öfter halb aufrecht sitzen, z. B. in einer Sitzschale oder einem Autositz. So hat es einen besseren Überblick darüber, was rundherum geschieht und kann sich besser mit seinen Händchen beschäftigen.

So bewegt sich Ihr Baby mit drei Monaten

Mit drei Monaten kann Ihr Baby in Bauch-lage den Kopf schon so weit anheben, dass es geradeaus blicken kann. Es stützt sich dabei auf die Ellbogen oder die Hände. So hat es seine Umwelt genau im Blick. Seine Beine hält es nun vermehrt gestreckt. Es liegt mit dem ganzen Körper auf der Unterlage.

In der Rückenlage läuft die Entwicklung genau umgekehrt ab wie in der Bauchlage. Erinnern Sie sich? Beim Neugeborenen war der Kopf seitlich gedreht, der Körper war mehr oder weniger gestreckt, Arme und Beine waren halb gebeugt. Nun, im Alter von drei Monaten, hält Ihr Baby den Kopf weit-gehend in einer Mittelstellung, die Arme sind jetzt deutlich mehr gebeugt als vorher.

Ihr Kind hält seine Hände häufig vor das Gesicht und nimmt sie in den Mund. Auf diese Weise lernt es seine Händchen kennen. Die mittelständige Kopfhaltung und die gebeugten Arme erleichtern die ersten Greifversuche im Alter von 4 – 5 Monaten. Die Beine werden im Alter von drei Monaten ver-mehrt gebeugt und angezogen.

Nimmt Ihr Baby genug zu?

Im Normalfall nimmt Ihr Kind nun stetig an Gewicht zu und wirkt zufrieden und ausgeglichen. Eine mangelnde Gewichtszunahme kann man aber auch übersehen. Mögli-cherweise wirkt Ihr Kind zufrieden, obwohl es nicht genug Milch bekommt und nicht ausreichend zunimmt. Bemerkt man so eine mangelnde Gewichtszunahme, so kann das Kind das Gewicht schnell wieder aufholen. Damit es gar nicht erst so weit kommt, ist es empfehlenswert, das Kind einmal pro Woche zu wiegen, auch wenn Sie das Gefühl haben, Ihr Kind ist zufrieden.

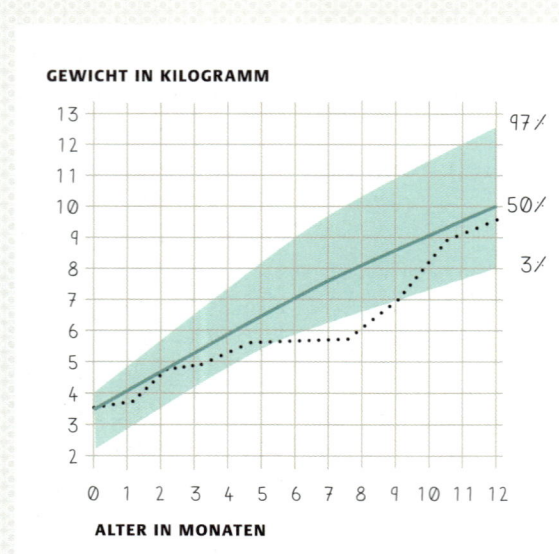

GEWICHT IN KILOGRAMM

ALTER IN MONATEN

→ STIMMT DIE TRINKMENGE?
Wenn Sie die Gewichtswerte Ihres Babys auf die Normkurve auftragen und die Werte den Perzenti-lenkurven parallel folgen, haben Sie die Bestäti-gung, dass Ihr Kind gedeiht. Wenn die Gewichts-kurve Ihres Kindes so wie im folgenden Diagramm von dem Verlauf der Perzentilen abweicht, müssen Sie die Trinkmenge überprüfen. Das Kind holt rasch an Gewicht auf, wenn die Trinkmenge wie-der ausreichend ist.

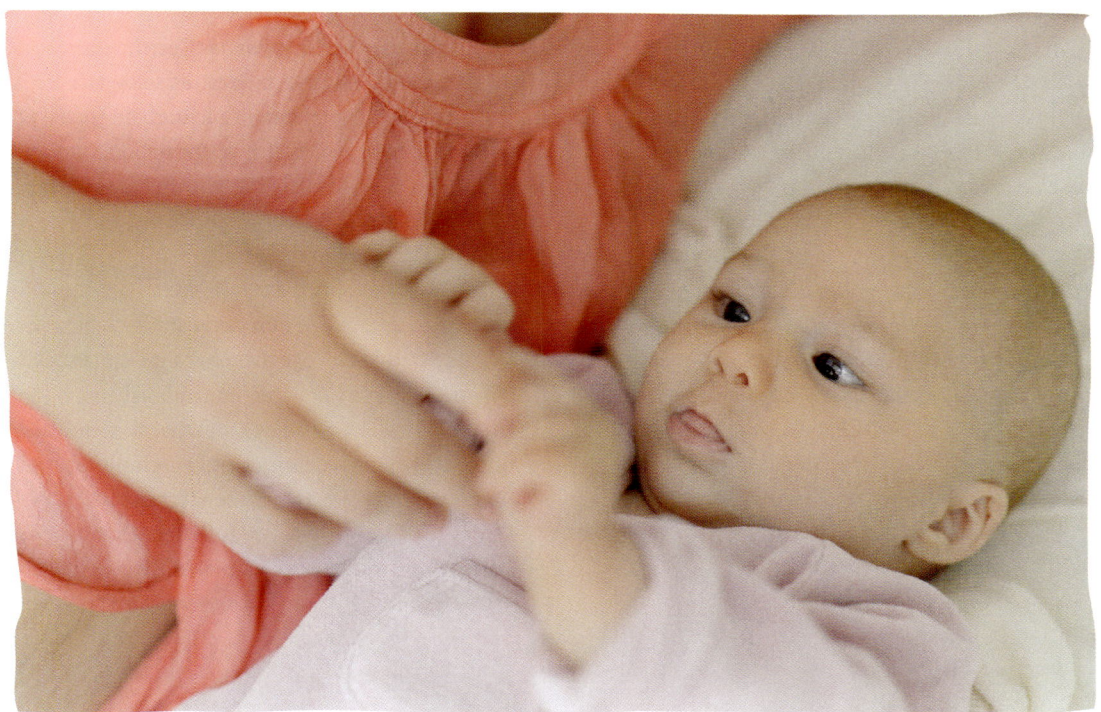

Die Hände Ihres Babys

Im 3. Lebensmonat ist die Koordination der Augen und Hände schon gut ausgebildet. Ihr Kind betrachtet seine Hände und führt sie gezielt an und in den Mund. Mit der Hand-Hand-Koordination lernt Ihr Baby seine Hände kennen. Es bringt sie häufig vor dem Gesicht zusammen, die Hände betasten sich gegenseitig. Das kann Ihr Kind natürlich am besten, wenn es auf dem Rücken liegt. So kann es seine Arme und Hände frei bewegen, die Finger in den Mund nehmen, sie betrachten oder sie zusammenführen. Erst im Alter von 4–5 Monaten wird Ihr Baby mit seinen Händen so weit vertraut sein, dass es sie gezielt zu einem Gegenstand führen und diesen ergreifen kann.

Die Sprache Ihres Babys

Im 2. und 3. Monat beginnt Ihr Baby zunehmend verschiedene Laute zu bilden, vor allem gurrende wie a-a-a-, o-o-o- oder gurr-gurr-gurr. Im 3. Monat kommen zu den Vokalen Konsonanten hinzu, Laute entstehen wie arre-arre-arre oder agne-agne. Mit Quick- und Schreilauten äußert der Säugling seine Lebensfreude. Babys auf der ganzen Welt plaudern in den ersten Lebensmonaten gleich, dann werden die Lautäußerungen immer mehr von der Muttersprache geprägt und damit kulturspezifisch. Gegen Ende des 3. Monats schreit Ihr Kind immer weniger und versucht mit Plaudern und Lauten die Aufmerksamkeit der Eltern und der Geschwister auf sich zu ziehen. Einfache Laute kann es nachahmen, wenn sie ihm vorgesprochen werden. Häufig plaudert Ihr Baby auch, wenn es alleine ist, beispielsweise am Morgen nach dem Aufwachen oder nach dem Füttern. Während es vor sich hin plappert, spielt es mit den Lauten.

Die 4. Vorsorge-untersuchung (U4)

Diese erneute gründliche Untersuchung des Gedeihens Ihres Babys im 3.–4. Monat wird sehr oft mit der ersten, manchmal auch schon mit der zweiten Impfung, der ersten Wiederholungsimpfung, kombiniert. Jetzt kennt Ihr Arzt Ihr Baby bereits. Zum ersten Mal gibt es jetzt ein beidseitiges Reagieren. Wenn Ihr Arzt mit Ihrem Baby spricht und spielt, wird es lächeln und durch Bewegungen oder Laute antworten. Das ist bereits ein wichtiges gutes Untersuchungs-ergebnis.

Ihr Arzt testet das Hör-vermögen Ihres Babys (Erschrickt es, wenn ein Glöckchen läutet?) und beobachtet, ob Ihr Baby mit den Augen und dem Kopf einem sich bewe-genden Gegenstand folgt. Ob Ihr Baby im unterstützten Sitzen oder in Bauchlage im Unterarm-stütz seinen Kopf für einige Zeit halten kann, wird ebenso fest-gehalten wie Gewicht und Besonder-heiten, von denen Sie berichten.

> WENN SIE ETWAS BE-SCHÄFTIGT, REDEN SIE MIT IHREM PARTNER. NUR WER ÜBER SEINE SORGEN UND BEDÜRF-NISSE SPRICHT, KANN DINGE ÄNDERN.

Das Impfen – wichtig für Ihr Kind

Ihr Arzt hat Sie beim letzten Besuch aus-führlich über das Impfprogramm für Säug-linge und Kleinkinder informiert. Sie hatten genügend Zeit, sich mit Ihrem Partner zu beraten. Wenn Sie sich dafür entschieden haben (Schutzimpfungen sind freiwillig, jedoch krankenkassenpflichtig), wird die Impfung durchgeführt. Die sogenannte Grundimmunisierung erfolgt in vier Teilimpfungen (3., 4., 5. und 12.–15. Lebensmonat, d. h. nach dem vollendeten 2., 3., 4 und zwischen dem vollendeten 11. und 14. Monat) mit einem Kombinationsimpfstoff, der gegen sieben Krankheiten (Kinderlähmung [Polio], Diphtherie, Wundstarrkrampf [Tetanus], Keuchhusten [Pertussis], Hirnhaut- und Kehl-kopfentzündungen [Haemophilus influenzae b], Lungen-entzündung [Pneumokokken und Hepatitis B] immuni-siert. Rasch abklingende Impfreaktionen mit leichtem Fieber, Schläfrigkeit oder Hautreaktionen an der Einstich-stelle sind normal.

Die Impfraten bei diesen frühen Impfungen sind sehr hoch (nahe bei 95 %), d. h., fast alle Eltern entscheiden sich für diese Impfun-gen. Die entsprechen-den Erkrankungen sind deshalb sehr sel-ten geworden, den-ken Sie z. B. nur an die Kinderlähmung oder den Keuchhusten. Kin-derärzte sind der Mei-nung, dass Eltern ihren Sprösslingen nichts Gutes tun, wenn sie aus Furcht vor Nebenwirkungen die Impfung ablehnen. Die niedrige Impfrate z. B. für Masern (teils nur 70 %, Ende 1. Lebensjahr) hat zu epide-mieartigen, nicht harmlosen Masernerkrankungen geführt. Übrigens: Manche Kinderärzte impfen auch die Eltern. Nehmen Sie also Ihr eigenes Impfbuch mit, und lassen Sie auch Ihre Impfungen kontrollieren und gegebenenfalls auf-frischen.

Wie lange schützen mütterliche Abwehr-stoffe vor Infektionen?

Ihr Baby ist in den ersten Lebensmonaten durch Abwehr-körper geschützt, die es während der Schwangerschaft von

Ihnen erhalten hat. Es handelt sich um Antikörper (Immunglobuline der Gruppe IgG), die das Kind im steigenden Maße mit fortschreitender Schwangerschaft durch die Plazenta erreichen. Dieser Nestschutz für die ersten Lebensmonate, in denen sich das eigene Abwehrsystem des Babys erst langsam entwickelt, weil das Kind zur Bildung eigener Antikörper erst Kontakt mit Krankheitserregern bekommen muss, wird durch das Stillen noch verstärkt.

Abwehrkörper in der Muttermilch gelangen in die Schleimhäute des Säuglings und verhindern, dass Krankheitserreger eindringen können. Die Milch, besonders aber die Vormilch, das Kolostrum, ist reich an Antikörpern (Immunglobuline der Gruppe IgA). Dies bedeutet aber nicht, dass das Baby gegen alle Krankheiten gefeit wäre. Gegen Bakterien ist es recht gut geschützt, weniger aber gegen virale Infektionen. Selbst banale Erkältungen können Ihr Baby erheblich beeinträchtigen. Seine Atemwege sind eng, und die Atmung geschieht ausschließlich durch die Nase. Eine Entzündung der Atemwege kann ihm schwer zu schaffen machen. Erwachsene und Kinder, die erkältet sind, sollten daher keinen zu engen Kontakt mit dem Baby haben.

Man schätzt, dass dieser Nestschutz durch die Plazenta und später durch die Muttermilch etwa einige Monate, längstens bis zum 12. Monat Bedeutung haben kann. Besonders gut ist der Säugling gegen Infektionen der eigenen Mutter geschützt.

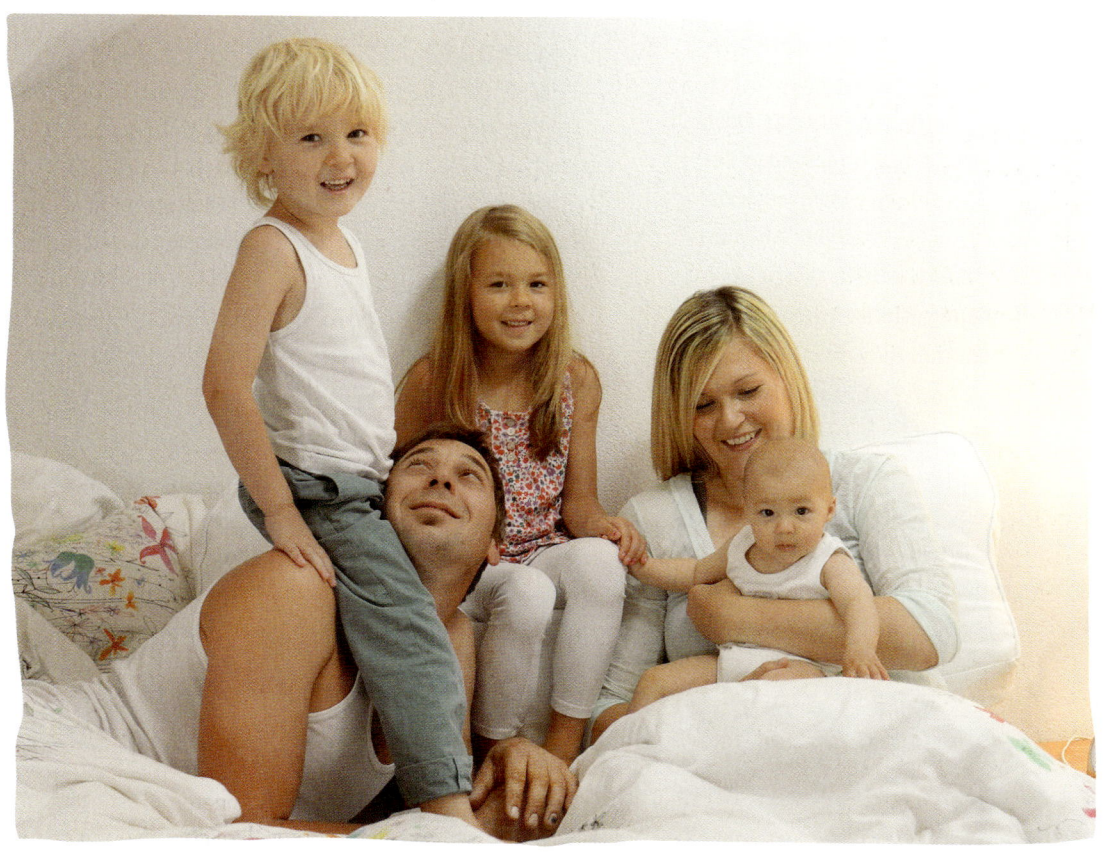

„Eltern sein" – plötzlich ändert sich alles, oder?

ERFAHRUNGSBERICHTE 3. LEBENSMONAT

....

„Meistens ist ‚Eltern sein' ein pures Glücksgefühl. Es ist so schön, dem Kind zuzuschauen, wie es jeden Tag neue Sachen lernt und entdeckt. Doch manchmal bringt uns unser kleiner Mann auch zur Weißglut. Aber die Glücksgefühle überwiegen eindeutig. Nur die Partnerschaft kommt zu kurz. Man verbringt kaum noch Zeit zu zweit. Wenn unser Sohn dann endlich mal schläft, will ich oft auch einfach für mich sein. Da ist das Sexleben natürlich auch nicht sehr entspannt. Es ist schwierig, den richtigen Zeitpunkt zu finden."

→ **MAGDALENA, 25 JAHRE**
→ STUDENTIN
→ ZUM ERSTEN MAL MUTTER

„Anfangs ist es sehr schwer. Reibereien zwischen den Partnern sind da ganz normal. Alles soll perfekt sein, leider ist das aber nicht so. Schlafmangel führt zu Gereiztheit. Ich war anfangs sogar neidisch, wenn Andreas morgens auf die Arbeit ging und ich total übermüdet mit Johannes in der Wohnung zurückblieb. Man fühlt sich dann so allein gelassen mit der neuen Welt. Aber irgendwann gewöhnt man sich an sein neues Leben, und dann pendelt sich alles ganz von alleine wieder ein."

→ **CAROLINE, 34 JAHRE**
→ STEUERFACHANGESTELLTE
→ ZUM ERSTEN MAL MUTTER

„ICH FINDE ES TOLL. CHRISTOPH IST EIN WUNDERBARER VATER UND ICH HABE VIELE NEUE SEITEN AN IHM KENNEN- UND LIEBENGELERNT. ES GIBT VIELE SITUATIONEN, IN DENEN MAN MIT KINDERN AN SEINE GRENZEN STÖSST; GRENZEN, DIE MAN SO VORHER NOCH NICHT KENNENGELERNT HAT. WENN MAN ALS PAAR KEINE GUTE BASIS HAT, STELLE ICH ES MIR SCHWER VOR, IN DIESEN SITUATIONEN ZU ‚BESTEHEN'.“

→ **JULIA, 31 JAHRE**
→ MARKETING-REFERENTIN
→ ZUM ERSTEN MAL MUTTER

„Klar, in den ersten Wochen waren wir beide sehr unsicher und hatten unterschiedliche Meinungen im Alltag (zum Beispiel darüber, ob unser Kind warm genug angezogen ist usw.). In dieser Zeit mussten wir uns erstmals annähern und selbst finden, vor allem unter den vielen Meinungen der Großeltern usw. Das Vertrauen, dass der Partner natürlich auch nur das Beste für das Baby will, hat dann gesiegt. Wir beide müssen uns einig sein, egal welche Meinungen andere haben.“

→ **NELE, 27 JAHRE**
→ PERSONALREFERENTIN
→ ZUM ERSTEN MAL MUTTER

REGISTER